트레이너
싸이먼의 **9**주
바디 플랜

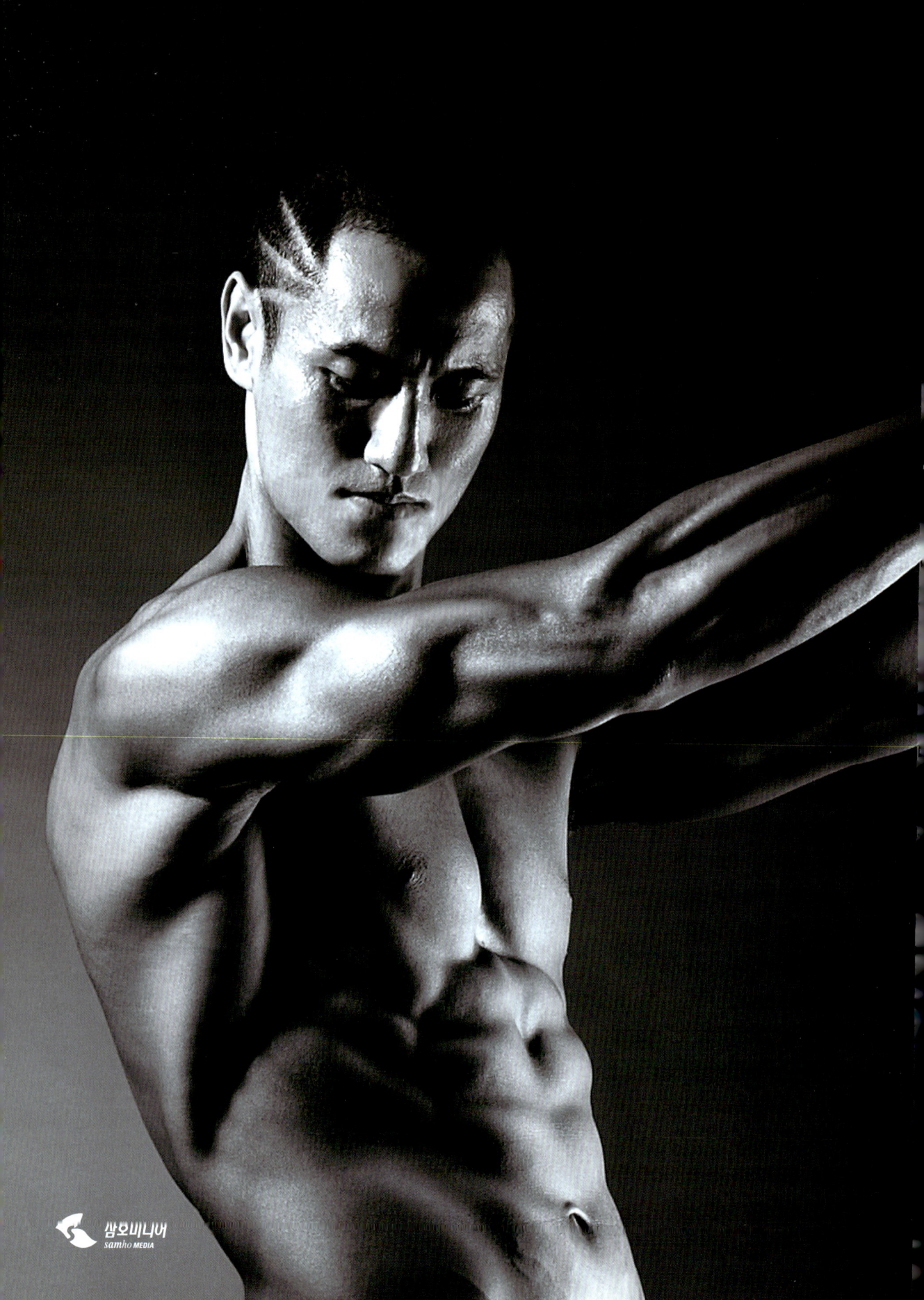

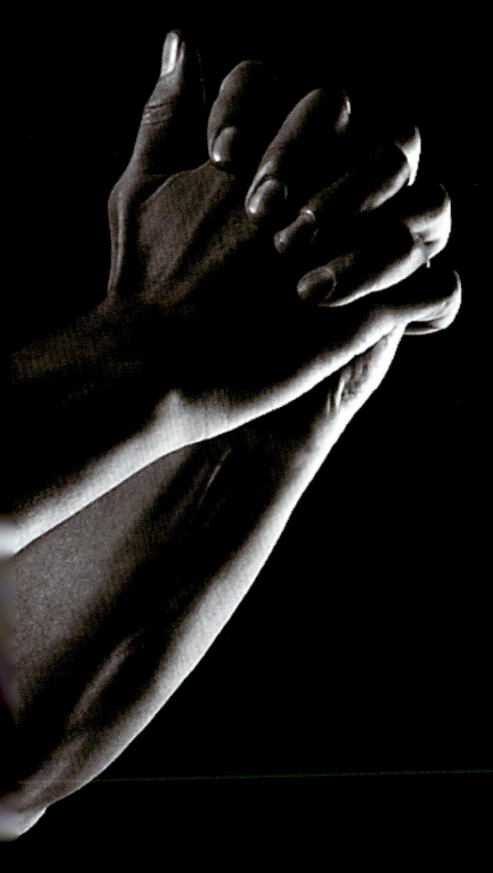

트레이너 싸이먼의 9주 바디 플랜

퍼스널 트레이너 **싸이먼** 지음

들어가는 글

길을 가는 사람들에게 "운동, 재밌으세요?"라고 묻는다면 열 명 중 과연 몇 명이 재미있다고 답할까요? 아마도 한두 명 정도만 긍정적인 답변이 나오지 않을까 생각합니다. 나머지는 하기 싫지만 어쩔 수 없이 그냥 하는 것이지요. 흔한 말이지만, 저는 인생에서 가장 중요한 것은 마음가짐이라고 믿습니다. 그중에서도 특히 운동을 한다는 것은 자신을 믿으면서 스스로를 변화시켜 가는 경이로운 과정이라 생각합니다. 이런 말이 있지요. 재능 있는 자는 부지런한 자를 못 이기고 부지런한 자는 즐기는 자를 이기지 못한다고요. 운동, 즐겨야 하는 것인데 쉽지 않습니다.

운동은 보통 다이어트를 위한 최단기 목적이나, 건강을 위해서라는 최장기 목적 하에 실시하는 경우가 대부분입니다. 그리고 극적인 체중 감량 혹은 몸이 건강해질 것이라는 막연한 효과를 기대합니다. 그러다 생각만큼 쉽게 효과가 나타나지 않으면 금세 포기해버리거나, 매너리즘에 빠져 효과를 기대하는 것조차 잊은 채 그저 피트니스 클럽에 출퇴근 도장만 찍는 상황으로 흘러가는 것 같습니다.

현장에서 운동을 지도하는 동시에 꾸준히 운동을 지속하고 있는 저의 경험에 비추어 보면, 운동의 효과는 운동을 즐기고 있을 때 가장 빠르다는 것을 실감할 수 있습니다. 이게 무슨 말인가 하면, 운동 자체가 바로 목적이 된다는 뜻입니다. 물론 처음부터 이처럼 하기는 쉽지 않습니다. 그러나 우리가 매일 세수를 하고 식사를 하듯이, 운동도 생활 속에서 습관처럼 지속하다 보면 자연스레 진짜 일상이 되고 스스로가 추구했던 목적은 빠르게 따라오게 됩니다.

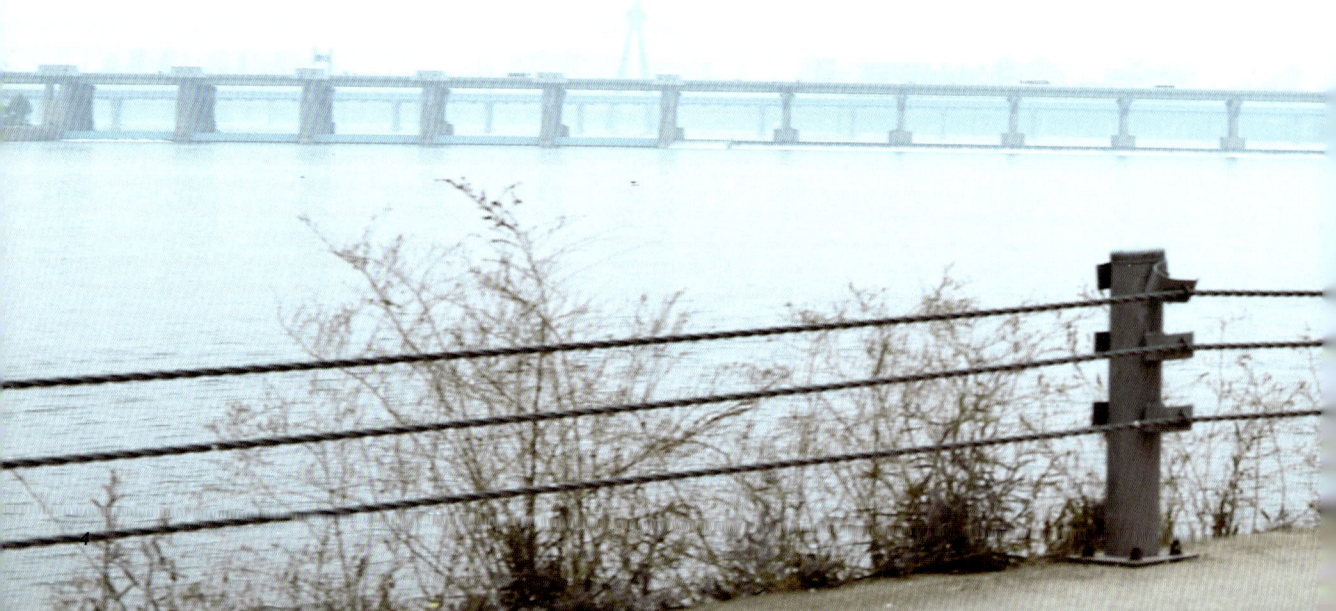

아무리 타고난 유전자가 좋다 한들 운동하지 않으면 평생 자신의 몸뚱어리를 저주하면서 살게 됩니다. 반면 아무리 열성 유전자라 할지라도 운동을 즐기면서 몸을 가꾸면 다른 이들의 부러움에 찬 시선을 받으며 자신의 건강한 몸에 자부심을 느끼며 살 수 있습니다. 일단 운동을 즐기려면 운동하는 것을 어렵게 생각하는 것부터 버려야 합니다. 간혹 운동하러 오시는 분 중에 얼굴에 그늘이 있거나 오자마자 한숨부터 쉬는 분들이 있습니다. 그 힘든 시간을 또 어떻게 버티나 걱정부터 하는 것이지요. 그건 운동이 아니라 노동입니다. 운동을 의무감으로 한다는 것은 정말 슬픈 일입니다.

먼저, 운동을 어렵게 생각하지 마세요. 저는 운동을 어렵게 생각하시는 분들에게 종종 이렇게 말합니다. 그냥 샤워한다는 생각으로 오시라고요. 그럼 와서 샤워만 하고 가겠습니까? 런닝머신을 한번 타던지 덤벨을 한번 들겠지요. 그렇게 심적인 부담 없이 오셔서 쉽게 운동하고 가시는 겁니다. 운동이 절대 스트레스가 되면 안됩니다.

여러분에게 이 책이 운동에 대한 충실한 기본서가 되는 동시에 운동에 대한 가치관을 바꾸는 계기가 되었으면 합니다. 즐기는 운동만이 진정 제대로 된 운동입니다. 그리고 그것이 여러분의 삶을 바꿀 것입니다. 운동한다는 것이 어깨에 올려진 짐이나 며칠째 밀려 있는 숙제 같은 존재가 아닌, 여러분의 피로와 스트레스를 날려버리는 탈출구 같은 존재가 될 수 있기를 간절히 희망합니다.

건강운동관리사 · 퍼스널 트레이너
싸이먼

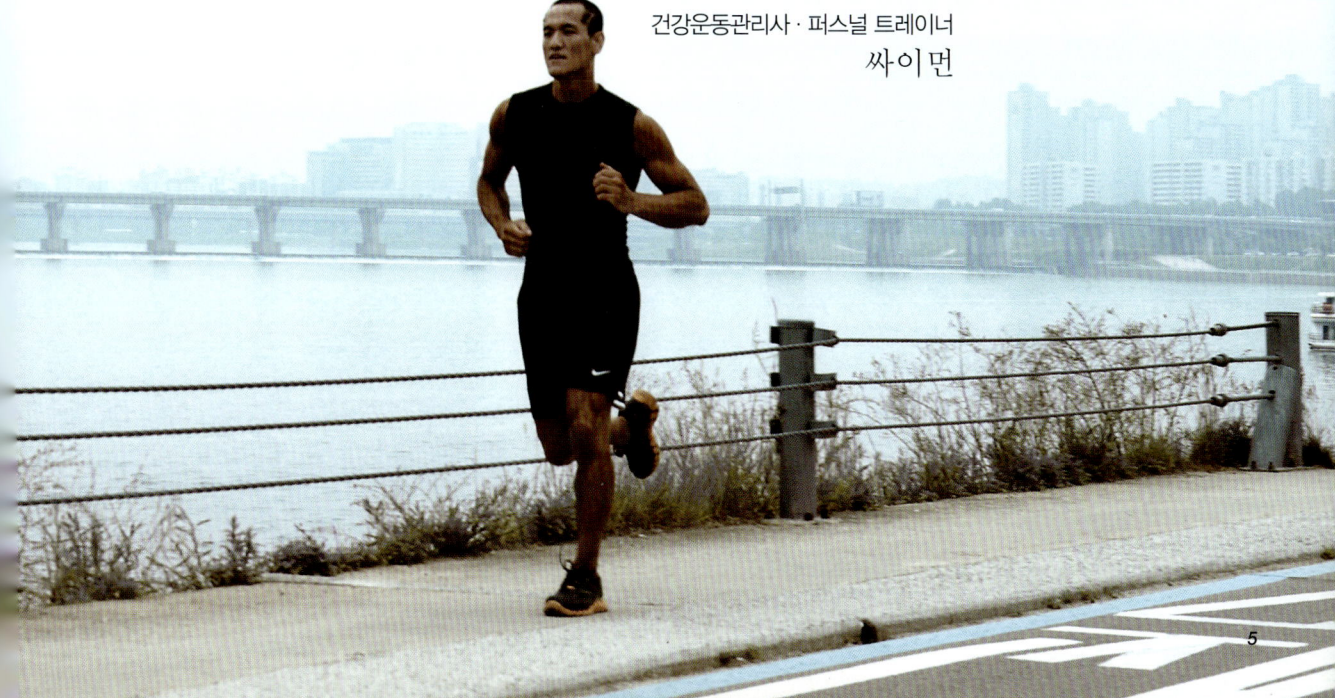

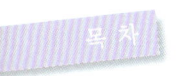

- 들어가는 글 4
- 실패 없는 몸만들기, 기초 체력과 밸런스가 좌우한다 10
- 필수 운동 지식, 이것만은 알아두자 15
- 내 몸의 근육을 느껴라 24

01 최소의 시간, 최대의 효과 : 999 순환 운동법 ... 25

999 순환 운동 1주차 프로그램

1	벽을 짚고 서서	푸쉬업 28
2	기본	스쿼트 30
3	페트병 들고	데드리프트 32
4	페트병 들고	숄더 프레스 34
5	페트병 들고	바이셉스 컬 36
6	페트병 들고	오버헤드 익스텐션 38
7	무릎 대고	플랭크 39
8	기본	크런치 40
9	기본	수파인 힙업 41

999 순환 운동 2주차 프로그램

1	사이드 스텝	스쿼트 42
2	어깨 위에 페트병 얹고	굿모닝 44
3	의자에 앉아 페트병 들고	바이셉스 컬 45
4	페트병 들고	킥 백 46
5	밴드 잡고 어퍼컷	숄더 프레스 47
6	무릎 대고	푸쉬업 48
7	페트병에 무릎 대고	플랭크 49
8	무릎에 페트병 끼우고	리버스 크런치 50
9	얼터네이트	슈퍼맨 51

999 순환 운동 3주차 프로그램

1	페트병 들고 스탠스를 바꾸면서	스쿼트 52
2	밴드를 이용한	트라이앵글 래터럴 레이즈 54
3	밴드를 이용한 아웃사이드	바이셉스 컬 56
4	밴드를 이용한	오버헤드 익스텐션 58
5	머리 위쪽에 밴드 걸고	랫 풀다운 60
6	다리 펴고	푸쉬업 61
7	다리 펴고	플랭크 62
8	무릎에 페트병 끼우고	토소 로테이션 63
9	원 레그	수파인 힙업 65

999 순환 운동 4주차 프로그램

1	페트병 들고	런지 66
2	페트병 들고	로우 68
3	밴드를 이용한	3종 래터럴 레이즈 70
4	밴드를 이용한	크로스 해머 컬 72
5	밴드를 이용한	킥 백 74
6	다리 펴고 손 모아	푸쉬업 75
7	페트병 위에서 다리 펴고	플랭크 76
8	스트레이트 원 레그	수파인 힙업 77
9	페트병 끼우고	더블 크런치 78

999 순환 운동 5주차 프로그램

1	기본	런지 니 업	80
2	페트병 들고	데드리프트 & 로우	82
3	페트병 들고	사이드 런지 & 원 핸드 숄더 프레스	84
4	밴드를 이용한 트위스트	바이셉스 컬	86
5	의자를 이용한	딥	88
6	페트병 위에서 다리 펴고	푸쉬업	89
7	무릎 대고	사이드 플랭크	90
8	기본	토 터치	91
9	사이드 투 사이드	수파인 힙업	92

999 순환 운동 6주차 프로그램

1	페트병 들고	프런트 백 런지 & 사이드 래터럴 레이즈	94
2	페트병 들고	쉐이킹	96
3	페트병 들고	스윙	98
4	핸드 워킹	푸쉬업	100
5	다리 올리고	딥	102
6	밴드를 이용한 시티드	바이셉스 컬	103
7	다리 펴고	사이드 플랭크	104
8	사이드 투 사이드	토 터치	105
9	기본	백 익스텐션	106

999 순환 운동 7주차 프로그램

1	밴드를 이용한	백 런지 & 랫 풀다운	108
2	페트병 들고 좌우로	데드리프트	110
3	밴드를 이용한	우드 찹	112
4	밴드를 이용한 원 핸드	바이셉스 컬	114
5	의자를 이용한	딥 & 힙업	116
6	기본	제트업	117
7	엎드린 자세로 핸드 스텝	푸쉬업	118
8	기본	스트레이트 & 롤	120
9	리버스	백 익스텐션	121

999 순환 운동 8주차 프로그램

1	페트병 들고 점핑	스쿼트	122
2	페트병 들고 점핑	니 킥	124
3	페트병 들고 원 레그 스트레이트	데드리프트	126
4	페트병 들고 사이드 스텝	스윙	128
5	바닥에서	딥 & 힙업	130
6	핸즈 업	제트업	131
7	힌두	푸시업	132
8	기본	에어 바이크	134
9	밴드를 이용한	백 익스텐션 & 풀다운	135

999 순환 운동 9주차 프로그램

1	페트병 들고 사이드 래터럴 동시에, 슬라이드	스쿼트	136
2	원 레그	런지	138
3	페트병 들고, 사이드 투 사이드	쉐이킹	140
4	바닥에서 원 레그	딥 & 힙업	141
5	스파이더	푸쉬업	142
6	밴드를 이용한	크런치 & 바이셉스 컬	144
7	기본	브이업	145
8	킥 백	플랭크	146
9	랫 풀다운	슈퍼맨	147

■ 운동을 즐기는 7가지 기술 148

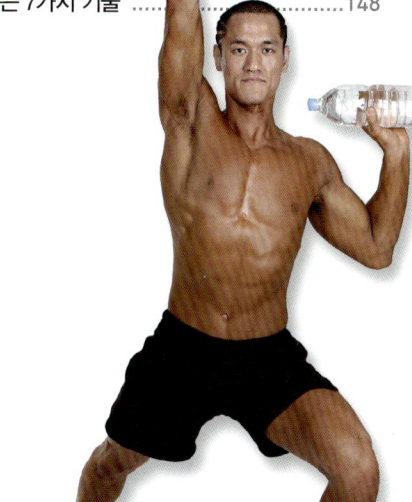

02 부위별 집중 단련 : 피트니스 클럽 운동법　151

하체 운동	데드리프트 154
	스쿼트 156
	런지 158
가슴 운동	플랫 벤치 프레스 160
	인클라인 벤치 프레스 162
	디클라인 벤치 프레스 164
등 운동	풀업(또는 랫 풀다운) 166
	로우 168
	풀오버 170
어깨 운동	숄더 프레스 172
	업라이트 로우 174
	래터럴 레이즈 176
이두 운동	바벨 컬 178
	덤벨 컬 179
	해머 컬 180
삼두 운동	스컬 크러셔 181
	딥 182
	오버헤드 익스텐션 184
복근 운동	싯업 186
	리버스 크런치 188
	토소 로테이션 190
허리 운동	로만 체어 하이퍼 익스텐션 ...192
	리버스 백 익스텐션 194
	슈퍼맨 195
코어 운동	플랭크 196
	사이드 플랭크 197
	수파인 힙업 198

03 체형 교정과 탄력 향상 : 스페셜 스트레칭　199

아침 스트레칭 프로그램

정적	다리 펴고 골반 옆으로 돌리기 202
	무릎 굽혀 골반 옆으로 돌리기 203
	무릎 당겨 가슴에 붙이기 204
	무릎 접어 골반 당기기 205
	코브라 자세로 팔 펴기 206
동적	무릎 모아 골반 돌리기 207
	발 모아 골반 털기 208
	무릎 당겨 몸 굴리기 209
	코브라 자세로 상체 비틀기 210
	팔 펴고 엎드려 어깨 누르기 211

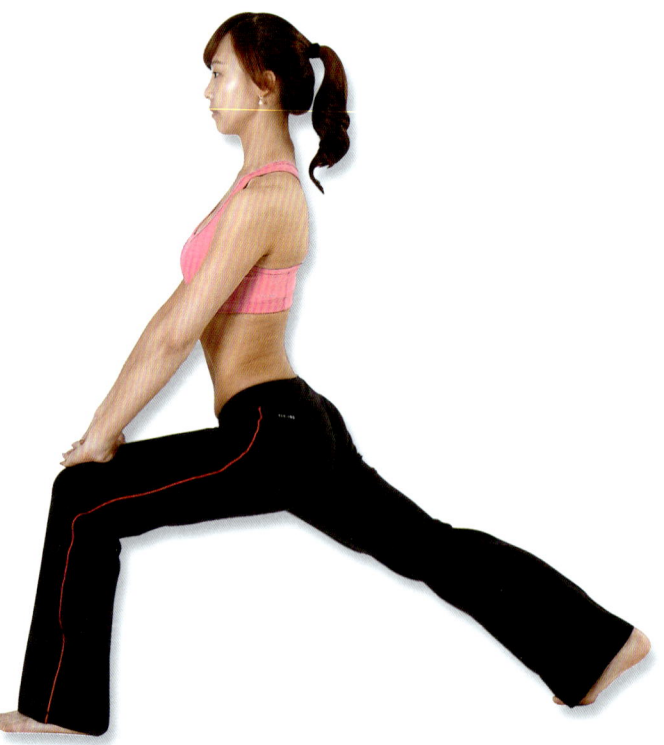

저녁 스트레칭 프로그램

정적 팔 들어 안쪽으로 어깨 당기기.................212
깍지 끼고 팔 뻗어 등 둥글리기.................213
뒤로 깍지 끼고 가슴 펴기.................214
앞뒤로 다리 벌려 무릎 구부리기.................215
다리 펴고 앞으로 몸 구부리기.................216

동적 다리 벌려 구부리고 몸통 돌리기.................217
팔 벌려 가슴 폈다 오므리기.................218
몸 구부려 좌우 발 터치하기.................219
앞뒤로 다리 벌려 발목 구부렸다 펴기.................220
양손 벌려 손발 돌리기.................221

사무실 스트레칭 프로그램

정적 팔 접어 안으로 당기기.................222
전후 좌우로 목 당기기.................223
머리 뒤로 깍지 끼고 팔꿈치 벌리기.................224
깍지 끼고 머리 위로 손 뻗기.................225
다리 꼬고 몸통 비틀기.................226

동적 어깨 돌리기.................227
직각으로 팔 굽혀 어깨 돌리기.................228
무릎 들어 올리기.................229
다리 펴고 발목 움직이기.................230
목 돌리기.................231

■ 몸만들기를 방해하는 말말말!.................232

04 일상 속 시간 활용 : 플러스 짬짬 운동법   235

집에서 하는 유산소 운동
점핑 잭.................236
제자리 뛰기.................237
맨손 줄넘기.................237
스케이팅.................238
스탠딩 파워 워킹.................238
플로어 클라임.................239
파워 스프린트.................239

밖에서 하는 유산소 운동
투 스텝.................240
파워 워킹.................240
백 워킹.................241
밴드 니 워킹.................241

둘이 하는 스트레칭
옆구리 스트레칭.................242
가슴 스트레칭.................243
등 · 어깨 스트레칭.................244
허벅지 뒤쪽 · 가슴 스트레칭.................245
복부 스트레칭.................246

둘이 하는 근력 운동
토소 로테이션.................247
스쿼트.................248
로우.................249
컬 & 익스텐션.................250
익스텐션 & 업라이트 로우.................251

■ 몸만들기 식단에 대한 필수 지식.................252
■ 식단에 대한 말말말!.................257
■ 마치는 글.................263

실패 없는 몸만들기,
기초 체력과 밸런스가 좌우한다

운동은 매직이 아니다

●●● 요즘 운동 관련 방송 프로그램이 부쩍 늘어나고 있습니다. 방송에서는 시청률을 의식한 경쟁을 하다 보니 전통적인 운동 방법보다는 새로운 운동법을 많이 소개하고 서바이벌 대결 구도를 만들어 사람들의 이목을 집중시킵니다. 출연한 도전자들 또한 불과 몇 개월 만에 전혀 새로운 사람으로 다시 태어납니다. 물론 이런 방송이 사람들에게 운동의 중요성을 알리고 운동을 시작하도록 동기를 부여한다는 측면은 무척 고무적인 일이지요. 다만, 제가 우려하는 것은 누구나 운동만 하면 단기간에 몸짱으로 변할 수 있다는 큰 기대 심리를 사람들이 갖게 만든다는 것입니다.

그래서 가끔씩 운동 상담을 하다 보면 이런 질문을 많이 받게 됩니다. 3개월 만에 30~40kg씩 빼고들 하는데, 한 달에 5kg 빼는 건 일도 아니지 않느냐고요. 여기서 우리가 생각해야 할 세 가지 문제가 있습니다.

첫째 체중은 건강의 단순한 척도일 뿐, 다이어트의 성공 여부를 가늠할 수 있는 절대적 수치가 아니라는 점입니다. 단순히 체중만 감량하는 것은 올바른 다이어트가 아닙니다. 체성분의 올바른 변화가 있어야 건강하고 실속 있는 다이어트라 할 수 있습니다. 예를 들어 체중을 10kg 감량했을 때, 근육 7kg과 지방 3kg이 빠진 경우와 그 반대의 경우를 비교해봅시다. 근육이 더 많이 빠진 전자의 경우 당연히 체력과 근육의 탄력은 크게 떨어집니다.

우리 몸에는 기초대사량(BMR)이라는 것이 있습니다. 인체가 신체 활동을 하지 않아도 우리 몸에서 대사작용을 일으키는 최소한의 에너지양을 뜻합니다. 기초대사량은 우리가 하루에 소비하는 에너지의 60~70%를 차지하므로 지방을 태우는 데 중요한 영향을 미치는 요소이기도 합니다. 알기 쉽게 저의 경우를 예로 들자면 저의 기초대사량은 2,000kcal가 조금 넘습니다. 하루 종일 아무것도 하지 않고 가만히 소파에 누워서 텔레비전만 보고 있어도 제 몸속에서는 2,000kcal가 소비된다는 것이지요. 그래서 움직이지 않고 가만히 있어도 배가 고파 음식을 찾게 되는 것이고요.

그런데 이 기초대사량은 근육량과 비례하여 늘거나 줍니다. 근육이 많이 빠지면 그만큼 기초대사량이 떨어져 하루 소비되는 칼로리에 영향을 미치고 지방 연소에도 당연히 영향을 미치지요. 보통 단기간의 급격한 감량은 근육 손실의 비율이 높을

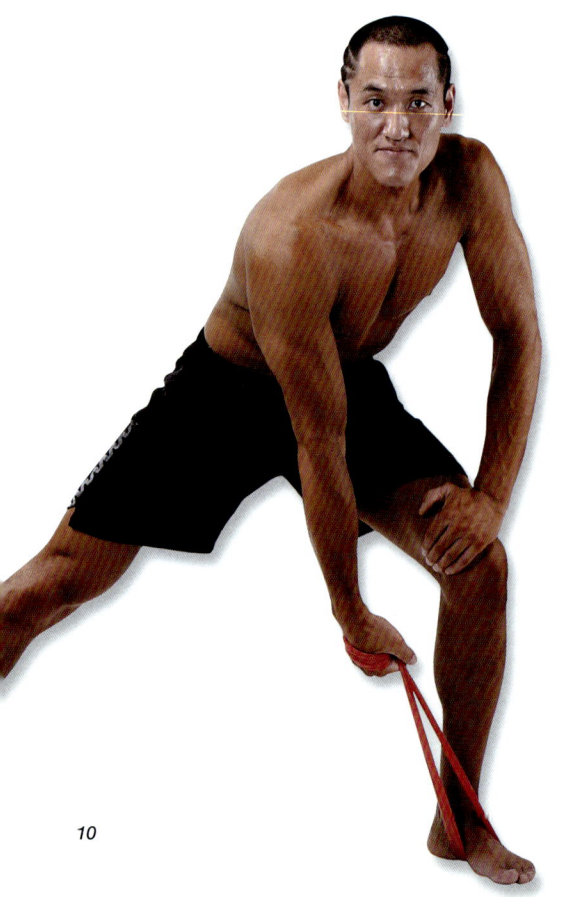

수밖에 없습니다. 그리고 근육이 많이 손실되는 다이어트에는 요요가 따를 수밖에 없습니다.

체중이라는 수치로 나타난 신체 변화보다 신체 구성성분의 긍정적인 변화가 더 중요한 이유가 바로 여기에 있습니다. 일반적으로 한 달에 순수 지방 2kg 정도를 적정 감량치로 보고, 근육의 감소를 최소화한 상태에서 체중 감량을 이루어내는 것이 올바른 다이어트라고 보셔야 합니다. 이상적인 다이어트는 체중보다는 체성분의 긍정적인 변화를 이끌어내는 것이며, 감량치를 높게 잡고 다이어트 기간을 짧게 잡을수록 신체 스트레스는 가중되고 근육 손실이 커진다는 사실을 명심해야 합니다.

둘째 체중을 많이 감량하기 위해서는 신체 활동을 통한 칼로리 소비와 그를 실행할 충분한 시간이 필요합니다. 즉, 방송과 같이 3개월 만에 몇 십 킬로그램을 감량하려면 생업을 잠시 멈추거나 포기하고 운동과 음식 조절에만 신경 써야 한다는 뜻입니다. 그리고 실제 그렇게 하는 경우가 대부분입니다. 하지만 많은 사람들이 이러한 과정을 인지하지 못하고 하루에 한두 시간 정도만 운동하면 같은 결과가 나올 것이라 생각합니다. 방송에 비친 다이어트 참가자들의 경이로운 감량은 그만큼 시간과 노력을 투자한 결과물입니다. 운동은 정직하기 때문에 자신이 소비한 칼로리만큼 그대로 몸에 반영됩니다.

물론 생업에 종사하면서 회식에 참가하고 친구들도 만나야 하는 생활 패턴일지라도 그만큼의 감량을 이루는 것이 아예 불가능한 것은 아닙니다. 그러나 굉장히 많은 노력과 시간이 필요하니 너무 성급하게 마음먹지 마시길 바랍니다.

셋째 기본적인 체력이 없는 상태에서 과욕을 부리면 오히려 운동이 독이 될 수 있습니다. 브라운관에서 잠시 모습을 보이지 않았던 연예인들이 몸짱이 되어 나타나면서 자신의 운동 방법과 식단을 이슈화시키는 일을 종종 보곤 합니다. 그럼 사람들은 그 식단과 운동법을 따라하면 자신도 단기간에 그 연예인처럼 몸이 바뀔 것이라 착각합니다. 평상시 꾸준히 운동을 해왔던 사람이라면 식단 조절로 그러한 변화가 어느 정도 실현 가능할 수도 있겠으나, 이제껏 운동을 푹 쉬어 왔거나 운동에 막 입문하는 사람이 성급히 따라 하다가는 부상과 큰 실망만 안을 수 있습니다.

기초 체력과 근육 밸런스가 잡히지 않은 상태에서 무작정 운동을 하면 잘못된 자세를 만들 수 있습니다. 게다가 이런 분들은 운동을 꾸준히 해오던 분들에 비해 근육 회복 속도나 지방 분해율이 떨어지기 때문에 그들처럼 빨리 몸을 만든다는 것은 사실상 무리입니다. 특히 과도한 감량을 위해 운동을 지나치게 하면, 면역체계를 약하게 만들고 관절에 손상을 줄 수 있습니다. 조금씩 기초 체력을 기르면서 심장의 활동 능력과 근력을 어느 정도 끌어올린 다음 운동 강도를 높여나가는 것이 건강한 몸을 만드는 기본임을 잊지 마시길 바랍니다.

운동을 통해 멋지고 섹시한 몸을 갖길 바라는 욕구는 누구에게나 있지요. 하지만 보여지는 바디라인 못지않게 중요한 것이 건강입니다. 단기간에 빨리 몸을 만들어 일 년만 좋아할 것이냐, 시간은 다소 걸리지만 건강을 챙기면서 평생 멋진 몸을 유지할 것이냐는 여러분의 선택에 달려 있습니다. 운동은 몸에 변화를 주기 위한 과정임에는 분명하지만, 매직은 아니기 때문입니다.

에너지 공장, 근육을 가동시켜라

●●● 저는 지하철을 자주 이용하는 편입니다. 지하철을 이용하다 보면 계단보다 엘리베이터 또는 에스컬레이터를 타기 위해 기다리는 사람들이 많은데, 기계가 고장이라도 나는 날이면 여기저기서 볼멘소리가 들립니다.

기술의 발달로 편의시설이 확충되어 현대 사람들의 활동량은 급격히 줄고, 먹거리는 다양화되었습니다. 그로 인해 우리 몸은 신진대사율이 떨어지고 소비되지 못한 체내 지방이 축적되기 쉬운 환경에 처하게 되었습니다. 지방 1kg을 소비하려면 대략 7,700kcal의 열량을 꾸준한 운동으로 소비해주어야 하지만 여러분은 하루에 얼마나 움직이시나요?

근육은 에너지 공장과도 같아서, 섭취한 영양분을 신체 활동과 유지에 필요한 에너지로 만들어 사용합니다. 지방도 에너지로 쓰입니다. 활발한 신체 활동을 통해 근육의 양이 많아지고 강화된다는 건 그만큼 지방이 몸속에 누적될 틈 없이 근육에서 에너지로 쓰이고 있다고 생각하면 됩니다. 그런데 여러분은 지금 근육을 키우는 운동을 얼마나 하고 계시는지요?

토마토 효과(tomato effect)라는 게 있습니다. 스포츠 심리학 용어로, 토마토의 뛰어난 영양 가치에도 불구하고 특별한 이유 없이 북미에서 200년 동안 외면당한 현상에서 비롯된 말이지요. 운동도 이와 같다는 생각이 듭니다. 사람들은 운동의 필요성과 효과에 대해서 잘 알고 있지만 실천하고 습관화하는 사람은 많지 않습니다. 왜 그런 것일까요?

앞의 질문들에 대한 답을 하기 전에 운동에 대한 많은 사람들의 인식을 말하고 싶습니다. 운동을 꾸준히 해온 사람이 아닌 이상 운동은 일단 힘들고 귀찮은 것, 시간을 내야 하는 것 등으로 치부해버리는 경우가 대부분이죠. 그러다 어느 날 병원에서 운동하지 않으면 몸에 이상이 올 것이라는 이야기를 듣고 운동의 필요성을 절감하게 되는 경우가 많습니다.

운동을 예방의학이라는 말로 표현하기도 합니다. 몸에 이상이 생기기 전에 보험을 들어놓듯이 지금부터라도 운동을 시작해야 합니다. 처음 시작하시는 분들은 이제부터 내 삶 속에서 뭔가 새로운 플랜이 하나 더 생겼다는 생각에 부담을 느낍니다. 하지만 정확히 말하자면, 플랜이 하나 더 생긴 게 아니라 빠져 있었던 생활의 필요한 요소 하나가 제자리를 찾은 겁니다.

대부분 운동을 하루 일과에 집어넣기가 어렵다고 생각합니다만 절대 그렇지 않습니다. 처음엔 평소 한 번 움직였던 것을 두 번 움직인다고 생각하세요. 에스컬레이터, 엘리베이터는 되도록이면 이용하지 말고 걸으세요. 쇼핑을 즐겨 하는 것도 운동이 될 수 있고 강아지를 기르면서 산책하는 것도 운동이 될 수 있습니다. 어딘가로 가야 할 때 시간적 여유가 있다면 버스로 한두 정거장 전에 내려 걷거나 먼 거리로 돌아가세요. 이런 식으로 생활 속에서 운동하는 양은 절대 무시할 수 없습니다. 마치 잘 먹지 않던 토마토를 다른 음식에 넣어서 먹는 것과 같은 방식이지요. 운동을 삶 속에 융화시키는 것입니다.

그러다 보면 자신도 모르게 전보다 피로감이 줄어들고 조금씩 더 움직이고 싶어집니다. 우리 몸의 근육들은 뇌와 같아서 쓰면 쓸수록 발달하고 더 사

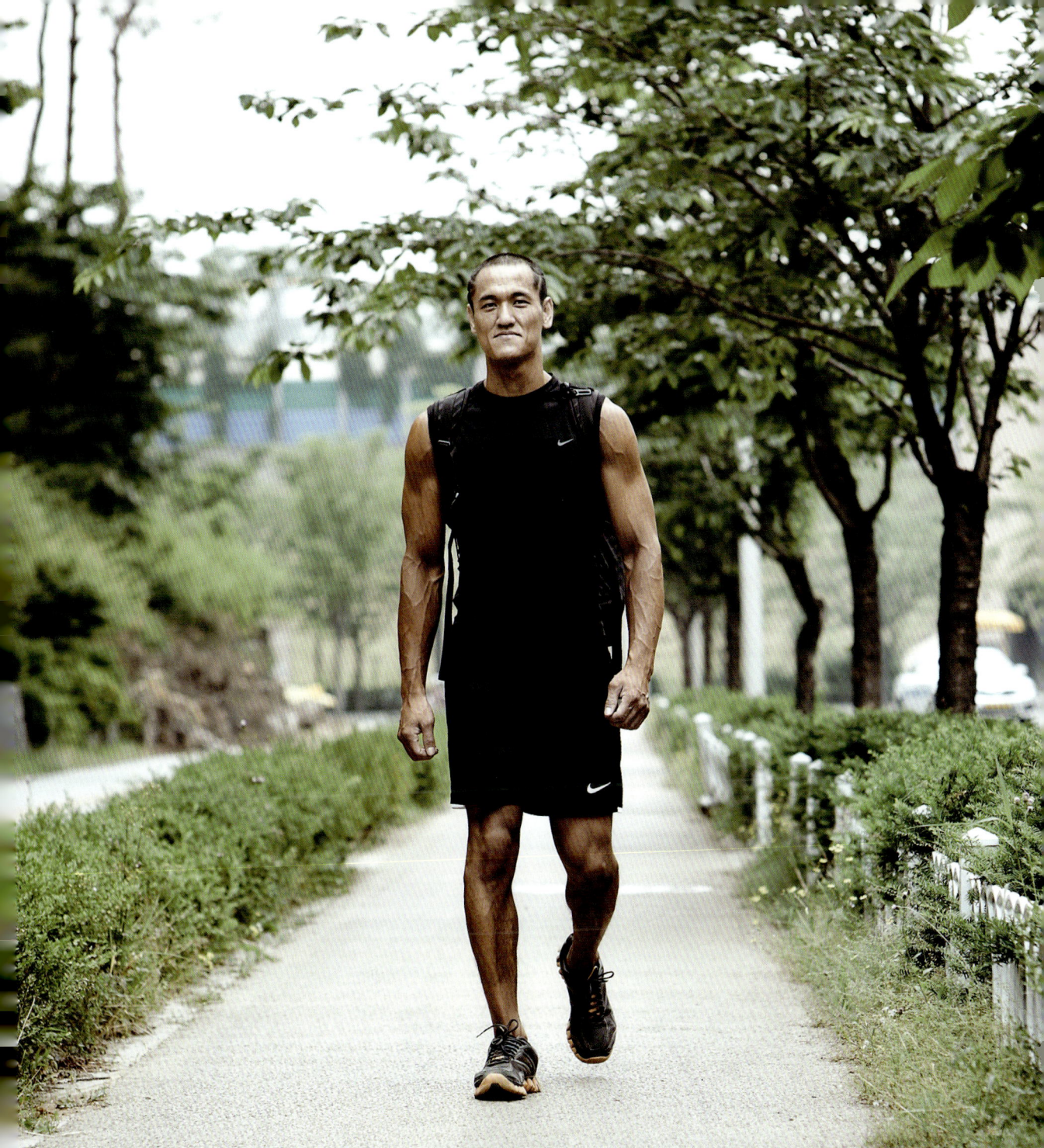

용하고 싶어집니다. 러너스 하이(runner's high)라는 것이 있습니다. 미국의 심리학자인 A. J. 맨델이 1979년 발표한 논문에서 처음 사용한 용어인데 운동 활동에 반응하는 신체적 스트레스가 30분 이상 지속되었을 때 나타나는 행복감을 일컫는 말입니다. 평소의 신체 활동으로 발생한 스트레스가 몸에 긍정적인 영향을 미치면 그때부터는 어렵게만 느껴지던 운동에 대한 생각이 조금씩 달라지게 됩니다.

복잡하게 생각할 것 없이 지금 바로 여러분의 몸에 무언가의 움직임을 주시기 바랍니다. 어렵다고 생각할수록 여러분의 몸은 운동에 대한 기억을 점점 더 잊게 될 것이기 때문입니다.

억지로 하지 마라 운동은 습관이다!

●●● 사람을 만날 때 첫인상이 중요하듯, 운동을 처음 접할 때의 생각과 느낌도 중요합니다. 운동에 대한 이미지가 처음부터 부정적으로 인식되면 그때부터는 흥미를 느끼지 못하고 억지로 끌려가는 꼴이 됩니다. 반대로 즐겁게 운동에 임하면 시간도 빨리 가고 몸도 한층 더 가볍게 느껴질 것입니다.

저는 운동을 정말 즐깁니다. 그럴 수밖에 없는 것이, 운동이 아니었다면 제 삶은 지금처럼 많은 행복과 변화를 가져오지 못했을 테니까요. 정말 힘없고 허약했던 저질 체력과 뼈 위에 살가죽만 입힌 듯 보였던 저는 운동을 통해 남들이 부러워할 만큼 강하고 건강한 몸으로 바뀌었고 긍정적인 정신까지 덤으로 얻었습니다. 저는 어릴 적부터 B형 만성 간염을 앓아 오고 있습니다.

현재는 많이 좋아졌지만, 한때 증상이 악화되어 몇 년간 약을 먹은 적도 있었습니다. 지속적인 몸 관리와 식사 관리가 필수적으로 요구되는 B형 만성 간염을 지금껏 별 탈 없이 관리할 수 있었던 것은 운동 덕분입니다. 규칙적인 운동과 식이조절 그리고 긍정적인 마인드가 없었다면 전 아마 하루가 멀다하고 병원을 들락거리는 신세가 되었거나 이 세상 사람이 아니었을 수 있습니다. 이 모든 것이 운동을 진정으로 즐겼기 때문에 가능했다고 생각합니다.

이것은 비단 저의 경험만으로 나온 이야기가 아닙니다. 영국의 맥밀란 암지원센터의 한 연구에서는 암환자에게 주당 2시간 30분 이상의 운동이 암 치료에 도움을 준다는 결과가 나왔습니다. 항암 치료 과정에서 오는 피로감을 완화시켜 신체 활력을 높였을 뿐만 아니라 치료 후의 암 재발율을 낮추고 회복 속도를 증가시켰다고 합니다. 이렇듯 운동은 지금 당장은 느끼지 못할지 모르지만 훗날 분명 여러분에게 좋은 선물을 가져다 줄 겁니다. 즐기세요. 여러분의 삶이 바뀝니다!

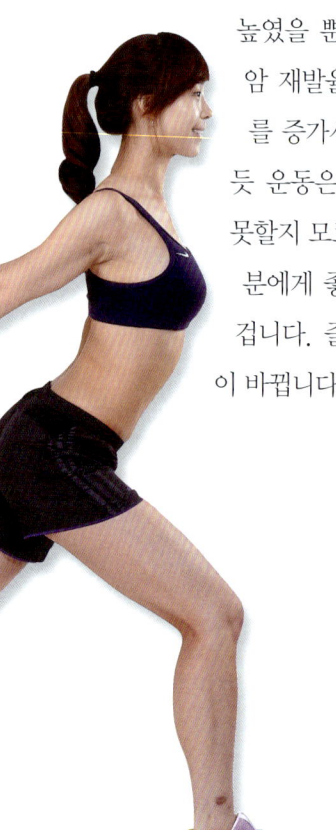

필수 운동 지식, 이것만은 알아두자

운동 시 고려해야 할 5가지 요소

●●● 운동 요소는 F_2ITT를 들 수 있습니다. F(Frequency, 빈도), F(Feeling, 느낌), I(Intensity, 강도), T(Time, 시간), T(Type, 유형)를 말하는데, 운동을 할 때 기본적으로 적용해야 하는 요소들입니다. 이들에 대해서 간단하게 알아보겠습니다.

F : Frequency, 빈도

아무리 좋은 운동 프로그램으로 오랫동안 강도 있게 운동하더라도 일정한 빈도로 실시해주지 않으면 부상의 위험이 높아질 뿐만 아니라 효과 면에서도 질이 저하되는 결과를 초래합니다. 그렇다면 적정한 운동 빈도는 어느 정도일까요?

혹시 '7330 운동'을 들어보셨는지요. 우리나라에서 국민생활체육을 활성화하고자 범국민 스포츠 참여 캠페인의 일환으로 내건 슬로건입니다. 7일(일주일)에 최소 3번, 30분 이상의 운동을 권장한다는 의미이지요. 이 캠페인에서와 같이 일반적인 운동 빈도는 주 3회를 권장합니다. 우리 몸은 기계가 아니므로 격일로 쉬어주는 날이 있어야 하기 때문입니다.

운동도 어떤 의미에서는 우리 몸에 가해지는 스트레스입니다. 다만 스트레스라고 모두 나쁜 것만 있는 것은 아닙니다. 스트레스는 몸에 이로움을 주는 긍정적 스트레스(eustress)와 반대의 의미인 부정적 스트레스(distress)가 있습니다. 운동을 통해 스트레스를 받은 우리 몸은 마이크로 트라우마(micro trauma, 미세 외상)가 생기고 근육에 가벼운 손상을 입습니다. 그래서 운동을 하고 난 초반에 온몸이 쑤시고 아픈 것이지요. 그러다 일정 시간이 지나면 우리 몸은 기존에 받았던 스트레스 자극을 견디기 위해 더 강한 근육과 체력을 만들어냅니다. 이것을 초과회복이라 하며 이 시기에 필요한 것이 휴식과 영양입니다. 그래서 운동 초기에는 매일 운동하는 것보다 초과 회복을 위해 주 3회를 권장하는 것입니다.

하지만 이 빈도 수가 3회 이하로 떨어져 버리면 근육은 자극의 빈도가 적어짐을 인식해 원래의 체력과 근력 상태로 떨어지게 될 확률이 커집니다. 그래서 기본 주 3회의 빈도 수는 꼭 유지해야 지속적인 운동 효과를 볼 수 있는 것입니다. 그리고 지속적으로 주 3회 이상 운동을 하다 보면 점차 회복 속도가 빨라져 예전보다 운동 후 몸이 땅기는 느낌이 덜해집니다. 그때 주 5~6회로 운동으로 늘려주면 새로운 변화를 이끌어내는 데 도움이 됩니다.

F : Feeling, 느낌

'느낌'이라는 요소는 일반적으로 일컫는 운동의 필요 요소는 아니지만, 운동할 때 너무나도 중요한 사항이라고 생각하기에 본 항목을 추가하였습니다.

운동 기구를 보면 신체 부위를 나누어 운동하도록 되어 있습니다. 물론 근육은 서로 유기적으로 밀접하게 연결된 하나의 통합체계라 운동 시 여러 근육들이 같이 조합되어 작용합니다. 그럼에도 불구하고 이렇듯 신체 부위별로 운동을 나누는 이유는 그 동작에서 주로 힘을 발휘하는 근육(주동근)이 있기 때문입니다. 문제는 근력 운동 시 이러한 주동근을 제대로 쓰고 있느냐는 것입니다. 어떤 부위가 운동되는지 알지 못한 채, 일단 트레이너가 15회만 반복하라고 했으니까 무조건 횟수 채우기에만 급급한다면 그 노력에 비해 효과가 작게 나타납니다.

과감히 말씀드립니다만, 근력 운동으로 몸을 만들 때 성공할 확률의 50%는 이 주동근의 느낌으로 결정납니다. 복근 운동인 싯업을 하고 나서 복근이 아픈 게 아니라 허리와 목이 땅기고, 다리 운동인 스쿼트를 했는데 무릎이 아프다면 뭔가 문제가 있는 것입니다. 그럼에도 불구하고 해당 동작을 계속하면 운동하는 것 자체가 힘들어질 뿐만 아니라 효율적으로 근육을 만들 수 없고 부상의 위험 또한 높아집니다. 그렇기 때문에 근력 운동을 하기에 앞서 올바른 동작과 운동 부위를 정확히 이해하고 있어야 합니다. 그래서 동작을 반복할 때마다 운동 부위에 대한 근육 느낌(주동근이 못 참을 듯이 아프고 땅기는 느낌)을 받도록 해야 합니다.

I : Intensity, 강도

운동은 우리 몸에 좋은 스트레스를 주고 이것이 초과회복이라는 과정을 거치면서 몸이 강해지는 것이라고 앞서 설명했습니다. 그런데 이 운동 강도가 너무 낮으면 우리 몸에 별다른 자극을 줄 수 없습니다. 예를 들어 10kg을 들 수 있는 근력을 가진 사람이 1kg으로 계속 운동한다면 몸을 발달시킬 수 있는 운동 자극을 느낄 수 없을 것이며 오히려 줄어든 자극에 맞추어 근력이 떨어질 수 있습니다.

반대로 자신의 근력이나 체력을 무시한 채 너무 강한 무게로 자극을 주면 부상의 위험이 높아지겠죠. 근력 운동의 경우 보통 1RM(Repetition Maximum, 한번 들 수 있는 최대 무게)의 60~70% 정도의 무게로 운동해야 근력과 근육을 안전하게 발달시킬 수 있다고 말합니다. 보통 이 무게는 운동을 10~15회 정도 '간신히' 할 수 있는 무게를 의미합니다. 여기서 중요한 것은 간신히 해낸다는 것입니다. 그런데 많은 사람들이 근력 운동이 막 정점에 오를 때 그만둡니다. 그렇게 하면 몸에 운동 자극이 오려다 맙니다. 그 이상의 근력과 근육을 만들기 위해서는 안 될 때까지 반복해야 합니다. 그래서 '간신히'라는 단서를 붙였습니다. 그런 강도가 몸을 변화시킵니다.

간혹 이런 말씀을 하는 분이 있습니다. 그렇게 하면 금방 지쳐서 뒤에 운동을 못한다고 말이죠. 하지만 우리 몸의 에너지원은 그렇게 쉽게 바닥을 드러내지 않는 데다, 잠깐의 휴식을 통해 바로 회복됩니다. 근력 운동 시 리프팅 무게는 항상 몸을 자극할 수 있는 수준으로 잡아주어야 한다는 사실, 꼭 기억하세요.

참고로, 많은 분들이 유산소 운동의 경우 적당한 강도를 궁금해합니다. 여기에서는 토크 테스트(talk test)라는 것이 있습니다. 유산소 운동을 하면서 옆 사람과의 대화가 가능할 정도의 강도를 말하는데, 이때 대화는 약간 숨이 찬 듯한 정도로 오고 가야 합니다.

T : Time, 시간

운동 시간은 보통 30분에서 1시간입니다. 운동을 하면 우리 몸은 저장하고 있던 영양소를 이용해 에너지를 만들게 되는데 운동 초반에는 우리 몸속에서 자생되는 크레아틴이라는 물질과 탄수화물을 에너지원으로 쓰다가, 운동이 얼마간 지속되면 지방을 이용해 에너지를 만듭니다. 따라서 운동 시간을 어느 정도는 길게 해주어야 지방의 연소를 촉진시킬 수 있습니다. 하지만 1시간 이상 지나치게 길게(이것도 개인의 체력에 따라 차이가 있겠지만) 운동이 지속되면 우리 몸은 단백질을 에너지원으로 쓰게 될 수 있으며 스트레스 호르몬이 분비되어 몸에 좋지 않은 영향을 미칠 수 있습니다.

여기서 한번 더 생각해야 할 것은 운동 강도에 따른 운동 시간입니다. 운동 강도와 시간은 반비례하므로 강도를 다소 높게 수행하면 시간을 조정해야 합니다. 또한 체력이 어느 정도 개선되면 강도를 올리는 것이 맞지만, 운동 경험이 많지 않을 경우에는 강도를 올리기보다는 시간을 늘리는 것이 더 안전하고 효과적입니다.

T : Type, 유형

일반적으로 운동 프로그램을 짤 때에는 운동 목적과 정해놓은 우선순위에 따라 운동 비율을 조정하여 프로그램을 구성합니다. 예쁘고 멋진 몸매를 만들고 탄력을 주고 싶다면 근력 운동을, 심장 기능 향상과 지방 연소를 원한다면 유산소 운동을, 뻣뻣한 몸을 개선하고자 한다면 스트레칭을 비율적으로 많이 포함시켜야 한다는 말이죠.

그런데 탄력 있는 몸매를 원한다고 하면서 유산소 운동만 하는 분들이 있습니다. 탄력 있고 맵시 있는 몸은 근력 운동의 비중을 높여야 만들 수 있다는 사실을 이해해야 합니다. 그리고 가장 좋은 것은 근력 운동, 유산소 운동, 스트레칭 등을 고루 실시함으로써 기능적으로나 외관적으로 빠짐없이 완벽한 바디를 만드는 것이라고 할 수 있겠습니다.

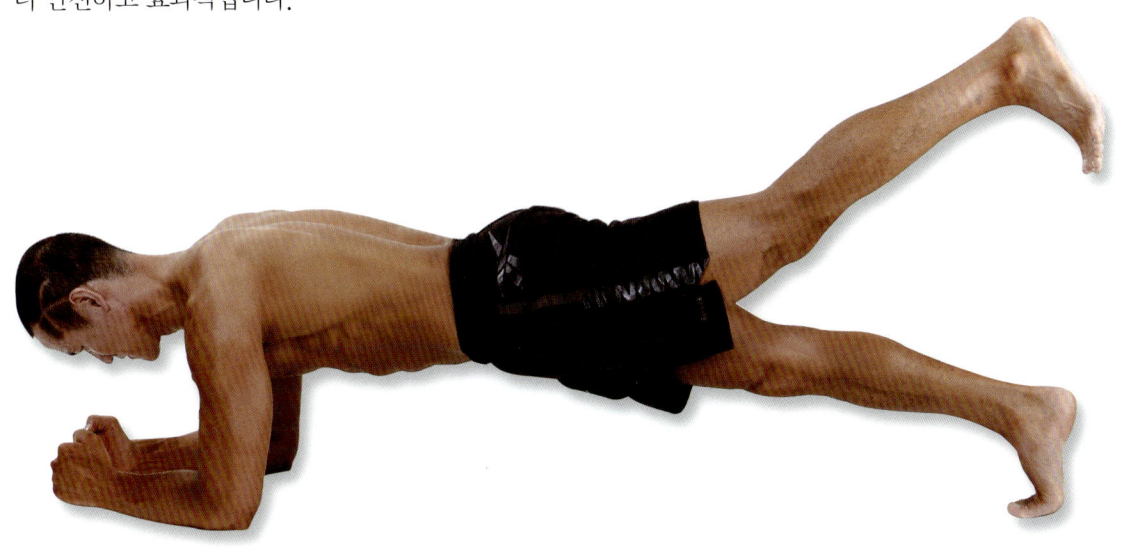

쉽게 간과할 수 있는 운동 키워드

●●● 운동을 하면서 아무렇지 않게 지나쳤던 것들이 알고 보면 주의를 기울여야 하는 중요한 부분인 경우가 많습니다. 이번에는 많은 분들이 쉽게 지나치고 넘어갔던 부분들을 짚어보도록 하겠습니다.

호흡

일반적으로 운동 시 호흡은, 힘을 쓸 때 숨을 내뱉고 힘으로 버틸 때 들이마시며 진행합니다. 해부학적으로 말하면 근육의 수축 동작에서 숨을 내뱉고 이완 동작에서 들이마시는 거죠. 그런데 간혹 반대로 호흡하는 경우가 편하다고 하는 분도 있습니다. 그럼 그렇게 하셔도 됩니다. 어차피 호흡을 하는 이유는 심장의 펌프 작용을 일으켜 에너지로 쓰일 영양분과 적절한 산소를 혈액에 실어 근육에 보내기 위함이므로 호흡을 멈추지만 않으면 됩니다. 호흡을 멈추면 원활한 공급이 안될뿐더러 혈압도 급격히 상승하니까요.

물론 잠시 숨을 멈추는 호흡법도 있습니다. 발살바 머뉴버(Valsalva maneuver, 닫힌 성문법)라고 부르는 호흡법으로, 자신의 평균 근력보다 무거운 무게를 리프팅할 때 사용하는 호흡법입니다. 무게를 들기 전 호흡을 멈춘 상태에서 힘을 쓰는데, 이때 공기를 폐 안에 가두어 두고 내보내지 않습니다. 그러면 복강 내 압력을 좀 더 유지한 상태로 안정되게 무게를 리프팅할 수 있습니다. 하지만 이 호흡법의 경우 갑작스런 혈압 상승으로 어지러움을 유발하거나 자칫 늑막염에 걸릴 위험이 있으니 유의해야 합니다.

스트레칭 시의 호흡은 최대한 깊고 길게 하는 것이 좋습니다. 짧게 호흡하는 경우를 간혹 볼 수 있는데, 천천히 크게 하는 호흡이 근육 이완에 효과적임을 기억해야 합니다. 유산소 운동 시에는 호흡에 리듬을 실어 일정하게 하는 것이 좋습니다.

이렇듯 호흡이 운동의 질에 많은 영향을 미치는 중요한 요건임에도 불구하고, 자칫 그냥 지나쳐버리기 쉬우므로 익숙해질 때까지는 호흡에 집중하는 습관을 들일 것을 권합니다.

코어

코어는 몸의 중심부에서 가장 강력한 힘을 발휘하는 파워존에 위치한 근육으로 복횡근, 다열근, 횡격막, 골반기저근을 칭하는 말입니다. 이 근육군은 겉에서 만져지지는 않지만 척주부 주변에서 척주부의 활동성과 안정성을 부여하여 신체 밸런스와 파워를 유지하는 데 중요한 역할을 합니다. 코어 근육이 제대로 버티지 못하면 운동 시 자세 균형에도 영향을 미쳐 부상을 입을 확률도 높아지므로 안전한 운동을 위해서도 반드시 단련해야 합니다. 또한 자신이 원하는 멋지고 섹시한 몸을 만들어도 바른 자

코어의 구성

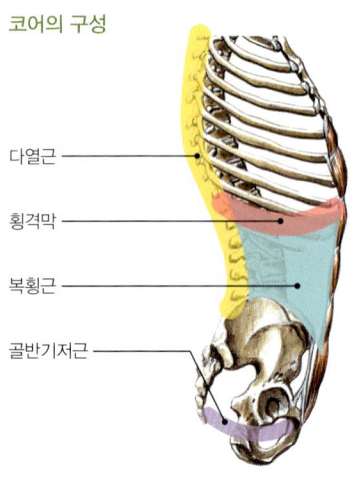

- 다열근
- 횡격막
- 복횡근
- 골반기저근

세를 유지하지 않으면 바디라인이 좋게 보이지 않기 때문에 이러한 자세 유지를 위해서도 반드시 운동이 필요한 부위라고 할 수 있습니다.

코어 근육을 단련하기 위해서는 척추부의 자연스러운 만곡을 유지한 상태에서 버티는 동작들을 수행해야 합니다. 코어는 올바른 자세로 오랫동안 버틸수록 자극이 더욱 더 커지는 지근이기 때문입니다. 이때 호흡도 중요합니다. 코어는 신체의 어떤 움직임보다도 호흡을 통한 통제에 민감한 근육입니다. 호흡은 최대한 길고 깊게 해주는 것이 좋습니다.

하체 운동

하체 운동이 왜 간과하기 쉬운 부분인지 의아한 분도 있을 겁니다. 하지만 실제로 다른 신체 부위와 비교해 의외로 소홀히 단련하게 되는 부위가 바로 하체입니다. 이유는 하나, 하체 운동이 가장 힘들기 때문입니다.

하체 근육은 근육 중에서 큰 근육에 속하기 때문에 움직이는 데에도 많은 에너지가 필요합니다. 하체 운동이 중요한 이유 중 하나가 이것입니다. 운동 시 에너지 소비가 높은 만큼 지방을 태우는 데에도 가장 효과적인 운동이라고 할 수 있기 때문입니다. 장담하건대 하체 운동 없는 근력 운동은 다이어트에 효과를 떨어뜨릴 수밖에 없습니다.

하체 운동이 중요한 또 다른 이유는 기능적인 면 때문입니다. 우리가 생활하면서 가장 많이 사용하는 부위인 동시에 신체의 무게를 온전히 지탱하는 것이 바로 하체입니다. 이러한 하체의 근력이 약하면 체중을 제대로 지탱할 수 없으므로 자연히 허리와 무릎, 발목에 부담이 생깁니다. 비만인 경우는 증상이 더욱 악화되고요. 그리고 이 밖에도 외관상 탄력 있는 꿀벅지, 애플힙을 만들기 위해서도 하체는 반드시 단련해야 할 부위입니다.

그런데 가끔 이렇게 말씀하시는 분들이 있습니다. 평상시에 많이 걸으니까 하체 운동 안 해도 된다고요. 절대 그렇지 않습니다. 걷는 것은 유산소 운동이고, 그와는 별도로 스쿼트 같은 하체 근력 운동을 병행해주어야 합니다. 왜냐하면 근육은 무게 자극을 주어야 발달하기 때문입니다. 최소한 일주일에 한 번씩은 꼭 하체 운동을 하시길 바라며, 특히 스쿼트를 적극 추천합니다.

신체 밸런스

앞서 언급했던 코어와 하체 근육의 필요성을 다시 강조하는 내용이 되겠지만 여기에 덧붙여 길항근의 중요성을 말하려고 합니다.

우리 몸은 어느 특정 부위의 편측 사용으로 인해서 그 부분만 지나치게 발달하면 그것이 다른 부위에까지 영향을 미칩니다. 길항근의 관계를 보면 이것이 특히 두드러집니다. 예를 들어 야구선수가 공을 던질 때에는 삼두근에서 주된 힘이 작용하는데 이때 길항근인 이두근이 제대로 작용하지 않으면 삼두근의 강한 수축을 통제하지 못해 부상을 입을 위험이 커집니다. 축구의 경우에는 공을 찰 때 대퇴사두근이 강하게 수축하고 길항근인 슬와근이 이를 잡아주어야 하는데, 슬와근의 근력이 약하면 이 균형이 맞지 않아 부상을 입을 위험이 생기는 것입니다(보통 대퇴사두근과 슬와근의 이상적인 근력 비율은 4 : 3 정도임).

이처럼 기능상으로나 안전상, 길항근의 밸런스를 맞추는 것은 중요한 문제입니다. 하체와 상체의 밸런스, 이를 연결하는 코어 근육의 밸런스 등 우리 신체는 하나의 결합체계로 이루어져 있으므로 특정 부위의 약함이 다른 부위에도 영향을 미치고, 어느 한 부위의 과도한 발달 또한 좋은 것만은 아니란 사실을 이해해야 합니다. 그러므로 신체 각 부위를 고르게 운동하고 단련하는 것이 몸을 가꾸고 아끼는 현명한 방법이라 하겠습니다.

휴식 시간

개인마다 차이는 있겠지만, 운동을 할 때에는 보통 세트 사이에 1분 정도의 휴식을 취하라고 이야기합니다. 중요한 건 운동 시 일정한 심박수가 계속 유지되는 한에서 쉬어야 한다는 것입니다. 그런데 보통은 길게, 자주 쉽니다. 그러면 심박수가 원래 상태로 돌아가고 체온도 저하되어 근육의 활성도가 떨어져 버리지요. 당연히 지방대사에도 방해가 됩니다. 겨울이나 아침 시간대에는 특히 그렇습니다.

운동하는 시간에는 운동에만 집중해주세요. 잠깐 사이에 5분이 금방 지나가고 체온이 떨어지면 운동할 맛이 떨어집니다. 휴식시간을 줄이면 운동 시간도 단축될뿐더러 운동 강도도 높일 수 있습니다. 근력 운동은 길게 쉬엄쉬엄 2시간 하는 것보다는 1시간을 하더라도 짧고 굵게 하는 것이 훨씬 효과적입니다. 특별한 질환을 앓고 있지 않다면 1분 이내의 휴식시간을 가질 것을 권장합니다.

물론 인체 에너지 시스템상으로 봤을 때 에너지가 다시 만들어지기까지는 짧은 휴식시간일수도 있으나, 지속적인 호흡 리듬과 운동 강도를 유지하기 위해서는 필수입니다. 특히 리프팅 무게를 올리거나 횟수를 올리는 것으로 운동 강도를 조절하기가 힘들다고 느끼는 분들은 짧은 휴식을 적극 추천합니다.

처음에는 어려울 수 있지만 이런 짧은 휴식에 몸이 적응하면서 심박출량과 근력 및 근지구력 향상, 생체 에너지 생성시간의 단축이라는 효과를 보실 수 있을 겁니다. 또한 앞서 말씀드렸던 것처럼 이렇게 강도 있는 운동을 마치고 쉬면서 몸이 회복할 때, 운동 시에 숨이 가빠 미처 섭취하지 못했던 산소를 더 많이 섭취하면서 지방의 활용도가 높아지므로 짧은 휴식은 운동이 다 끝난 후에도 지방을 태우는 효과를 발휘하게 됩니다.

수분 섭취

우리 몸은 생각보다 많은 양의 수분으로 구성되어 있고, 근육의 77%가 수분으로 이루어져 있습니다. 이 중 1%의 탈수만으로도 우리 몸은 갈증을 느끼는데, 이러한 갈증을 느끼기 전에 미리 수분을 섭취해주는 것이 좋습니다.

우리는 하루에 보통 1.5~3L의 수분 섭취가 필요하며, 운동을 하는 경우에는 그보다 더 많은 수분 섭취가 필요합니다. 특히 운동 시에는 한 시간에 0.5~1L가량의 수분이 땀이나 소변, 호흡을 통해 배출되기 때문에 그만큼의 보충을 위해서는 보통 15분마다 150mL~250mL 정도의 물을 마셔주는 것이 좋습니다.

또한 우리가 운동을 하게 되면 신체 pH 농도가 떨어지고 활성산소가 생성되면서 쉽게 피로해지는데, 이 pH 농도를 적정 수준인 7.4로 향상시키고 활성산소의 생성을 억제하면서 피로도를 감소시키기 위해서도 수분 섭취가 굉장히 중요합니다.

수분 섭취는 순수한 물도 좋으나, 운동 시 결핍될 수 있는 미네랄과 떨어지는 혈당치를 보완해줄 수 있는 스포츠 음료, 오렌지 주스, 토마토 주스 등을 기호에 따라 섭취해도 좋습니다. 특히 스포츠 음료의 경우 탄수화물 농도가 5~8% 정도일 때 흡수가 빠르며 섭씨 5도일 때 위에서 빨리 소화됩니다. 단, 커피는 이뇨 작용을 촉진시켜 수분을 배출시키기 때문에 삼가는 것이 좋습니다. 대신 운동 30분 전에 마시는 경우에는 운동 시 지방의 에너지 활용도를 높이는 효과가 있으므로 괜찮습니다.

우리 몸에서 지방이 분해될 때에는 수분이 필요하므로 적당한 수분의 지속적인 섭취는 반드시 필요하며 근육의 원활한 수축과 이완을 위해서도 중요한 요소임을 다시 한 번 기억하시기 바랍니다.

무게 내려놓기

근력 운동은 무게를 다루는 운동이라 아무리 조심해도 지나치지 않습니다. 특히 무게를 들거나 내려놓을 때 부상의 위험이 높습니다. 프리웨이트의 경우 한 세트가 끝난 후 몸에 힘이 빠진 상태에서 긴장을 늦추고 무게를 내려놓다가 손이나 발을 찧거나 허리를 삐끗하는 경우가 종종 발생하며, 저도 그런 경험을 가지고 있습니다.

무게를 내려놓기 전까지는 몸에 긴장을 늦추지 말아야 하고, 최대한 몸에 붙인 상태에서 무게를 내려놓는 것이 안전합니다. 또한 바닥의 재질이 충격 흡수 재질의 마루라면 무게를 끝까지 잡고 내려놓는 것보다 바닥에 살짝 던지듯이 놓는 것이 건과 인대 안전에 좋습니다. 단 중량이 튀어오를 수도 있으니 주변을 잘 살피고 내려놓아야겠지요.

여성분들의 경우 머신을 자주 이용하는데 머신이 프리웨이트보다 안전하기는 하나, 이때에도 무게를 올리고 내릴 때 손이나 발쪽에 위치한 안전바 또는 안전 받침대를 잘 이용해야 합니다. 간혹 깜빡하거나 귀찮다는 이유로 안전장치를 이용하지 않은 채 무게를 다루는 경우가 있는데, 그러다 순식간에 무게를 쾅하고 떨어뜨리는 경우를 많이 봅니다. 운동은 열심히 해서 효과를 보는 것도 중요하지만 제일 중요한 것은 오랫동안 꾸준히 건강하게 지속하는 것입니다. 그를 위해서는 첫째도 안전이요, 둘째도 안전입니다.

신장성 수축

근력 운동은 근육의 수축과 이완으로 이루어집니다. 힘을 주어 근육을 짧게 만드는 것을 단축성 수축이라 하고, 반대로 무게 저항에 버티며 근육을 길게 늘이는 것을 신장성 수축이라 합니다.

단축성 수축 시에는 힘을 주기 때문에 보통 집중해서 동작을 실시하고, 신장성 수축 때는 힘을 빼고 대충 빠르게 동작해버리기 일쑤입니다. 그러나 단축성 수축보다 더 신경 써야 할 부분이 바로 신장성 수축입니다. 무게를 이용해 근육에 자극을 줄 때, 무게를 들어 올리는 구간이 아니라 무게를 버티는 구간에서 근육에 가해지는 자극이 더 크기 때문입니다. 그러므로 신장성 수축에서 더욱 신경 써서 근육의 이완을 느끼며 버텨주고 동작의 속도 또한 단축성 수축보다 좀 더 천천히 실시해야 운동 효과를 제대로 낼 수 있습니다. 이 신장성 수축을 제대로 하고 난 다음 날에는 근육이 땅기는 DOMS(지연성발병 근육통)가 바로 느껴집니다. 이는 곧 근육이 제대로 자극되었다는 뜻이죠.

그러므로 앞으로는 신장성 수축에 더욱 느낌을 실어주면서 동작하시길 바랍니다. 보통 단축성 수축을 1~2초, 신장성 수축은 2~3초 정도로 유지하면 됩니다.

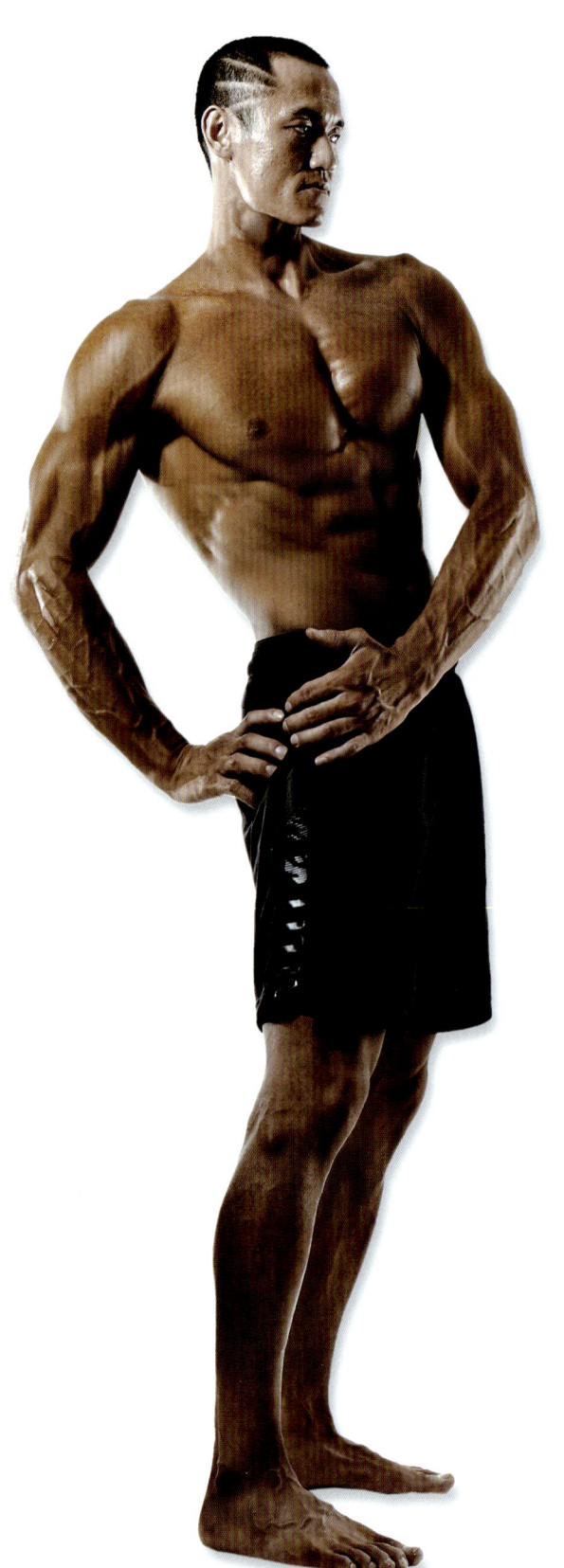

수면

몸은 운동으로 자극을 받고 잠을 잘 때 성장합니다. 운동으로 신체에 자극을 주면 그 부위가 미세하게 찢어지면서 근육통이 발생하고 그 손상된 근육은 잠을 자는 동안 회복됩니다. 수면하는 동안 이렇게 중요한 작용이 일어남에도 불구하고 우리들은 보통 하루 중 시간이 부족할 때 수면시간을 줄입니다. 그러나 전날 운동을 강하게 한 후 충분한 수면을 취하지 못하면, 근육통이 그대로 남고 운동에 필요한 에너지를 원활하게 만들어내지 못하게 되어 동작 시 근육에 힘이 잘 들어가지 않습니다.

뿐만 아니라 지방대사를 방해하게 되어 지방의 분해에도 문제가 생길 수 있습니다. 어느 대학병원의 연구 결과에 따르면 평균 5시간 미만의 수면을 취한 사람이 평균 7시간의 수면을 취한 사람에 비해 비만이 될 확률이 1.3배나 높았다고 합니다.

이렇게 우리 몸은 수면 부족을 통해 생긴 공백을 다시 몸을 통해 보상받으려고 합니다. 그러므로 운동 후에는 반드시 충분한 수면을 통해 몸의 회복을 도와야 합니다. 수면 시간은 보통 8시간 정도를 권장하며, 밤 10시~아침 6시 사이를 최적의 수면 시간대로 꼽습니다. 이 시간대에 수면을 취하는 것이 피부 미용에도 좋습니다. 그러므로 근육과 피부를 위해서 하루 8시간의 수면은 꼭 보장해주어야 하겠습니다.

운동 복장

땀을 많이 흘려야 그만큼 살이 많이 빠진다고 착각하여 소위 땀복이라고 부르는 옷을 입고 운동하는 사람들을 볼 수 있습니다.

우리 몸은 운동으로 체온이 상승하면 땀으로 열을 발산해 체온을 조절합니다. 그런데 땀복은 이러한 자연스런 신체항상성 현상을 가로막습니다. 열 발산이 잘 이루어지지 않아 운동 능력이 떨어지면서 지방을 에너지로 태우는 시스템에 문제가 생겨 오히려 지방 분해를 막는 결과를 초래할 수 있는 것입니다.

모자를 깊이 눌러쓰고 운동하는 경우도 마찬가지입니다. 우리 몸은 머리 쪽으로 많은 열을 발산하는데, 모자를 쓰고 운동을 하면 그러한 열 발산의 출구를 막아버리는 꼴이 되므로 이것 또한 바람직하지 못한 복장입니다.

운동 시 바람직한 복장은 계절에 따라 다소 차이가 있겠지만 기본적인 기준은 운동 중 체온을 떨어뜨리지 않고 일정한 수준을 유지하는 선에서 최대한 가볍고 통풍이 잘 되는 복장이라고 말할 수 있겠습니다. 또한 시각적으로 몸매가 잘 드러나는 복장이 입는 것이 좋은데, 그 이유는 자극되고 있는 신체 부위를 거울로 보면서 운동을 하면 집중도와 효과를 높일 수 있기 때문입니다.

운동용품

운동할 때 운동용품이 필요한 것은 식사할 때 젓가락, 숟가락이 필요한 것만큼이나 기본적인 요건입니다. 그러나 때때로 운동장갑이나 물통, 심지어 운동화조차 신지 않고 맨발에 슬리퍼를 신은 채 운동하는 분들이 있습니다. 그게 당장은 편할지 모르나 예의상 좋지 않은 모습이고, 또 위험한 행동입니다. 혹시나 중량이 발등에 떨어지는 날에는 큰 부상을 입을 수 있으니까요.

운동화는 사이즈의 여유가 없도록 발에 딱 맞게 신는 것이 좋습니다. 사이즈가 약간이라도 남으면, 근력 운동 시 편안한 기저면(발과 바닥이 닿는 면적)을 형성하지 못해 자세가 불안정해질 수 있고, 유산소 운동 시에 발과 운동화 바닥 사이에 공간이 생겨 마찰이 발생할 수 있습니다. 처음에 좀 답답할지 모르지만 차츰 익숙해지면 편안하게 발에 밀착되어 안정감을 주므로 본인의 발에 딱 맞는 운동화를 착용하시길 바랍니다. 그리고 쿠션이 약간 있는 운동화가 유산소 운동 시 충격을 잘 흡수해주므로 참고하시기 바랍니다.

또한 운동장갑을 착용하면 피부를 보호할 수 있을 뿐만 아니라 중량을 다룰 때 손에서 기구가 미끄러지는 것을 방지하여 안전하게 운동할 수 있습니다. 물통의 경우 요즘 피트니스 클럽마다 종이컵이 다 있는데 굳이 준비할 필요가 있느냐고 얘기할지 모르지만, 개인 물통을 사용하는 것이 위생상 좋을뿐더러 운동 중 수분 섭취를 잘하지 않는 습관을 개선시키고 자주 물을 마시러 가느라 운동 흐름이 끊기는 것을 방지하기 위해서 꼭 필요합니다. 그 밖에 손·발목 보호대 및 무릎 보호대, 헤어밴드, 스트랩(보통 데드리프트 시 손의 힘이 풀리는 것을 방지하기 위해 착용하는 끈의 종류) 등도 개인의 필요에 맞게 미리 준비해두는 것이 좋습니다.

내 몸의 근육을 느껴라!

자신이 하고 있는 운동이 내 몸의 어느 부위를 발달시키는지 아는 것과 모르는 것의 차이는 굉장히 큽니다. 예를 들어 복근 운동을 할 때 복근보다 허벅지나 허리에 더 많은 자극이 가해진다면 무언가 동작이 잘못된 것이지요. 이를 무시하고 운동을 계속하면, 노력만큼의 결과를 보지 못할뿐더러 부상까지 입을 수 있습니다. 앞으로 나오는 운동에는 주된 자극을 받는 근육을 각각 표시해두었습니다. 표시된 주동근의 자극을 의식하면서 정확한 자세로 운동해봅시다!

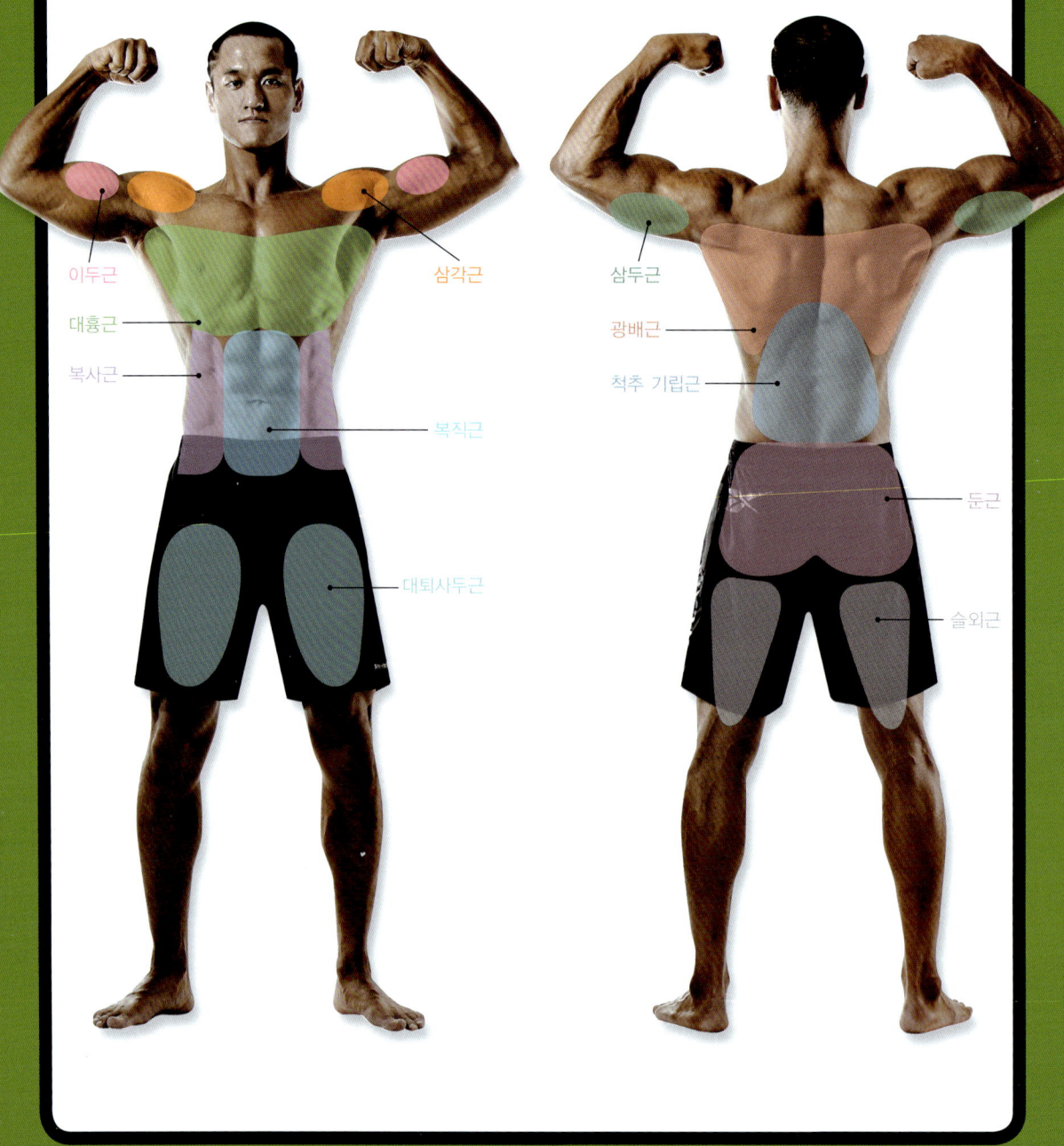

이두근
대흉근
복사근
삼각근
복직근
대퇴사두근

삼두근
광배근
척추 기립근
둔근
슬외근

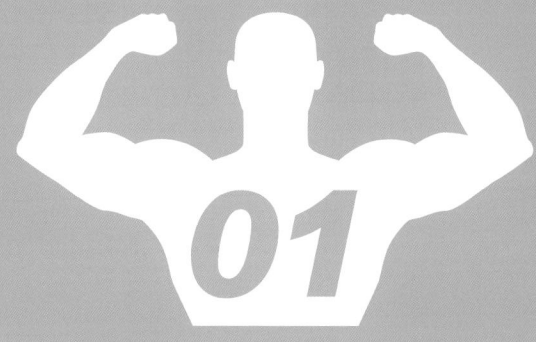

최소의 시간, 최대의 효과
999 순환 운동법

999 순환 운동법은 9가지 운동 동작을 하루 9분씩 3세트, 9주 동안 실시함으로써 전신의 근력과 근지구력, 심폐지구력을 향상시키고 탄력 있는 몸매를 만드는 운동 프로그램입니다. 바로 우리 집이 피트니스 클럽이 되고 내 몸이 운동 기구가 됩니다. 운동 방법과 자세를 어느 정도 숙지하고 나면 단시간에 근육을 자극해 근력과 근지구력을 향상시킬 수 있으며, 연속 운동으로 소비 칼로리를 높여 탁월한 지방 분해 효과를 가져옵니다. 복잡한 구성은 피하고 한눈에 들어오는 운동으로 단순화시키되, 남녀노소 누구나 본인의 체력에 맞추어 난이도를 조절하여 진행할 수 있도록 구성하였습니다.

내 몸이 운동기구가 되고
집이 피트니스 클럽이 된다!

요즘 피트니스 클럽을 가보면 이곳저곳이 사람들로 북적입니다. 특히 사람들이 집중적으로 몰리는 아침이나 저녁시간에는 운동 기구가 꽉 차 기다려야 하는 상황도 생기지요. 이렇게 기다리다 보면 내가 계획한 운동 시간 중 불필요하게 소모되는 시간이 늘어나고 운동 패턴이 깨지는 상황까지 발생하게 됩니다. 이러한 문제를 해결할 수 있도록 만든 프로그램이 바로 언제 어디에서나 할 수 있는 999 순환 운동법입니다. 피트니스 클럽에서 이것저것 만지작거리다 효과를 보지 못한 분들이나, 운동이 어렵게만 생각되어 시작하기를 망설이는 분들에게 이 프로그램은 확실한 도움을 드릴 수 있습니다.

999 순환 운동법은 페트병 등의 간단한 도구를 이용해 집안 거실이나 방 등 좁은 공간에서도 충분히 운동할 수 있는 동작으로 구성된 프로그램입니다. 처음 단계에서는 누구나 따라 할 수 있는 쉽고 단순한 운동으로 시작해, 주차가 진행될수록 근육 사용이 많은 운동으로 구성되어 난이도를 높입니다. 주차별 운동법에 제시된 방법대로 운동 강도와 횟수를 조절함으로써 효과를 극대화하고 안전하게 운동할 수 있습니다.

999 순환 운동법의 핵심은 휴식 없이 지속하는 것과 정해진 시간 동안 횟수의 제한 없이 최대의 반복을 이끌어내는 것입니다. 처음에 정확한 자세를 익힐 때까지는 동작을 통제하면서 천천히 실행하고, 어느 정도의 반복으로 동작이 익숙해지면 리듬을 타면서 약간 빠르게 동작해주는 것이 좋습니다. 이렇게 9가지 동작을 9분 동안 하고 1분의 휴식 후 다시 반복하여 총 3번의 사이클을 돌고 나면 30분이라는 시간에 모든 운동이 끝납니다. 운동이 끝났을 때 숨이 턱까지 차고 근력이 모두 소진될 정도의 강도로 실시해야 합니다. 그로 인해 심폐지구력은 물론 전신의 근력과 근지구력을 단시간에 향상시키고 엄청난 칼로리 소비 효과를 가져올 수 있습니다.

되도록 매일 하는 것이 좋지만 사정상 주 2회, 3회가 되더라도 지속성을 잃지 마시길 바랍니다. 세상에서 가장 뛰어난 운동 프로그램이라 할지라도 실행하지 않는다면 쓰레기와 다름없기 때문입니다. 초반에는 당연히 힘들겠지만 주차가 지속될수록 체력이 눈에 띄게 강해지면서 활력이 생길 겁니다. 여력이 된다면 3사이클 30분 운동을 아침, 점심, 저녁에 나누어 하루 2, 3회 실시하는 것도 좋습니다. 더 여력이 된다면 한 동작당 1분이 아니라 2분 동안 무한 반복할 수도 있습니다.

놓치지 말아야 할 것은 운동을 절대적으로 즐기셔야 한다는 점입니다. 즐겁게 운동할 수 있는 자신만의 노하우와 분위기를 만들어 절대 포기하지 않고 9주 동안 끝까지 최선을 다할 것을 다짐해봅시다. 즐기는 자만이 자신과의 싸움에서 승리해 9주 후에 웃을 수 있습니다. 한 주 한 주 한층 강화된 근력을 바탕으로 꿈에 그리던 바디를 완성하시기 바랍니다. 여러분의 성공을 기원합니다!

999 순환 운동에
필요한 소도구

기본 소도구로는 주변에서 쉽고 간단하게 구할 수 있는 밴드와 페트병을 이용합니다. 그리고 좀 더 다이나믹하고 강한 운동을 원한다면 전문 소도구(메디신 볼, 익스코, 짐스틱, 폼롤러)를 이용하여 응용 동작을 실시할 수 있습니다. 일단 페트병과 밴드로 자세와 체력을 만든 후 더욱 강도 높은 동작을 수행할 수 있는 전문 소도구를 이용해 근육 동원력을 높여봅시다.

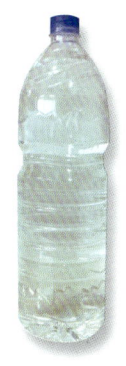

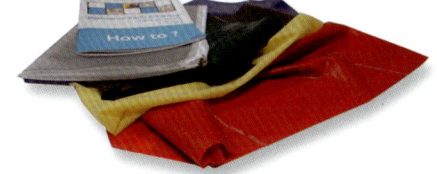

밴드
밴드를 감아잡는 정도에 따라서 운동 강도를 달리할 수 있다. 휴대가 간편하고 웨이트 기구의 중력 부하보다 고무 탄성 부하가 운동 시 관절에 부담을 덜 주므로 효과와 안전성을 고루 가져올 수 있다.
색에 따라서도 탄성의 차이가 있으므로 본인의 근력에 맞게 선택한다. '노란색 〈 빨간색 〈 초록색 〈 파란색 〈 검은색 〈 은색 〈 금색'의 순서로 탄성이 강해지는데, 여성은 보통 빨간색이나 초록색을 사용하고 남성은 초록색이나 파란색을 사용한다.

페트병
본인의 근력에 맞는 크기를 선택하되 여자의 경우 0.5~1L(1kg 내외), 남자의 경우 1.5~2L(2kg 내외)를 권장한다. 페트병의 물을 채울 때는 끝까지 가득 채우는 것보다는 약간의 공간을 남겨 너무 단단하지 않게 만들어야 운동하기에 좋다.

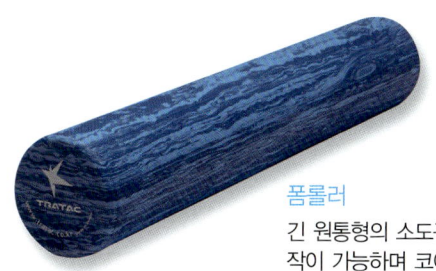

폼롤러
긴 원통형의 소도구로 다양한 스트레칭 동작이 가능하며 코어 운동을 하기에도 적합하다. 폼롤러를 이용해 근육을 이완시켜 주는 마사지도 가능하다.

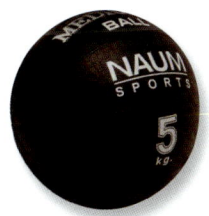

메디신 볼
코어 운동 시에 이용하면 효과적이다. 운동 종목에 맞게 무게를 고를 수 있어 강도 조절이 용이하다.

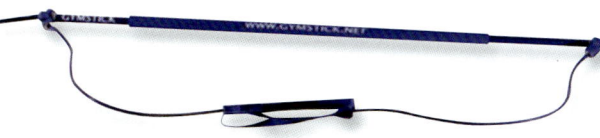

짐스틱
바벨로 하는 대부분의 운동을 짐스틱으로 할 수 있다. 스틱과 밴드의 색에 따라 레벨이 다르며, 밴드를 스틱에 감아 탄성을 조절해 운동 강도를 달리할 수 있다.

익스코
관절에 부담을 주지 않고 동작을 실시할 수 있으며 단시간에 많은 칼로리를 소비하는 데 효과적이다. 겉에 드러난 큰 대근육(Grobal muscle)보다는 안에 자리 잡고 있는 작은 속근육(Local muscle)을 단련하는 데 적합하다.

※1분 동안의 시간을 정확히 재기 위해 알람 기능이 있는 스톱워치를 준비해 몸에 착용하거나 운동하는 동안 옆에 두고 진행한다. 또는 큰 벽걸이 시계 앞에서 시계의 초침을 보면서 동작을 실시할 수도 있다.

999 순환 운동 1주차 프로그램

1주차 운동은 체력을 강화하는 가장 기본적인 운동입니다. 시작하는 단계인 만큼 무리가 되지 않도록 운동 강도를 낮게 설정하였으므로 손쉽게 따라 할 수 있을 것입니다.

이 프로그램을 통해 동작별 기본자세를 익히고 다음 단계로 넘어가기 위한 기초 체력을 다질 수 있습니다.

자! 이제부터 시작입니다. 시작이 반이라는 말처럼 기왕 시작했으니 끝까지 포기하지 말고 퍼펙트 바디에 도전해봅시다!

> 하루 9가지 동작을 실시하되, 각 동작을 1분 동안 지칠 때까지 계속한다. 체력이 모자란 경우 중간중간 짧게 자주 쉬는 것도 무방하지만 가능한 한 이 악물고 버틴다. 힘이 부쳐 중간에 멈출 때에는 5초 이하의 짧은 휴식만 취한다.

999 순환 운동 1주차

1 벽을 짚고 서서
푸쉬업

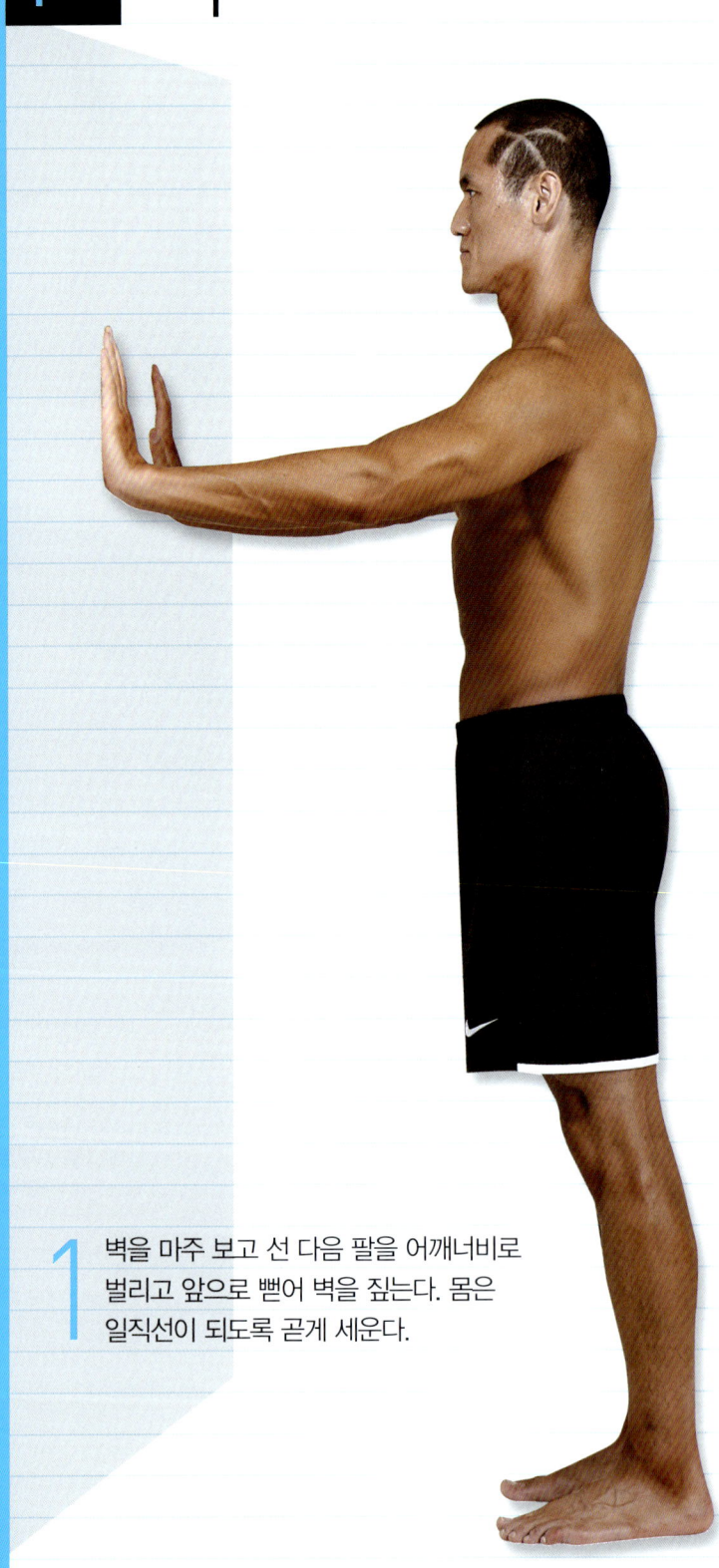

1 벽을 마주 보고 선 다음 팔을 어깨너비로 벌리고 앞으로 뻗어 벽을 짚는다. 몸은 일직선이 되도록 곧게 세운다.

엎드린 자세로 푸쉬업하는 것이 힘든 분들도 충분히 따라 할 수 있습니다.
이 운동으로 체력을 기르고 자세를 익힌 다음, 엎드려서 실시하는 푸쉬업으로
넘어가는 것이 좋습니다. 벽만 있으면 어디서나 할 수 있고 발의 위치에 따라
운동 강도의 조절도 용이한 운동입니다.

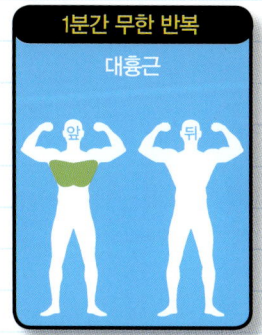

1분간 무한 반복
대흉근

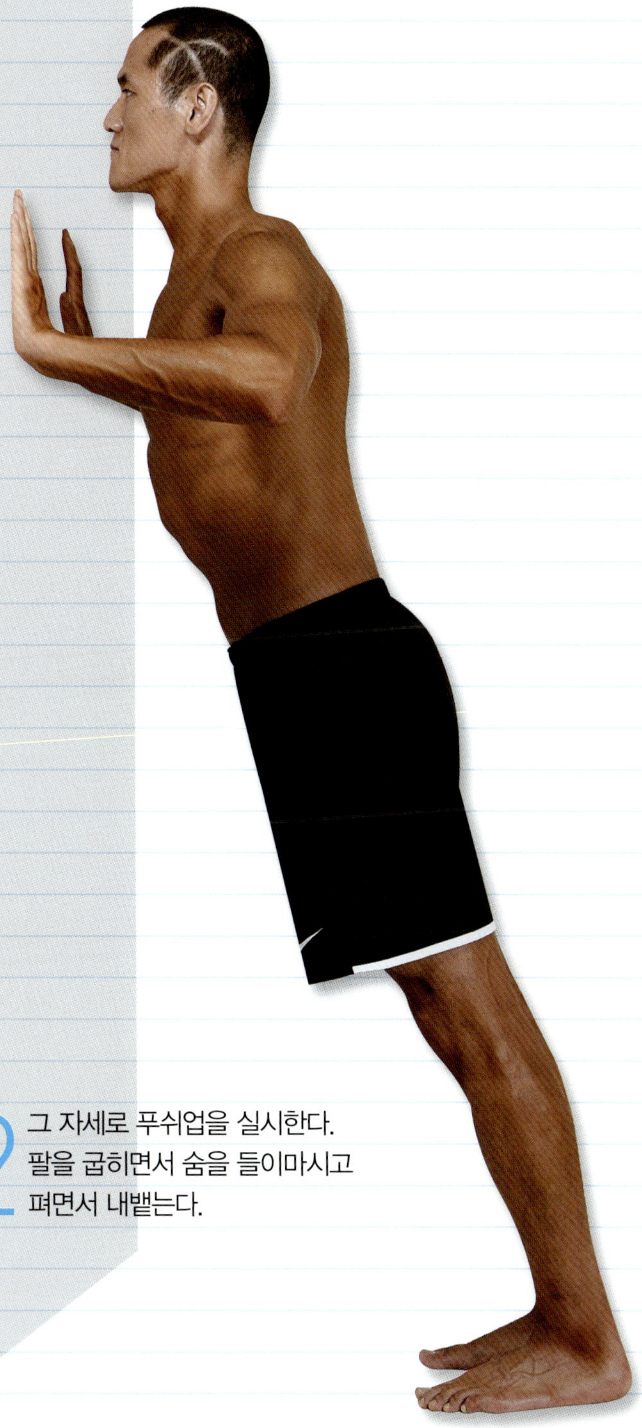

응용 동작
벽과의 거리가 멀어져 몸이 기울어지는 각도가 커질수록 운동 강도가 높아지므로 본인의 체력에 맞는 강도를 선택해 실시한다.

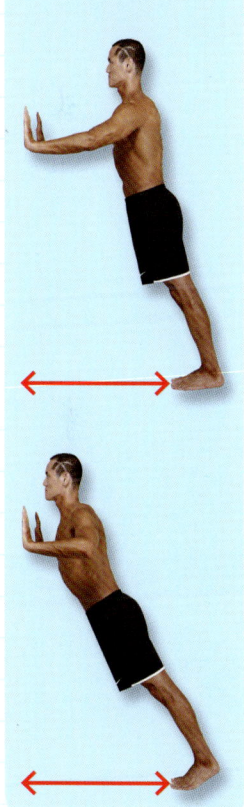

2 그 자세로 푸쉬업을 실시한다.
팔을 굽히면서 숨을 들이마시고
펴면서 내뱉는다.

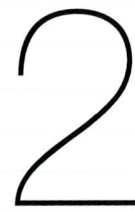

999 순환 운동
1주차

기본
스쿼트

스쿼트는 가장 대표적인 하체 운동입니다. 초반에 기본자세를 확실히 익혀두어야 다음 주차에 나올 응용 동작들을 완벽하게 소화할 수 있습니다. 하체 운동, 힘들다고 소홀히 하지 말고 스쿼트로 바로 시작해봅시다!

1. 허리를 곧게 펴고 다리를 어깨너비로 벌려 선 다음, 어깨 위에 손을 교차시켜 올리고 팔꿈치를 들어 올린다.

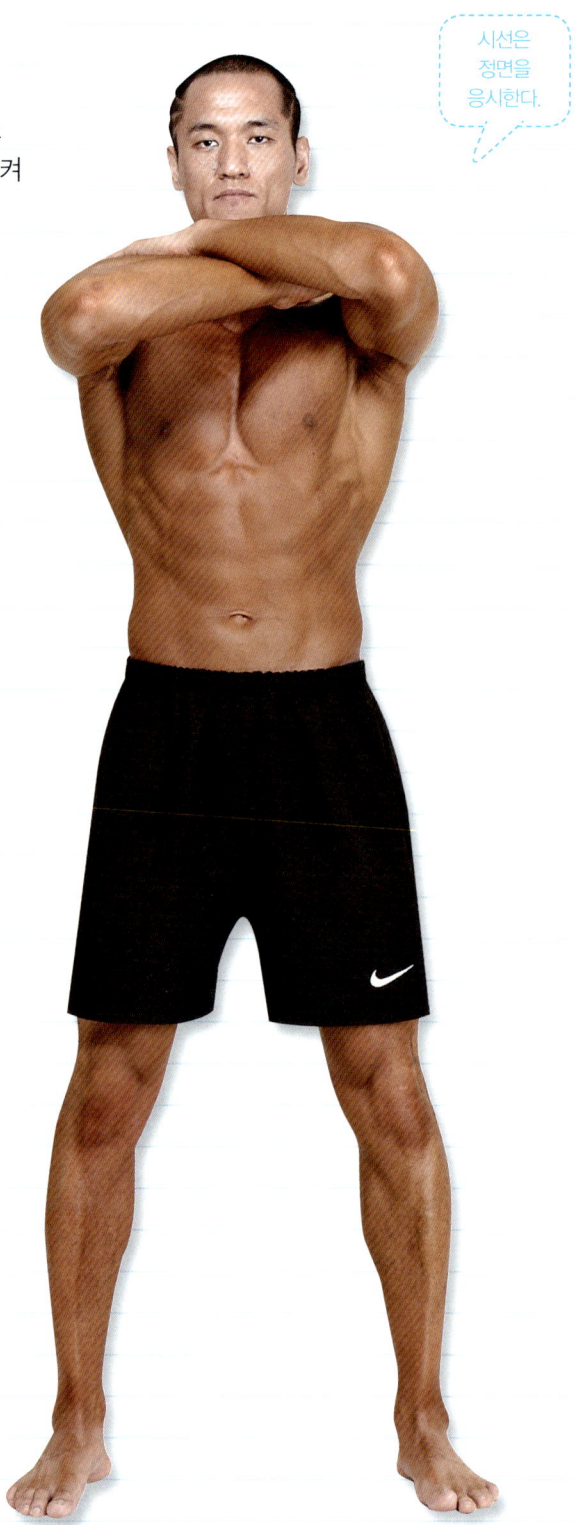

시선은 정면을 응시한다.

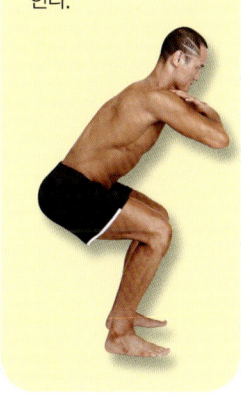

1분간 무한 반복

대퇴사두근, 둔근

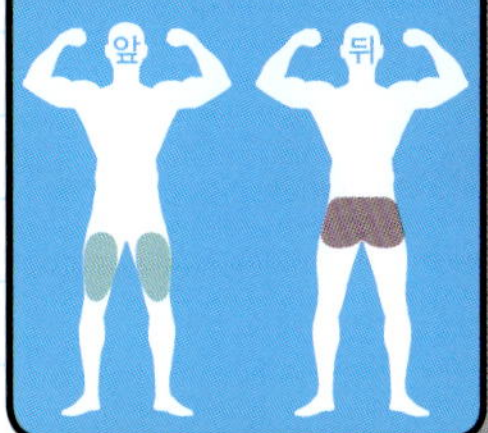

2 마치 의자에 앉듯이 그대로 힙을 뒤로 빼면서 몸을 낮춘다. 허벅지가 지면과 평행을 이룰 때까지 몸을 낮추다가 다시 일어선다. 다리를 굽힐 때 숨을 들이마시고 펴면서 내뱉는다.

NG 동작
팔꿈치가 아래로 쳐진다는 것은 등이 굽는다는 의미이므로 팔꿈치를 들어 올린 자세를 계속 유지하며 동작한다. 특히 앉을 때 상체가 앞으로 구부러지지 않도록 주의해야 한다.

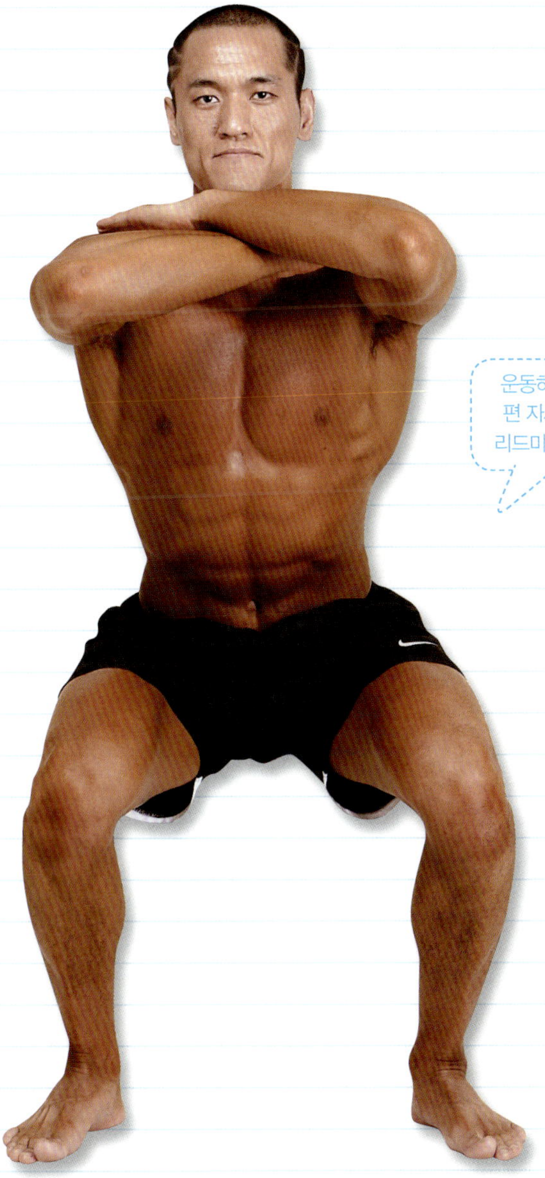

운동하는 내내 허리를 편 자세를 유지하면서 리드미컬하게 반복한다.

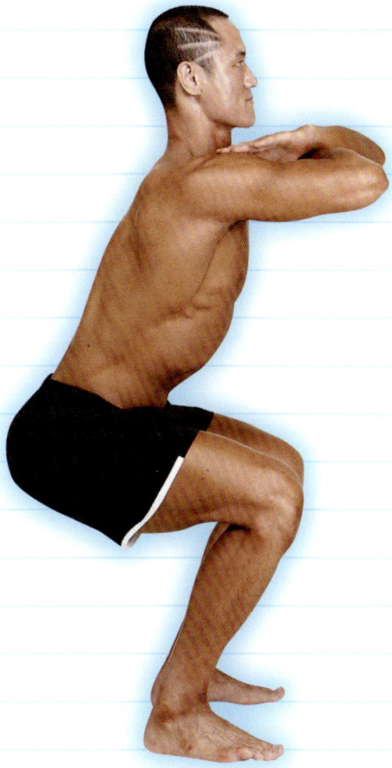

999 순환 운동
1주차

3 페트병 들고
데드리프트

허리에 좋은 운동입니다. 우리 신체에서 큰 근육에 속하는 척추 기립근을
강화할 수 있는 대표 운동으로, 바른 자세로 정확하게 실시하는 것이 포인트입니다.

1 허리를 곧게 펴고 다리를 자연스럽게 벌려 선다. 양손에 각각 페트병을 들고 몸 앞에 위치시킨다. 시선은 정면을 향한다.

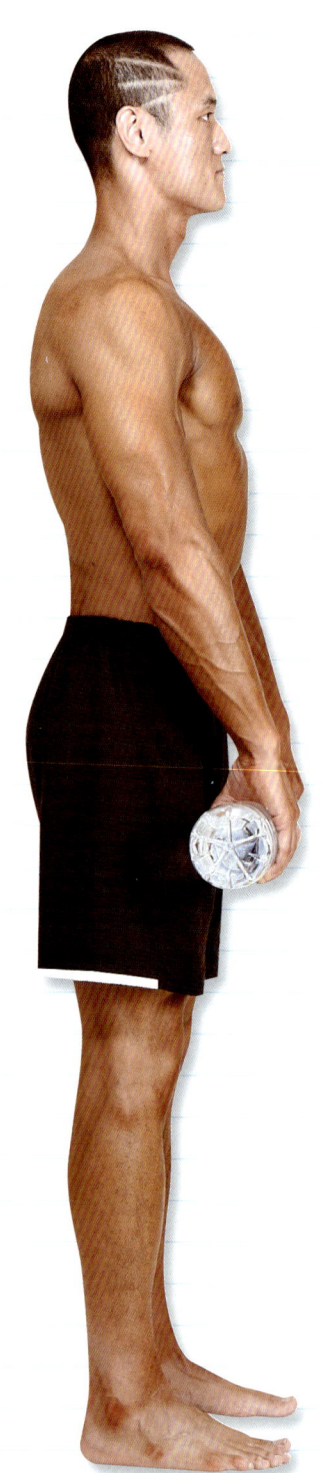

NG 동작
상체를 숙일 때 시선이 아래로 향하면 어깨나 등이 굽을 수 있으므로 항상 정면을 응시하면서 동작한다.

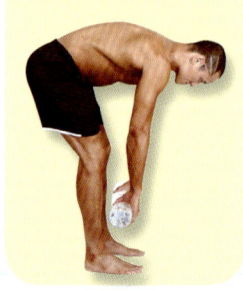

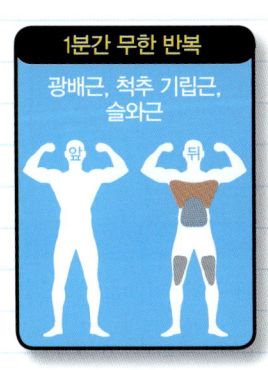

1분간 무한 반복

광배근, 척추 기립근, 슬와근

응용 동작

메디신 볼로 같은 동작을 실시할 수 있다. 메디신 볼의 무게는 본인의 근력에 맞추어 선택하면 된다. 볼을 몸의 중심부 앞에서 잡고 허리를 펴고 선다. 볼이 다리에서 멀어지지 않도록 유의하면서 상체를 앞으로 숙이고 허리를 편다.

2 상체를 앞으로 숙여 지면과 평행이 될 때까지 내려갔다가 다시 일어선다. 무릎은 자연스럽게 살짝 구부린다. 상체를 숙이면서 숨을 들이마시고 올라오면서 내뱉는다.

허리 하부의 요추부가 둥글게 말리지 않도록 편평하게 유지해야 하며 슬와근이 강하게 당기는 느낌이 들도록 실시한다.

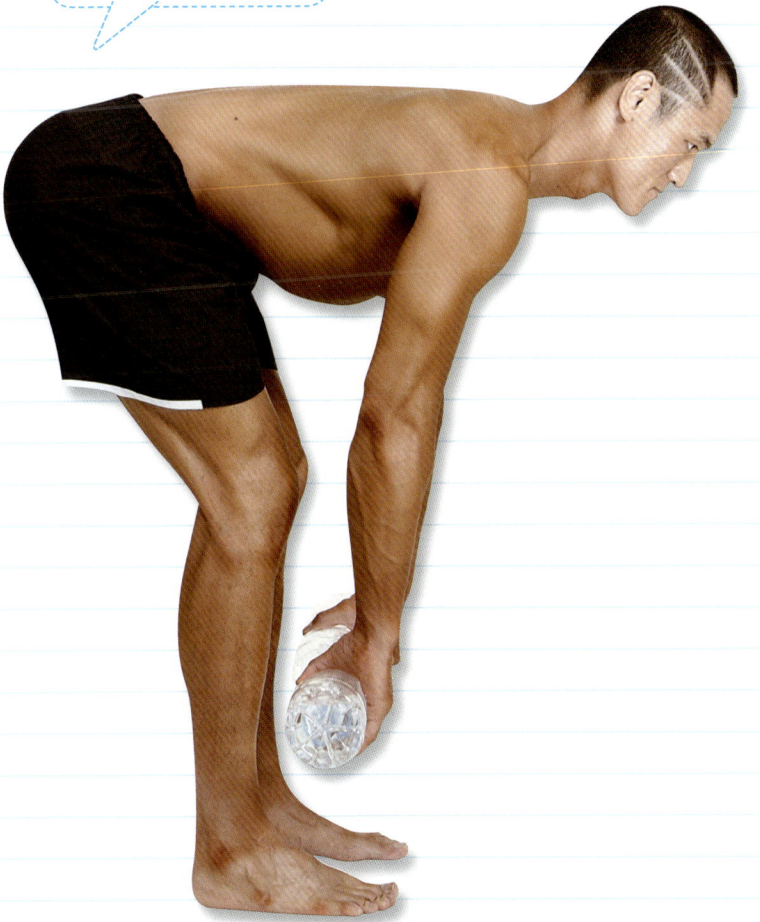

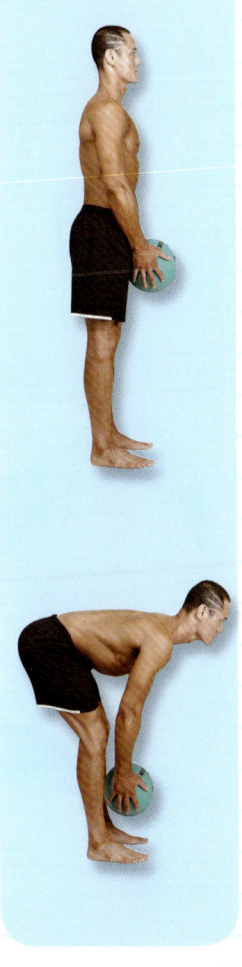

999 순환 운동
1주차 — 4

페트병 들고
숄더 프레스

어깨 운동의 기본이 되는 동작으로 어깨 발달을 필요로 하는 분들은 숄더 프레스에 집중하시기 바랍니다. 팔을 수직으로 밀어 올려야 어깨에 강한 자극을 줄 수 있음을 유념하면서 동작하고, 손을 너무 깊이 내리지 않도록 주의합니다.

1. 허리를 펴고 선다. 페트병을 든 손을 머리 높이로 들어 올리고, 손바닥이 정면을 향한 상태에서 팔꿈치를 90도가량 굽힌다.

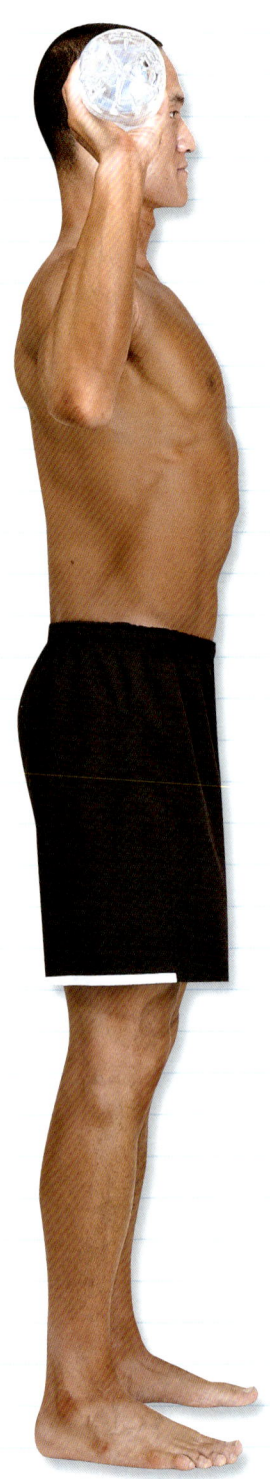

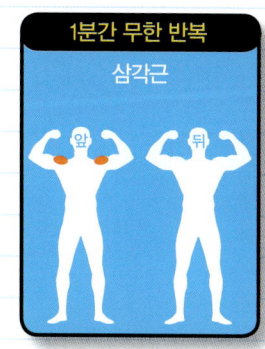

1분간 무한 반복
삼각근

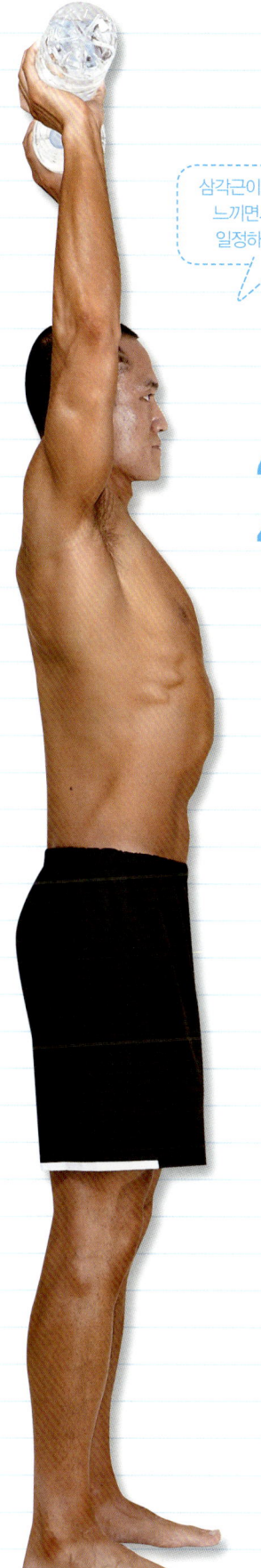

삼각근이 수축되는 자극을 강하게 느끼면서 밀어 올린다. 속도를 일정하게 유지하며 동작한다.

2 그 상태로 팔을 위로 밀어 올리며 어깨를 수축시키고 다시 처음 자세로 되돌아온다. 팔을 위로 뻗으면서 숨을 내뱉고 내리면서 들이마신다.

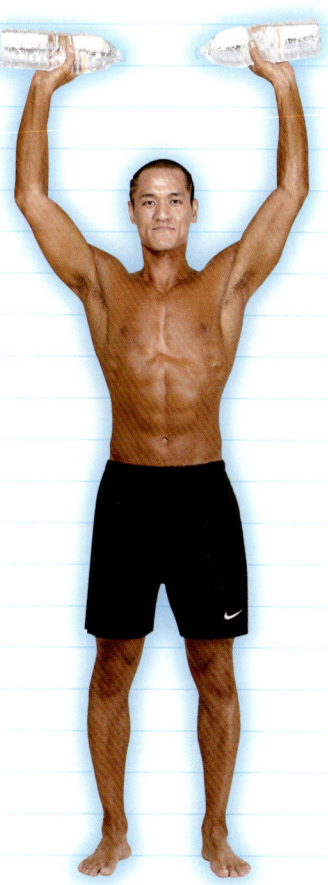

NG 동작 1
팔을 위로 밀어 올릴 때 어깨가 올라가면 승모근에 불필요한 힘이 들어간다.

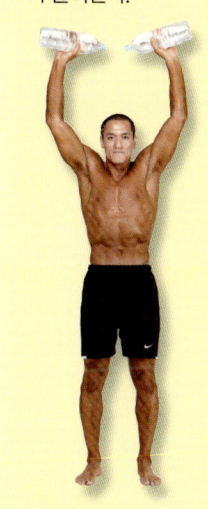

NG 동작 2
페트병을 들어 올릴 때 팔이 앞으로 밀리면 어깨에 수축 자극을 주기 어려우므로 수직으로 밀어 올려야 한다.

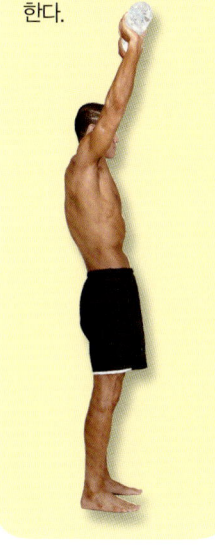

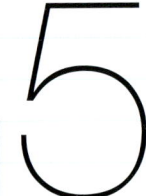

999 순환 운동
1주차

5

페트병 들고
바이셉스 컬

팔 앞쪽의 이두라인을 선명하게 만들고 근육을 키울 수 있는 동작입니다. 불필요한 부위에 힘이 들어가지 않도록 운동하는 내내 이두에 지속적인 긴장감을 줘야 합니다.

1 허리를 편 상태에서 양손에 페트병을 쥐고 몸 앞에 두되, 손바닥이 앞을 향하게 두고 선다.

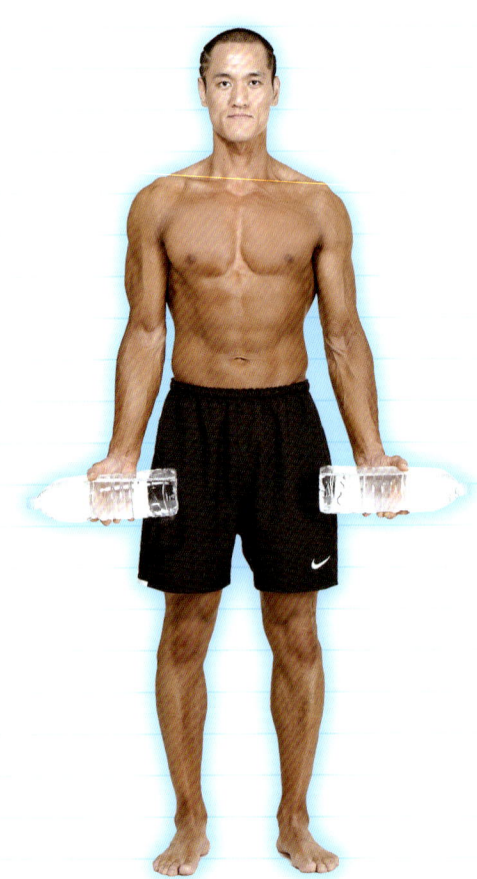

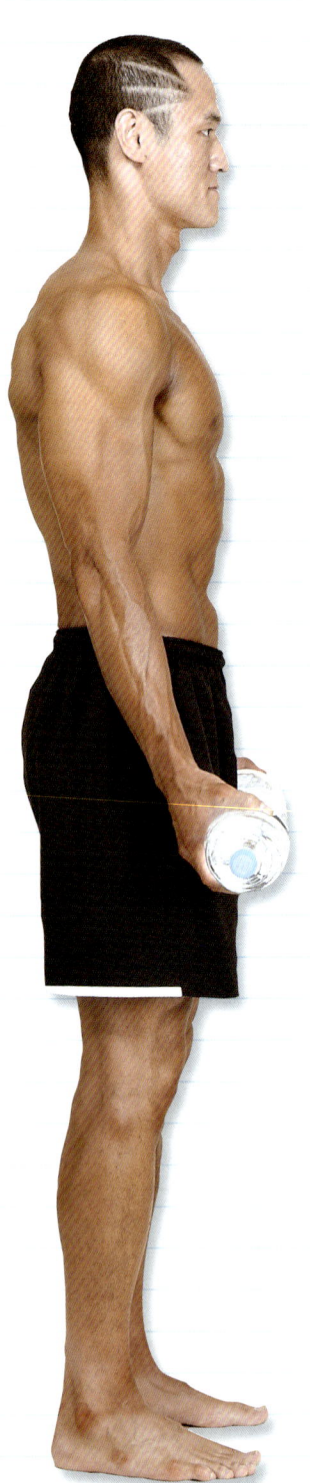

NG 동작
어깨가 움직이거나 등이 굽으면 목표 부위를 정확히 자극하기 어려우므로 허리를 편 자세를 유지해야 한다. 허리의 반동이 생기지 않도록 자세를 고정시키고 동작한다.

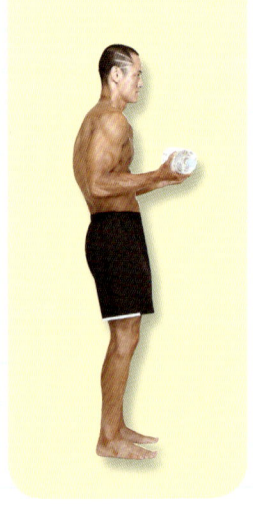

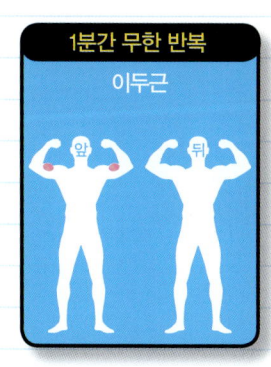

2 그대로 양쪽 팔을 구부려 이두근을 수축시킨다. 팔을 굽힐 때 숨을 내뱉고 펼 때 들이마신다.

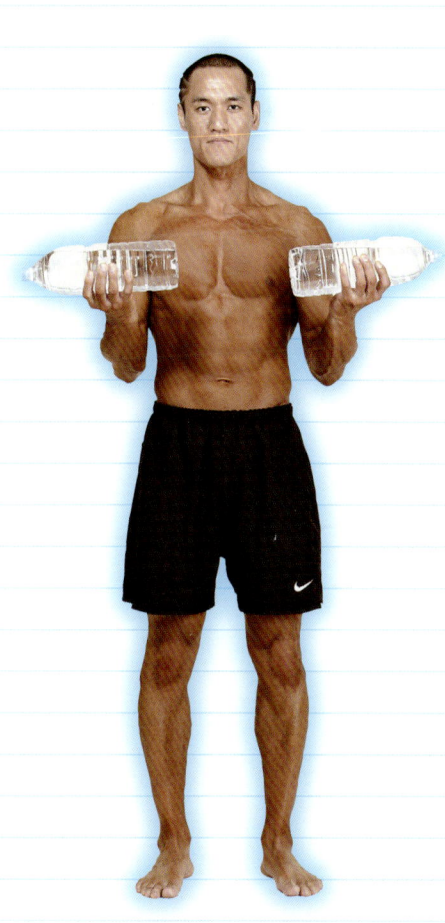

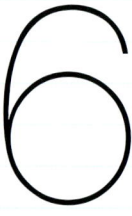

페트병 들고
오버헤드 익스텐션

팔 뒤쪽 삼두근을 자극하기 좋은 운동법입니다. 특히 팔을 위로 올린 상태에서 뒤로 내리는 동작은 삼두근의 장두를 효과적으로 자극합니다.

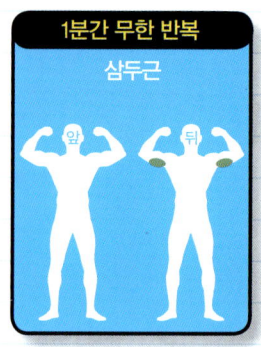

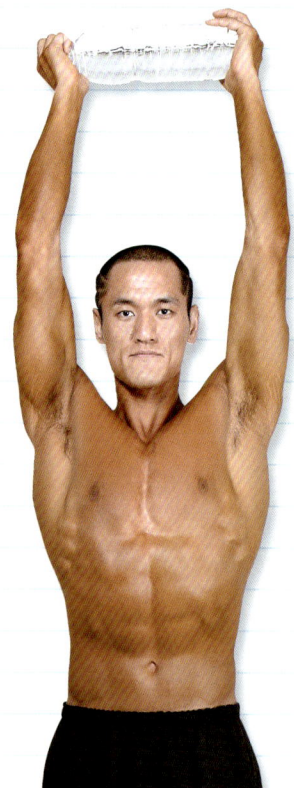

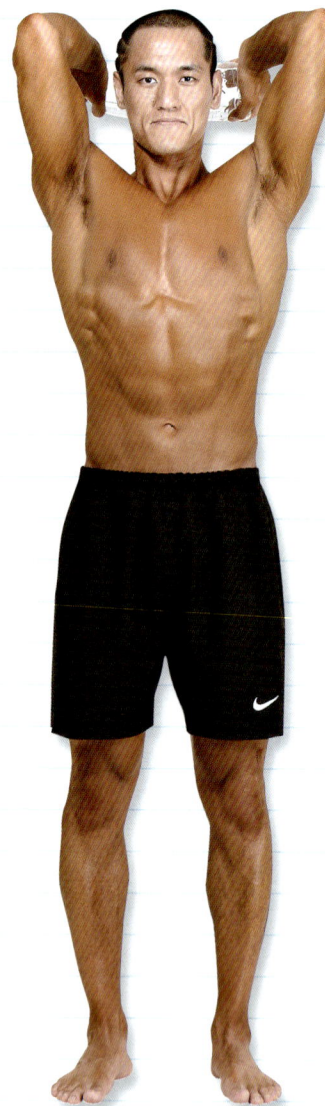

어깨 관절이 경직되어 있는 경우 팔꿈치를 30~45도가량 바깥쪽으로 자연스럽게 벌리고 동작하는 것이 안전하다.

NG 동작
팔꿈치가 과도하게 앞으로 빠지거나 지나치게 바깥쪽으로 벌어지면 삼두근을 제대로 자극할 수 없으므로 유의해야 한다.

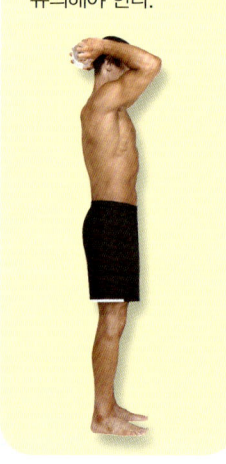

1 페트병을 들고 팔을 위로 뻗어 시작자세를 취한다. 허리는 곧게 펴준다.

2 양팔을 동시에 구부리며 머리 뒤쪽으로 내린다. 팔을 위로 뻗으면서 숨을 내뱉고 내리면서 들이마신다.

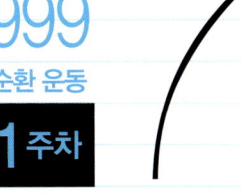

999 순환 운동
1주차

7

무릎 대고
플랭크

가장 기본이 되는 코어 운동입니다. 코어는 눈에 보이는 근육은 아니지만 신체 밸런스 유지와 파워 증진에 꼭 필요한 근육이므로 평소 잘 단련해두어야 합니다. 낮은 강도로 운동하기 위해 바닥에 무릎을 대고 무게를 줄여 실시합니다.

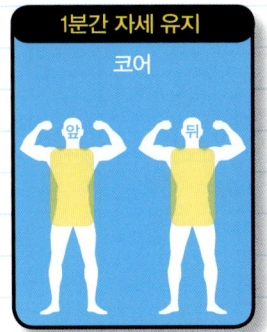

1분간 자세 유지
코어

1 팔꿈치와 무릎을 바닥에 대고 엎드린다. 이때 상완은 지면과 수직을 유지하도록 한다. 머리부터 무릎까지 일직선을 유지하고 길게 호흡하면서 코어를 자극한다. 중간에 힘들면 힙을 내리고 잠시 멈춘 다음(5초 이내), 다시 실시한다.

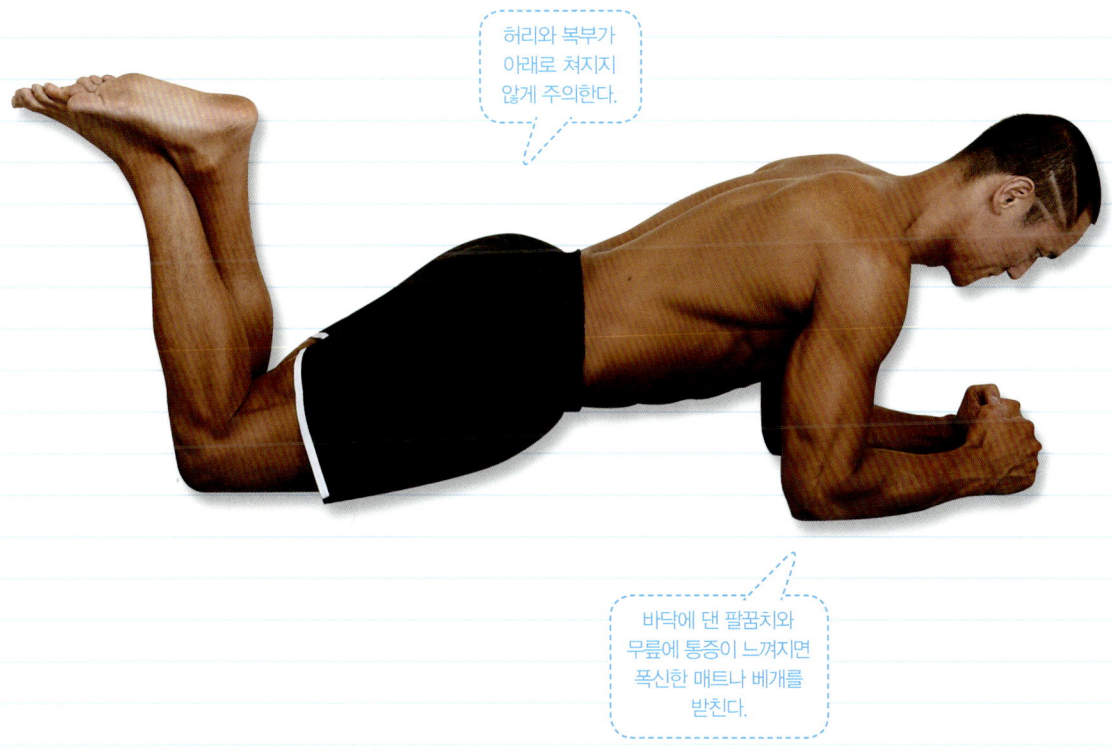

허리와 복부가 아래로 쳐지지 않게 주의한다.

바닥에 댄 팔꿈치와 무릎에 통증이 느껴지면 폭신한 매트나 베개를 받친다.

NG 동작 1
팔꿈치를 지나치게 구부리면 몸이 바닥에 닿거나 운동 강도가 약해지므로 올바른 동작이 나오지 않는다.

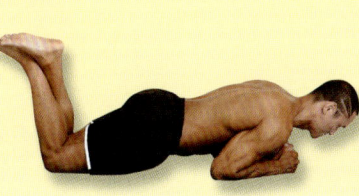

NG 동작 2
힙을 너무 들어 올리지 않는다.

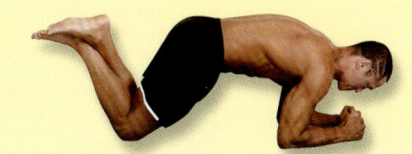

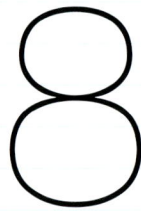

999 순환 운동
1주차 8

기본
크런치

복부 중에서도 상복부를 자극하는 기본 동작입니다. 운동하는 내내 복부의 긴장을 풀지 않고, 최대한 다른 부위의 동원을 자제하면서 복부의 힘만으로 올라가봅시다. 복근이 타들어가는 느낌이 들 때까지!

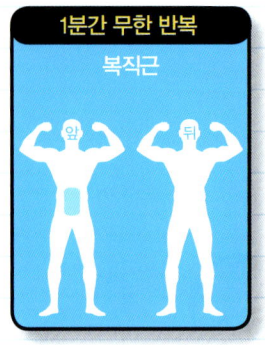

1분간 무한 반복
복직근

1 바닥에 누워 다리를 편안하게 구부린다. 두 손으로 후두부를 받치고 시선은 위를 응시한 상태로 시작한다.

2 상체를 올리면서 숨을 내뱉고 내리면서 숨을 들이마신다. 어깨나 머리가 바닥에 닿지 않을 만큼 내려갔다가 다시 올라간다.

식스팩을 이루는 복직근에 자극이 정확히 전달되어야 선명한 복근을 만들 수 있다.

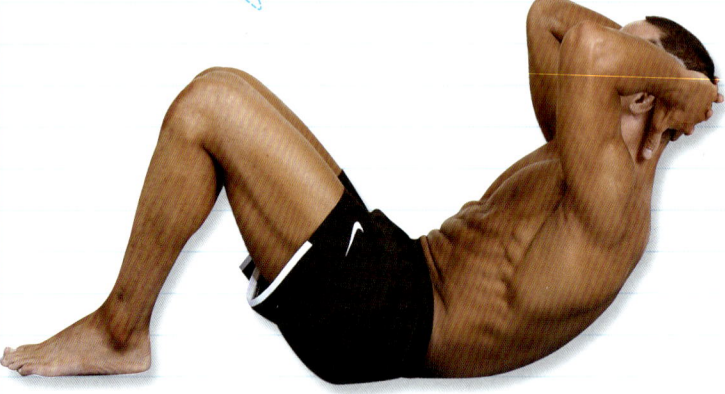

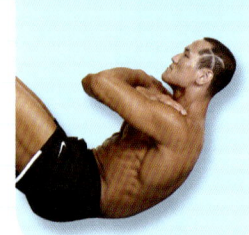

응용 동작
손을 머리 뒤로 두고 실시하는 것이 힘들다면 어깨 위에 손을 교차시켜 실시하면 좀 더 수월하다.

NG 동작 1
갑작스런 동작이나 반동을 사용하면 바닥에서 발이 뜨거나 힙이 들리면서 잘못된 동작이 나오므로 바닥에 발을 단단히 고정시킨 상태에서 복근의 힘만으로 일어나는 연습을 해야 한다.

NG 동작 2
후두부를 받치고 있던 손을 과도하게 당기면 경추부에 무리한 자극이 가해지므로, 손은 머리를 살짝 받친다는 느낌으로만 댄다.

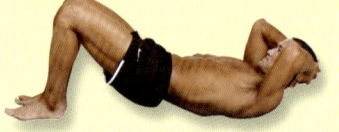
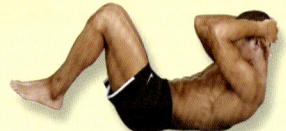
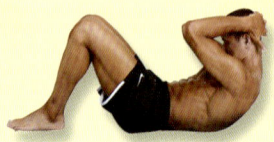

999 순환 운동
1주차

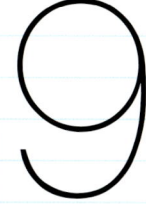

기본
수파인 힙업

척추 기립근을 강화하고 탄력 있는 힙을 만들어주는 운동으로, 아름다운 뒷태를 원하는 여성분들에게 효과적입니다. 동작도 그리 어렵지 않아 누구나 쉽게 따라 할 수 있습니다.

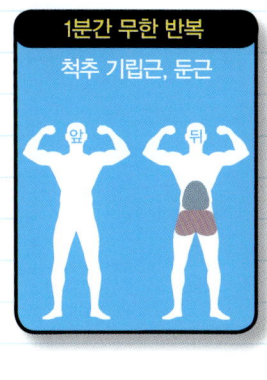

1분간 무한 반복
척추 기립근, 둔근

1 편안하게 누운 상태에서 다리를 적당히 구부려 시작자세를 취한다.

2 최대한 높이 힙을 들어 올려 어깨부터 무릎까지 일직선이 되도록 만든다. 힙을 들어 올릴 때 숨을 내뱉는다.

3 숨을 들이마시면서 힙을 다시 내리다가 힙이 바닥에 닿기 전에 멈추고 다시 올라간다.

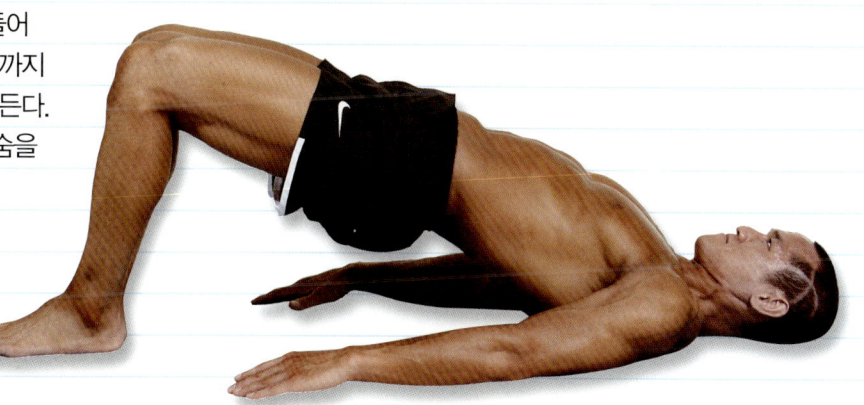

리드미컬하게 최대한 많이 반복한다. 허리가 얼얼해질 때까지!

999
순환 운동
2주차

1 사이드 스텝
스쿼트

999 순환 운동 2주차 프로그램

2주차에서는 1주차에서 실시한 기본적인 동작을 약간씩 응용한 운동을 선보입니다. 동작의 난이도와 근육 활용도를 높이고 소비 칼로리 역시 더욱 높일 수 있도록 구성되었습니다.

1주차 운동으로 기본자세와 체력이 다져졌다면 충분히 소화할 수 있는 프로그램입니다. 퍼펙트 바디를 향한 여러분의 도전을 응원합니다. 파이팅!

> 스쿼트 동작 시에는 항상 허리를 편 자세를 유지한다.

하루 9가지 동작을 실시하되, 각 동작을 1분 동안 지칠 때까지 계속한다. 체력이 모자란 경우 중간중간 짧게 자주 쉬는 것도 무방하지만 가능한 한 이 악물고 버틴다. 힘이 부쳐 중간에 멈출 때에는 5초 이하의 짧은 휴식만 취한다.

1 허리를 펴고 다리를 모아 선다.

2 왼발을 왼쪽으로 옮기면서 양발 사이의 간격을 넓게 벌리고 다리를 구부려 스쿼트 자세를 만든다. 동시에 팔을 앞으로 뻗는다.

다이나믹하게 구성된 스쿼트입니다.
단순한 스쿼트 동작에 좌우로 움직이는 동작을
추가함으로써 소비 칼로리를 높였습니다.
음악을 틀어놓고 리듬을 타면서 움직이면
좀 더 즐겁고 수월하게 운동할 수 있습니다.

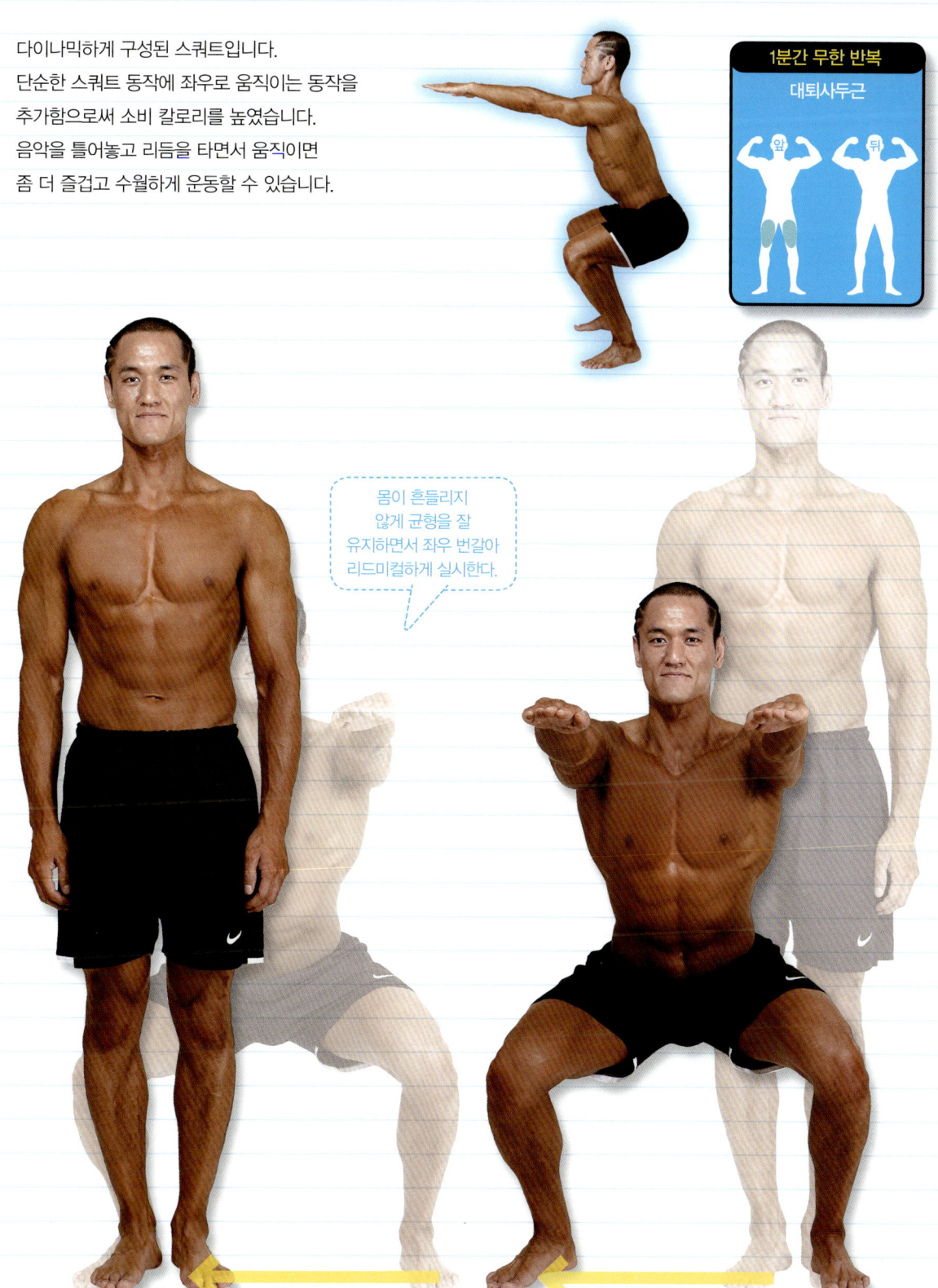

1분간 무한 반복
대퇴사두근

몸이 흔들리지 않게 균형을 잘 유지하면서 좌우 번갈아 리드미컬하게 실시한다.

3 다시 다리를 가운데로 모으며 제자리로 돌아온다.

4 오른쪽으로 오른발을 옮기면서 같은 동작을 실시한다. 다리를 굽히면서 숨을 들이마시고 힘차게 일어서면서 내뱉는다.

999
순환 운동
2주차

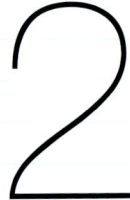

어깨 위에 페트병 얹고
굿모닝

마치 인사하는 듯한 자세 때문에 '굿모닝'이라는 이름이 붙여진 운동입니다. 데드리프트와 마찬가지로 허리를 강화하는 효과가 있습니다. 운동하는 내내 허리를 곧게 편 상태로 인사하듯이 동작합니다.

1분간 무한 반복
척추 기립근, 둔근, 슬와근

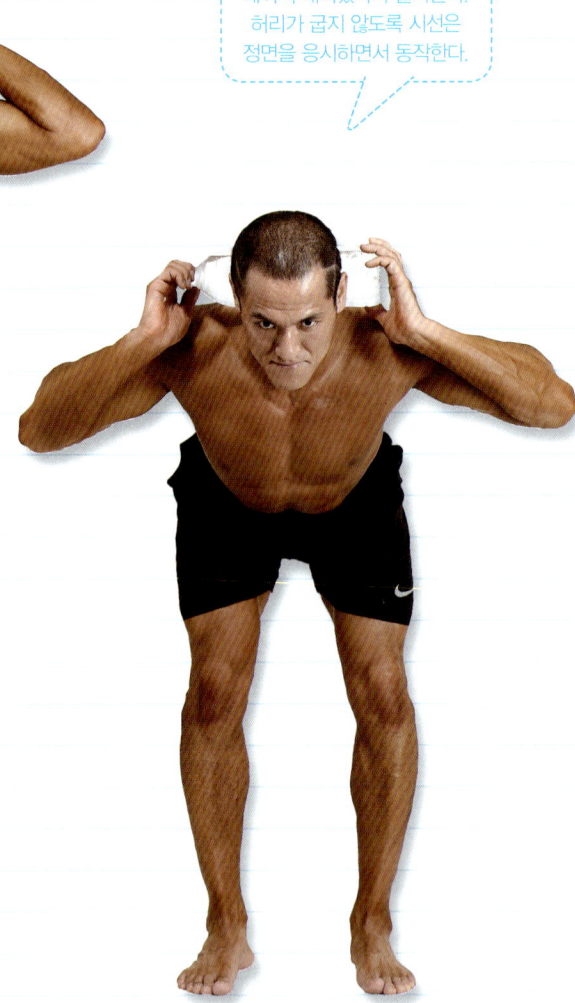

지면과 거의 평행을 이룰 때까지 내려갔다가 올라온다. 허리가 굽지 않도록 시선은 정면을 응시하면서 동작한다.

응용 동작
기본 동작이 어려울 경우 페트병을 요추부에 얹고 하면 좀 더 수월하게 실시할 수 있다. 1분 동안 최대한 예의 바르게 인사해보자!

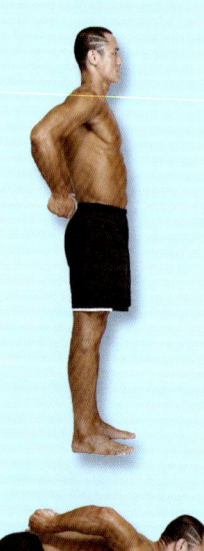

1 허리를 펴고 선 자세에서 두 손으로 페트병 하나를 쥐고 목 뒤 어깨에 올린다.

2 다리를 살짝 구부리고 허리를 편 상태를 유지하면서 상체를 앞으로 숙인다. 내려갈 때 숨을 들이마시고 상체를 세우며 내뱉는다.

3

999 순환 운동
2주차

의자에 앉아 페트병 들고
바이셉스 컬

이두근을 강화하는 동작입니다. 팔을 아래로 길게 늘어뜨리는 동작으로 이두근을 좀 더 길게 이완시켜 줍니다.

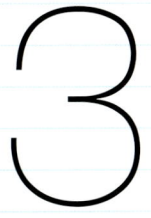

1분간 무한 반복
이두근

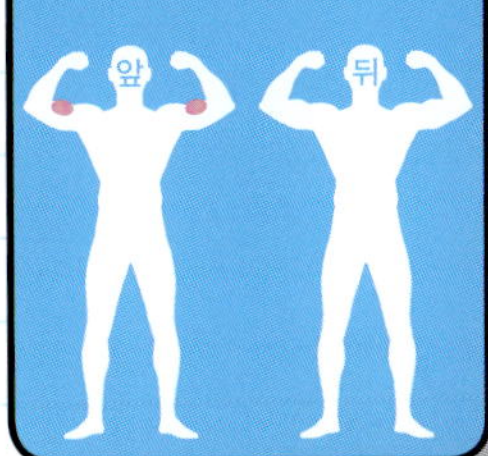

> 팔을 들어 올리면서 이두근의 수축을 강하게 느낀다. 1분 동안 어깨를 단단히 고정시키고 팔의 움직임만으로 최대한 반복한다.

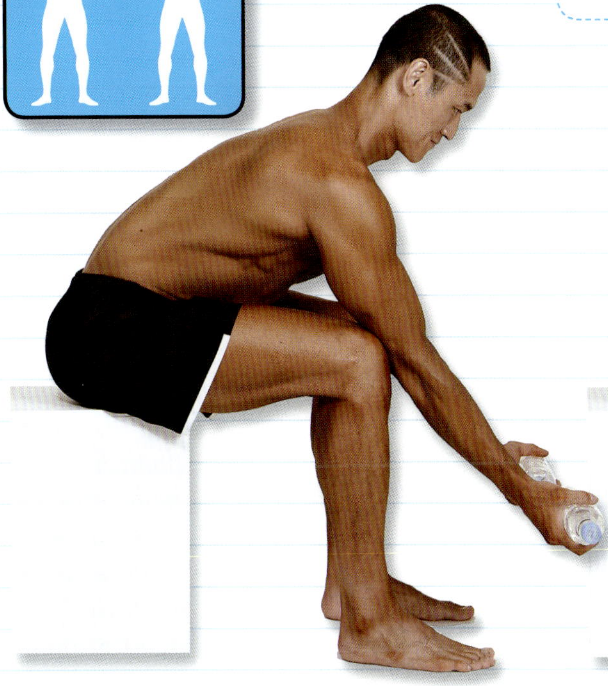

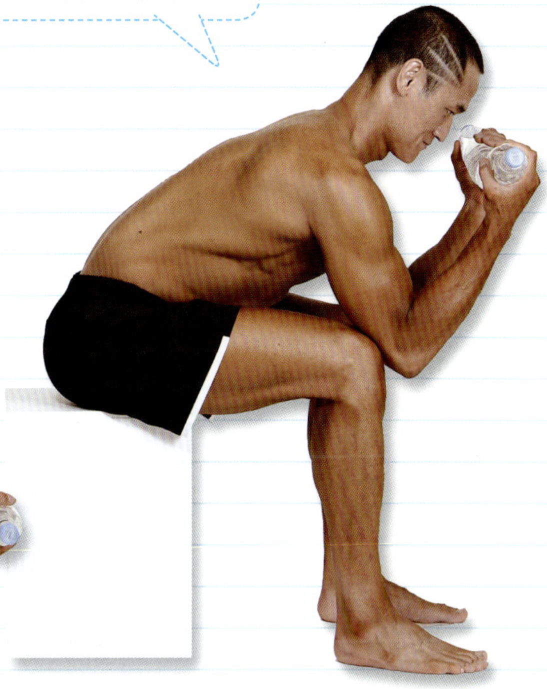

1 양손에 페트병을 들고 의자에 앉는다. 허리를 숙여 팔꿈치 바로 윗부분을 무릎에 대고 팔을 아래로 펴준다.

2 팔을 접어 올리면서 페트병을 들어 올렸다가 다시 원위치로 내린다. 들어 올리면서 숨을 내뱉고 펴면서 들이마신다.

NG 동작 1
팔꿈치를 허벅지 위에 올려놓으면 이두근의 긴장감이 떨어진다.

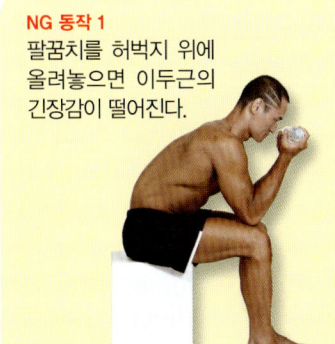

NG 동작 2
팔을 말아 올릴 때 손목이 뒤로 꺾이면 이두근에 제대로 힘을 실어주지 못하므로, 손목을 안쪽으로 말아준 상태를 유지해야 한다.

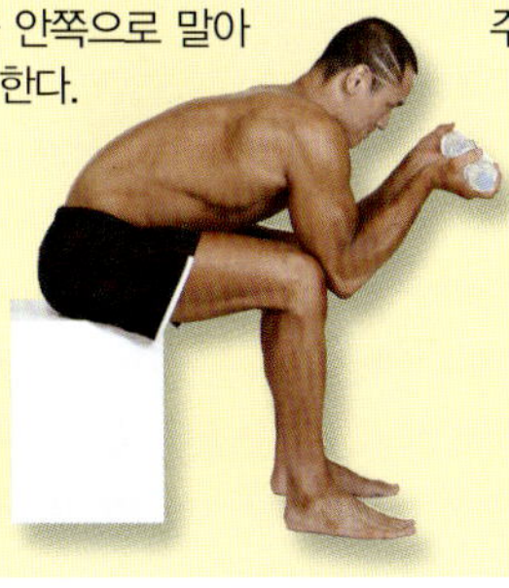

NG 동작 3
팔을 펴거나 구부릴 때 어깨가 들리지 않도록 주의한다.

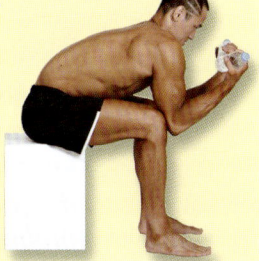

999 순환 운동
2주차 — 4

페트병 들고
킥 백

팔 뒤쪽 삼두근을 단련하는 운동입니다. 삼두에 지속적인 긴장을 주면서 동작을 실시합니다. 삼두근의 외측두 공략에 특히 효과가 좋습니다.

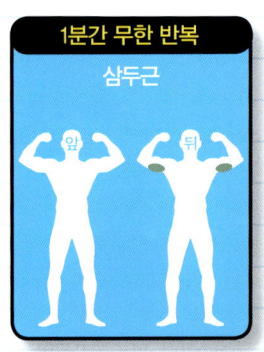

1분간 무한 반복
삼두근

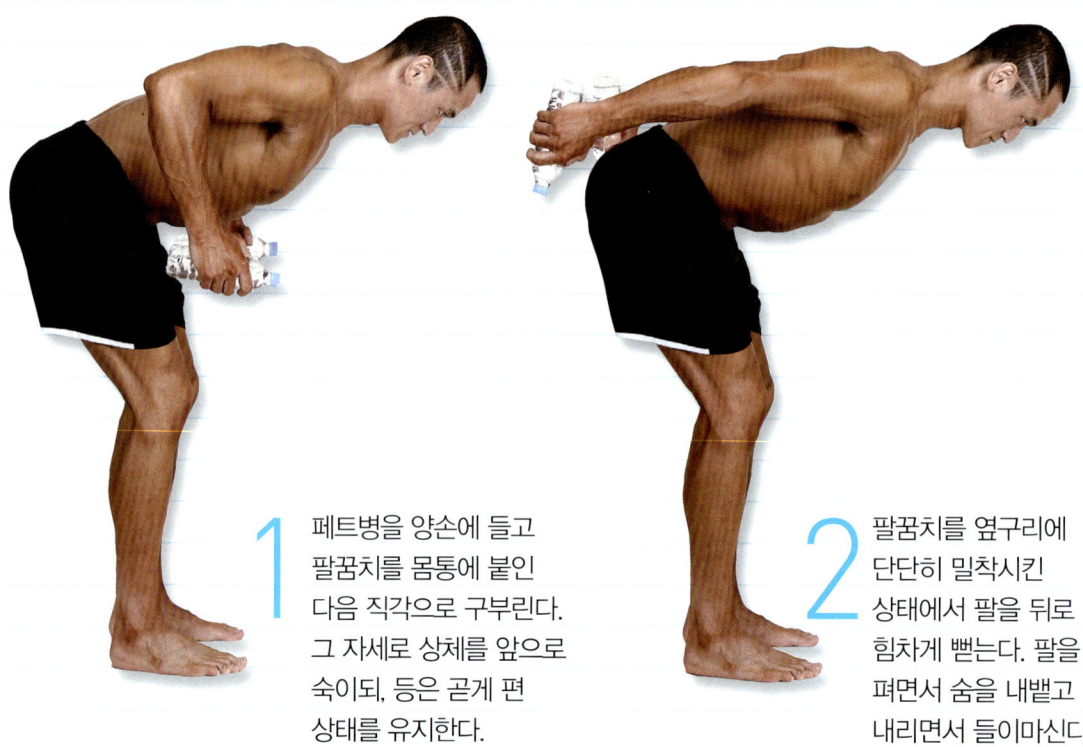

- 팔이 다 펴지도록 하며 운동하는 내내 허리가 구부러지지 않게 자세를 유지한다.
- 1분간 삼두가 불타오르도록 강하게 자극한다.

1 페트병을 양손에 들고 팔꿈치를 몸통에 붙인 다음 직각으로 구부린다. 그 자세로 상체를 앞으로 숙이되, 등은 곧게 편 상태를 유지한다.

2 팔꿈치를 옆구리에 단단히 밀착시킨 상태에서 팔을 뒤로 힘차게 뻗는다. 팔을 펴면서 숨을 내뱉고 내리면서 들이마신다.

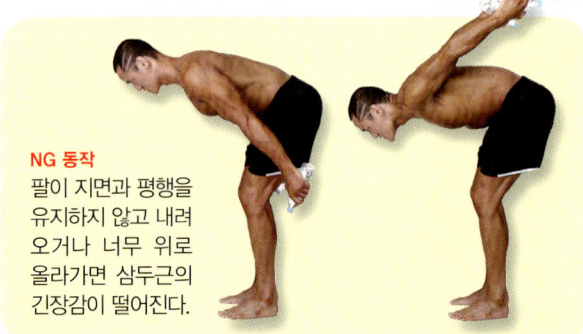

NG 동작
팔이 지면과 평행을 유지하지 않고 내려오거나 너무 위로 올라가면 삼두근의 긴장감이 떨어진다.

999 순환 운동
2주차 5

밴드 잡고 어퍼컷
숄더 프레스

어깨를 넓히고 근육을 강화히는 운동으로 밴드의 탄성을 이용해 실시합니다. 일반적인 숄더 프레스와 달리 손바닥을 안쪽으로 향한 채 올리기 때문에 어깨 관절에 가해지는 부담이 비교적 적습니다. 전면 삼각근에 좀 더 많은 자극을 줄 수 있는 동작입니다.

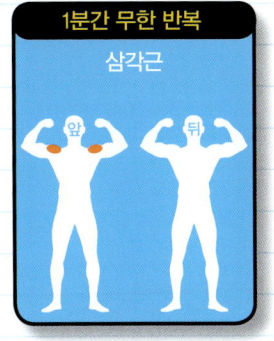
1분간 무한 반복
삼각근

응용 동작
짐스틱으로도 할 수도 있다. 단, 스틱을 잡고 동작하기 때문에 스틱이 한쪽으로 기울지 않게 균형을 맞춘 다음 진행해야 한다. 짐스틱 역시 밴드의 탄성을 이용한 것이므로 밴드를 스틱에 감거나 풀어서 본인의 체력에 맞게 운동 강도를 조절할 수 있다.

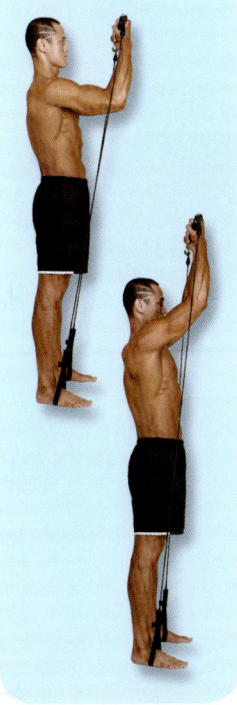

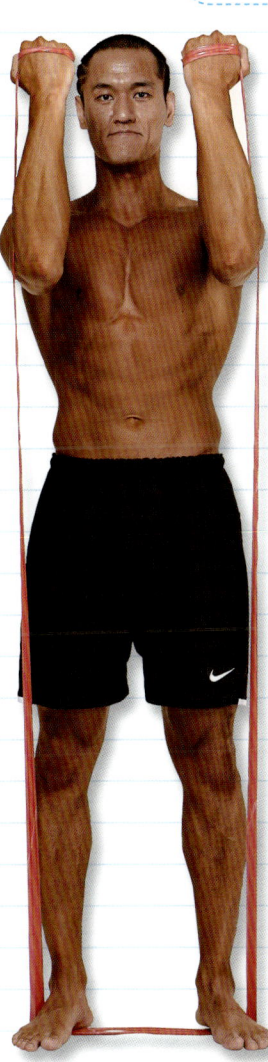

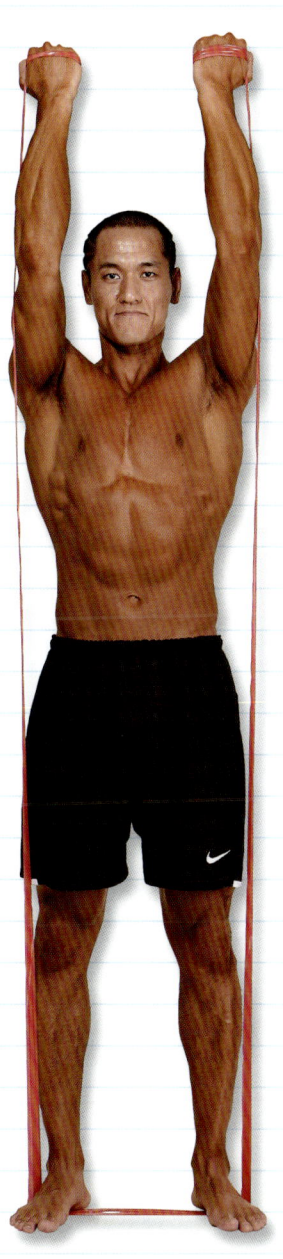

팔을 내릴 때 밴드의 탄성에 끌려 내려가지 말고 버티면서 내린다.

성급하게 움직이지 말고 리드미컬하게 정확히 동작한다.

1 허리를 곧게 펴고 선다. 밴드를 발로 밟아 고정시키고 자신의 근력에 맞게 밴드를 손에 감아 길이를 조정한다. 그리고 팔을 어깨까지 들어 올려 손바닥이 얼굴을 향하게 한다.

2 팔을 위로 곧게 들어 완전히 펴지기 직전까지 올린다. 펼 때 숨을 내뱉고 내릴 때 들이마신다.

999 순환 운동 **2주차** 6

무릎 대고
푸쉬업

대표적인 가슴 운동입니다. 단, 아직 2주차 운동임을 감안해 바닥에 무릎을 대고 체중을 줄였습니다. 무릎뼈인 슬개골에 통증을 느낄 수 있으므로 매트나 베개와 같이 폭신한 것을 깔아주거나 무릎 바로 위쪽 근육인 대퇴부 하부 근육을 바닥에 대고 실시합니다. 최대한 가슴 근육으로 밀어 올리는 느낌으로 진행합니다.

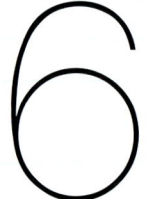

1분간 무한 반복
대흉근

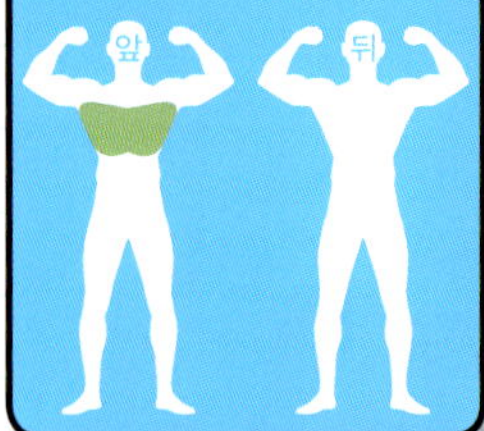

1 무릎을 바닥에 대고 엎드린다. 손은 가슴 옆에서 어깨너비보다 약간 넓게 벌려 바닥을 짚는다.

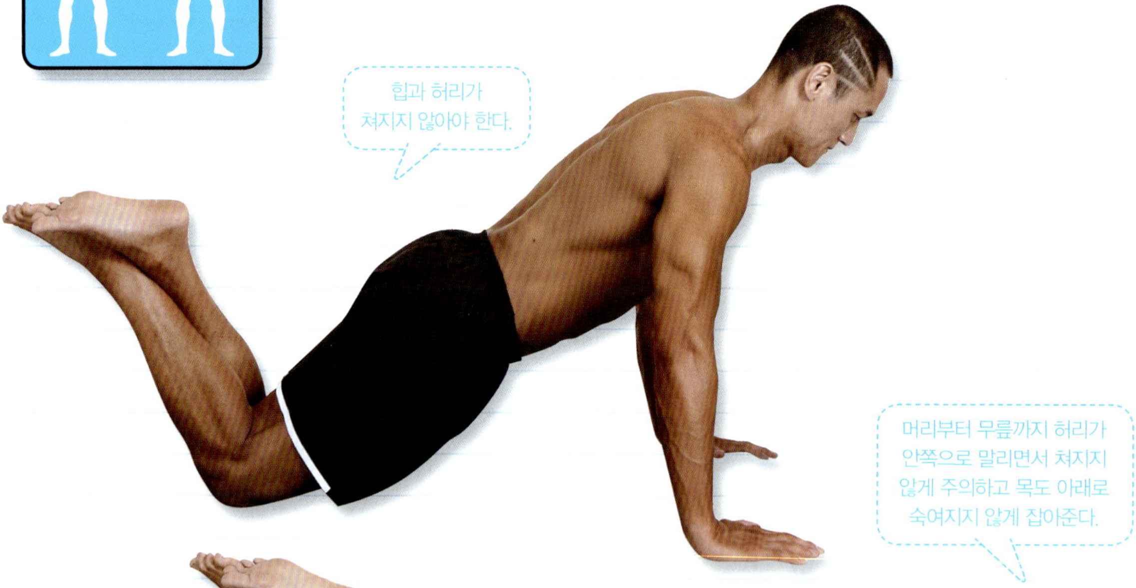

> 힙과 허리가 처지지 않아야 한다.

> 머리부터 무릎까지 허리가 안쪽으로 말리면서 처지지 않게 주의하고 목도 아래로 숙여지지 않게 잡아준다.

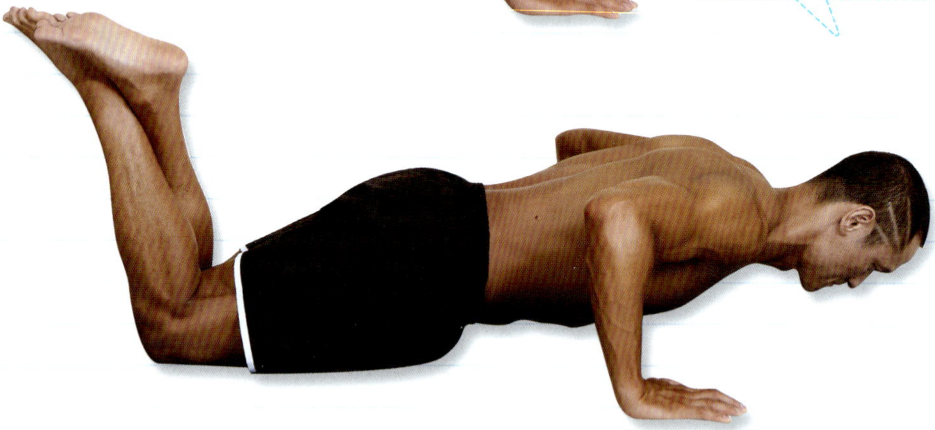

2 대흉근이 강하게 수축되는 느낌을 의식하면서 팔을 굽혔다 편다. 팔을 펼 때 숨을 내뱉고 굽힐 때 들이마신다.

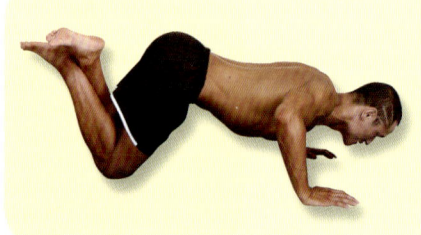

NG 동작
힙이 지나치게 위로 들리면 대흉근에 가해지는 자극이 적어지고 어깨 관절에 무리가 갈 수 있다.

999 순환 운동 2주차 7

페트병에 무릎 대고
플랭크

대표적인 코어 운동입니다. 페트병을 무릎에 대고 실시함으로써 1주차보다 더욱 강력하게 코어를 단련할 수 있습니다.

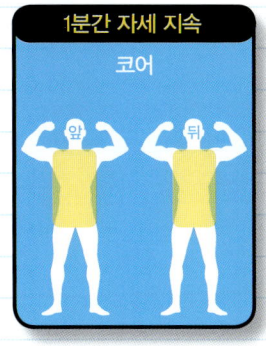

1분간 자세 지속
코어

1 팔꿈치를 바닥에 대고 몸통을 지탱한 상태에서 무릎 밑에 페트병을 대고 균형을 유지한다. 복부에 힘을 주며 흔들림 없이 버틴다. 호흡은 멈추지 않고 깊이 들이마셨다가 길게 내뱉는 패턴을 유지한다.

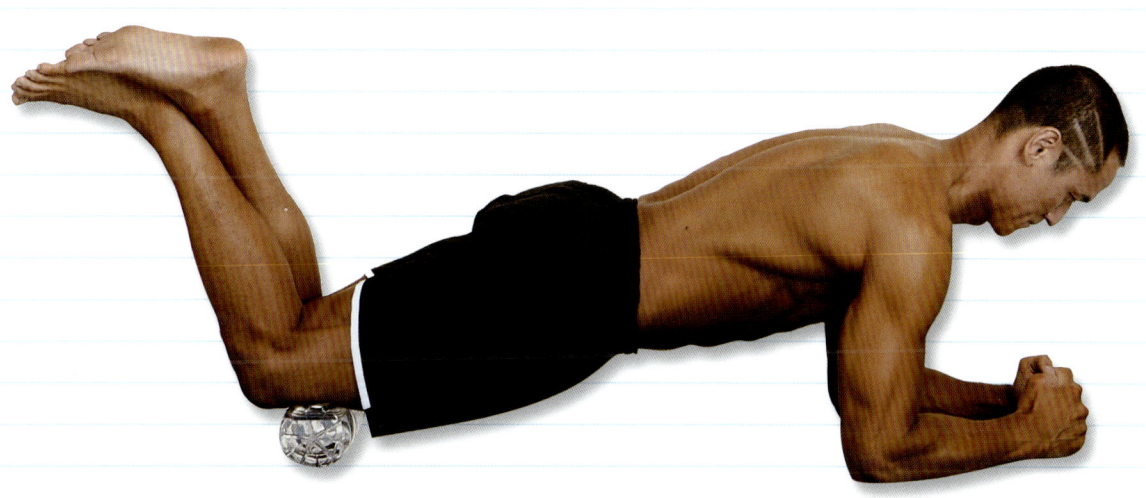

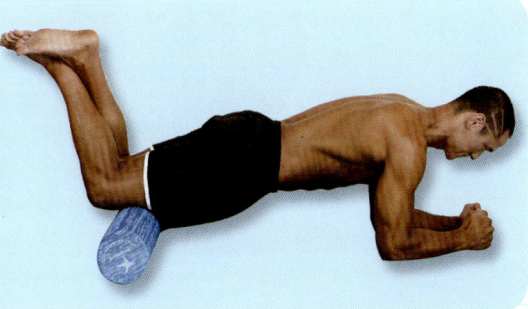

응용 동작
경우에 따라 페트병 대신 폼롤러를 이용할 수도 있다. 폼롤러의 경우도 페트병과 같이 면이 둥글기 때문에 균형 유지에 집중하다 보면 자연히 코어에 더 많은 자극이 가해진다.

999 순환 운동
2주차 8

무릎에 페트병 끼우고
리버스 크런치

대표적인 하복부 운동입니다. 무릎에 페트병을 끼고 실시함으로써 허벅지를 안으로 누르는 힘으로 내전근을 단련하고 복근의 긴장감을 더욱 극대화할 수 있습니다.

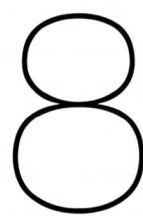

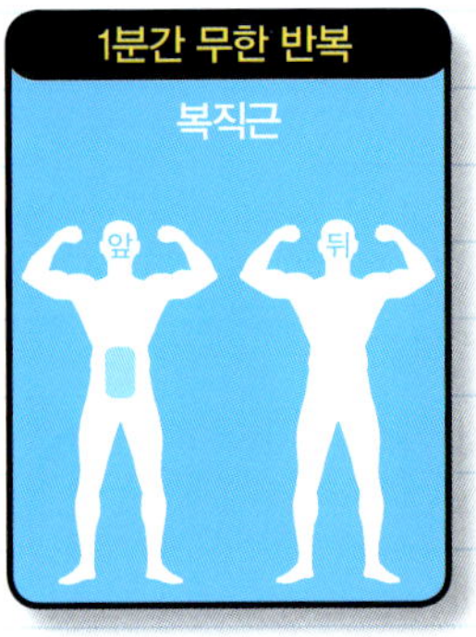

1분간 무한 반복
복직근

1. 바로 누운 자세에서 허벅지가 바닥과 수직을 이루도록 들어 올리고 무릎을 90도로 구부린다. 그 상태로 무릎 사이에 페트병을 끼워 떨어지지 않게 단단히 잡는다.

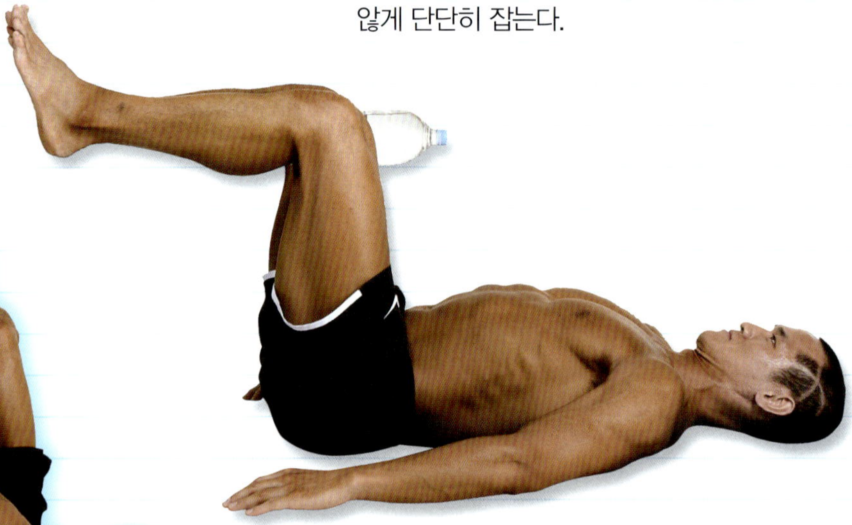

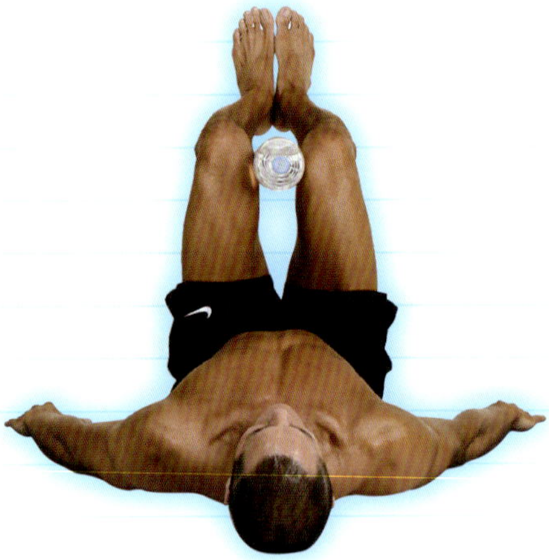

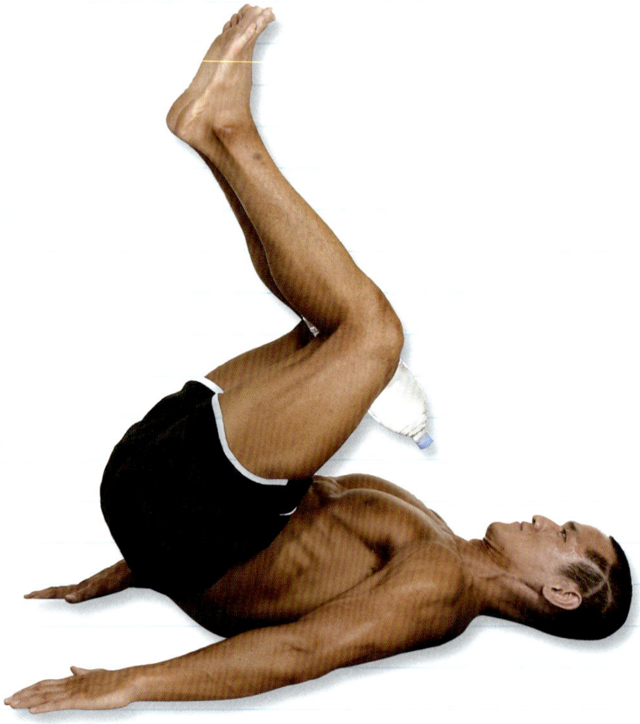

2. 양팔을 편안하게 바닥에 둔 채, 다리를 들어 무릎을 가슴 쪽으로 말아 올리고 골반을 들어준다. 하복부의 강한 수축을 느끼면서 숨을 내뱉고 다시 내리면서 들이마신다.

999 순환 운동
2주차

얼터네이트
슈퍼맨

허리 강화 운동의 하나입니다. 엎드린 상태로 동작을 취하기 때문에 1주차의 수파인 힙업보다 수축 느낌을 강하게 가질 수 있습니다. 팔다리를 들어 척추 기립근을 수축시킨 상태로 잠시 버텨주면 더 강한 자극을 줄 수 있습니다.

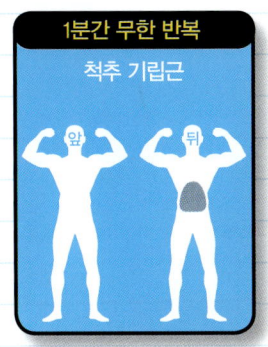

1분간 무한 반복
척추 기립근

> 팔과 다리만 들어 올리기 보다는 어깨와 골반을 바닥에서 떼어 들어주는 느낌으로 동작해야 근육을 강하게 수축할 수 있다.

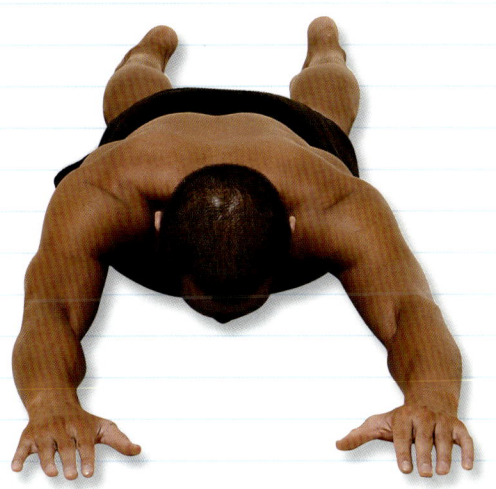

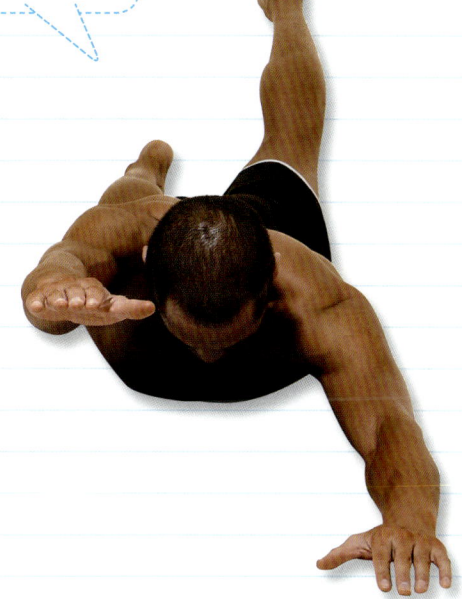

1 팔과 다리를 위아래로 쭉 뻗고 엎드린 자세를 취한다.

2 서로 반대쪽의 팔과 다리를 최대한 높이 들어 올린다. 이어서 반대편도 똑같이 실시한다. 들면서 숨을 내뱉고 내리면서 들이마신다.

NG 동작
팔과 다리가 바깥쪽으로 벌어져서 들리면 척추 기립근의 긴장감이 떨어진다. 최대한 몸 쪽에 밀착시킨 상태로 동작을 실시한다.

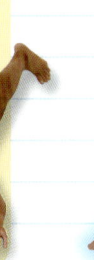

> 팔과 다리를 들어줄 때 팔꿈치와 무릎을 구부리지 않도록 신경 써야 한다.

999 순환 운동 3주차 프로그램

3주차에서는 근육을 좀 더 세분화하여 개개의 근육을 자극하는 동작들을 늘리고, 소도구를 이용해 저항력을 높인 동작을 추가했습니다. 동작의 다양한 변화에 따라 근육이 다각도로 자극되는 감각을 느껴보면서 좀 더 재밌고 효과적으로 운동하시기 바랍니다.
이제부터는 체력에 대한 자신감이 조금씩 생기기 시작할 겁니다. 끝까지 포기하지 말고 여러분은 나약하지 않다는 것을 보여주세요.

> 하루 9가지 동작을 실시하되, 각 동작을 1분 동안 지칠 때까지 계속한다. 체력이 모자란 경우 중간중간 짧게 자주 쉬는 것도 무방하지만 가능한 한 이 악물고 버틴다. 힘이 부쳐 중간에 멈출 때에는 5초 이하의 짧은 휴식만 취한다.

999 순환 운동
3주차

1 페트병 들고 스탠스를 바꾸면서
스쿼트

> 모든 호흡은 무릎을 굽히면서 들이마시고 펴면서 내뱉는다. 각 너비마다 20초씩 1분간 최대한 반복한다.

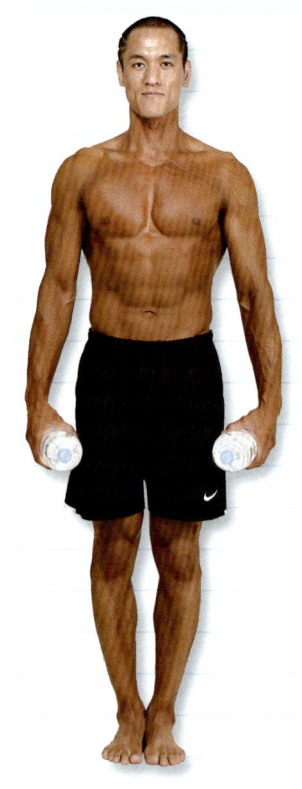
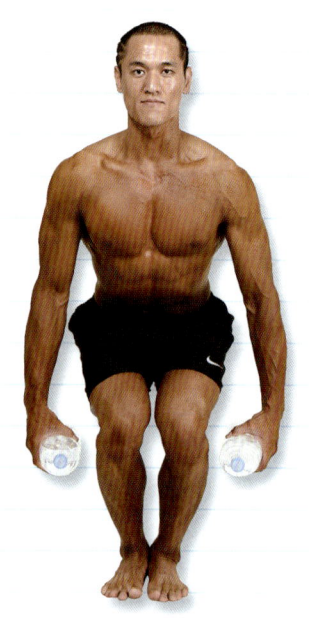

1 허리를 곧게 펴고 발을 모아 선다. 양손에 페트병을 들고 준비자세를 취한다.

2 최대한 힙을 뒤로 빼면서 자세를 낮춘다. 다리를 모으고 실시하면 대퇴부 바깥쪽 외측광근에 가해지는 자극이 커진다.

응용 동작
메디신 볼을 몸 중앙에 위치시키고 스쿼트 기본자세를 취한다. 허리를 곧게 편 상태를 유지하면서 발 간격을 바꾸어가며 스쿼트를 실시한다.

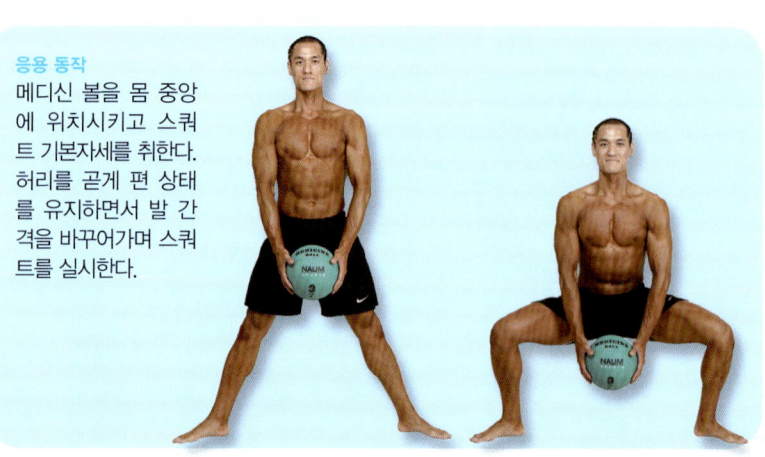

3주차 스쿼트는 발을 벌린 너비에 변화를 줌으로써 대퇴부의 바깥쪽(외측광근), 중간(중간광근, 대퇴직근), 안쪽(내측광근, 내전근)을 각각 자극합니다.

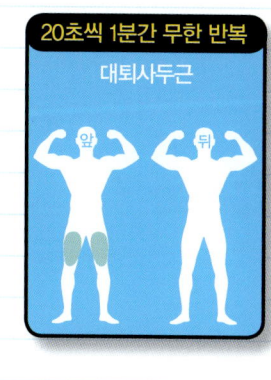

3 바로 이어서 발 간격을 어깨너비로 벌리고 스쿼트 준비를 한다.

4 허리를 곧게 펴고 힙을 최대한 뒤로 빼면서 몸을 낮춘다. 이 동작은 대퇴부 중간 부위인 대퇴직근과 중간광근을 단련시킨다.

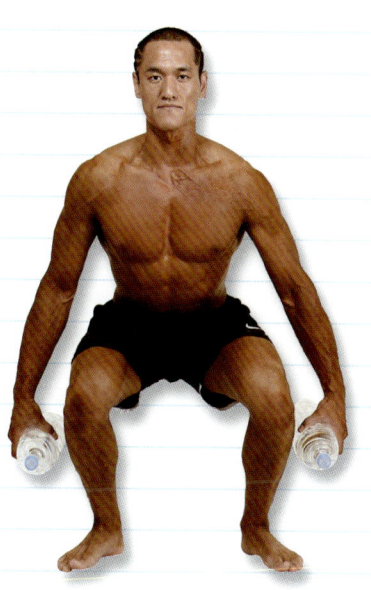

발 너비에 따라 발끝의 방향도 바깥쪽으로 조금씩 더 벌려야 한다. 무릎이 나아가는 방향도 발끝 방향과 동일해야 무릎 관절에 가해지는 부담을 덜고 부상의 위험을 줄일 수 있다.

5 발을 어깨너비보다 넓게 벌리고 페트병을 몸의 중앙에 위치시켜 준비자세를 취한다.

6 마찬가지 방법으로 스쿼트를 실시한다. 다리를 넓게 벌리고 실시할 경우 대퇴부 안쪽 내측광근 및 내전근에 가해지는 자극이 커진다.

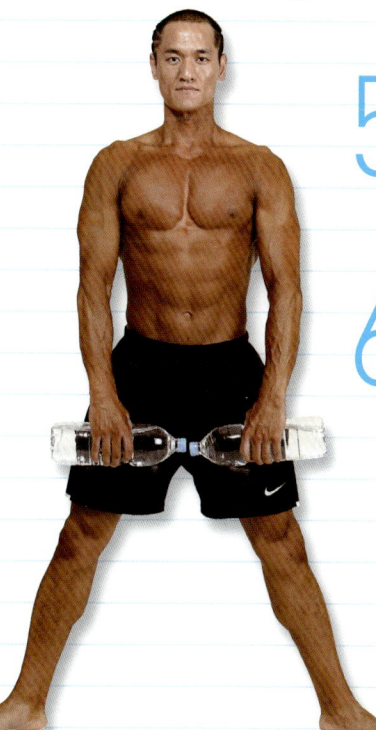
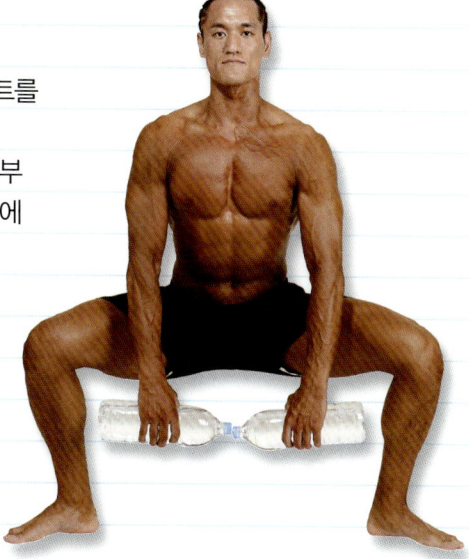

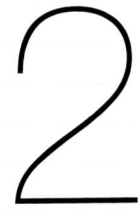

999
순환 운동
3 주차

2 밴드를 이용한 트라이앵글 래터럴 레이즈

삼각근을 분할해서 자극하는 운동입니다. 앞으로 올린 팔은 전면 삼각근을 자극하고, 옆으로 올린 팔은 측면 삼각근을 자극하는 효과가 있습니다.

1 허리를 펴고 밴드를 발로 밟고 서서, 밴드가 같은 길이가 되도록 양손에 감는다.

2 밴드의 탄성을 느끼며 한 팔은 앞으로 한 팔은 옆으로 올려 편다. 이때 양팔이 이루는 각도가 90도가 되게 한다.

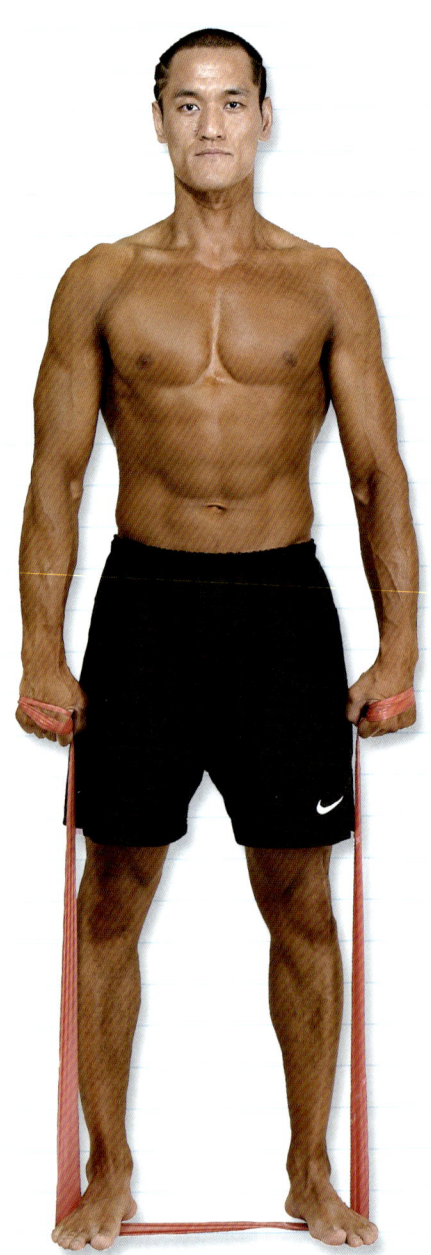

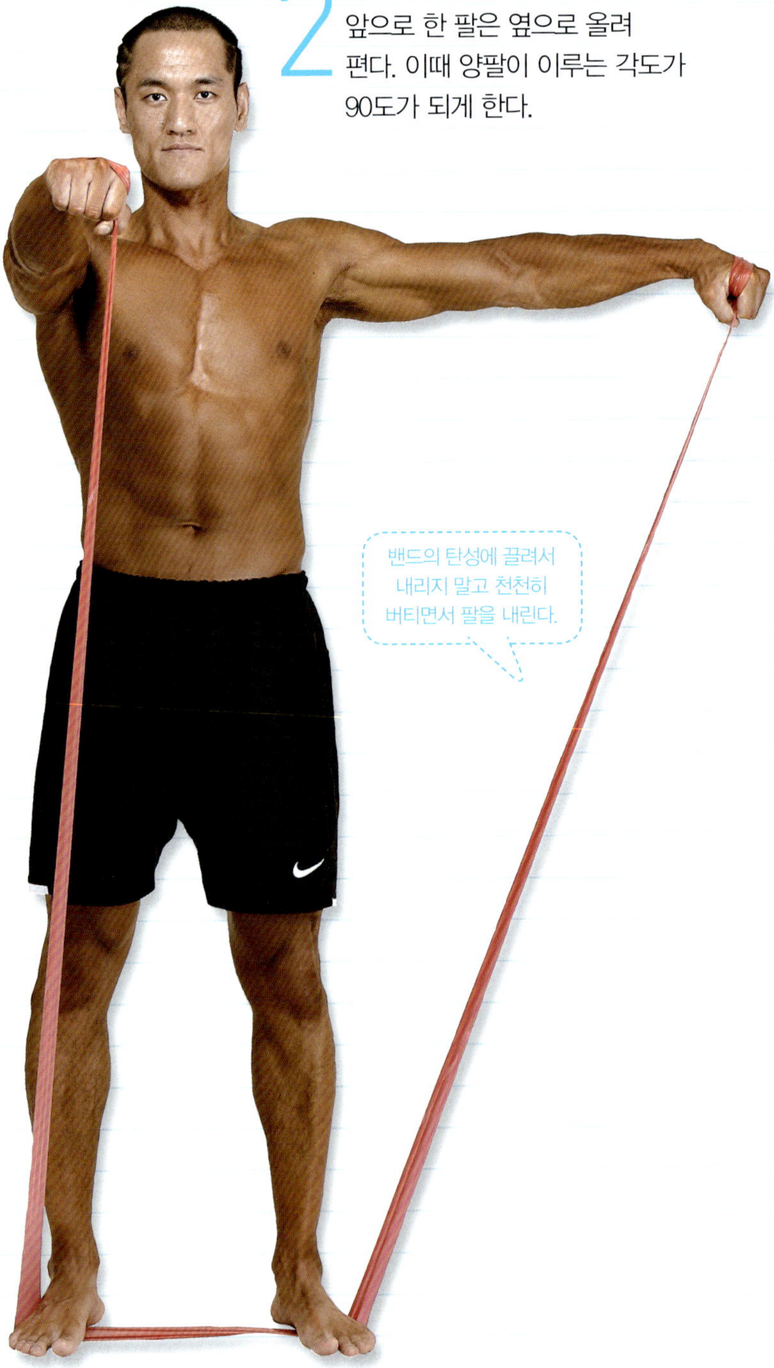

밴드의 탄성에 끌려서 내리지 말고 천천히 버티면서 팔을 내린다.

1분간 무한 반복

삼각근

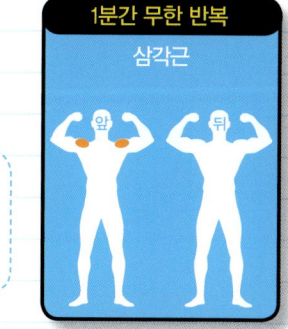

팔을 올릴 때는
손등이 위로 가게 해야
삼각근을 강하게
수축할 수 있다.

3

방향을 바꾸어서 실시한다.
팔을 어깨 높이로 들어 올리면서 숨을 내뱉고 내리면서 들이마신다. 팔의 방향을 계속 바꿔가며 반복한다.

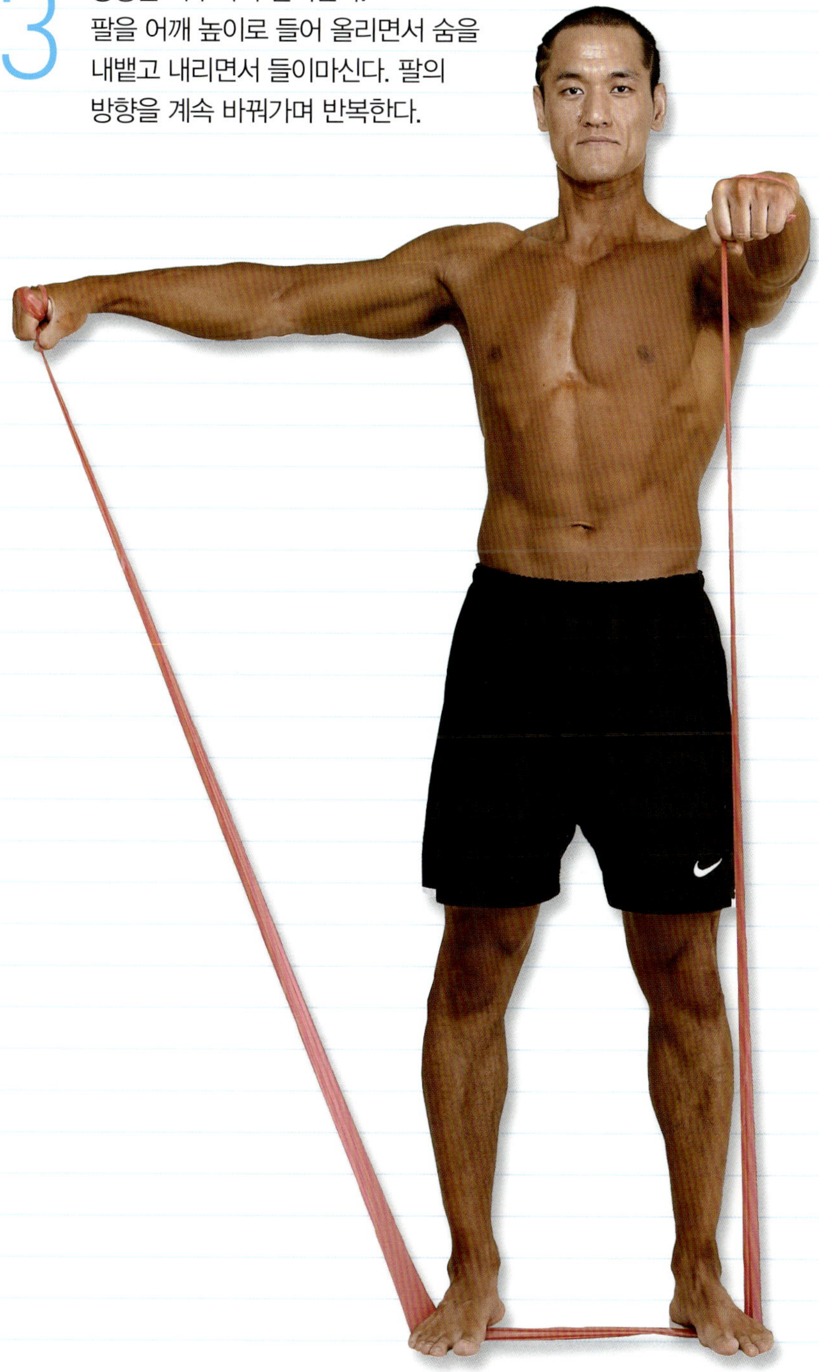

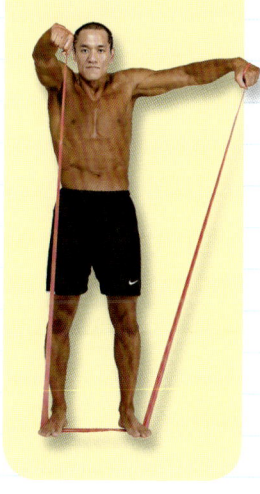

NG 동작

팔을 들어 올릴 때 어깨를 함께 올리면 승모근에 과도한 힘이 들어갈 수 있으므로 주의한다.

999
순환 운동
3주차

3

밴드를 이용한 아웃사이드
바이셉스 컬

밴드를 이용한 이두근 운동으로, 팔을 바깥쪽으로 돌려 접음으로써 이두 안쪽 부분을 더욱 강하게 자극합니다.

1 밴드를 밟고 서서 양손에 밴드를 적당히 감는다. 팔꿈치를 옆구리에 고정시키고 팔을 바깥쪽으로 약간 돌려준다. 이때 팔꿈치를 옆구리에 과도하게 밀착시키지 않고 자연스럽게 붙여주어야 한다.

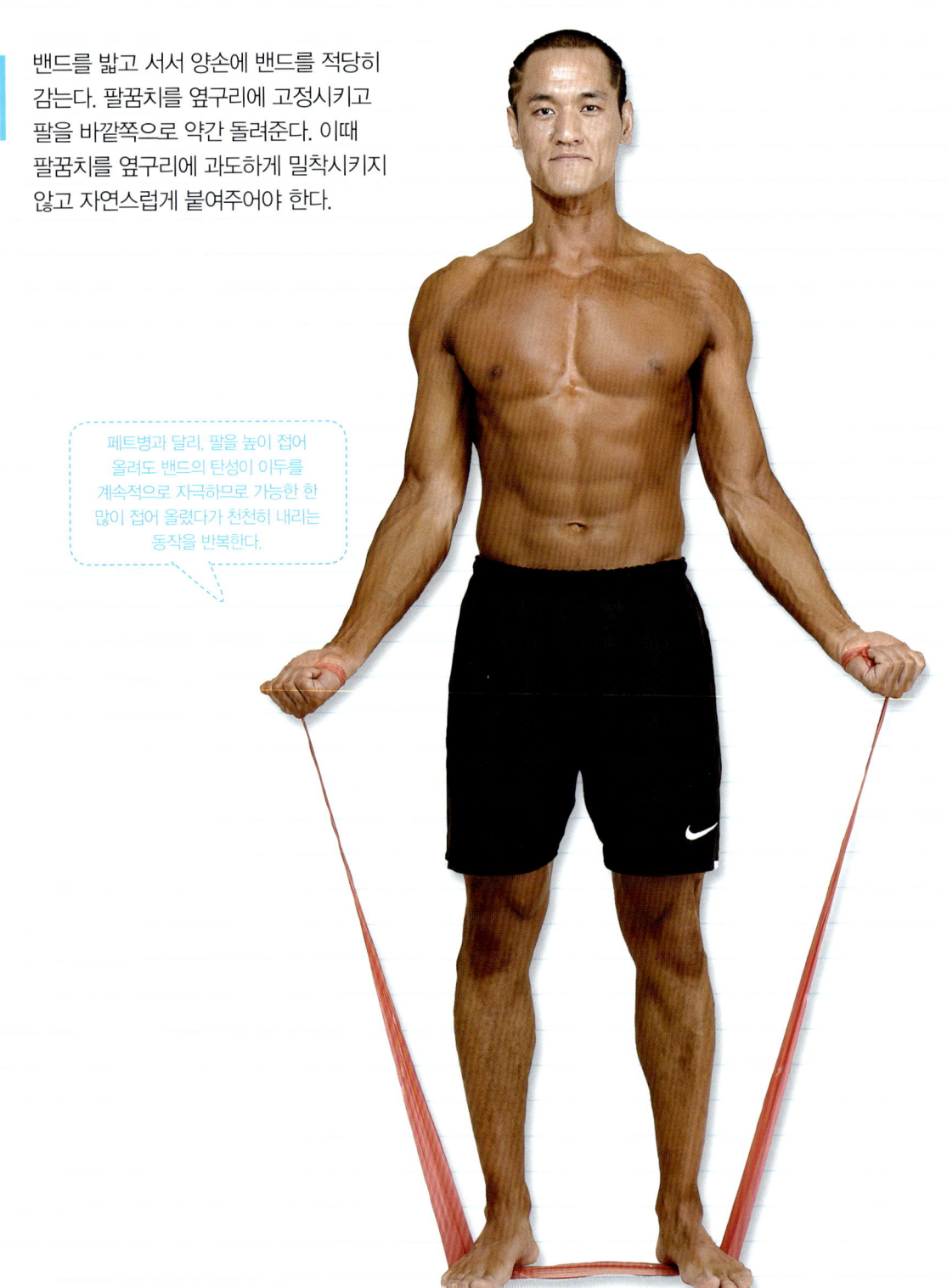

페트병과 달리, 팔을 높이 접어 올려도 밴드의 탄성이 이두를 계속적으로 자극하므로 가능한 한 많이 접어 올렸다가 천천히 내리는 동작을 반복한다.

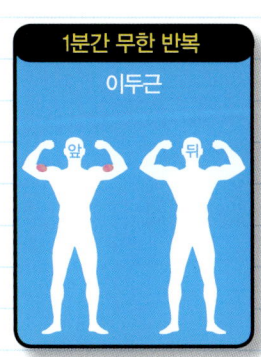

2 상완의 움직임을 완전히 고정한 채 팔을 말아 올려 이두근의 수축을 끌어낸다. 팔을 접을 때 숨을 내뱉고 내리면서 들이마신다.

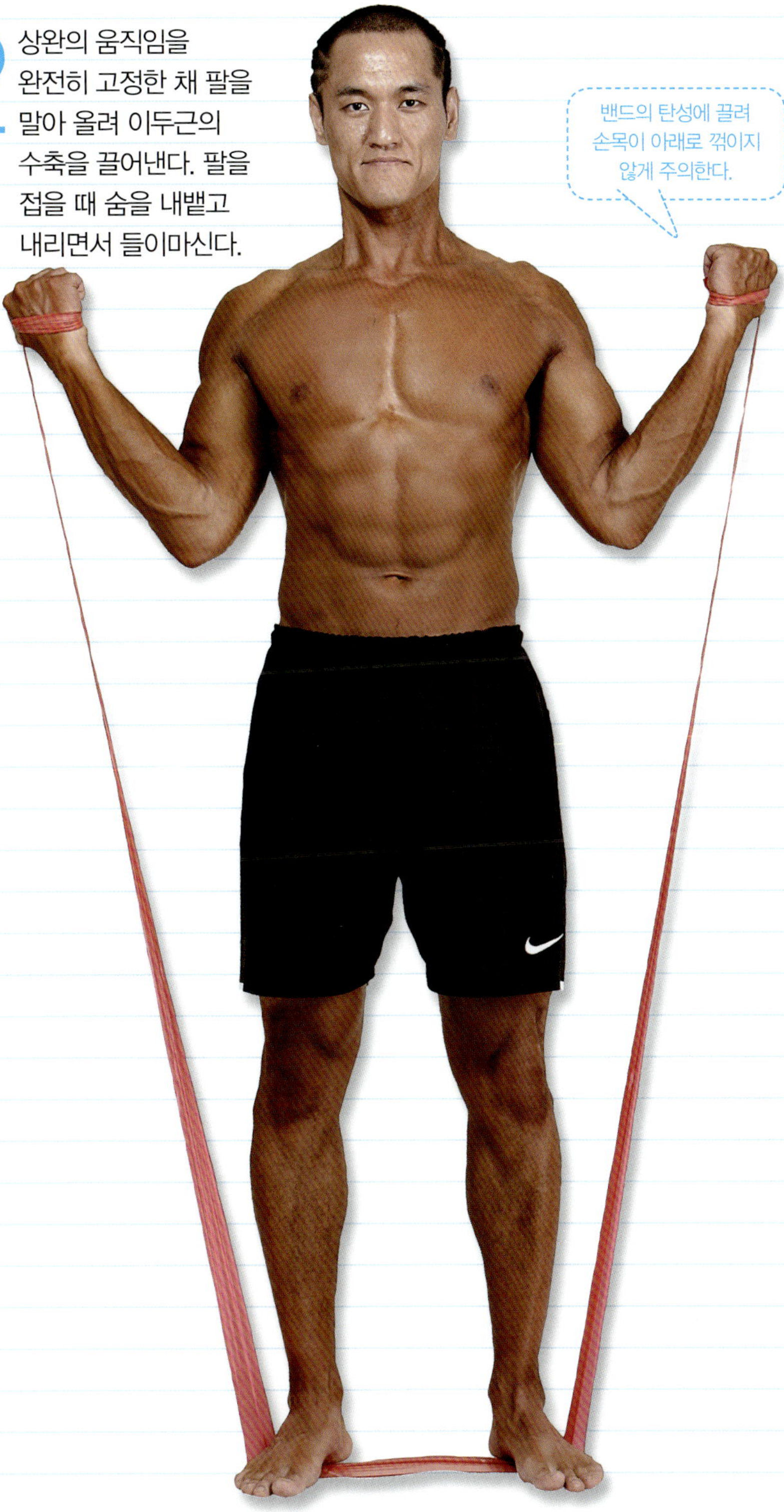

밴드의 탄성에 끌려 손목이 아래로 꺾이지 않게 주의한다.

1분간 무한 반복

이두근

앞
뒤

NG 동작

이두를 접을 때 등을 구부리거나 어깨를 말면 이두근에 가해지는 긴장감이 떨어지므로 주의한다.

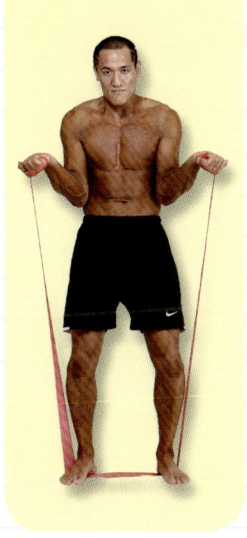

밴드를 이용한
오버헤드 익스텐션

팔 뒤쪽 삼두근을 자극하는 운동으로 특히 삼두근 장두를 가장 많이 자극합니다.
팔 뒤쪽의 처진 군살에 탄력을 불어넣을 수 있습니다.

> 운동하는 내내 팔꿈치를 고정시키고 양손을 같은 속도로 움직여야 한다.

1 밴드를 밟고 서서 밴드의 탄성이 강하게 느껴질 만큼 양손에 밴드를 탄탄히 감아 손에서 빠져나가지 않게 잘 고정한다. 허리를 펴고 손을 어깨 뒤로 넘겨 준비자세를 취한다.

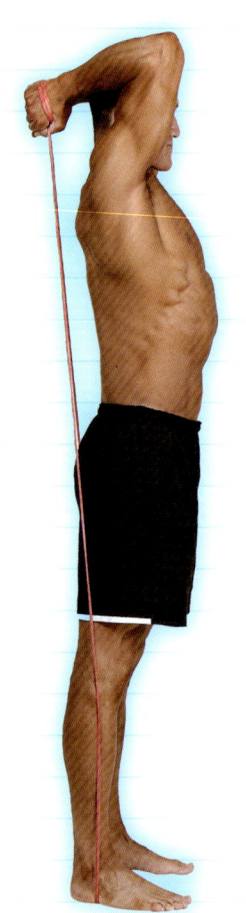
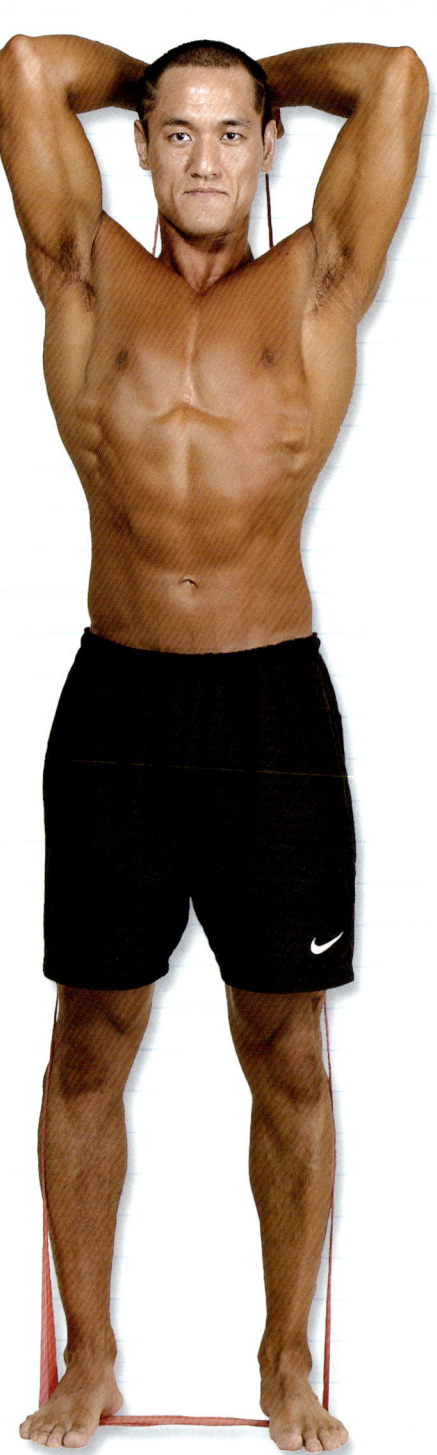

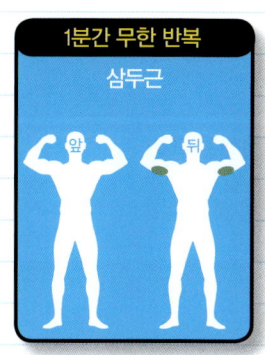

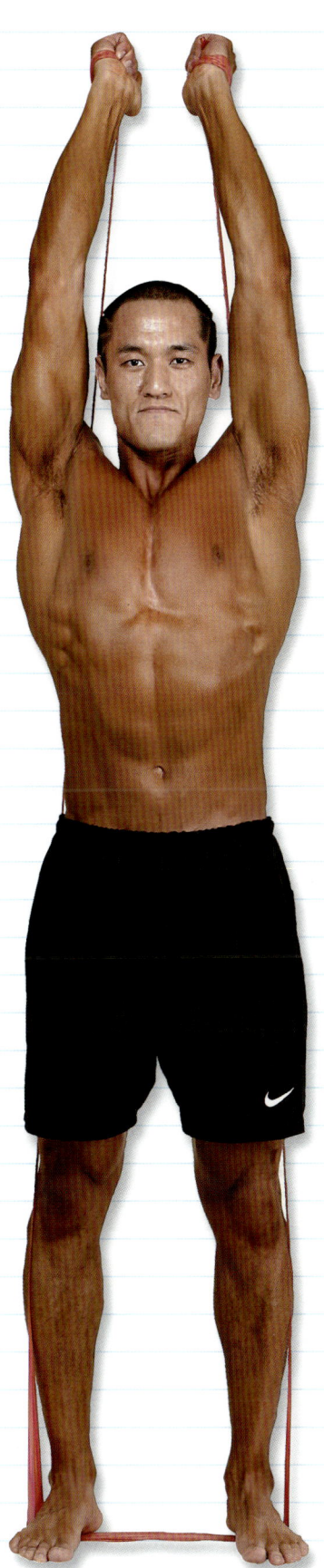

2 밴드의 탄성을 느끼면서 팔을 쭉 올려 편다. 팔을 펼 때 숨을 내뱉고 천천히 내리면서 들이마신다. 밴드의 탄성을 삼두로 느끼면서 동작을 반복한다.

응용 동작

좀 더 강도 있는 트레이닝을 원할 때 짐스틱으로 실시하면 효과적이다. 스틱의 핸들을 발로 밟고 자신의 근력에 맞게 밴드를 적당히 감는다. 짐스틱의 균형이 한쪽으로 쏠리지 않도록 가운데를 적당한 간격으로 잡고 준비한다. 삼두에 강한 긴장이 느껴지도록 최대한 팔을 펴고, 동작하는 동안 몸통이 흔들리지 않도록 고정한다.

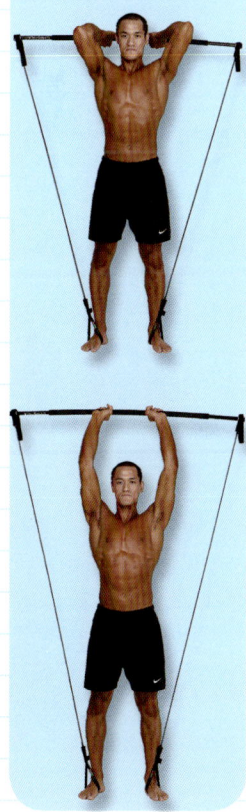

5 머리 위쪽에 밴드 걸고
랫 풀다운

탄력 있는 Y라인을 만들어주는 등 상부 운동입니다. 최대한 등을 조여주는 느낌으로 견갑골을 모아 당겨줍니다.

999 순환 운동 3주차

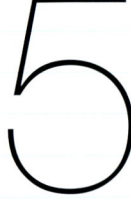

1분간 무한 반복 / 광배근

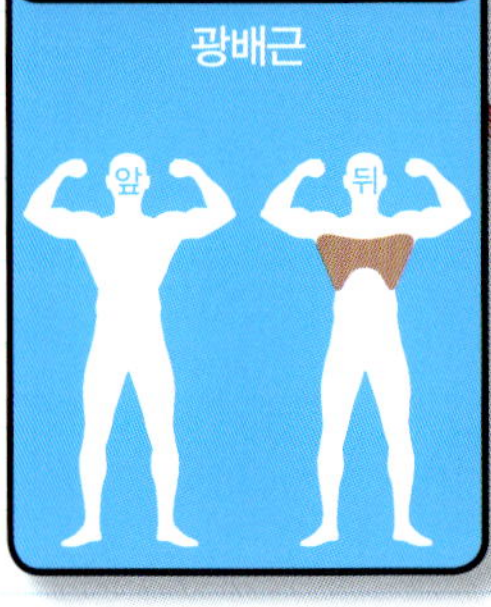

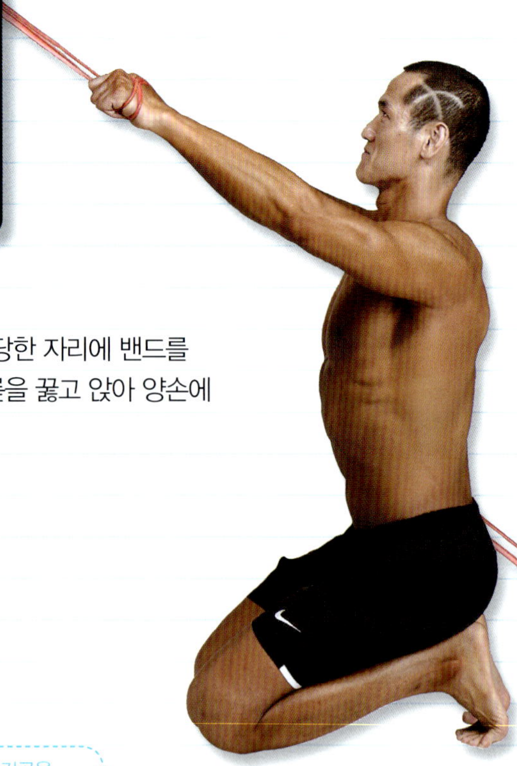

1 머리 위쪽의 적당한 자리에 밴드를 고정시키고 무릎을 꿇고 앉아 양손에 밴드를 감는다.

> 팔을 끌어내릴 때 어깨가 올라가지 않고, 내려가면서 가슴을 펴주어야 정확히 동작하는 것이다. 등이 꽉 조여지는 느낌을 제대로 느끼면서 실시한다.

> 등 쪽에서 견갑골을 모으는 느낌으로 실시해야 광배근의 수축을 제대로 이끌어 낼 수 있다.

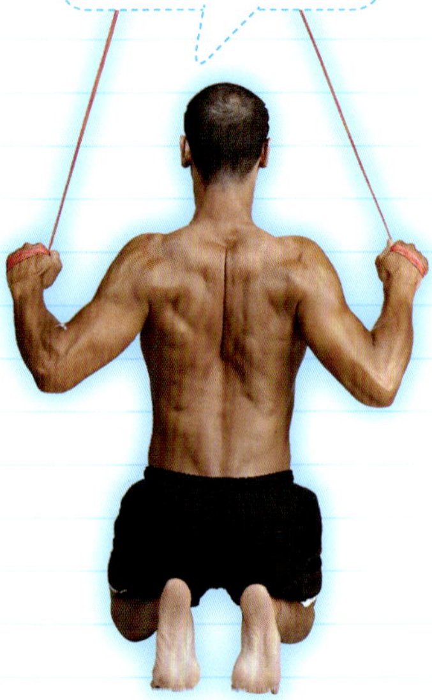

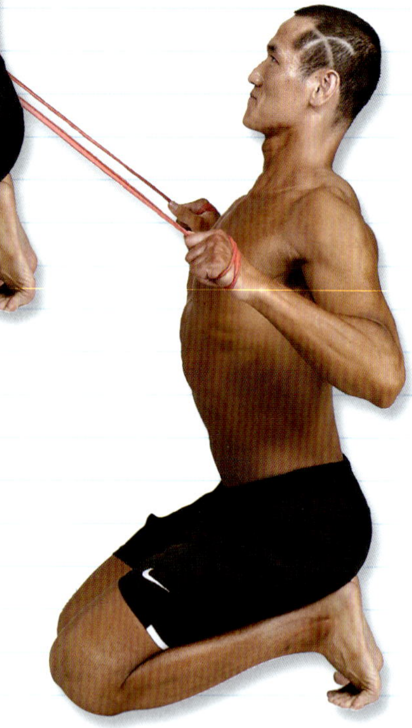

2 허리를 편 상태에서 팔꿈치가 옆구리 쪽으로 오도록 밴드를 강하게 당기면서 숨을 내뱉는다. 다시 팔을 펴면서 숨을 들이마신다.

6 다리 펴고 푸쉬업

999 순환 운동 3주차

탄력 있는 가슴 모양을 만들기 위한 필수 운동으로 가동 범위와 자세를 최대한 지키면서 동작해야 효과를 볼 수 있습니다. 무릎을 바닥에 대고 하는 것보다 가슴과 팔 쪽에 더 많은 체중이 실리므로 강도가 높습니다.

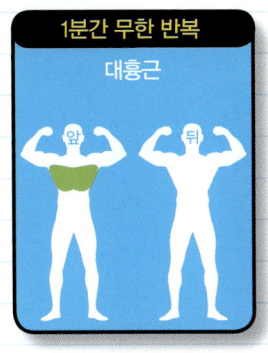

1분간 무한 반복 — 대흉근

1. 엎드린 자세로 손을 어깨너비보다 약간 넓게 벌려 가슴 옆 바닥을 짚고, 발끝만으로 지면을 딛는다.

> 머리부터 발끝까지 몸이 일직선이 되게 한다.

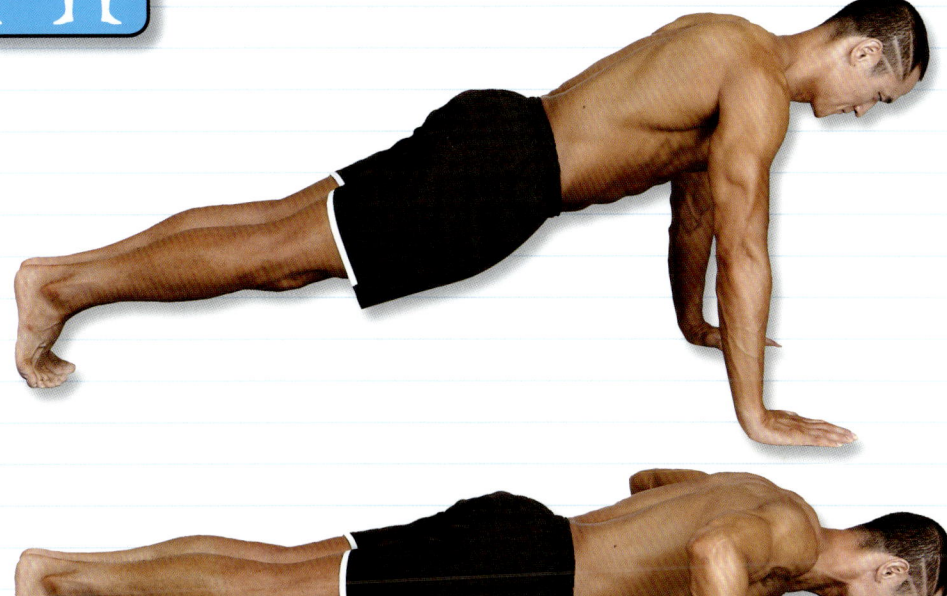

> 너무 급작스러운 동작은 피하고 부드럽게 움직인다.

2. 팔을 구부리면서 숨을 들이마시고 펴면서 내뱉는다. 팔을 굽혔다가 펴면서 가슴 근육의 수축과 이완 느낌을 제대로 가진다.

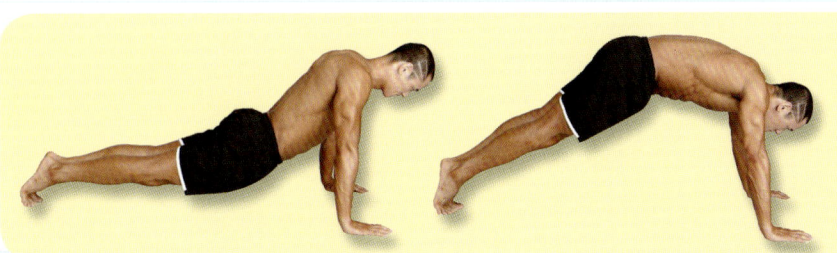

NG 동작
운동하는 동안 힙이 올라가거나 내려가면 대흉근의 긴장이 저하되고 허리에 무리가 갈 수 있으므로 몸을 일직선으로 계속 유지한 채 동작해야 한다.

7 다리 펴고 플랭크

핵심적인 코어 운동입니다. 복부 둘레가 최대한 조이는 자극을 느끼면서 정지 상태로 버텨줍니다.

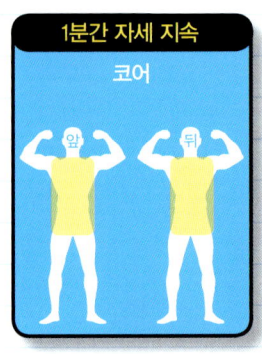

1. 엎드린 상태에서 팔꿈치와 전완부로 상체를 지지하고 다리를 쭉 펴서 발끝으로 하체를 지지한다. 머리부터 발끝까지 몸을 편평하게 만들고 최대한 깊은 호흡으로 자세를 유지한다.

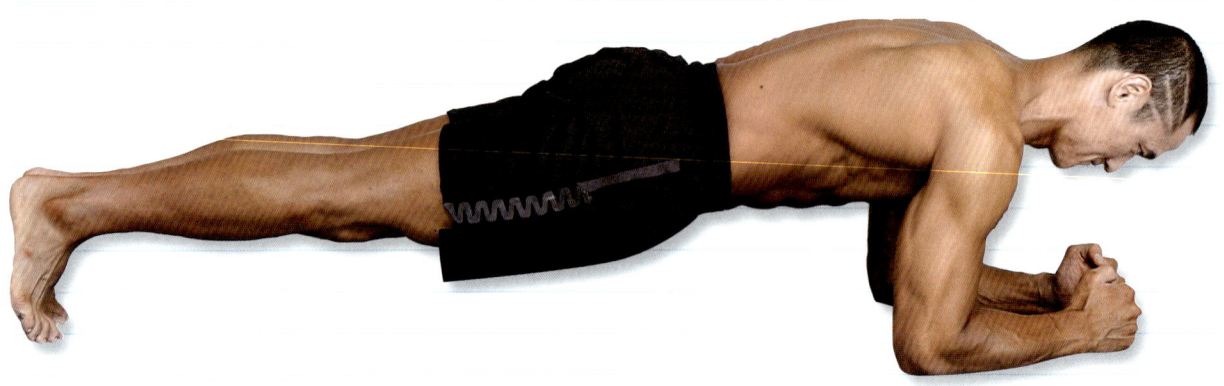

자세가 틀어지지 않게 버티면서 호흡을 멈추지 않고 지속하는 것이 중요하다.

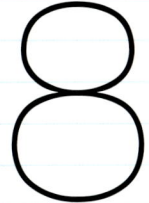

무릎에 페트병 끼우고
토소 로테이션

탄력 있는 러브핸들을 만들어주는 운동으로, 골반을 회전시킬 때 최대한 복부로부터 자세를 통제하는 것이 중요합니다. 복사근에 강한 자극을 줄 수 있습니다.

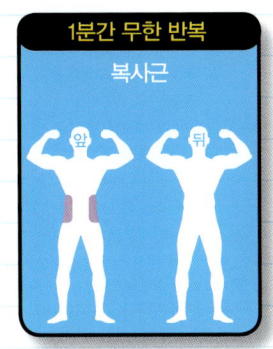

1. 반듯이 누워 양팔을 옆으로 쭉 편다. 다리를 들어 올려 무릎을 직각으로 구부린 다음, 무릎 사이에 페트병을 끼워 잡는다.

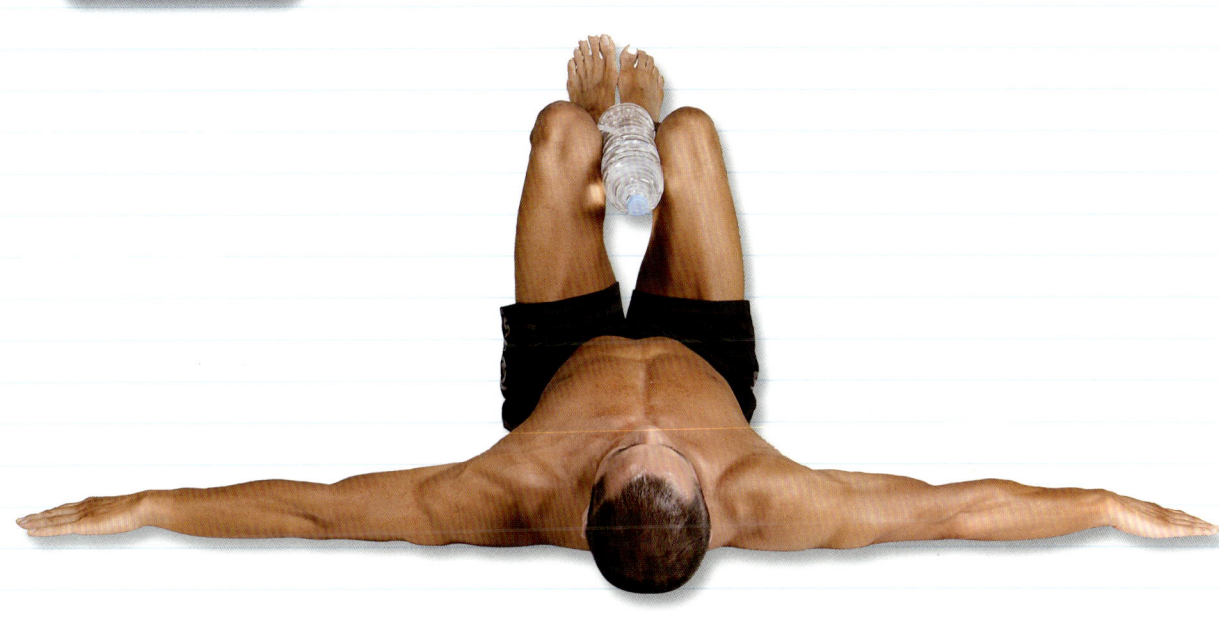

응용 동작
무릎 사이에 메디신 볼을 끼우고 준비자세를 취한다. 다리를 좌우로 넘기면서 골반을 회전시킨다. 이때 내전근의 힘으로 메디신 볼이 떨어지지 않게 꽉 잡고 동작함으로써 복사근을 좀 더 강하게 자극할 수 있다. 볼의 무게를 달리하여 강도를 높일 수도 있다.

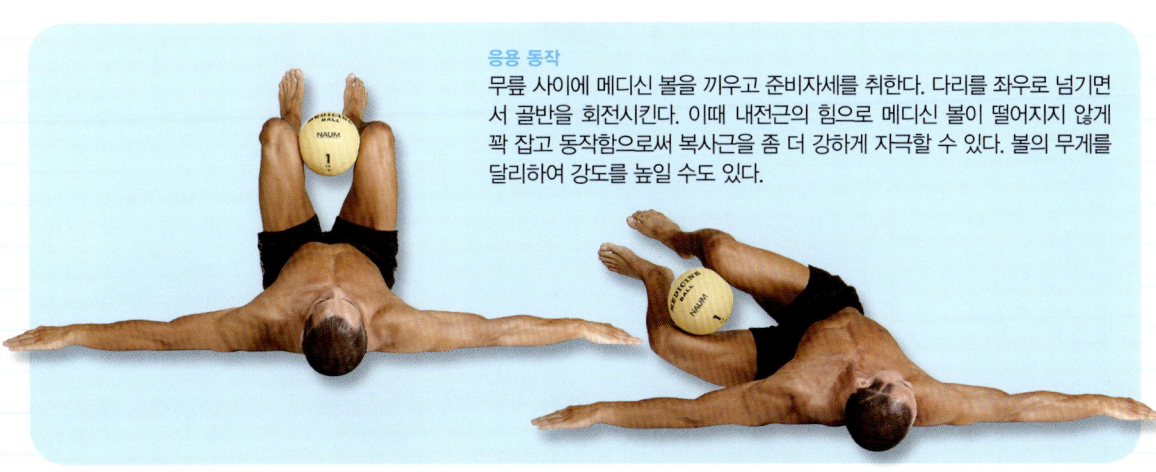

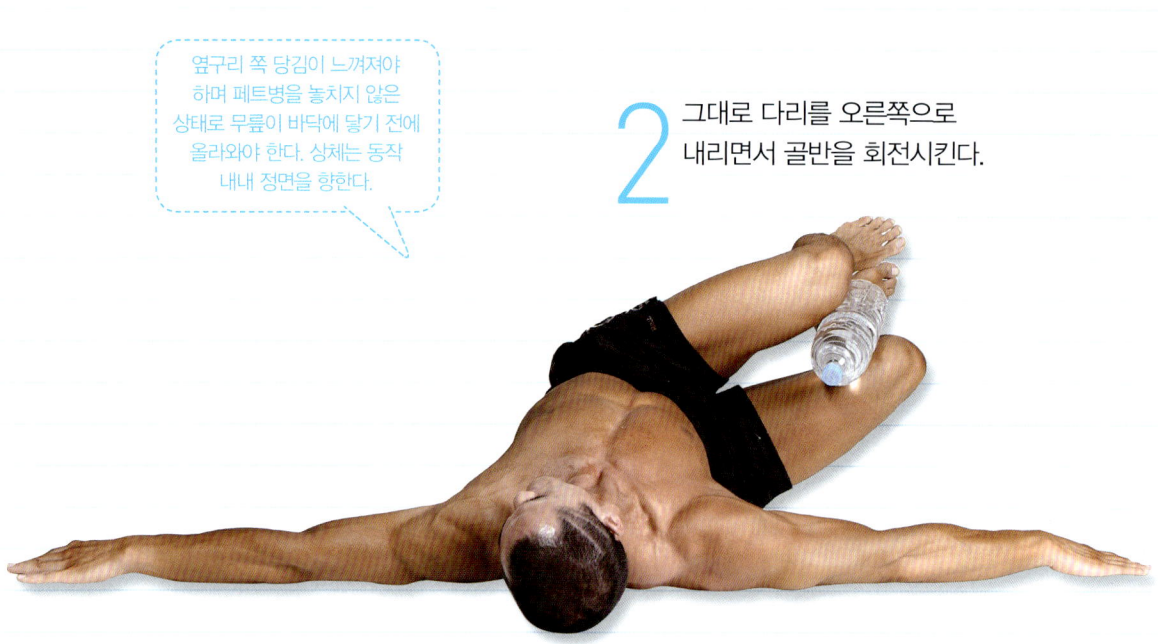

2. 그대로 다리를 오른쪽으로 내리면서 골반을 회전시킨다.

옆구리 쪽 당김이 느껴져야 하며 페트병을 놓치지 않은 상태로 무릎이 바닥에 닿기 전에 올라와야 한다. 상체는 동작 내내 정면을 향한다.

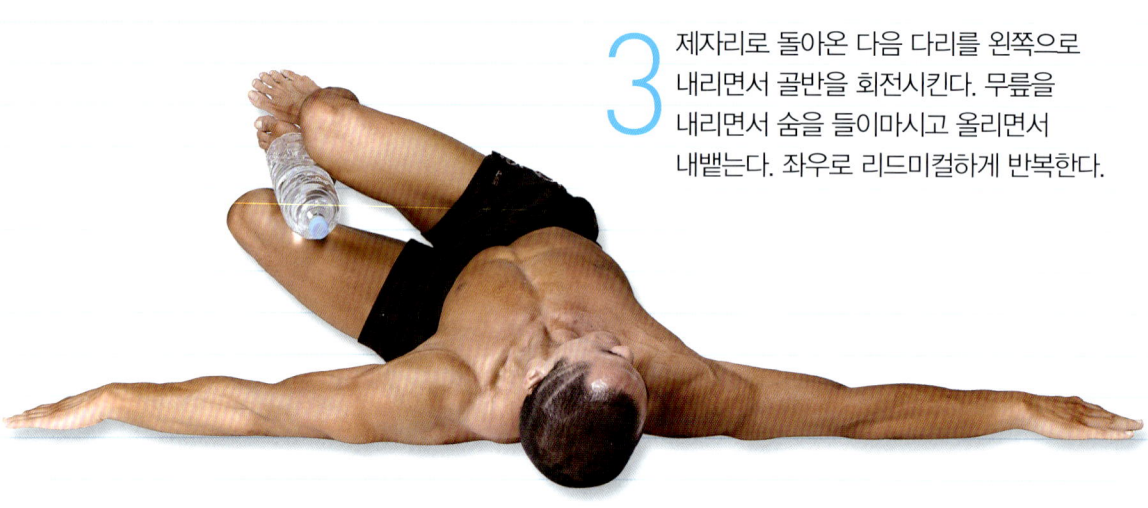

3. 제자리로 돌아온 다음 다리를 왼쪽으로 내리면서 골반을 회전시킨다. 무릎을 내리면서 숨을 들이마시고 올리면서 내뱉는다. 좌우로 리드미컬하게 반복한다.

NG 동작
무릎을 좌우로 움직일 때 머리가 반대 방향으로 움직이는 것은 괜찮으나 다리 쪽으로 따라가면 복사근에 가해지는 자극이 저하되고 균형이 깨질 수 있다.

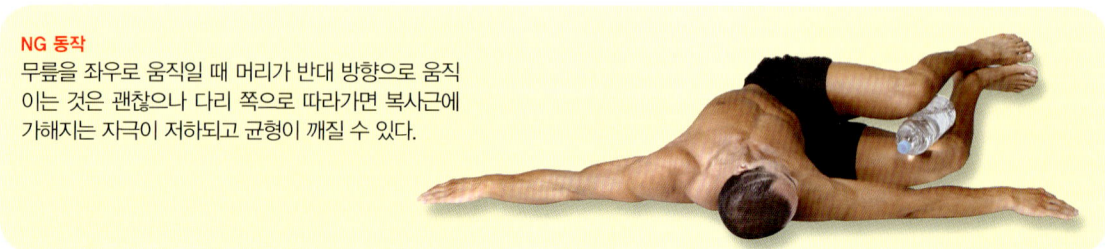

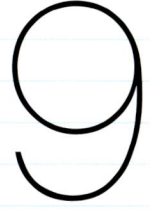

999 순환 운동 3주차

원 레그
수파인 힙업

허리를 강화하고 신체 밸런스를 유지하는 효과가 뛰어난 운동입니다. 특히 좌우의 근력이 다를 경우 약한 쪽을 확인하여 좀 더 집중적으로 단련할 수 있습니다.
1분간 최대한 반복하되 양쪽의 반복 수를 가능한 한 같게 맞추는 것이 좋습니다.

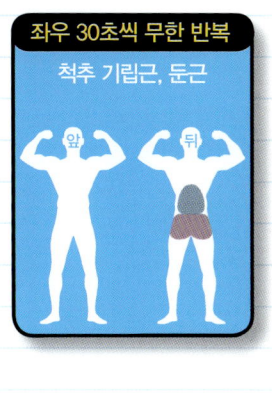

좌우 30초씩 무한 반복
척추 기립근, 둔근

1 반듯하게 누운 상태에서 다리를 자연스럽게 구부린 다음, 한쪽 발을 들어 다른 쪽 무릎 위에 올린다. 양팔은 좌우로 벌려 편안하게 둔다.

> 발이 무릎 위에서 벗어나지 않게 해야 적당한 운동 강도를 유지할 수 있다.

> 힙이 바닥에 닿기 직전까지 낮추다가 다시 올라간다.

2 그 상태로 힙을 최대한 높이 치켜 올려 힙이 강하게 수축되는 것을 느끼고 다시 내려온다. 호흡은 올라갈 때 내뱉고 내려올 때 들이마신다. 30초 동안 리드미컬하게 반복하고 바로 발의 위치를 바꾸어 30초 동안 반복한다.

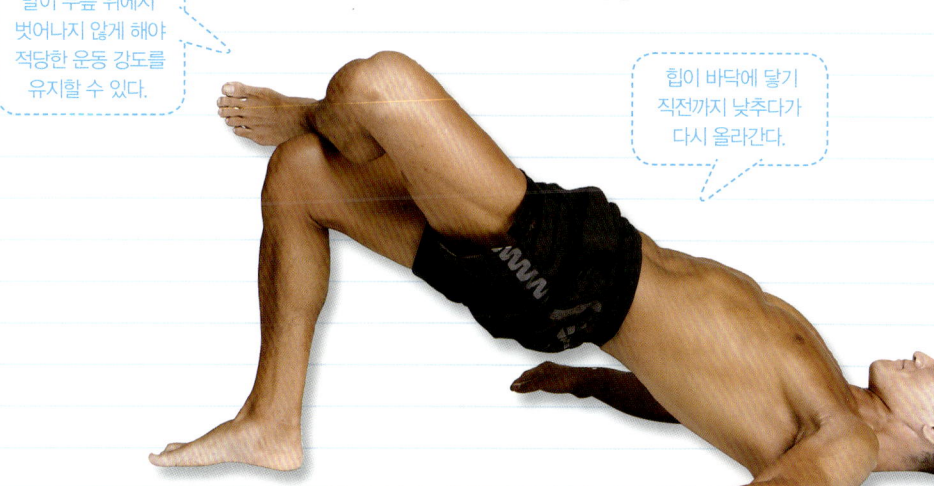

1 페트병 들고 런지

999 순환 운동 4주차

999 순환 운동 4주차 프로그램

운동을 시작한 지 한 달이 다 되어가는 4주차에는 신체의 변화가 조금씩 보이기 시작할 것입니다.

그에 맞추어 동작들의 난이도를 어느 정도 높이고 단일 운동보다는 두 가지 이상의 동작이 복합된 운동 위주로 구성하였습니다.

복합 운동이 많아진 만큼 근육의 참여도는 높아지고 지방 소비율 또한 더욱 올라갈 것입니다. 근육의 움직임을 정확히 느끼면서 동작 하나 하나에 최대한 집중하세요! 그러면 여러분의 몸은 그에 반응하여 더욱 멋지고 탄탄하게 변화할 것입니다.

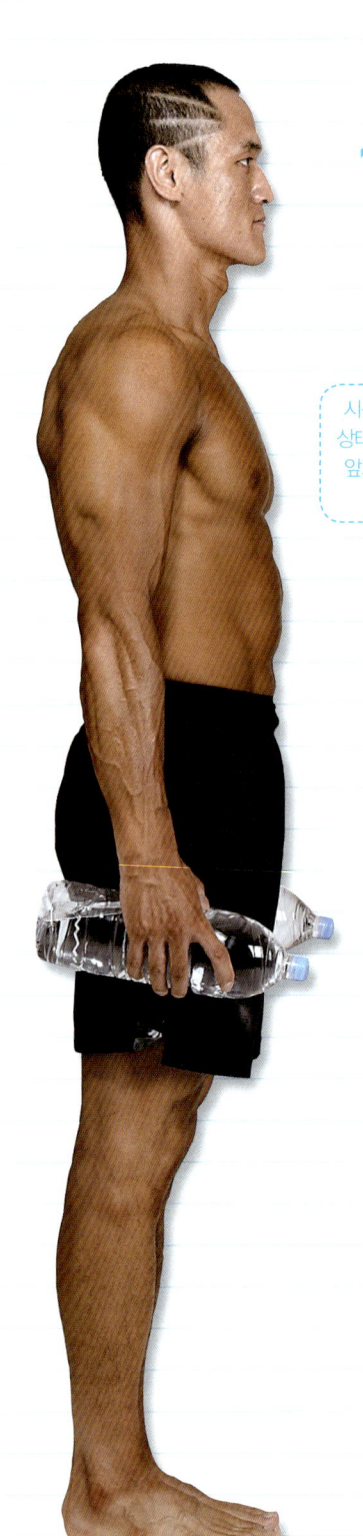

1. 양손에 각각 페트병을 들고, 허리를 곧게 펴고 선다.

> 시선은 정면을 응시한 상태로 동작해야 상체가 앞으로 숙여지는 것을 방지할 수 있다.

> 하루 9가지 동작을 실시하되, 각 동작을 1분 동안 지칠 때까지 계속한다. 체력이 모자란 경우 중간중간 짧게 자주 쉬는 것도 무방하지만 가능한 한 이 악물고 버틴다. 힘이 부쳐 중간에 멈출 때에는 5초 이하의 짧은 휴식만 취한다.

하체 운동 중에서도 강도 높은 운동에 속하는 동작입니다. 바른 자세와 정확한 동작으로 대퇴부와 힙이 불타는 듯한 자극을 주어야 합니다. 빠른 동작으로 실시할 경우 몸의 흔들림이 심해질 수 있으므로 부드러운 템포로 진행하시기 바랍니다. 보폭은 크게 한 걸음 정도가 알맞습니다.

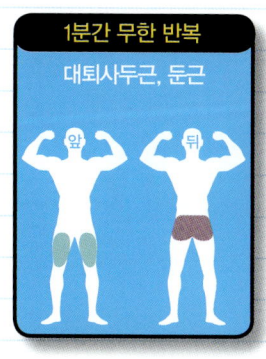

1분간 무한 반복

대퇴사두근, 둔근

2 한쪽 발을 한 보 정도 앞쪽으로 내딛으며 무릎을 구부린다. 이때 나머지 무릎도 동시에 굽혀 몸을 수직 아래로 그대로 낮춘다. 앉으면서 숨을 들이마시고 다시 제자리로 돌아오면서 내뱉는다. 반대편도 같은 방법으로 실시한다.

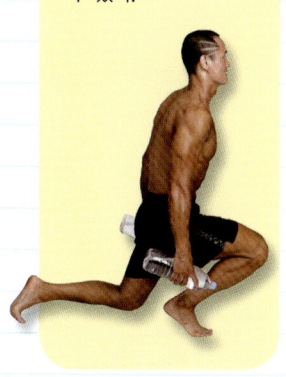

NG 동작
다리를 구부릴 때 앞쪽 무릎이 발가락보다 앞으로 나가면 몸의 균형이 깨지고 무릎 관절에 무리가 갈 수 있다.

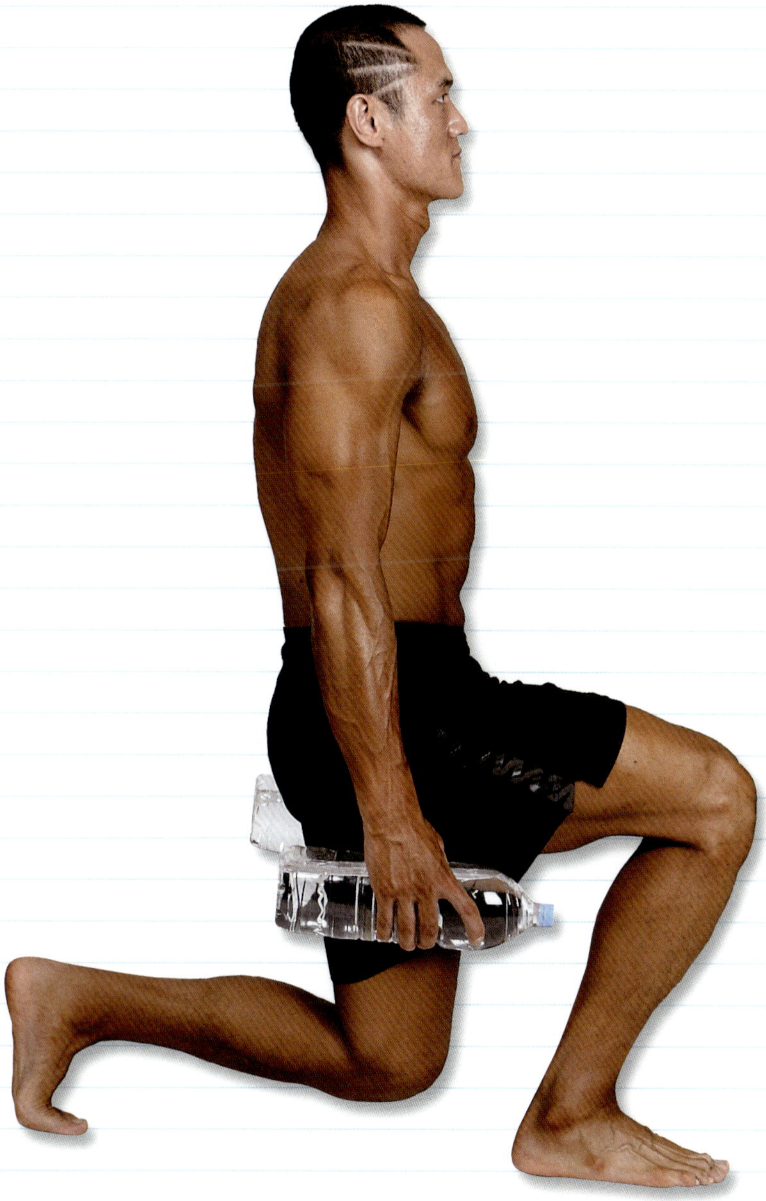

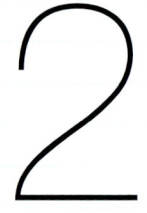

999 순환 운동
4주차

2 페트병 들고 로우

멋진 Y라인을 위한 운동입니다. 지방이 파고들기 쉬운 등 쪽 부위 운동이기 때문에 최대한 정확한 자세로 많이 반복해봅시다. 견갑골을 모아 등을 짜주는 듯한 느낌으로 동작합니다.

1 양손에 페트병을 들고 허리를 펴고 선다. 견갑골을 뒤쪽으로 조이며 가슴을 펴준다.

2 상체를 45도 정도 숙이면서 무릎을 살짝 구부리고 허리를 펴준다. 그리고 팔을 아래로 늘어뜨려 시작자세를 취한다.

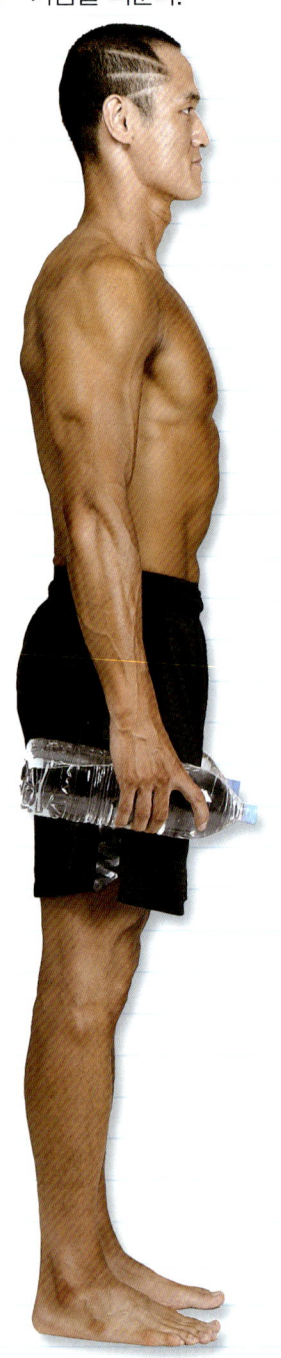

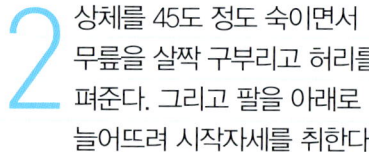

등은 항상 곧게 유지해야 한다.

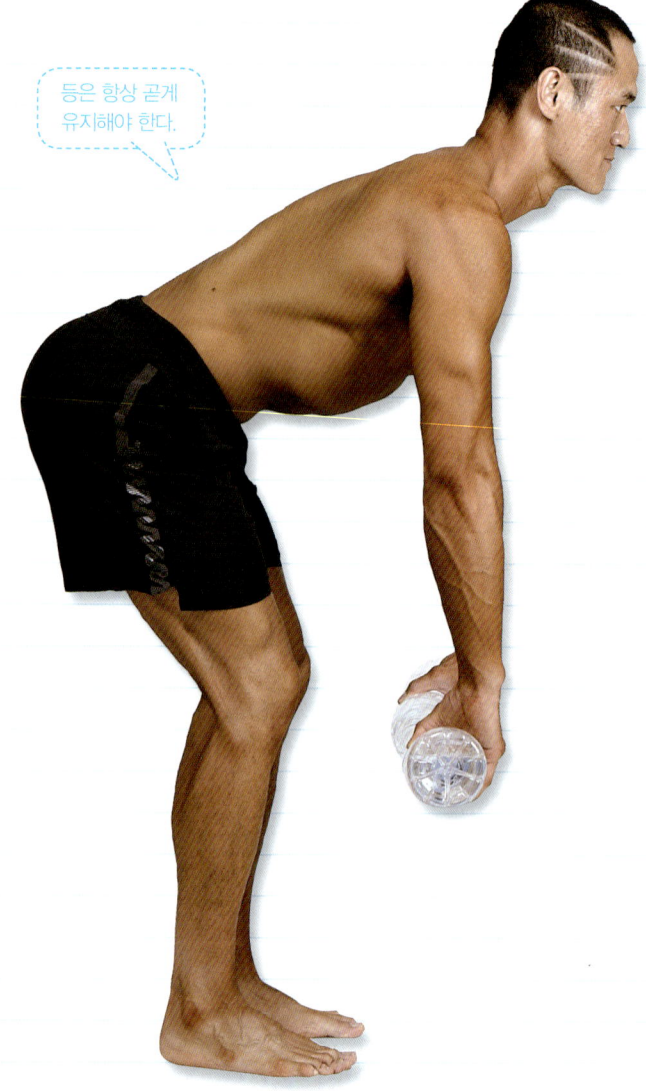

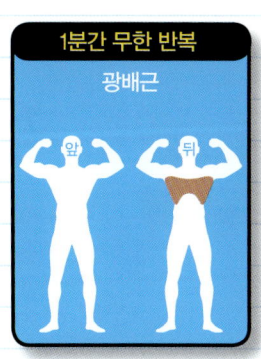

1분간 무한 반복

광배근

3 팔을 접어 올리면서 어깨를 뒤로 젖히고 견갑골을 모아준다. 광배근이 강하게 수축되는 자극을 느낀다. 상체의 반동이 일어나지 않게 주의하고, 팔을 접을 때 숨을 내뱉고 펼 때 들이마신다.

응용 동작
짐스틱으로 실시할 수 있다. 양손을 어깨너비로 벌려 스틱을 균등하게 잡고 상체를 45도 정도 숙인다. 짐스틱 핸들을 발로 강하게 밟고 자신의 근력에 맞게 밴드를 탄탄히 감는다. 가슴을 펴고 견갑골을 최대한 모으면서 짐스틱을 골반 쪽으로 당긴다. 순간순간 밴드를 감거나 풀어 강도 조절을 할 수 있다.

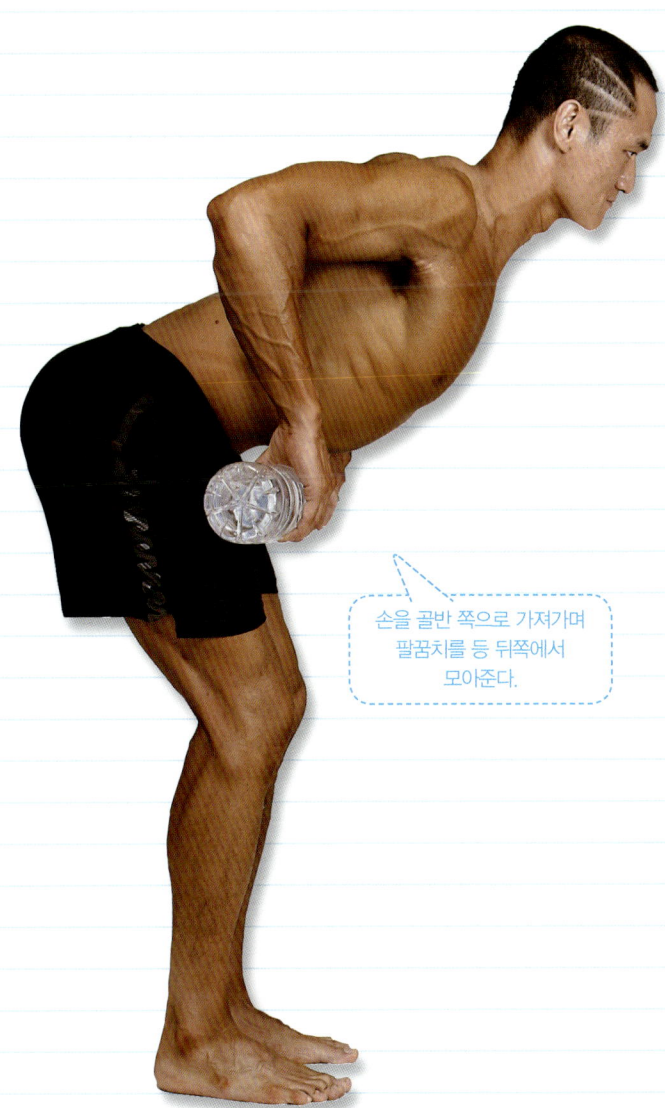

손을 골반 쪽으로 가져가며 팔꿈치를 등 뒤쪽에서 모아준다.

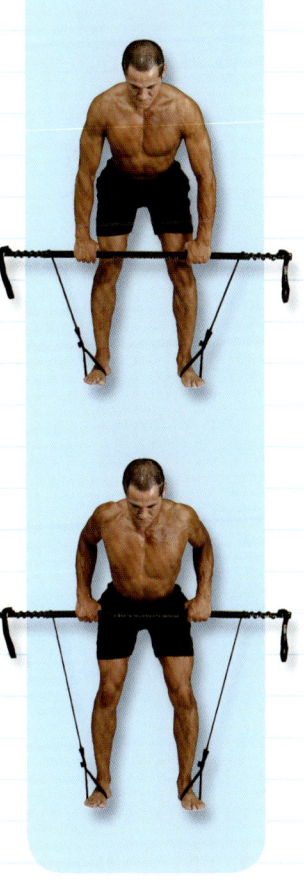

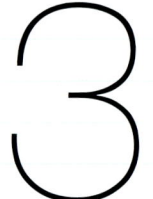

999 순환 운동
4주차

3

밴드를 이용한
3종 래터럴 레이즈

탄력 있고 맵시 있는 어깨라인을 만들어주는 운동입니다. 운동 각도에 따라 자극되는 부위가 다르므로 고른 어깨 발달과 균형 잡힌 모양의 삼각근을 만들어줍니다. 어깨가 부풀어 오르는 느낌이 들 때까지 최대한 자극합니다.

1 밴드를 밟고 서서 근력에 맞게 밴드를 감아쥔다. 허리를 펴고 준비자세를 취한다.

2 팔을 거의 편 상태를 유지하며 앞을 향해 어깨 높이로 들어 올린다. 올릴 때 숨을 내뱉고 내리면서 들이마신다.

3 밴드의 저항을 느끼면서 팔을 내린다.

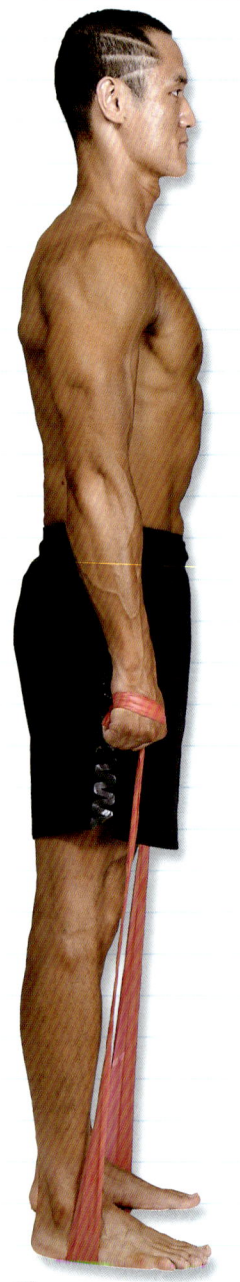
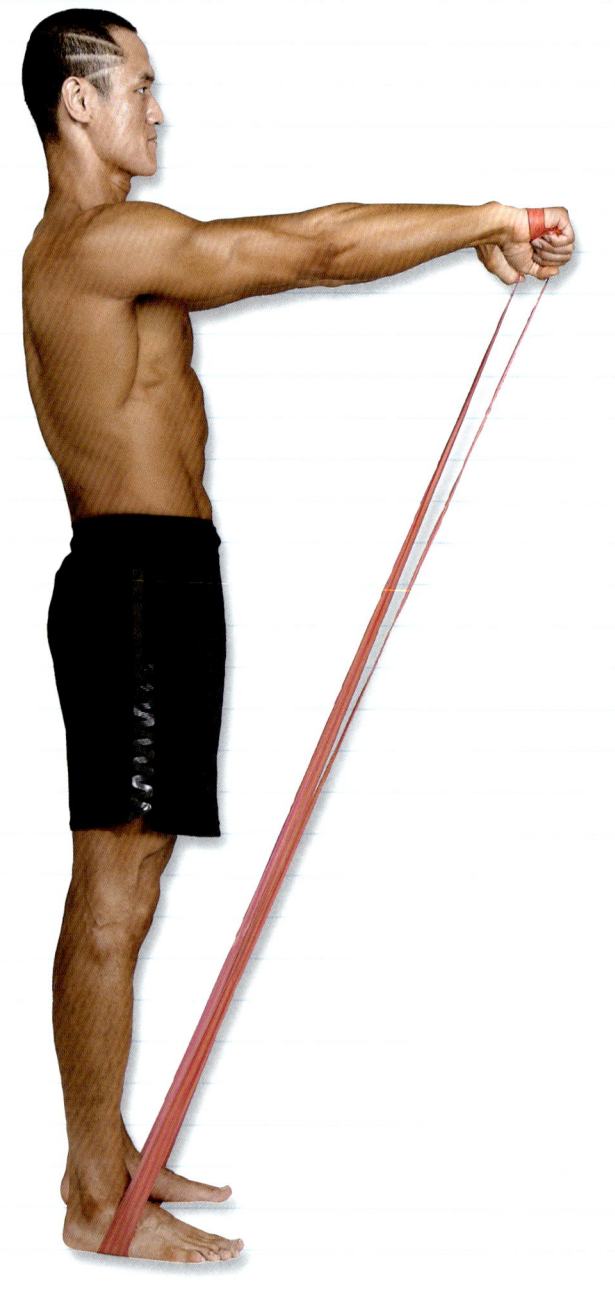
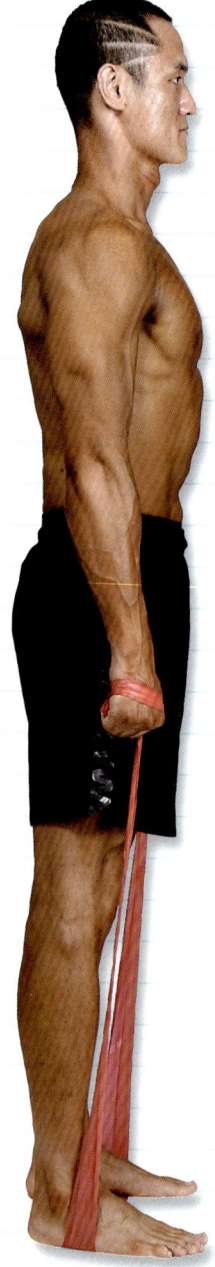

1분간 무한 반복

삼각근

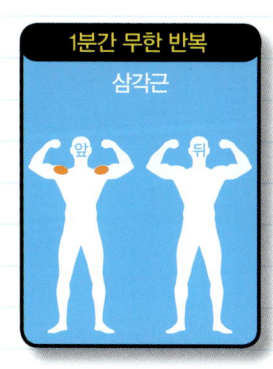

4 쉬지 않고 다시 팔을 올린다. 단, 이번에는 45도 방향으로 들어 올린다.

5 밴드의 저항을 느끼며 다시 팔을 내린다.

6 이번에는 팔을 완전히 옆으로 들어 올린다. 이 세 각도로 팔을 올리고 내리는 동작을 교대로 반복한다.

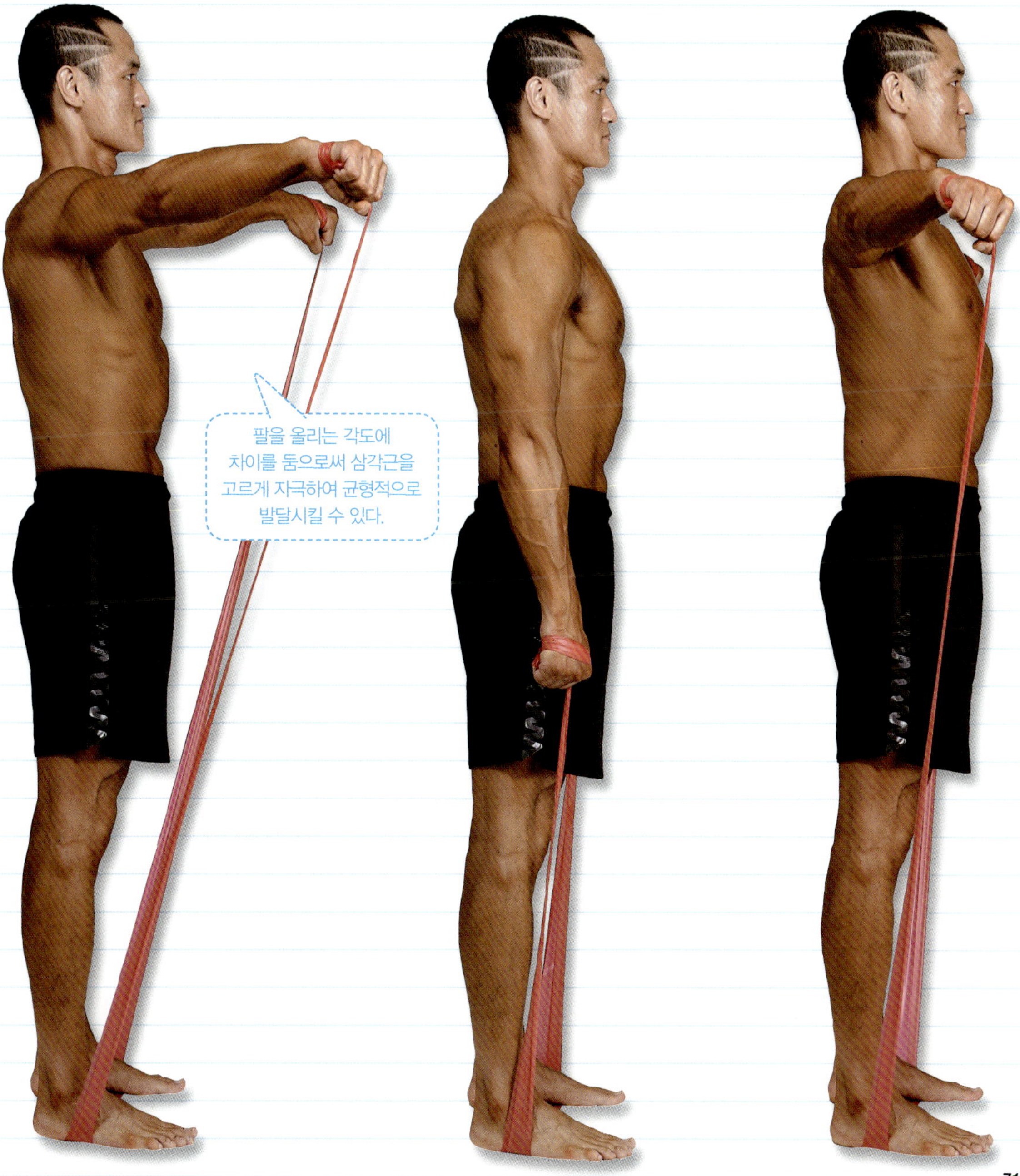

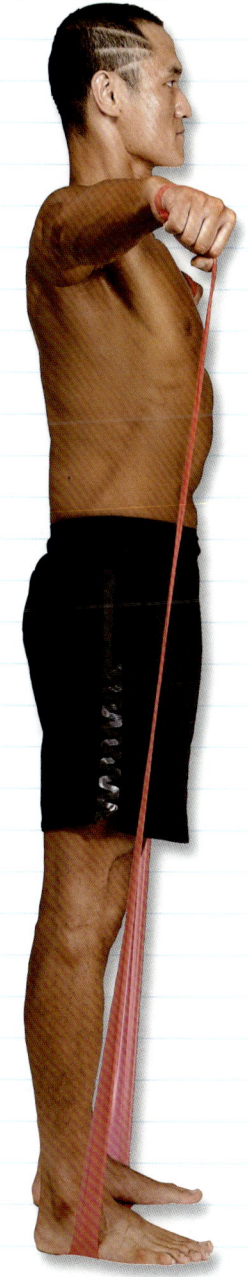

팔을 올리는 각도에 차이를 둠으로써 삼각근을 고르게 자극하여 균형적으로 발달시킬 수 있다.

밴드를 이용한
크로스 해머 컬

이두근 측면과, 전완근의 측면 쪽 근육인 완요골근을 집중 단련하는 운동입니다. 특히 팔뚝을 강화하고 싶은 분들에게 이 운동을 추천합니다.

1 밴드를 밟고 서서 적당한 탄력이 느껴지도록 손에 감은 다음 손등이 앞을 향하게 하여 자세를 취한다.

2 한쪽 손을 반대편 어깨 쪽으로 접어 올린다. 팔을 접으면서 숨을 내뱉고 내리면서 들이마신다.

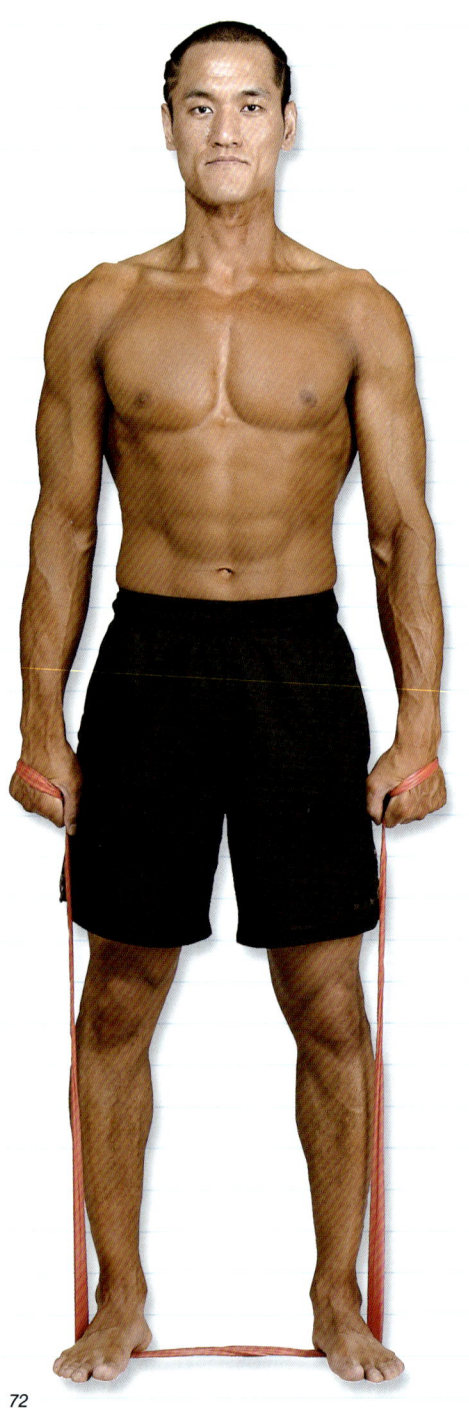
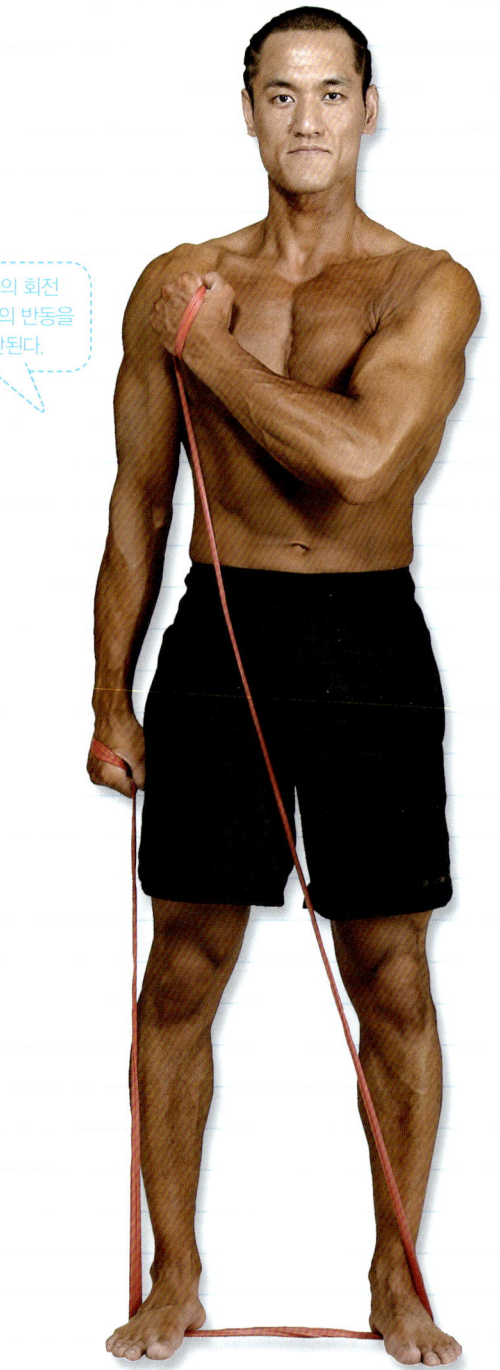

> 동작 시 몸통의 회전 반동이나 어깨의 반동을 이용하면 안된다.

3 반대편도 같은 방법으로 실시한다. 교대로 반복하며 팔의 펌핑감을 최대한 느낀다.

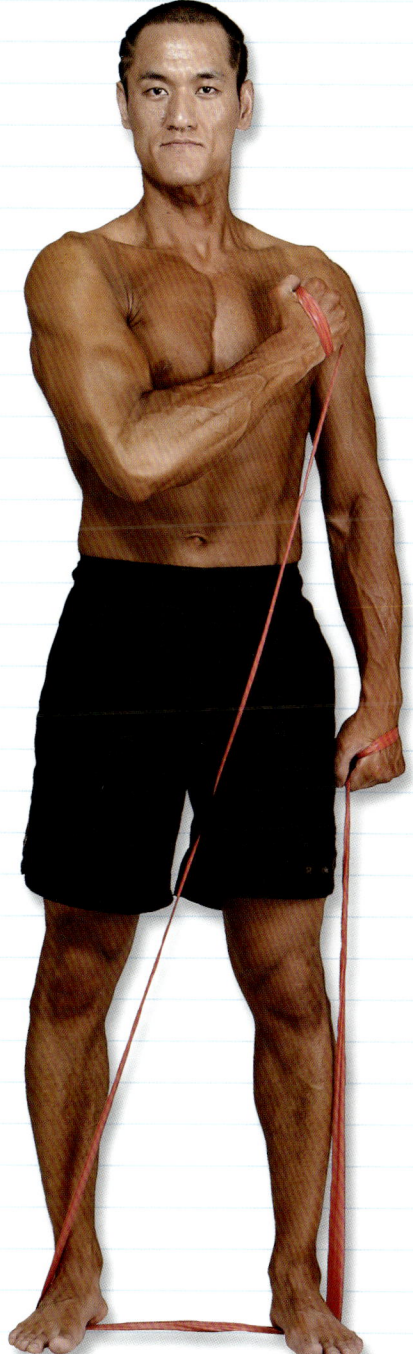

목표 근육 부위의 수축을 최대한 느끼면서 쥐어짰다가 내린다.

1분간 무한 반복
이두근

NG 동작 1
어깨가 올라가면 이두근의 자극이 저하되고 승모근에 과도한 힘이 들어간다.

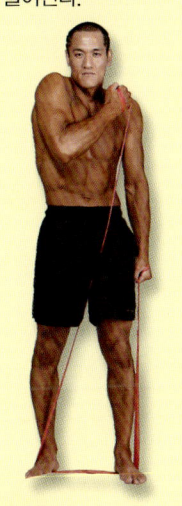

NG 동작 2
몸통이 옆으로 돌아가면 회전 반동으로 동작이 이루어져 목표 부위를 제대로 자극할 수 없다.

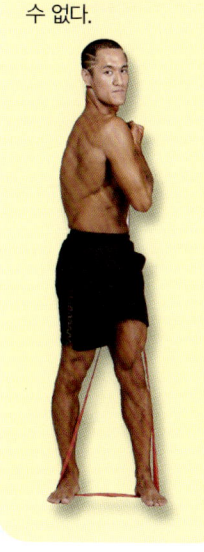

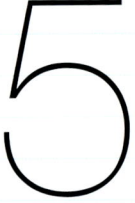

999 순환 운동
4주차 5

밴드를 이용한
킥 백

팔을 뒤로 뻗어 펴는 동작입니다. 팔 뒤쪽 삼두근에 강한 자극을 가해 어깨부터 팔을 따라 등으로 이어지는 라인을 탄력 있게 가꾸어줍니다. 상체의 각이 아래로 깊이 내려갈수록 삼두근의 자극은 더욱 더 커집니다. 단, 지면과 수평 이하로는 숙이지 말아야 하며 팔꿈치를 올려 상완과 몸통이 항상 평행을 유지하게 해야 합니다.

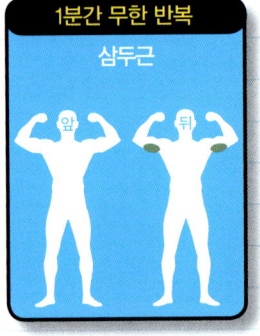

1분간 무한 반복
삼두근

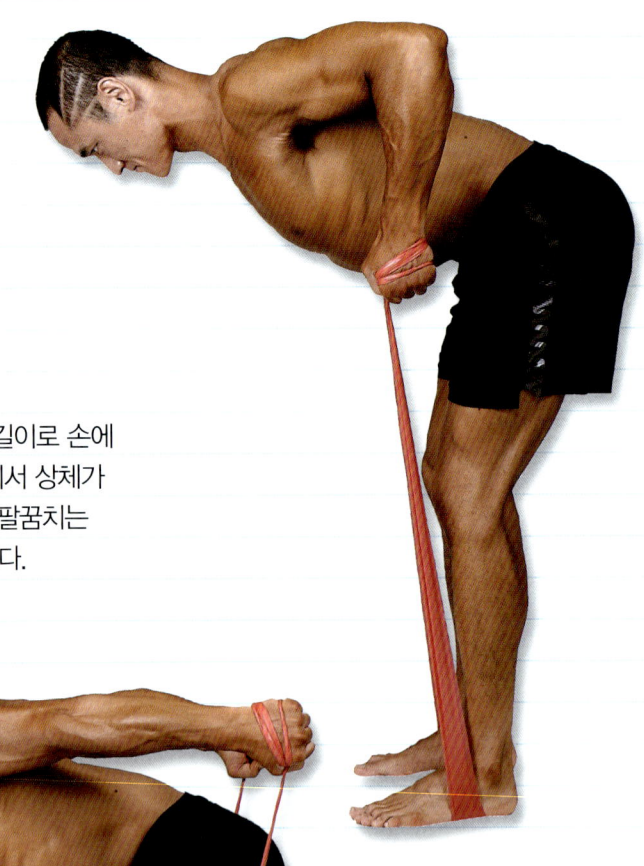

1 밴드를 발로 밟아 고정시키고 적당한 길이로 손에 감은 다음 허리를 펴고 선다. 그 자세에서 상체가 최대한 지면과 평행이 되도록 숙인다. 팔꿈치는 옆구리에 밀착시키고 직각으로 구부린다.

2 그 상태에서 팔을 뒤쪽으로 강하게 편다. 팔을 펴면서 숨을 내뱉고 내리면서 들이마신다.

> 삼두근의 강한 수축을 위해 팔을 편 상태에서 잠시 멈추었다가 탄성을 버티면서 천천히 내리는 동작을 반복한다.

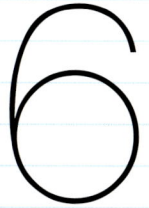

999 순환 운동
4주차

다리 펴고 손 모아
푸쉬업

기본적으로 대흉근에 자극을 주는 동작이지만, 양손의 간격을 조정함으로써 삼두근에도 강한 부하가 걸리도록 하는 운동입니다. 운동 강도가 높으므로 주의하면서 동작을 실시합니다. 굉장히 강한 펌핑감을 느낄 수 있는 운동입니다.

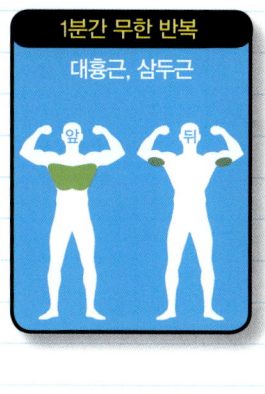

1분간 무한 반복
대흉근, 삼두근

1 엎드린 상태에서 손을 다이아몬드 모양으로 모아 가슴 아래쪽 바닥을 짚는다. 다리는 쭉 펴고 발끝으로 몸을 지탱한다.

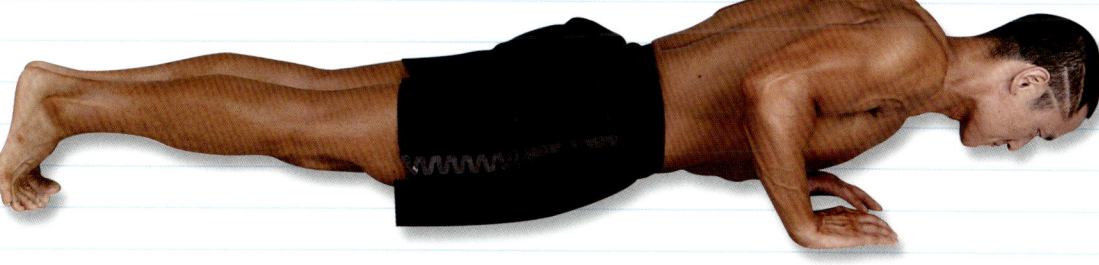

> 팔을 굽힐 때 팔꿈치를 몸 쪽으로 붙여서 굽혀야 안전하며, 대흉근의 안쪽 부분을 강하게 자극할 수 있다.

2 대흉근과 삼두근의 강한 수축을 느끼면서 팔을 굽혔다가 편다. 펼 때 숨을 내뱉고 굽힐 때 들이마신다.

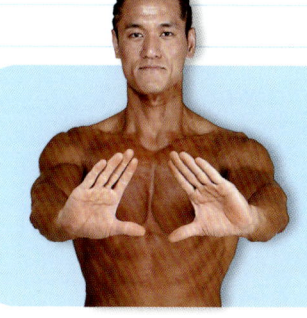

손 모양
양손은 사진과 같이 좁은 간격으로 벌려야 하며 항상 어깨 아래쪽으로 짚어야 어깨 관절에 가해지는 부담을 줄일 수 있다.

999 순환 운동
4주차

7

페트병 위에서 다리 펴고
플랭크

몸통의 중심부 안쪽을 단련함으로써 신체 밸런스 유지에 도움을 주는 코어 운동입니다. 발을 페트병 위에 올려놓고 실시함으로써 더욱 강한 강도로 트레이닝할 수 있습니다. 최대한 몸이 흔들리지 않게 전신의 근육을 긴장시키면서 호흡합니다.

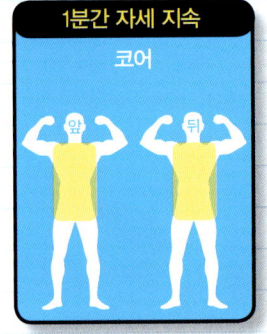

1분간 자세 지속
코어

1. 팔꿈치로 몸통을 지탱하고 엎드린다. 다리를 쭉 편 다음 발끝을 페트병 위에 올려놓고 코어가 무너지지 않도록 버틴다. 최대한 길게 호흡하면서 정확한 자세를 유지하도록 노력한다.

> 최대한 버티되, 중간에 힘들면 잠시 멈추었다가 바로 자세를 다잡고 지속한다.

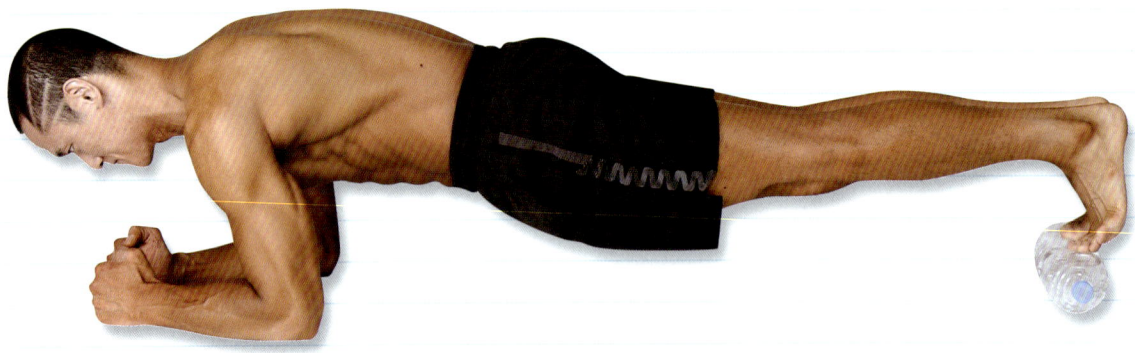

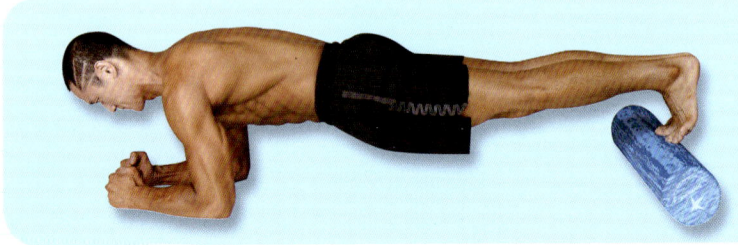

응용 동작
경우에 따라 폼롤러를 이용할 수 있다. 흔들림을 잡아주면서 자세를 유지하면 운동 강도에 맞는 멋진 근육 발달이 이루어진다.

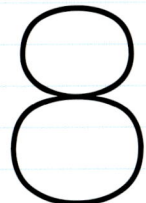

스트레이트 원 레그
수파인 힙업

한쪽 다리로 균형을 유지하는 과정에서 척추 기립근에 강한 자극을 전달하는 강도 높은 운동입니다. 허리의 근력 향상에 매우 효과적입니다. 자세가 흔들릴 수 있으므로 힙과 허리의 긴장을 최대한 풀지 않은 상태에서 안정적인 동작이 나오도록 버텨야 합니다.

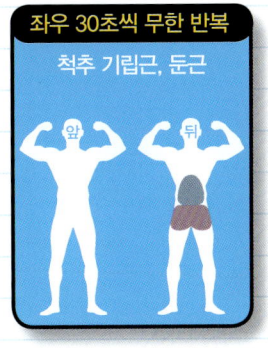

좌우 30초씩 무한 반복
척추 기립근, 둔근

1 바닥에 편안하게 누운 다음, 한쪽 다리는 무릎을 구부려 바닥을 딛고, 다른 한쪽은 무릎을 펴고 위로 들어 올린다.

> 양쪽 대퇴부는 평행인 상태를 유지한다.

2 그대로 힙을 들어 올려 다리부터 어깨에 이르는 몸이 일직선이 되게 한다. 힙을 내릴 때 숨을 들이마시고 올리면서 내뱉는다. 허리와 힙이 당길 때까지 30초 동안 최대한 반복하고 반대쪽 다리도 같은 방법으로 실시한다.

> 힙은 바닥에 닿지 않을 만큼만 낮추었다가 다시 올라간다.

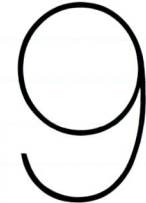

999 순환 운동
4주차

페트병 끼우고
더블 크런치

상복부와 하복부를 동시에 자극하는 운동으로, 복부를 강하게 수축시켜 선명한 복근을 만들어줍니다. 단 허리가 좋지 않은 분들은 무리하지 말고 주의해서 실시합니다.

1 바로 누운 상태에서 다리를 들고 무릎을 직각으로 구부린다. 무릎 사이에 페트병을 끼우고 손을 후두부 쪽에 위치시켜 시작자세를 취한다.

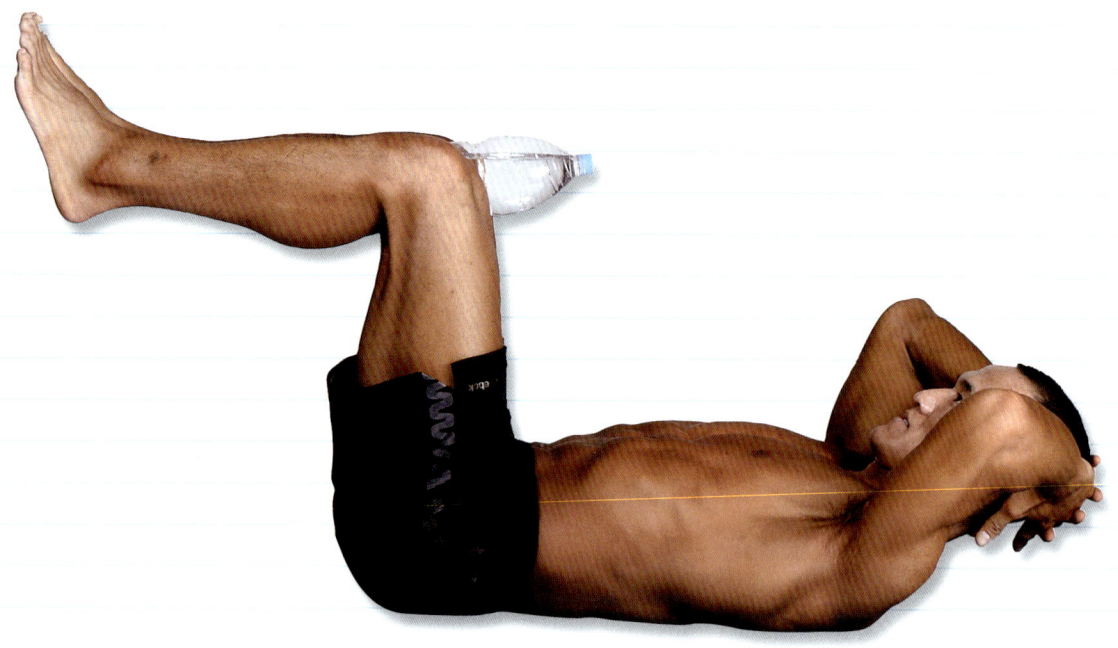

바닥에서 어깨를 살짝 떨어뜨린다.

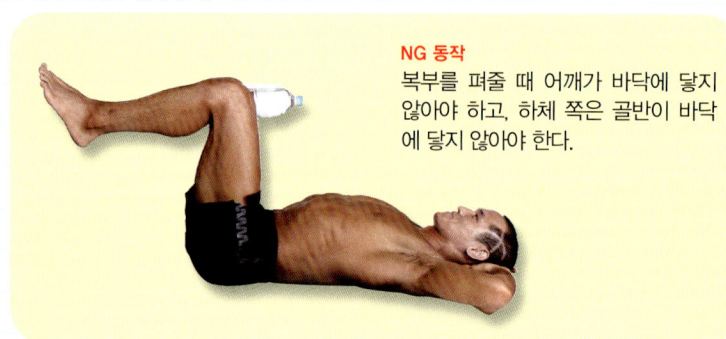

NG 동작
복부를 펴줄 때 어깨가 바닥에 닿지 않아야 하고, 하체 쪽은 골반이 바닥에 닿지 않아야 한다.

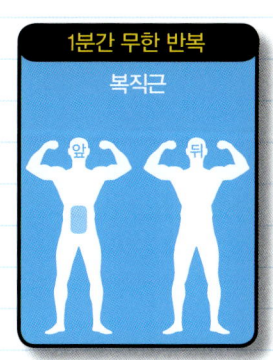

2 머리 뒤를 손으로 살짝 받친 상태에서 상체와 하체를 동시에 말아 올린다. 상복부와 하복부의 강한 수축을 느끼면서 숨을 내뱉고 다시 긴장을 풀면서 들이마신다.

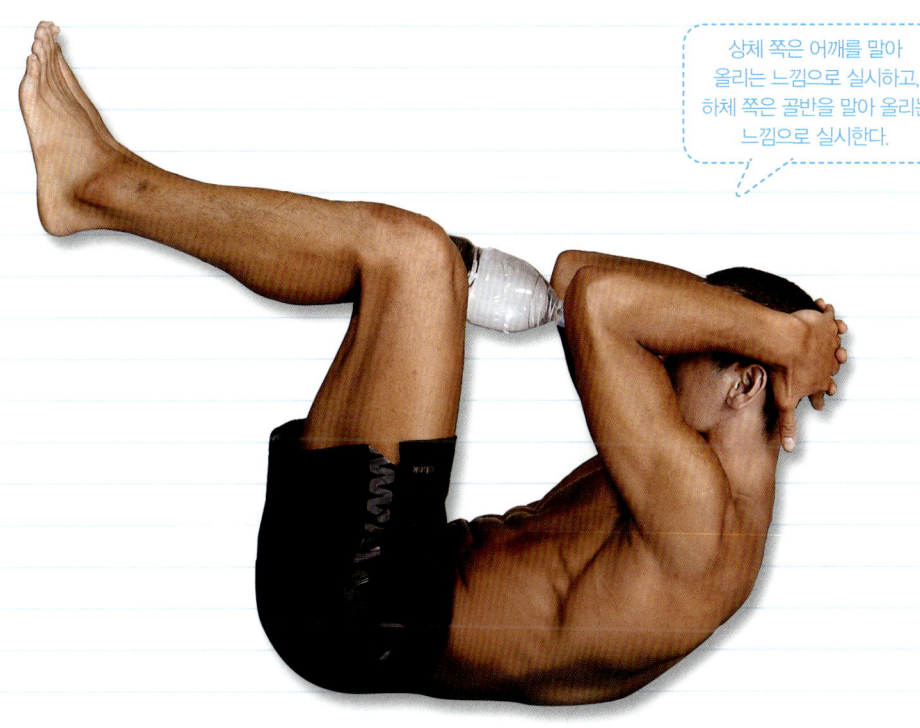

상체 쪽은 어깨를 말아 올리는 느낌으로 실시하고, 하체 쪽은 골반을 말아 올리는 느낌으로 실시한다.

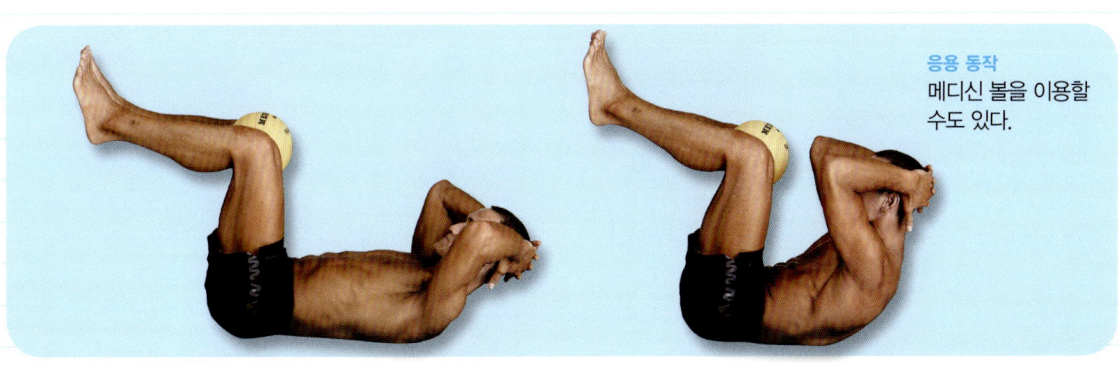

응용 동작
메디신 볼을 이용할 수도 있다.

999 순환 운동 5주차 프로그램

5주차는 더욱 다이나믹하고 운동 가동 범위가 큰 동작들이 포함되었습니다. 근육 밸런스나 체력이 부족하면 소화하기 힘든 동작들이지만 여기까지 꾸준히 따라 오셨다면 충분히 해낼 수 있는 운동들입니다. 믿음을 가지고 5주차도 힘을 내어 시작해봅시다.

주차가 진행될수록 더 힘들 수도 있겠지만 여기까지 온 이상 절대 포기할 수 없습니다. 자신을 넘어서세요. 그리고 자신을 믿으세요. 여러분은 분명 할 수 있습니다!

> 하루 9가지 동작을 실시하되, 각 동작을 1분 동안 지칠 때까지 계속한다. 체력이 모자란 경우 중간중간 짧게 자주 쉬는 것도 무방하지만 가능한 한 이 악물고 버틴다. 힘이 부쳐 중간에 멈출 때에는 5초 이하의 짧은 휴식만 취한다.

999 순환 운동 5주차

1 기본 — 런지 니 업

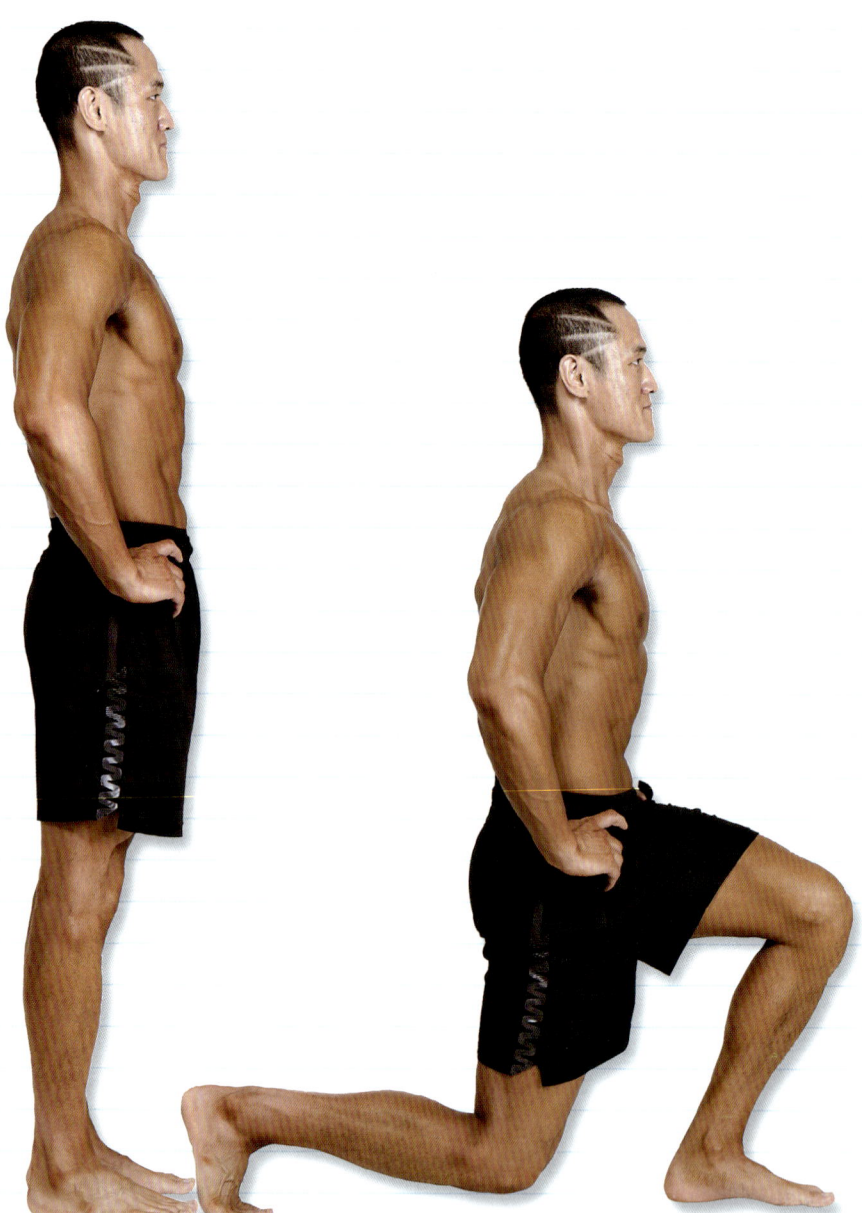

1 손은 골반을 가볍게 짚고, 허리를 펴고 선다. 시선은 정면을 향한다.

2 다리를 앞뒤로 한 보 정도 벌리고 무릎을 구부려 런지 자세를 취한다.

하체 운동인 런지에 약간의 역동성을 가미한 동작으로, 밸런스를 잡기 위해 하체의 긴장감을 최대화해야 합니다. 이 운동은 여러분의 하체와 힙을 더욱 탄력 있고 섹시하게 만들어줄 것입니다.

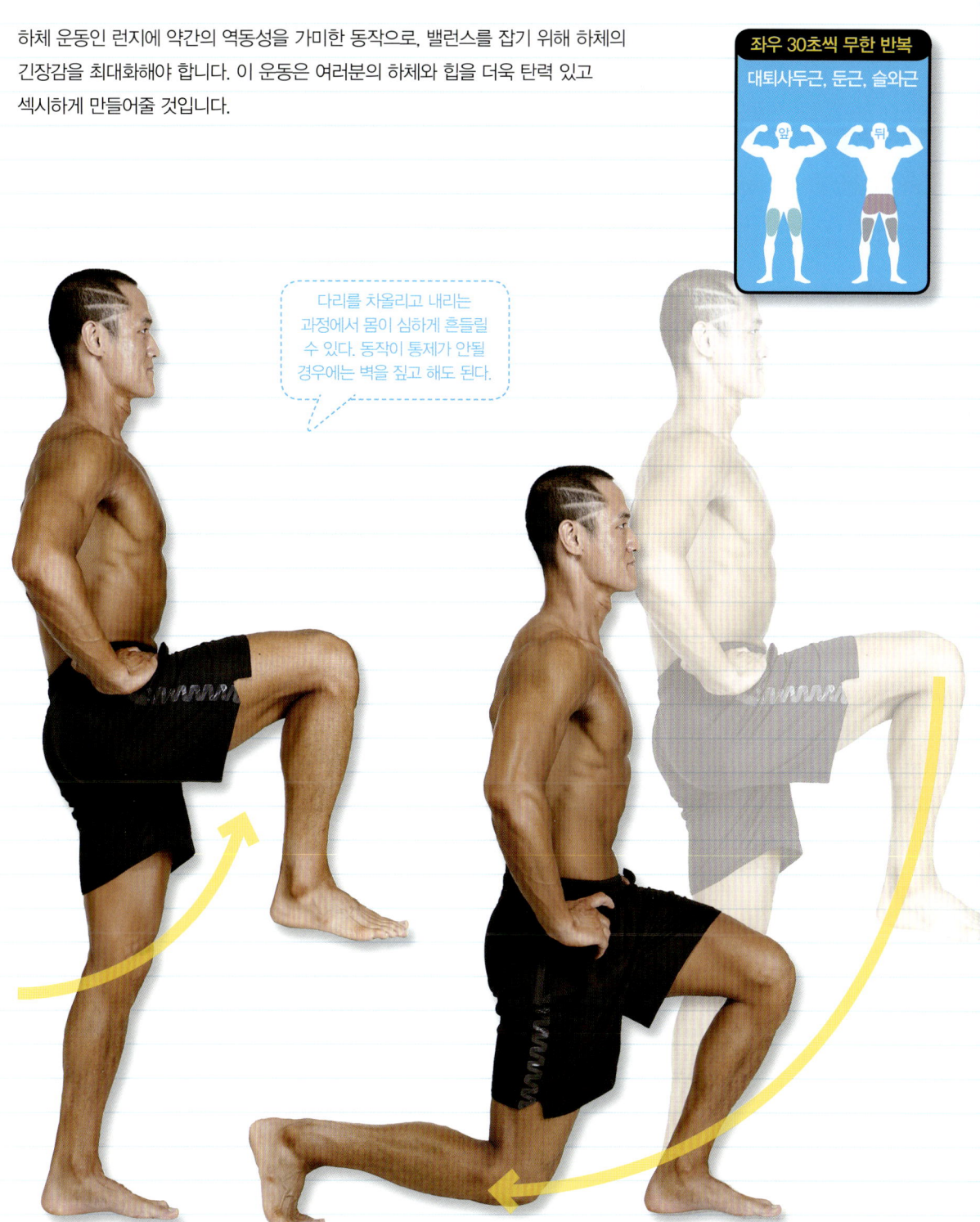

좌우 30초씩 무한 반복
대퇴사두근, 둔근, 슬와근

다리를 차올리고 내리는 과정에서 몸이 심하게 흔들릴 수 있다. 동작이 통제가 안될 경우에는 벽을 짚고 해도 된다.

3 뒤에 있던 다리를 앞으로 가져오면서 가슴을 향해 무릎을 차올리고 강하게 숨을 내뱉는다.

4 균형을 잡으며, 차올렸던 다리를 다시 뒤쪽으로 빼면서 원위치로 돌아간다. 30초 동안 2~3번 동작을 최대한 반복하고 바로 이어서 반대편 다리로 실시한다.

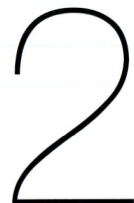

5주차

페트병 들고
데드리프트 & 로우

데드리프트 동작과 로우 동작을 결합시킨 복합 운동입니다. 그만큼 광배근과 슬와근의 자극이 커지고 운동량이 많아지는 알짜배기 운동입니다. 너무 빠르게 하지 말고 정확한 동작으로 근육의 당김을 느끼면서 실시합니다.

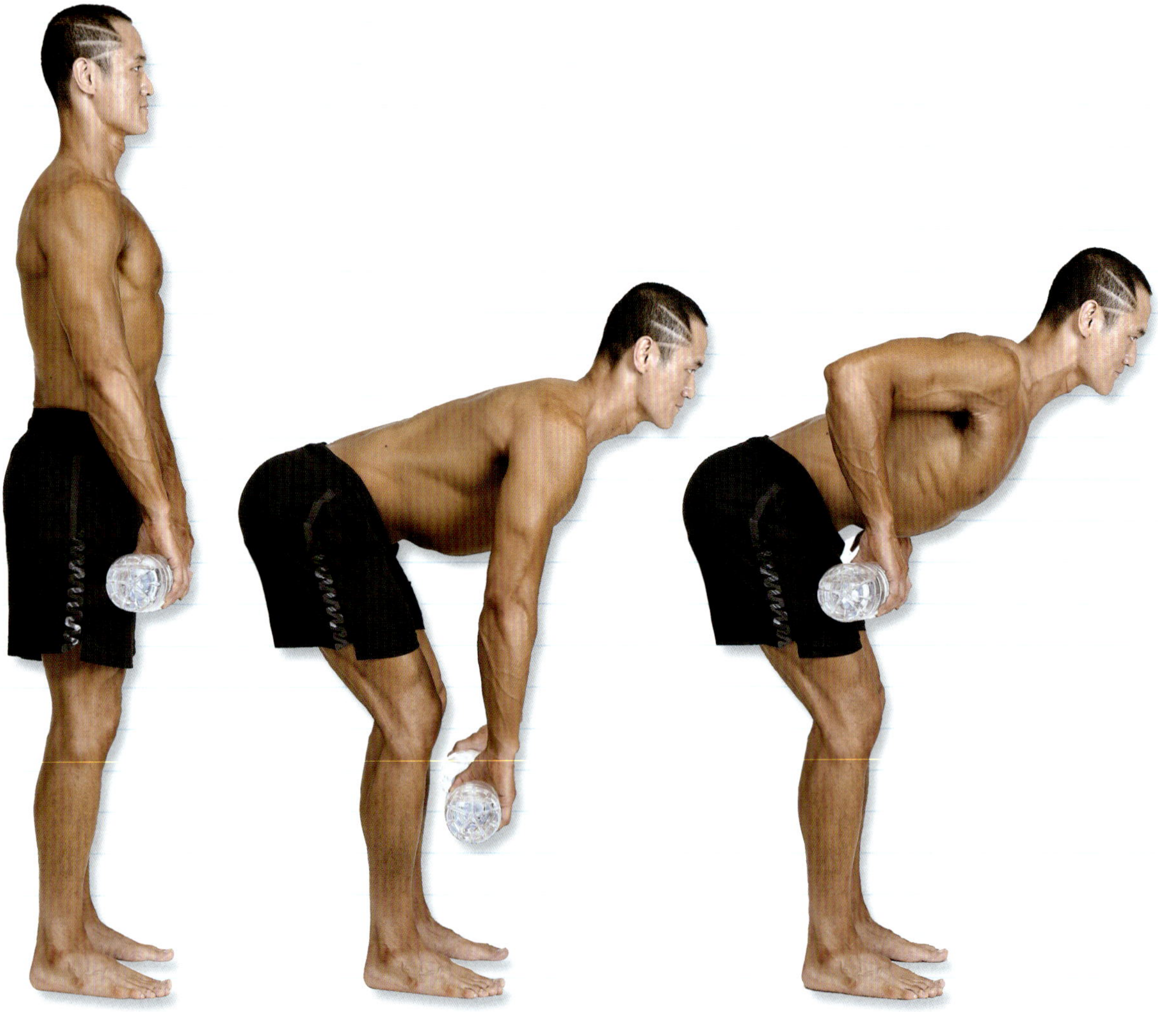

1 데드리프트를 할 때처럼 양손에 페트병을 들고 선다.

2 지면과 거의 평행이 되도록 상체를 숙이면서 숨을 들이마신다.

3 그 자세에서 바로 로우 동작을 실시한다. 상체는 그대로 유지한 채 강하게 숨을 내뱉으며 팔을 접어 올리고 동시에 어깨를 뒤로 젖힌다.

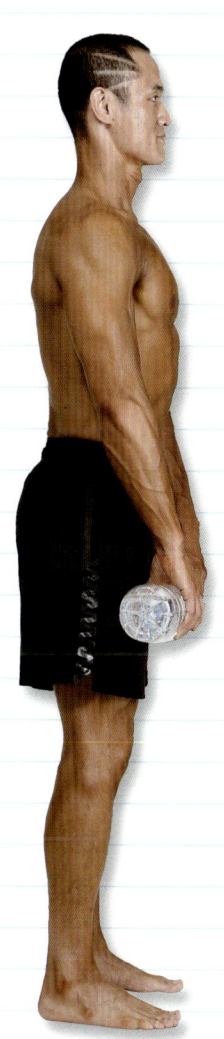

1분간 무한 반복

광배근, 척추 기립근, 슬와근

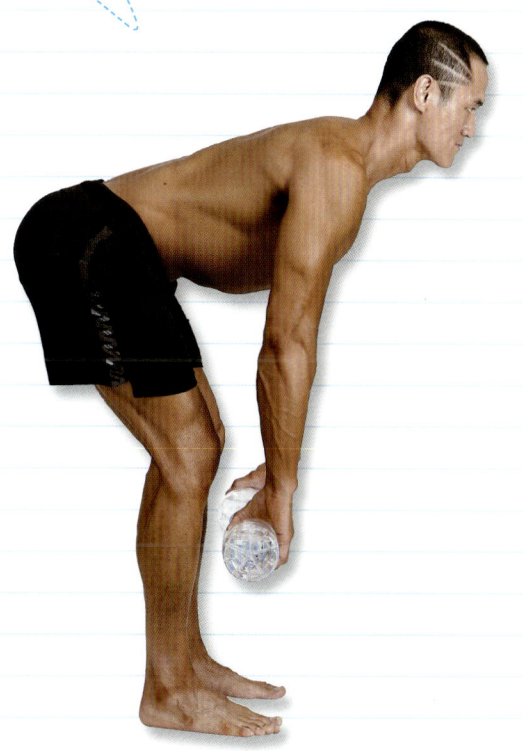

허리는 구부러지지 않고 계속 편 상태를 유지한다.

4 다시 팔을 내리면서 숨을 들이마신다.

5 상체를 일으켜 세우면서 숨을 내뱉는다. 최대한 반복하면서 소비 칼로리를 높인다.

응용 동작

짐스틱으로 운동할 경우 척추 기립근과 슬와근에 좀 더 강한 자극을 줄 수 있다. 짐스틱 핸들을 밟고 선 상태에서 손을 어깨너비로 벌려 짐스틱을 잡는다. 허리를 펴고 상체를 지면과 거의 평행한 상태로 숙인다. 최대한 가슴을 열면서 짐스틱을 골반 쪽으로 강하게 당겨주고 다시 팔을 내리면서 등을 편다. 상체를 일으켜 세우면서 허리를 최대한 수축시킨다.

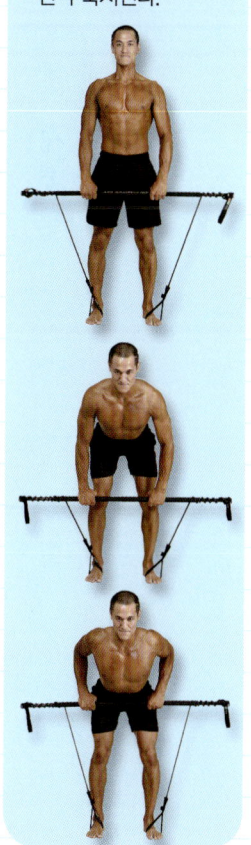

999 순환 운동
5주차

3

페트병 들고
사이드 런지 & 원 핸드 숄더 프레스

런지에 어깨 운동을 추가한 복합 운동입니다. 동작이 큰 만큼 균형을 잘 잡고 너무 빠르지 않게 실시하는 것이 좋습니다. 칼로리 소모량이 큰 운동입니다.

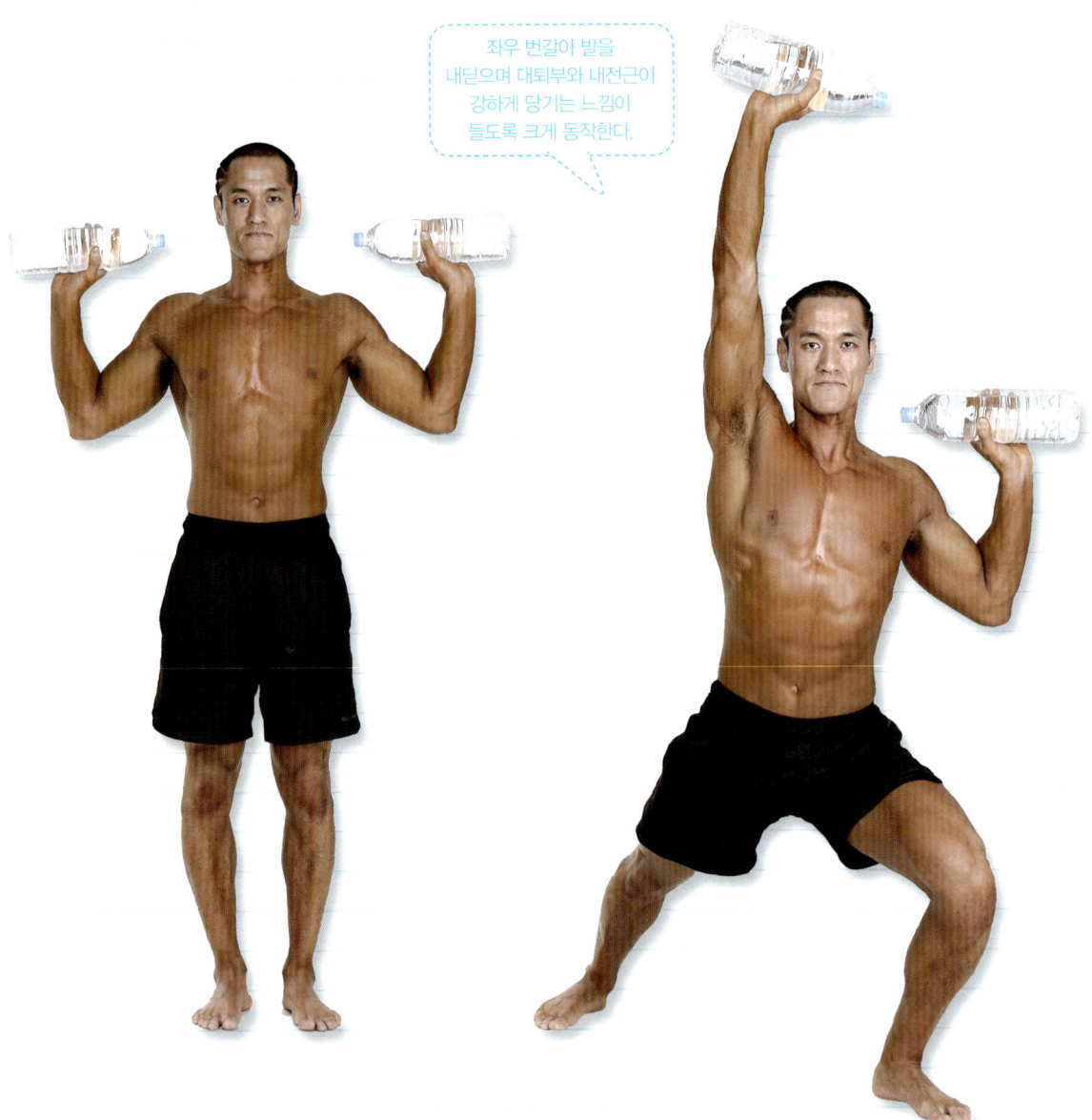

> 좌우 번갈아 발을 내딛으며 대퇴부와 내전근이 강하게 당기는 느낌이 들도록 크게 동작한다.

1 양손에 페트병을 쥐고 어깨 위로 들어 올려 숄더 프레스 자세로 선다.

2 한쪽 발을 대각선 바깥쪽으로 크게 한 걸음 내딛는 동시에 내딛은 발의 반대쪽 팔을 위로 뻗어 삼각근을 수축시킨다. 이때 내딛은 다리의 무릎만 구부리고 뒤에 놓인 다리는 곧게 펴준다. 팔과 다리를 뻗으면서 숨을 내뱉는다.

응용 동작

메디신 볼의 경우 손으로 공을 받치고 동작하기 때문에 복근과 다리를 더욱 긴장시킨 상태로 강도 있게 진행된다. 메디신 볼을 손 위에 올려놓고 팔을 어깨 옆으로 들어 준비자세를 취한다. 한쪽 발을 대각선으로 크게 내딛으며 반대쪽 손을 뻗어 올린다. 다시 원위치로 돌아간다.

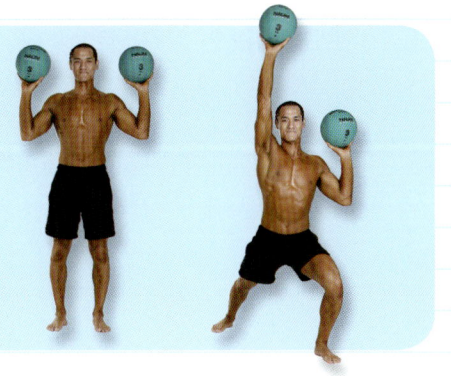

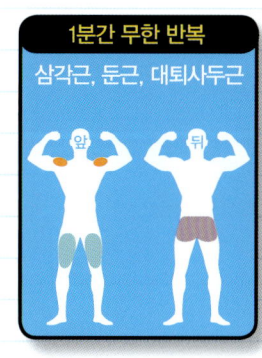

1분간 무한 반복
삼각근, 둔근, 대퇴사두근

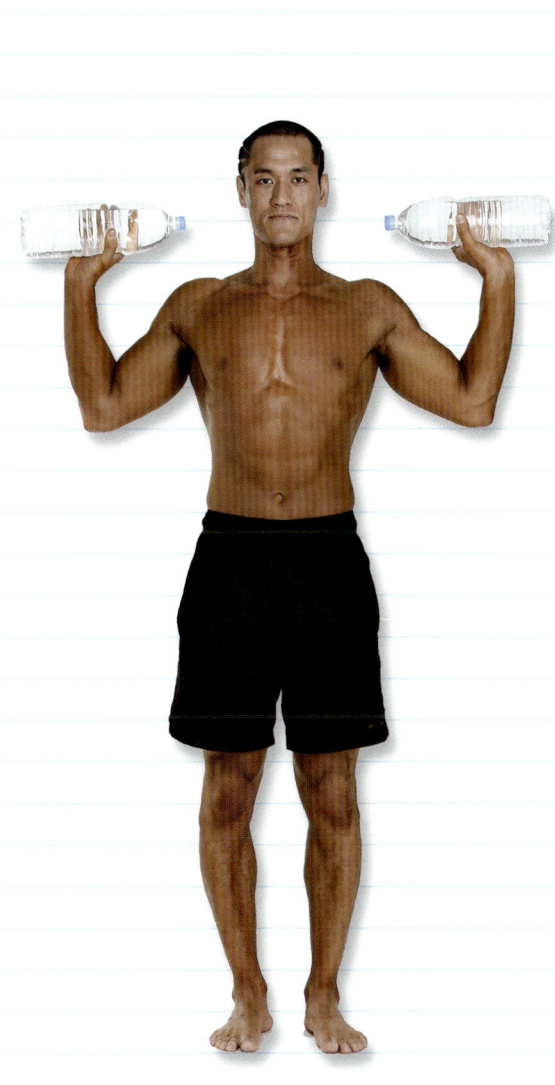

3 숨을 들이마시면서 처음 자세로 돌아간다.

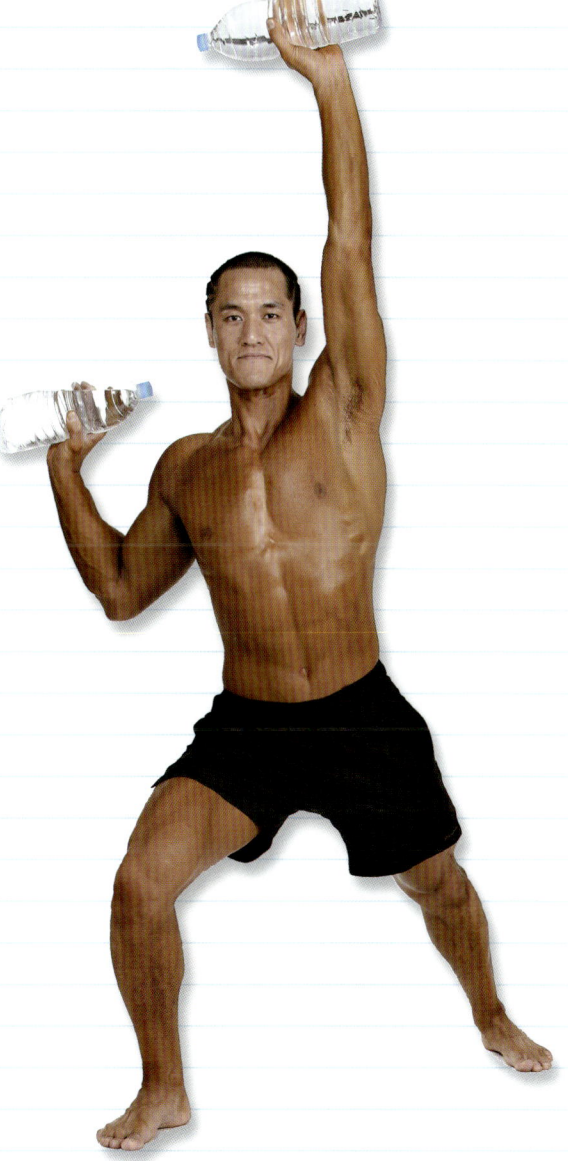

4 반대쪽으로 실시한다. 좌우 번갈아 최대한 반복한다.

밴드를 이용한 트위스트
바이셉스 컬

팔을 접어 올리는 이두근과 몸통을 틀어줄 때 작용하는 복사근을 동시에 단련하는 복합 운동입니다. 단시간에 두 부위를 단련하는 데 효과적입니다. 근육의 긴장을 항상 유지한 상태로 실시합니다.

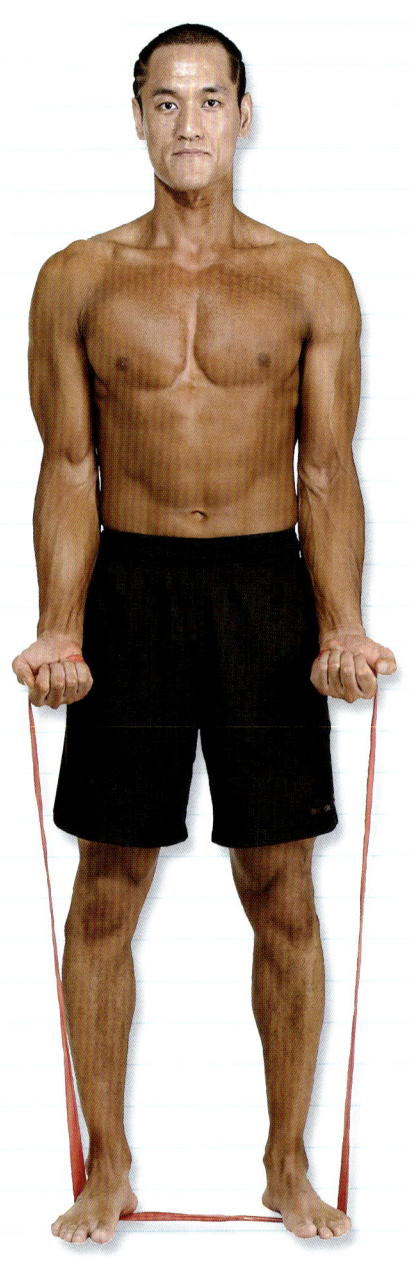

1 밴드를 밟고 서서 적당한 길이로 손에 감아쥐고 준비자세를 취한다.

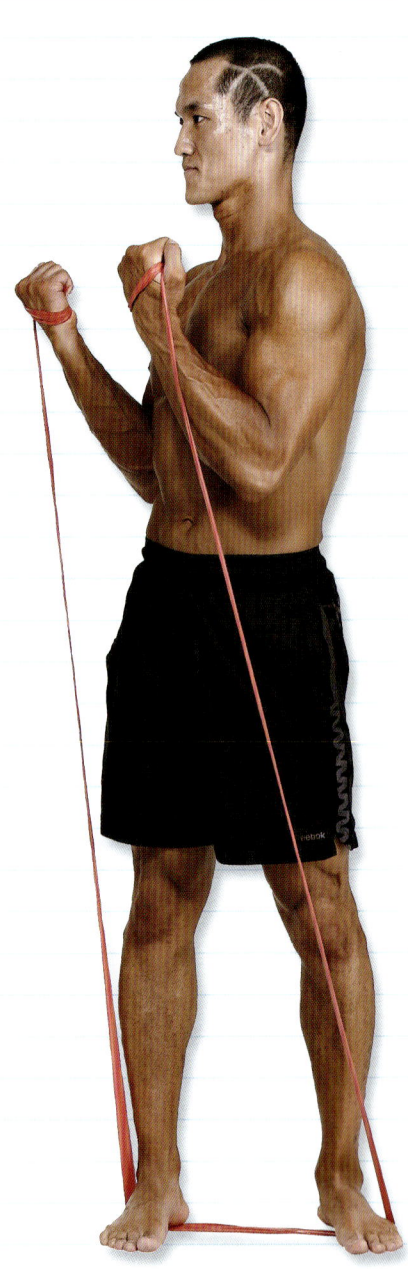

2 몸통을 왼쪽으로 트는 동시에 팔을 접어서 말아 올린다.

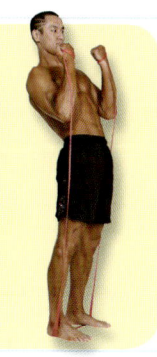

NG 동작
통제 가능한 상태에서 몸통이 좌우로 움직이는 것은 괜찮으나 앞뒤로의 반동적인 움직임은 피해야 한다.

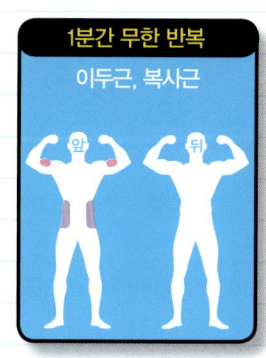

1분간 무한 반복

이두근, 복사근

응용 동작

짐스틱의 경우 밴드보다 복사근의 긴장을 더욱 강하게 유발시켜 강도 높은 동작을 구사할 수 있다. 짐스틱의 핸들을 밟고 어깨너비로 짐스틱을 균등하여 잡아 타이트하게 밴드를 감는다. 몸통을 틀면서 그대로 짐스틱을 말아 올린다. 팔을 내리면서 다시 정면을 향한다.

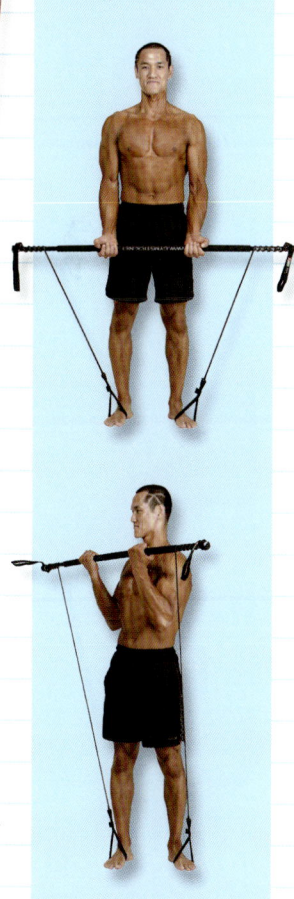

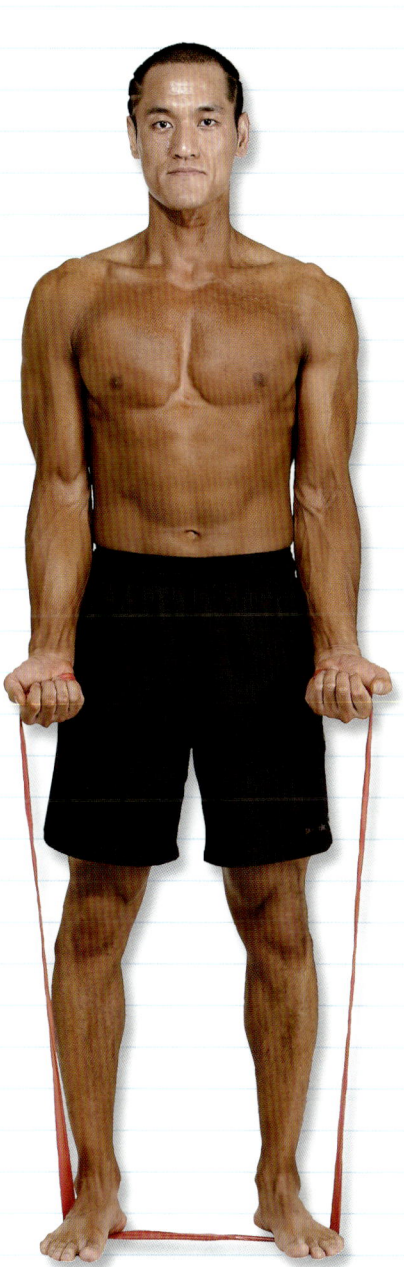

3 팔을 내리면서 다시 정면을 바라본다.

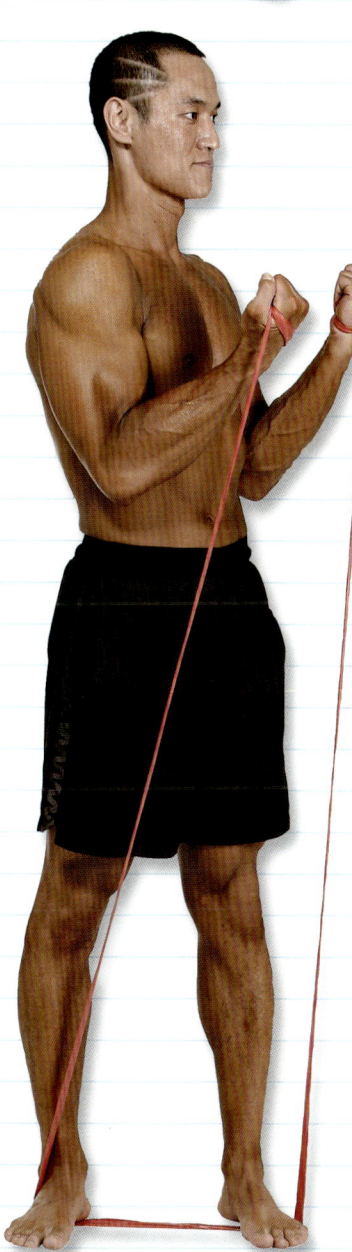

4 반대쪽으로 몸통을 틀어 같은 동작을 반복한다. 팔을 접어 올리면서 숨을 내뱉고 내리면서 들이마신다.

999 순환 운동
5주차 5

의자를 이용한
딥

체중을 이용해 삼두근에 강한 자극을 주는 운동입니다. 어깨에 무리를 주지 않으면서 삼두근을 길게 스트레칭할 수 있도록 최대한 깊이 내립니다. 높이가 높은 의자보다는 낮은 것을 사용할 때 더욱 강도 높게 운동할 수 있습니다.

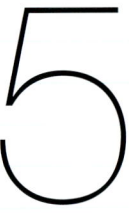

1분간 무한 반복
삼두근

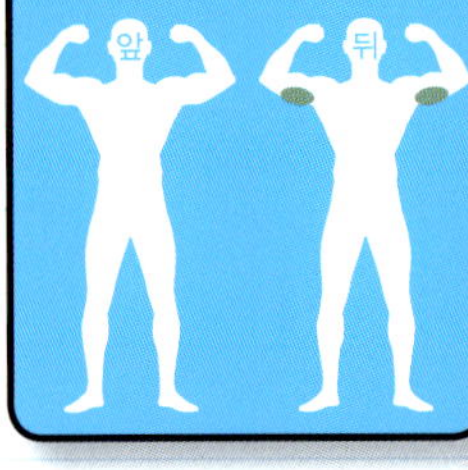

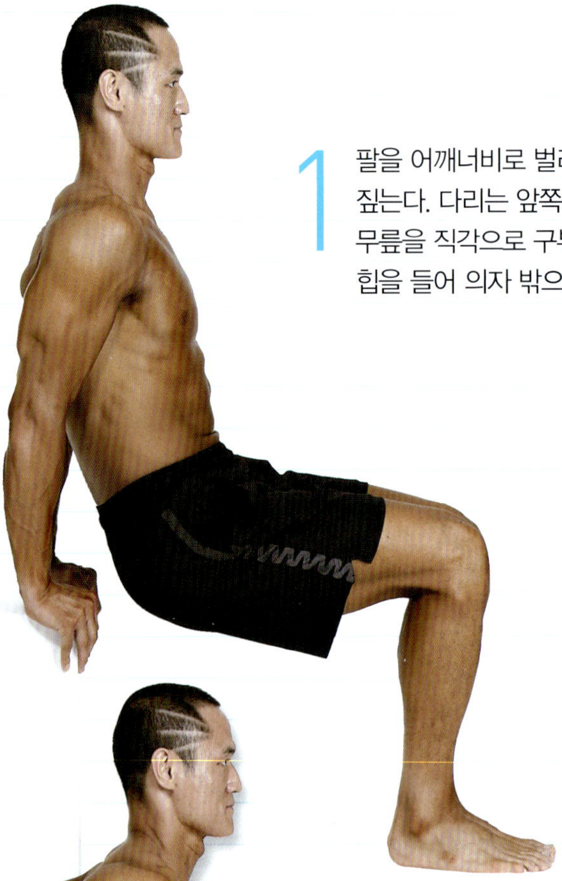

1 팔을 어깨너비로 벌려 등 뒤의 의자를 짚는다. 다리는 앞쪽으로 빼준 상태에서 무릎을 직각으로 구부려 바닥을 디디고, 힙을 들어 의자 밖으로 내어준다.

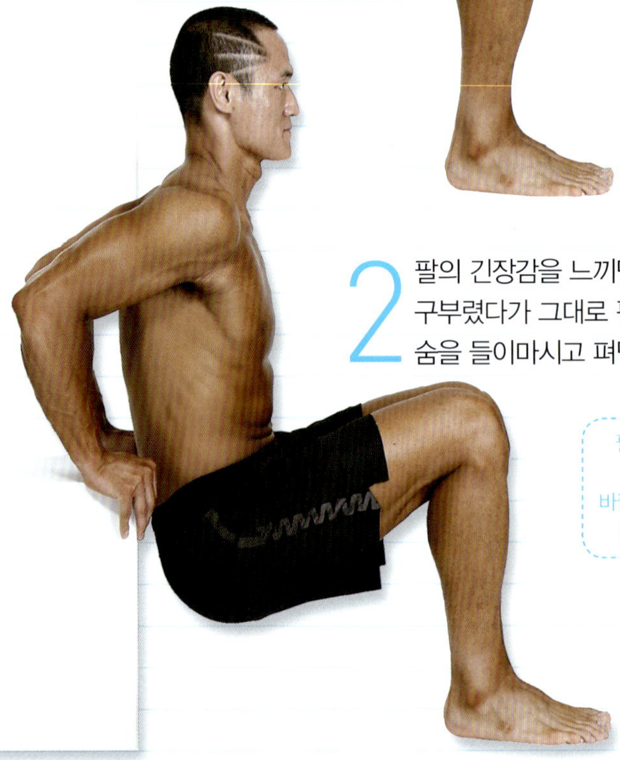

2 팔의 긴장감을 느끼면서 천천히 구부렸다가 그대로 편다. 팔을 굽힐 때 숨을 들이마시고 펴면서 내뱉는다.

> 팔꿈치를 구부릴 때는 되도록 바깥쪽으로 벌어지지 않게 구부린다.

응용 동작

발과 의자의 거리를 달리해 운동 강도를 조절할 수 있다. 발이 의자에서 멀어지면 강도가 세고 의자와 가까워지면 강도가 약해진다. 이때 힙은 언제나 의자 바로 앞에 위치해야 한다. 그렇지 않으면 삼두근에 정확한 자극을 줄 수 없으며 어깨 관절에 가해지는 부하가 커진다.

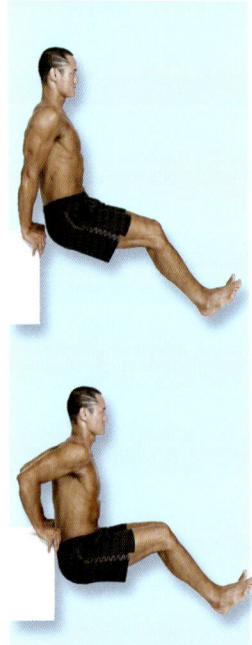

999 순환 운동
5주차 6

페트병 위에서 다리 펴고
푸쉬업

난이도를 높인 푸쉬업입니다. 페트병 위에 발끝을 올리고 동작하므로 균형을 유지하는 과정에서 코어 근육이 강하게 작용하며, 대흉근에도 긴장감이 가중되어 많은 근력이 동원되는 강도 높은 운동입니다.

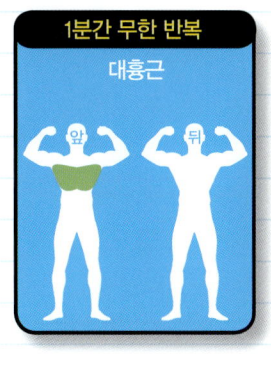

1분간 무한 반복
대흉근

> 운동하는 내내 허리가 처지지 않도록 주의하면서 실시한다.

1 바닥에 엎드려 손을 어깨너비보다 약간 넓게 벌리고 가슴 옆 바닥을 짚는다. 다리는 쭉 펴서 페트병 위에 발끝을 올려놓는다.

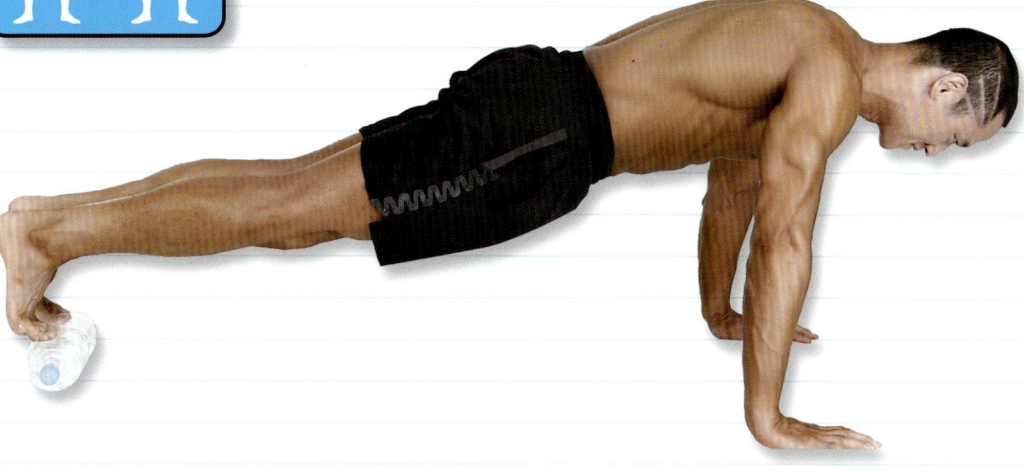

2 균형을 잃지 않도록 긴장하면서 팔꿈치를 최대한 깊이 구부렸다가 편다. 팔을 구부릴 때 숨을 들이마시고 펴면서 내뱉는다.

> 몸의 정렬 상태를 유지하면서 최대한 많이 반복하여 가슴에 강한 자극을 준다.

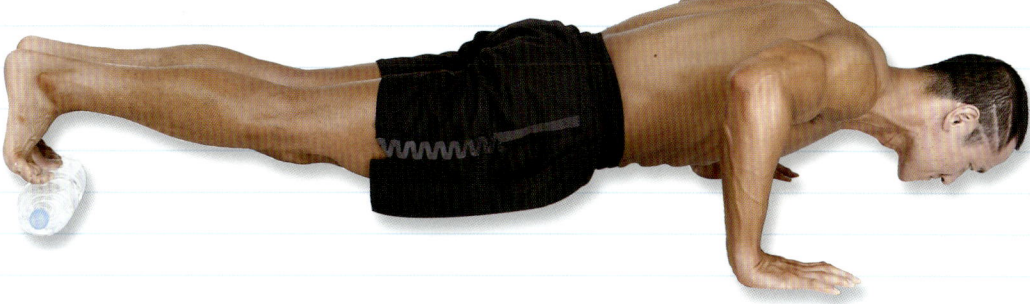

응용 동작
폼롤러 위에서도 실시할 수 있다. 최대한 발이 흔들리지 않게 지탱하면서 실시하면 복근과 대흉근을 더욱 긴장시킬 수 있다.

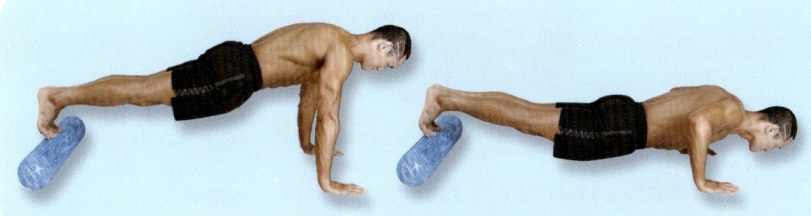

999 순환 운동
5주차

7 무릎 대고
사이드 플랭크

플랭크의 응용 동작입니다. 몸을 옆으로 세워 균형을 잡으면서 코어를 자극합니다. 동작 내내 허리를 편 상태를 유지해야 합니다.

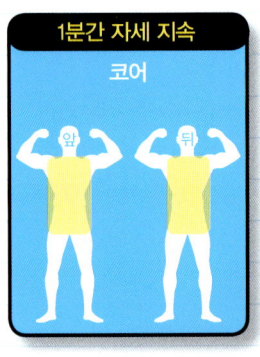

1분간 자세 지속 / 코어

1 옆으로 누워 팔꿈치로 몸을 지탱하고, 바닥에 무릎을 댄 다음 다리를 90도로 구부린다. 한쪽을 30초 버티고 바로 방향을 바꿔 반대쪽도 30초간 버텨 총 1분간 자세를 유지한다.

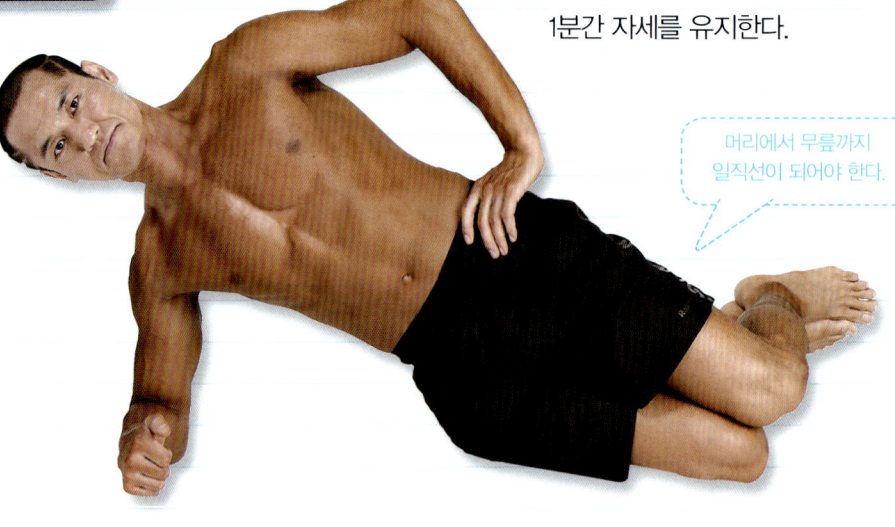

머리에서 무릎까지 일직선이 되어야 한다.

NG 동작
몸이 구부러지면 운동 자극이 저하될 뿐만 아니라 부상을 유발할 수 있다.

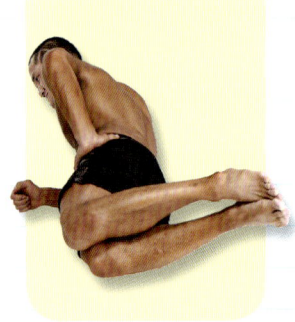

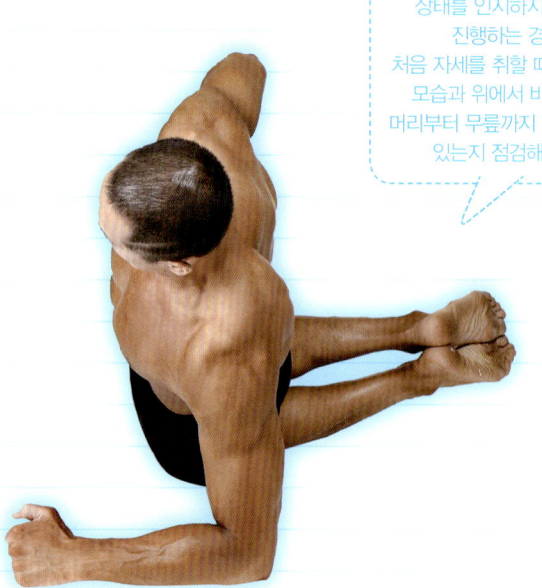

일반적으로 등을 구부린 상태를 인지하지 못하고 운동을 진행하는 경우가 많다. 처음 자세를 취할 때 정면에서 바라본 모습과 위에서 바라본 모습 모두 머리부터 무릎까지 일직선을 유지하고 있는지 점검해보아야 한다.

999 순환 운동
5주차 8

기본
토 터치

강도 높은 복근 운동 중 하나입니다. 최대한 몸을 말아 올리면서 상·하복부를 골고루 자극합니다. 팔과 다리를 펴고 동작하기 때문에 일반적인 동작보다 운동 강도가 강하게 느껴집니다. 최대한 손끝으로 발끝을 터치한다는 느낌을 살리며 올라갑니다.

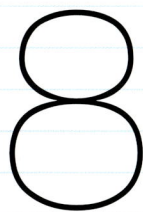

1분간 무한 반복
복직근

1. 바닥에 누운 상태에서 다리를 뻗어 올려 지면과 거의 직각이 되도록 만든다. 그 다음 팔을 뻗어 올려 손끝이 발끝을 향하도록 한다.

> 팔과 다리를 뻗어 올린 채로 1분 동안 동작을 반복하면서 복부를 긴장시킨다.

2. 복부의 긴장을 최대한 유지하면서 상체를 들어 올려 복부를 강하게 수축시킨다. 다시 상체를 내리되, 어깨와 머리를 바닥에 대지 않고 다시 올라간다. 상체를 말아 올리면서 숨을 내뱉고 내리면서 들이마신다.

999 순환 운동
5주차

사이드 투 사이드
수파인 힙업

수파인 힙업 동작 중 난이도가 가장 높은 동작입니다. 하체의 움직임을 이용해 척추 기립근에 강한 자극을 주고, 하체의 안쪽(내전근)과 바깥쪽 근육(외전근)을 탄력 있게 만들어줍니다. 허리에 많은 부담이 가해지는 운동이므로 허리가 좋지 않거나 강도가 부담이 될 경우에는 동작 범위를 줄이는 등 난이도를 조절하여 실시합니다.

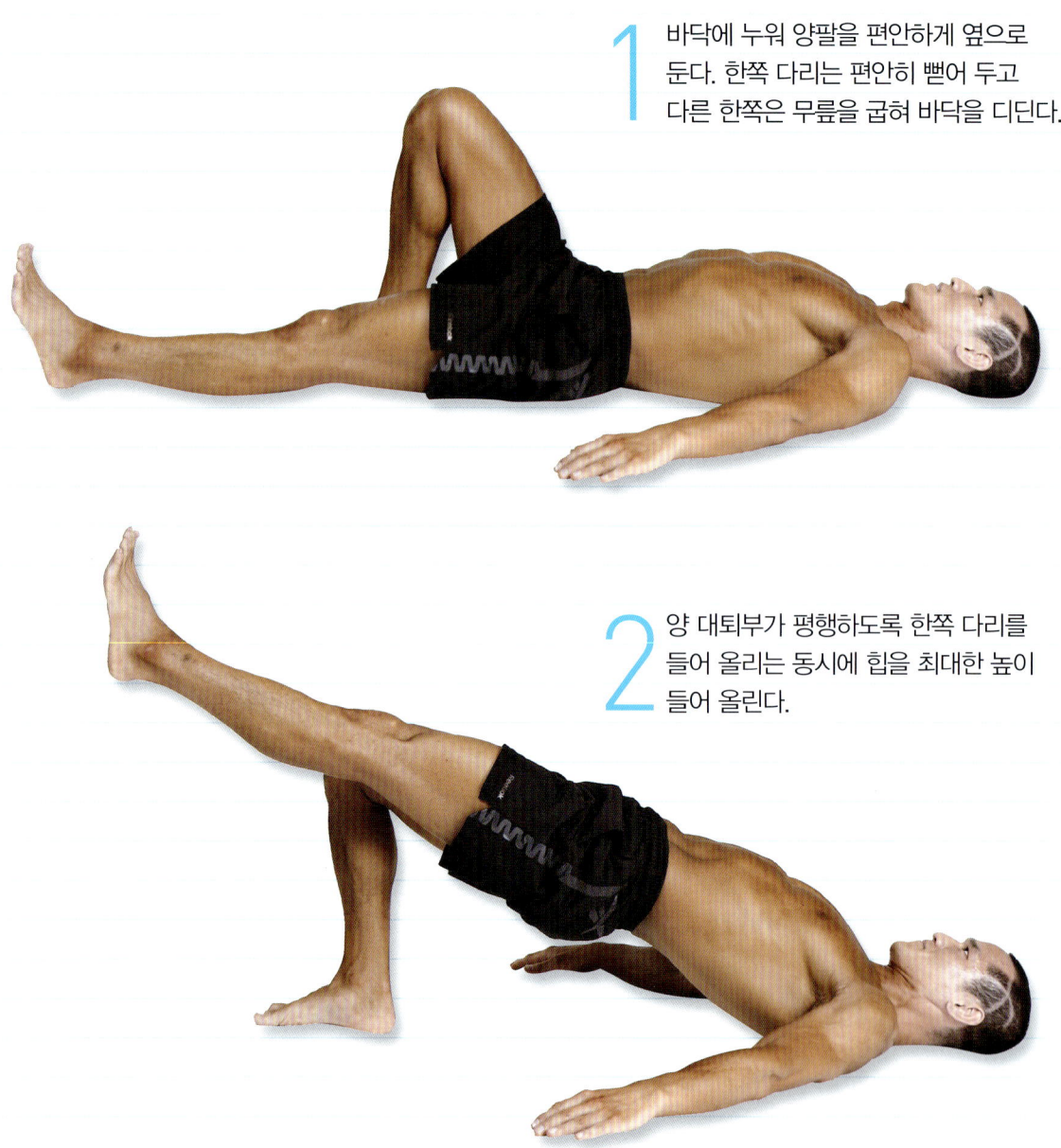

1 바닥에 누워 양팔을 편안하게 옆으로 둔다. 한쪽 다리는 편안히 뻗어 두고 다른 한쪽은 무릎을 굽혀 바닥을 디딘다.

2 양 대퇴부가 평행하도록 한쪽 다리를 들어 올리는 동시에 힙을 최대한 높이 들어 올린다.

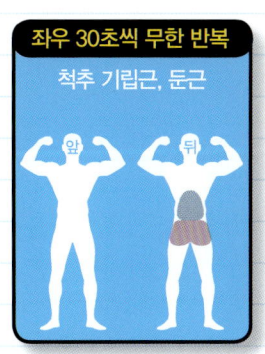

다리가 바깥쪽으로 외전할 때 허리 쪽에 가해지는 강한 자극을 지탱하면서 자세를 유지한다.

3 구부린 다리로 몸을 지탱하면서 들어 올린 다리를 바깥쪽으로 뺀다. 이때 숨을 들이마신다.

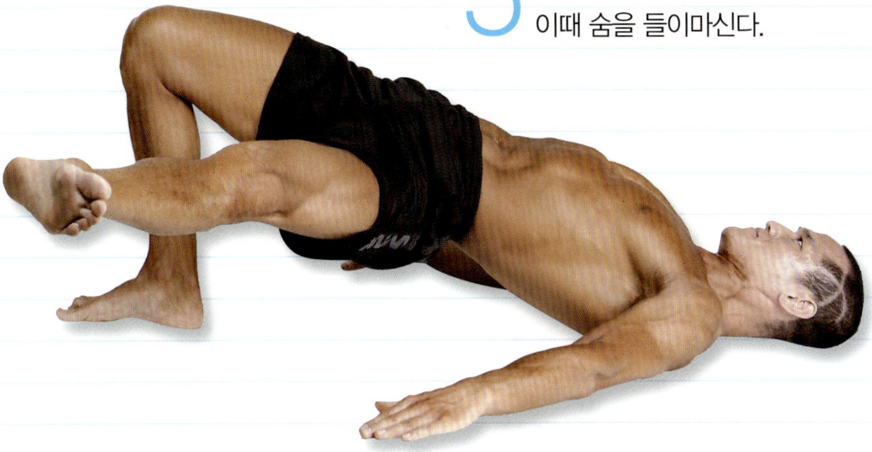

마치 자동차의 와이퍼가 움직이는 듯한 모습으로 동작한다.

4 바로 이어서 다리를 안쪽으로 가져오면서 숨을 내뱉는다. 30초 동안 최대한 반복하고 이어서 반대쪽도 30초간 최대한 반복한다.

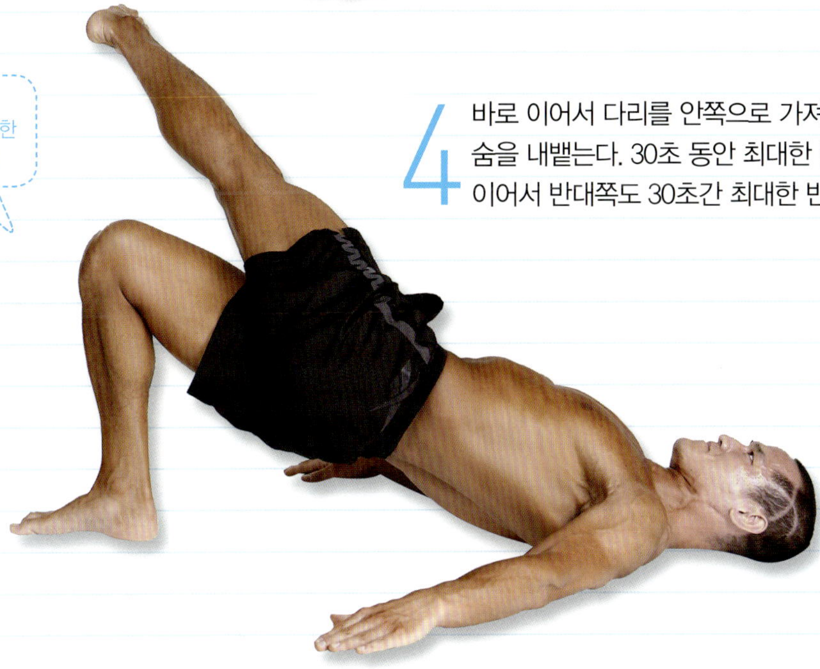

999 순환 운동 6주차 프로그램

지금까지 프로그램을 꾸준히 따라왔다면, 체력이 눈에 띄게 향상되었음을 느낄 수 있을 것입니다.

처음에는 숨이 턱 막히고 너무 힘들어서 포기하고 싶었을지도 모릅니다. 하지만 근육은 쓰면 쓸수록 발달하여 우리 몸을 더욱 강하게 만들어줍니다. 지방을 없애주는 것은 말할 필요도 없고요.

6주차부터는 근육 밸런스와 코어를 수시로 쓰는 운동이 더욱 보강된 프로그램을 실시합니다. 최선을 다해서 근육에 불을 질러봅시다!

> 하루 9가지 동작을 실시하되, 각 동작을 1분 동안 지칠 때까지 계속한다. 체력이 모자란 경우 중간중간 짧게 자주 쉬는 것도 무방하지만 가능한 한 이 악물고 버틴다. 힘이 부쳐 중간에 멈출 때에는 5초 이하의 짧은 휴식만 취한다.

999 순환 운동 6주차

1

페트병 들고
프런트 백 런지 & 사이드 래터럴 레이즈

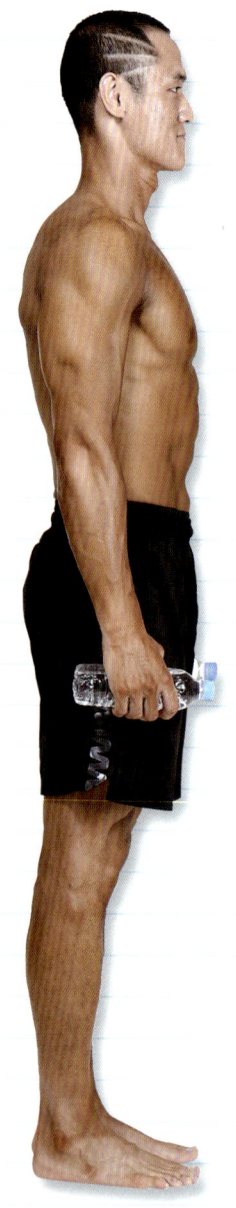
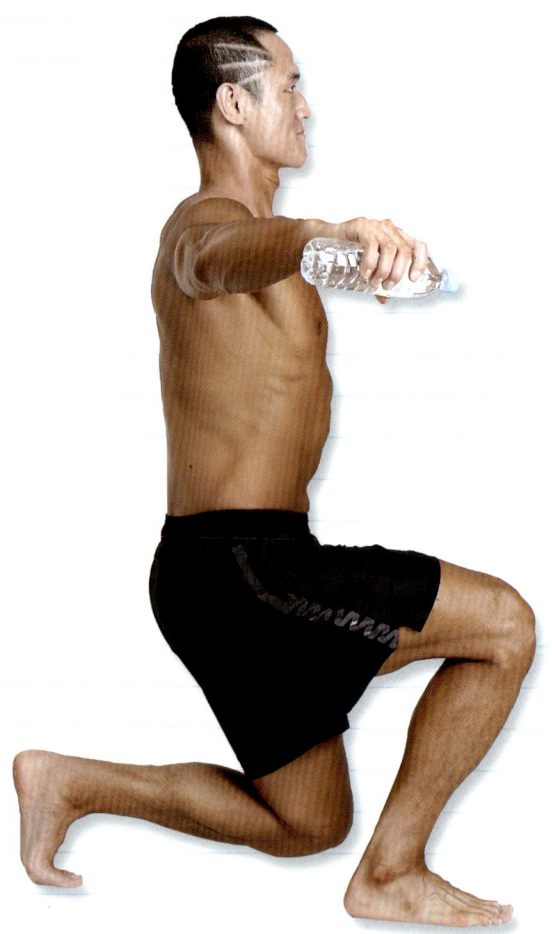

1 양손에 페트병을 들고 다리를 모아 바로 선다. 시선은 정면을 응시하고 허리를 곧게 편다.

2 한쪽 다리를 앞으로 한 보 정도 내딛으며 무릎을 굽혀 런지 동작을 취한다. 동시에 손등이 위로 가도록 양팔을 옆으로 뻗어 올리면서 숨을 내뱉는다.

다이나믹하게 변형한 런지 동작으로 소비 칼로리를 한층 더 높일 수 있는 운동입니다. 삼각근에도 자극을 주어 어깨와 하체를 함께 단련할 수 있습니다. 자칫 균형이 무너질 수 있으므로 속도에 주의하면서 동작합니다.

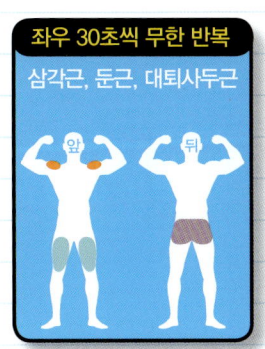

좌우 30초씩 무한 반복

삼각근, 둔근, 대퇴사두근

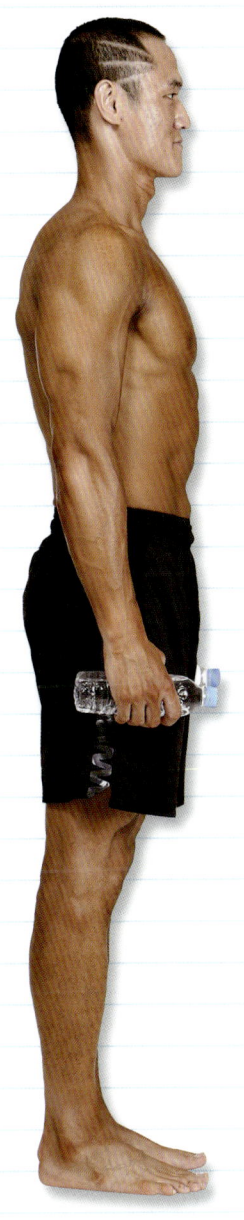

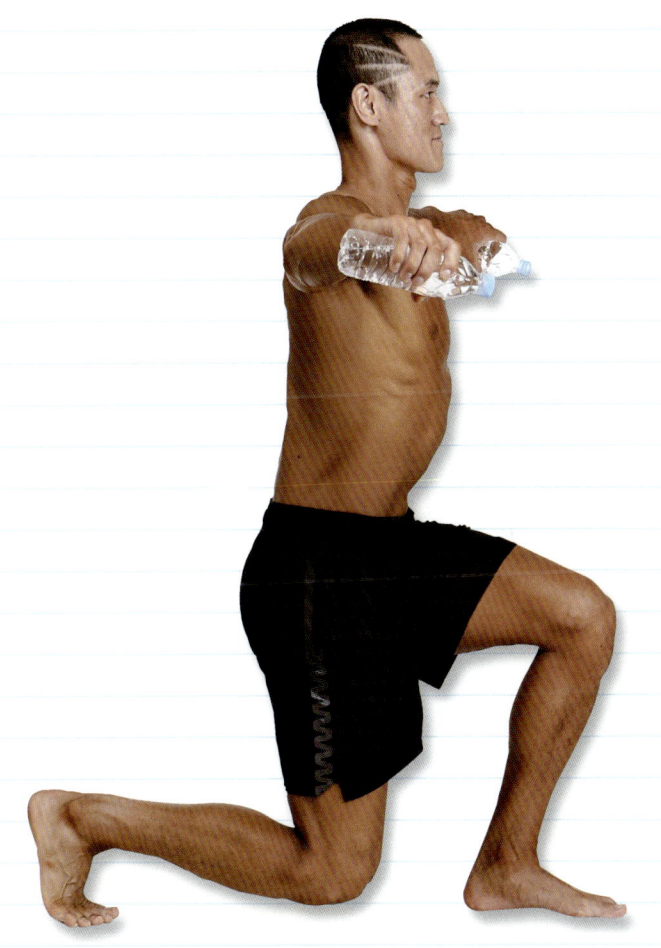

3 팔과 다리를 원위치시키면서 숨을 들이마신다.

4 이번엔 같은 다리를 뒤로 한 보 정도 빼면서 런지를 한다. 마찬가지로 양팔을 옆으로 들어 올리며 삼각근 측면을 수축시킨다. 이렇게 한쪽 다리를 앞과 뒤로 내딛으며 30초간 무한 반복하고, 반대쪽도 같은 방법으로 실시한다.

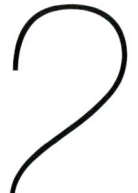

999 순환 운동
6주차

2 페트병 들고 쉐이킹

코어를 자극하는 운동으로, 최대한 몸의 흔들림을 잡아준 상태에서 동작을 실시합니다. 지속적으로 반복하면서 호흡에도 집중합니다.

> 몸을 안정적으로 제어한 상태에서 몸통의 흔들림 없이 팔 동작만으로 페트병을 강하게 흔들어야 코어 근육에 강력한 자극을 줄 수 있다.

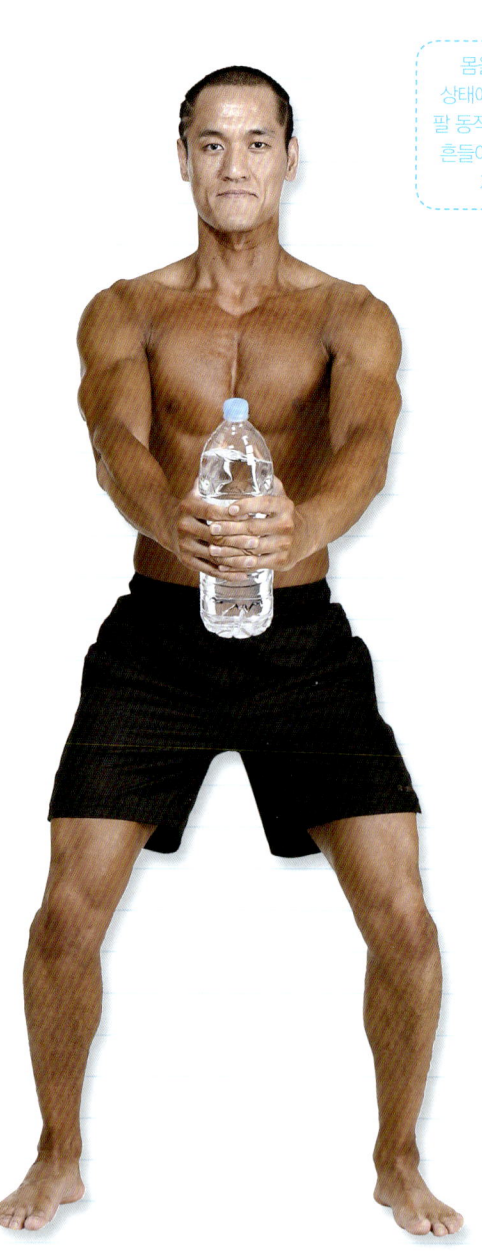
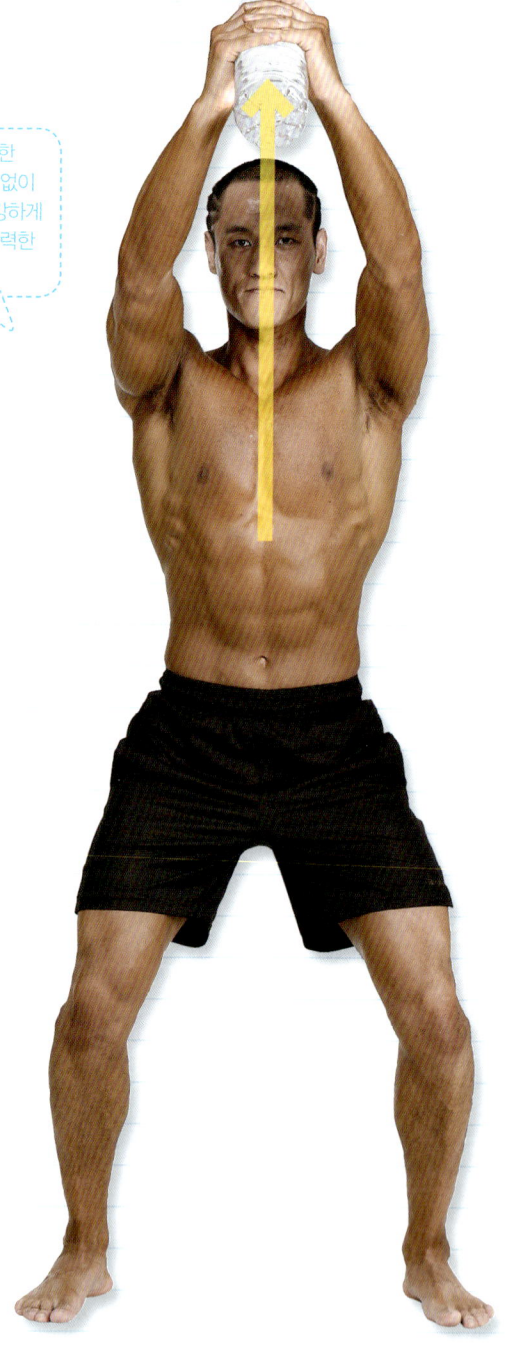

1 두 손으로 페트병을 쥐고 몸통 앞쪽으로 팔을 뻗은 다음, 무릎을 구부려 기마자세를 취한다.

2 자세를 유지한 채 페트병 안의 물이 세차게 흔들릴 정도의 강도로 팔을 위로 들어 올린다.

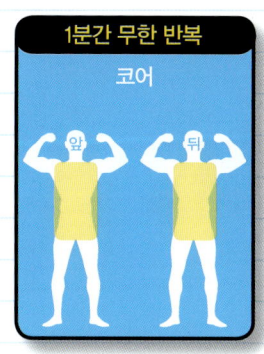

1분간 무한 반복

코어

속도감 있게 움직이면서 호흡을 짧고 강하게 휙! 휙! 내뱉는다.

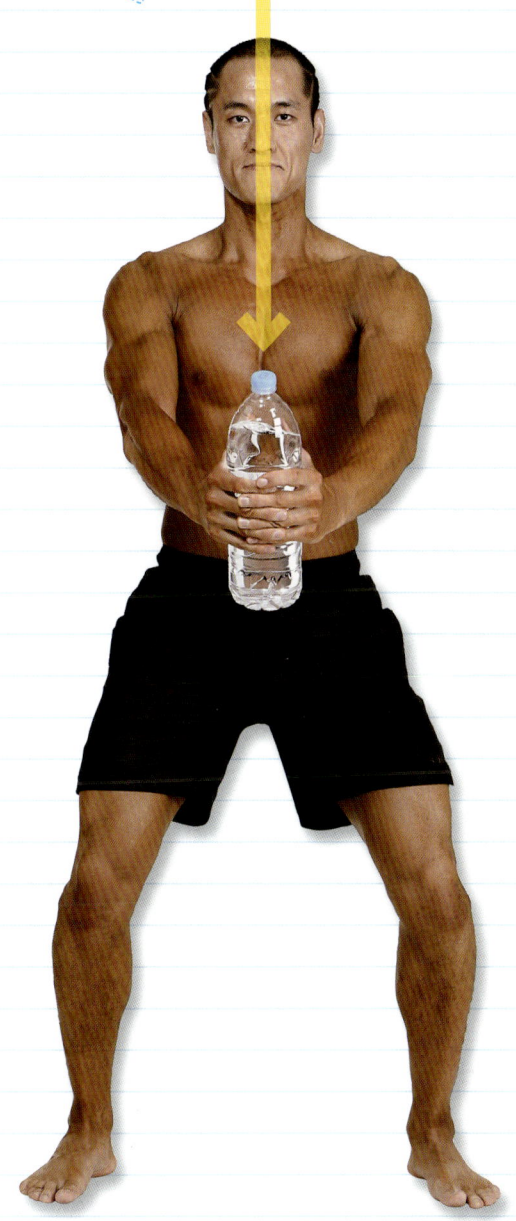

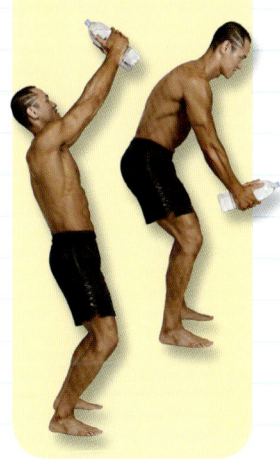

NG 동작

팔과 함께 몸이 앞뒤로 흔들리면 코어를 제대로 자극할 수 없고, 신체 안정성이 무너진다.

응용 동작

익스코(XCO)를 사용하면 좀 더 강도 높게 진행할 수 있으며, 코어에 더 강력한 자극을 줄 수 있다. 최대한 허리를 펴고 몸통을 고정한 다음 팔을 뻗어 익스코를 잡고 위아래로 힘차게 흔든다.

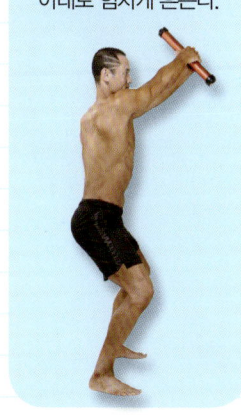

3 바로 이어서 아래로 힘차게 내린다. 연속으로 쉐이킹한다. 페트병을 올릴 때 숨을 들이마시고 내릴 때 내뱉는다.

999
순환 운동
6 주차

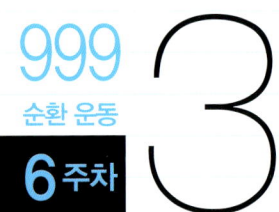

3

페트병 들고

스윙

전신의 근육을 긴장시켜 코어를 강화하는 운동입니다. 허리의 반동으로 상체를 움직여 몸통 중심부 근육을 자극합니다. 과도한 움직임은 자제하고 정확한 자세로 실시합니다.

1 두 손을 모아 페트병을 잡고 선 다음, 등을 펴고 상체를 앞으로 숙인다. 이때 무릎을 살짝 구부리면서 체중을 힙 쪽으로 싣는다.

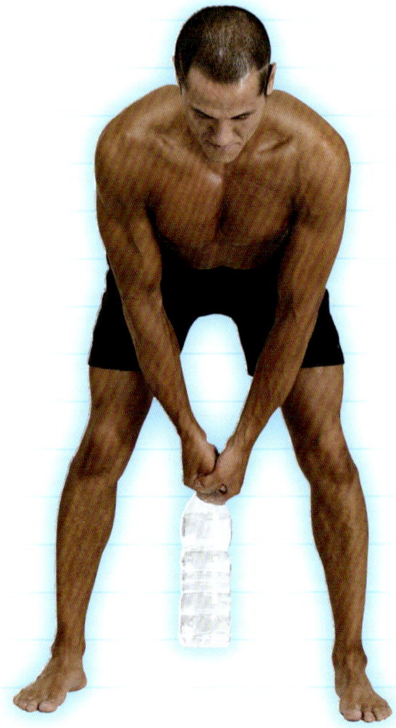

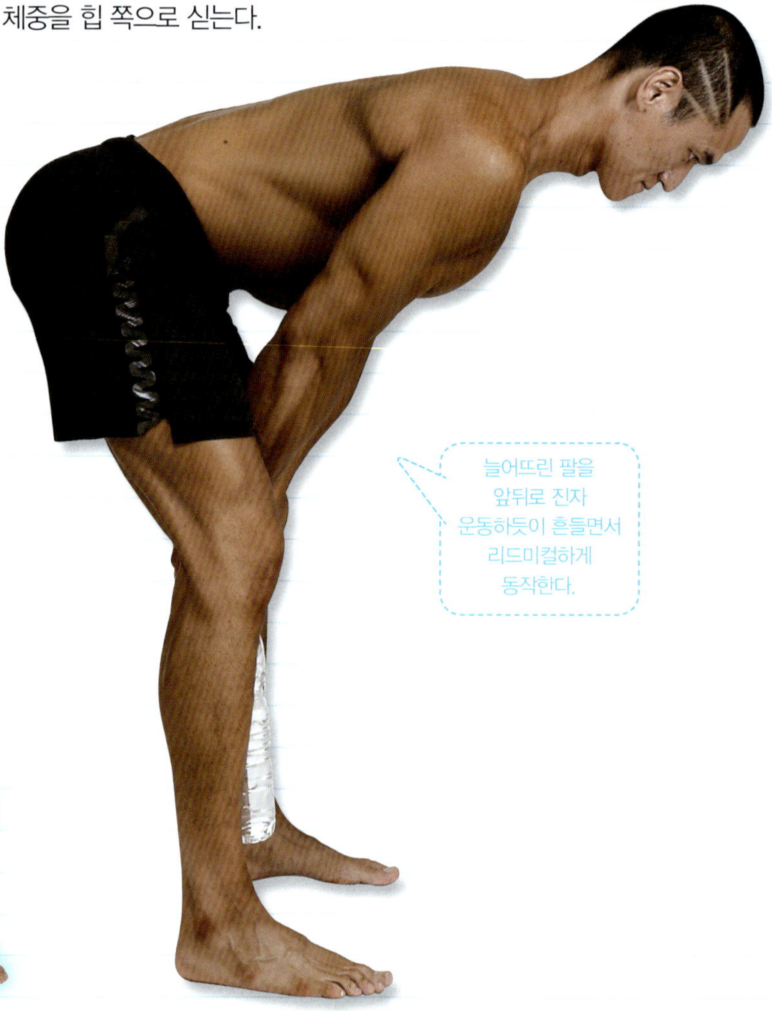

늘어뜨린 팔을
앞뒤로 진자
운동하듯이 흔들면서
리드미컬하게
동작한다.

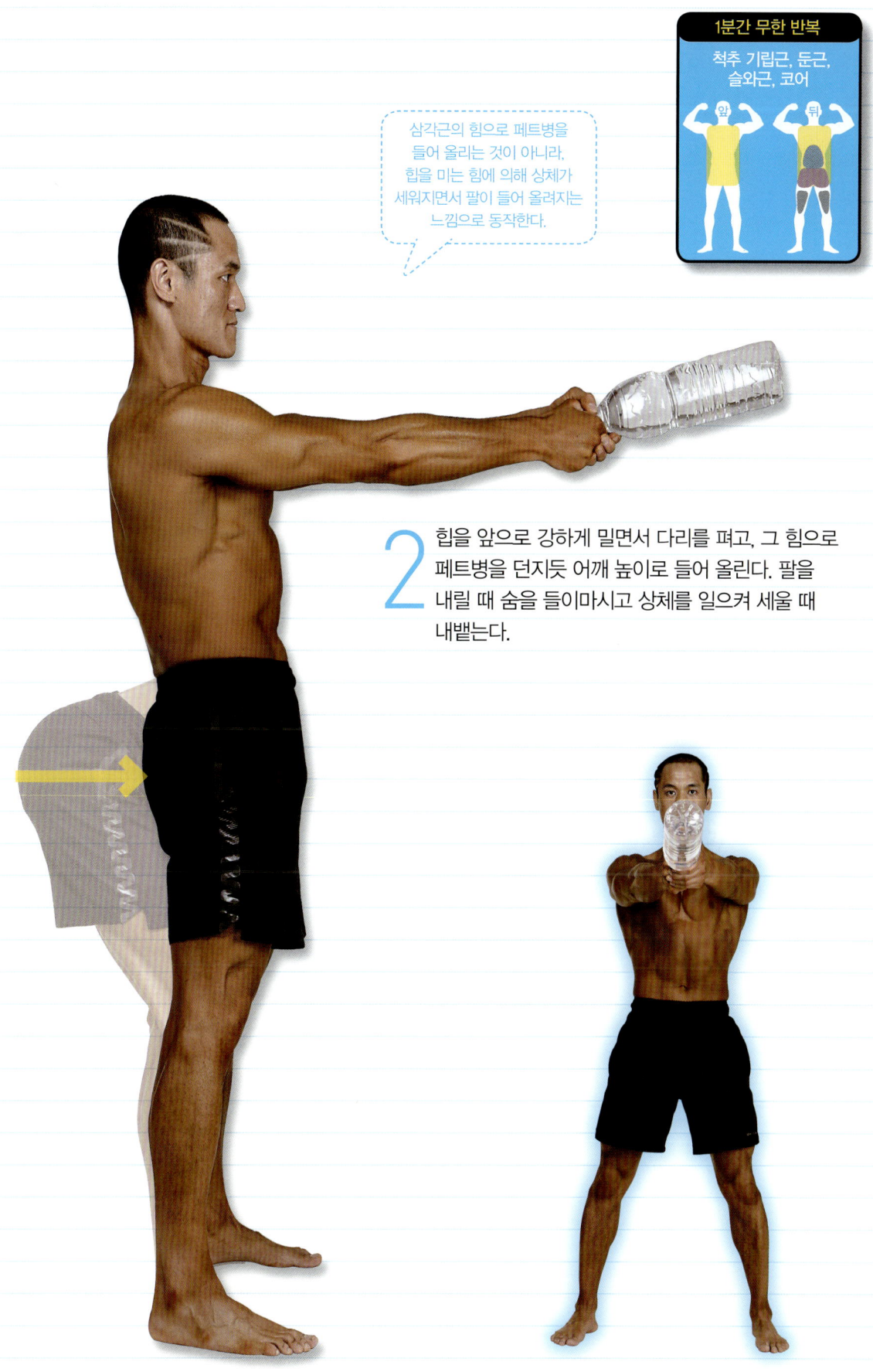

삼각근의 힘으로 페트병을 들어 올리는 것이 아니라, 힙을 미는 힘에 의해 상체가 세워지면서 팔이 들어 올려지는 느낌으로 동작한다.

1분간 무한 반복
척추 기립근, 둔근, 슬와근, 코어

2 힙을 앞으로 강하게 밀면서 다리를 펴고, 그 힘으로 페트병을 던지듯 어깨 높이로 들어 올린다. 팔을 내릴 때 숨을 들이마시고 상체를 일으켜 세울 때 내뱉는다.

핸드 워킹
푸쉬업

상지에 강한 자극을 주는 운동으로 근력 운동과 유산소 운동의 효과를 동시에 느낄 수 있는 운동입니다. 손으로 걸어갈 때 너무 빠른 동작은 피하고 리드미컬하게 움직입니다.

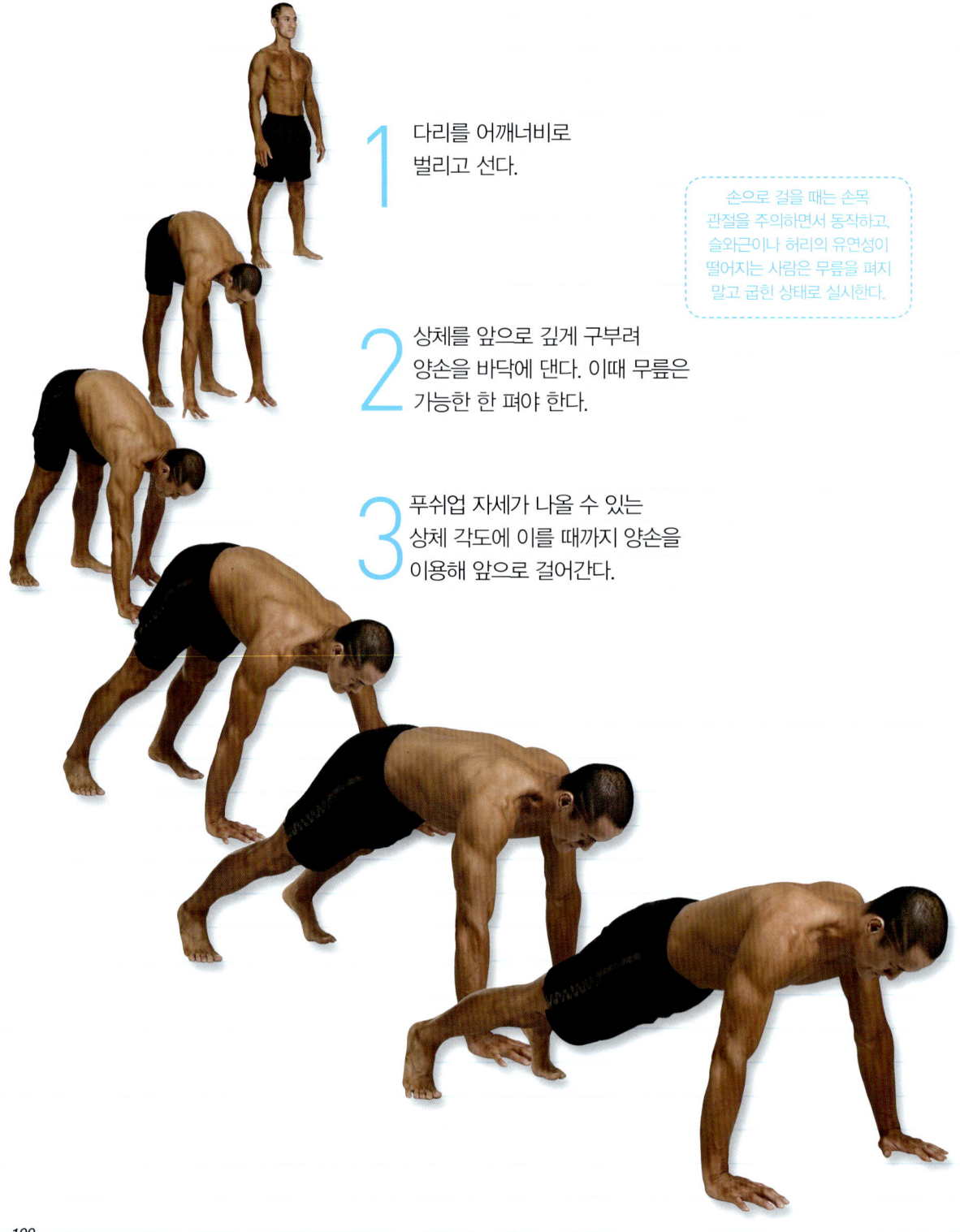

1 다리를 어깨너비로 벌리고 선다.

2 상체를 앞으로 깊게 구부려 양손을 바닥에 댄다. 이때 무릎은 가능한 한 펴야 한다.

3 푸쉬업 자세가 나올 수 있는 상체 각도에 이를 때까지 양손을 이용해 앞으로 걸어간다.

> 손으로 걸을 때는 손목 관절을 주의하면서 동작하고, 슬와근이나 허리의 유연성이 떨어지는 사람은 무릎을 펴지 말고 굽힌 상태로 실시한다.

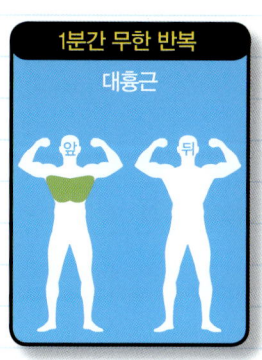

5 원위치로 돌아갈 될 때까지 다시 양손으로 뒷걸음질한다.
호흡은 걸어갈 때 내쉬고 팔꿈치를 굽히면서 들이마셨다가
다시 펴면서 내뱉어주는 패턴을 반복한다.

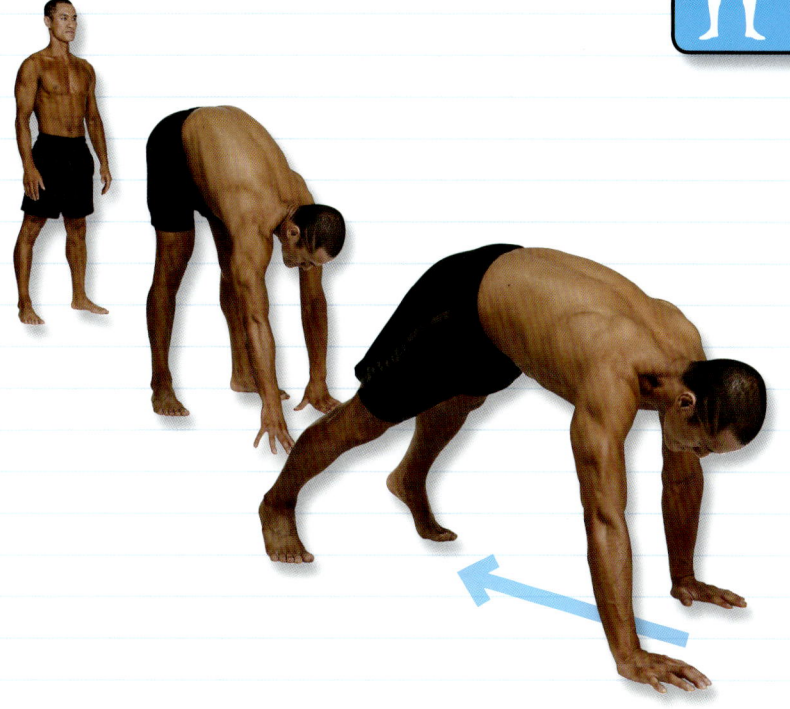

4 몸이 일직선이 된 상태에서
푸쉬업을 한 번 한다.

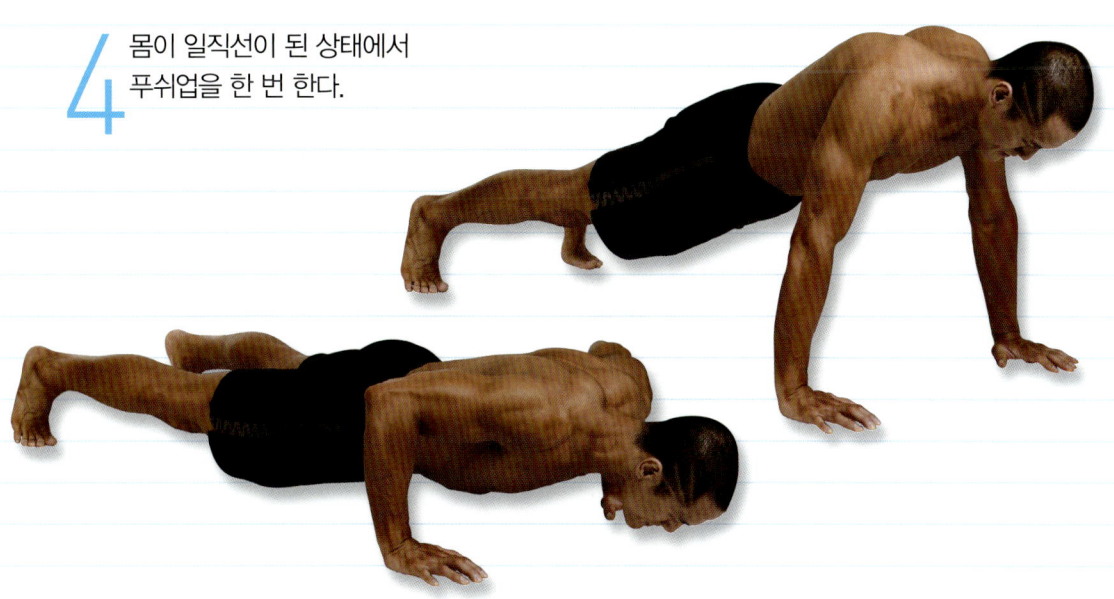

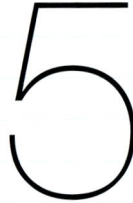

999 순환 운동

6주차

5

다리 올리고
딥

팔 뒤쪽 삼두에 강한 자극을 줄 수 있는 운동으로, 발을 의자에 올려놓고 동작함으로써 팔에 걸리는 무게감을 더 많이 실어 강도를 높였습니다. 중심을 잃지 않고 잘 통제된 자세로 실시합니다.

1분간 무한 반복
삼두근

1 어깨너비로 손을 벌려 등 뒤의 의자를 짚은 다음, 다리를 들어 반대편 의자에 발을 올린다.

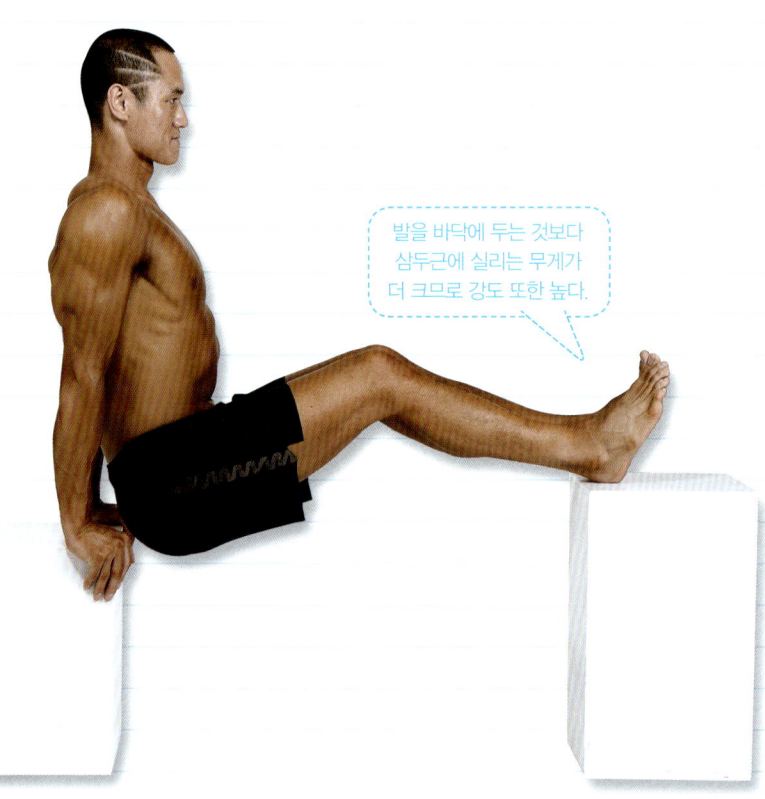

발을 바닥에 두는 것보다 삼두근에 실리는 무게가 더 크므로 강도 또한 높다.

2 팔을 굽히면서 몸을 아래로 내렸다가 다시 팔을 힘껏 펴면서 올라온다. 팔을 굽힐 때 숨을 들이마시고 펼 때 내뱉는다.

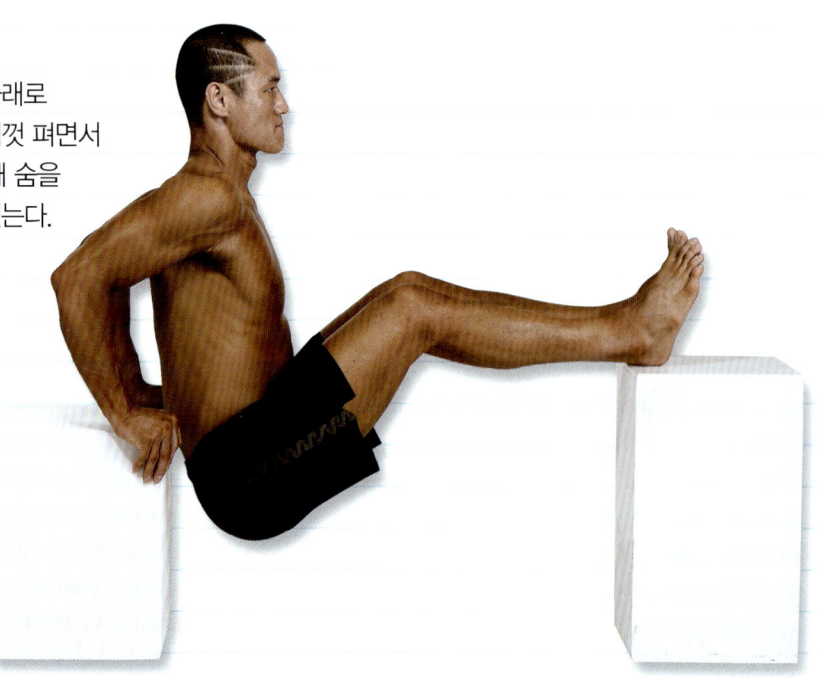

팔꿈치를 구부릴 때 어깨가 올라가면 승모근에 과도한 힘이 실리므로 주의해야 한다.

999 순환 운동
6주차

밴드를 이용한 시티드
바이셉스 컬

밴드의 강한 탄성력을 이용한 이두 운동입니다. 다리와 허리를 펴고 팔꿈치를 들어준 상태로 실시해야 이두에 강한 자극을 줄 수 있습니다.

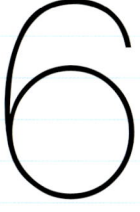

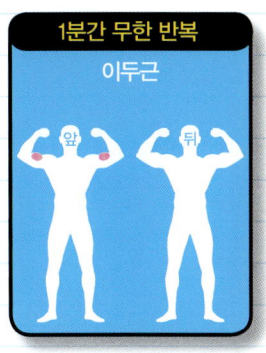

1분간 무한 반복
이두근

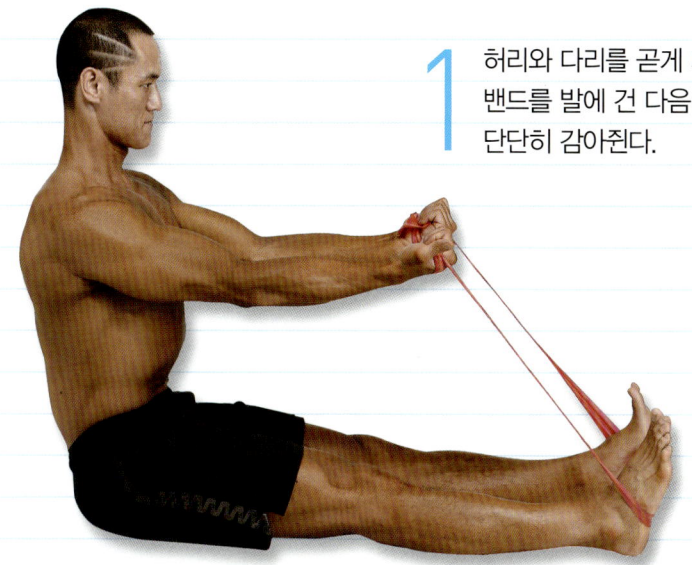

1 허리와 다리를 곧게 펴고 앉아 밴드를 발에 건 다음 손에 단단히 감아쥔다.

2 팔꿈치를 들어 고정시키고 팔을 안쪽으로 접으면서 이두근을 강하게 수축시킨다. 팔을 안쪽으로 접을 때 숨을 내뱉고 펼 때 들이마신다.

NG 동작
운동하면서 팔꿈치가 내려가거나 어깨가 올라가면 이두근을 제대로 자극하기 어렵다.

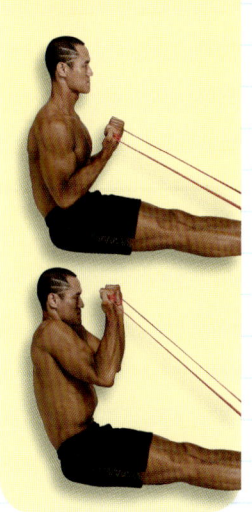

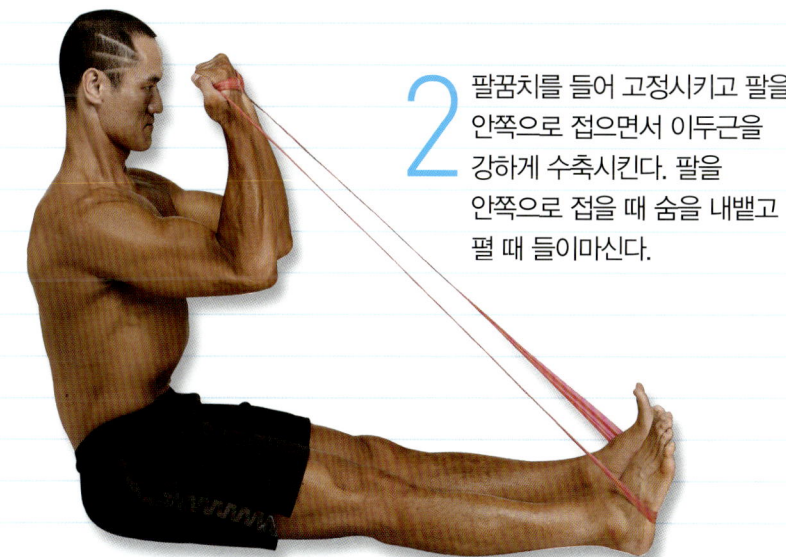

응용 동작
짐스틱으로도 실시할 수 있다. 다리를 펴고 앉아서 짐스틱 핸들을 발에 걸고 짐스틱을 잡는다. 자신의 근력에 맞게 밴드를 스틱에 감아준다. 강한 긴장이 느껴지도록 감고 허리를 편 자세로 팔을 접어준다. 다시 원위치로 돌아갔다가 동작을 반복한다.

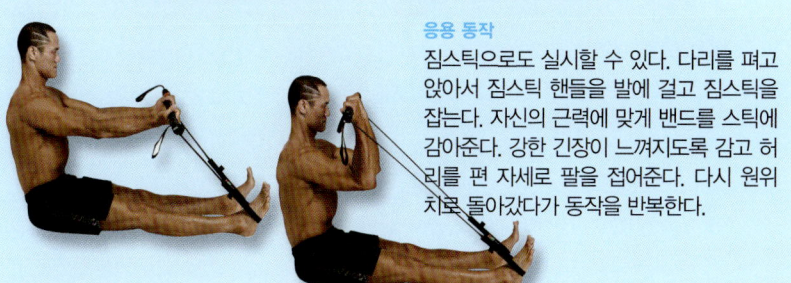

다리 펴고
사이드 플랭크

다리를 편 상태에서 한 팔로 버티는 동작으로, 균형을 잡기 위해 노력하는 과정에서 코어를 강하게 자극할 수 있습니다. 최대한 허리를 펴고 팔을 고정한 자세에서 골반이 아래로 쳐지지 않게 해줍니다.

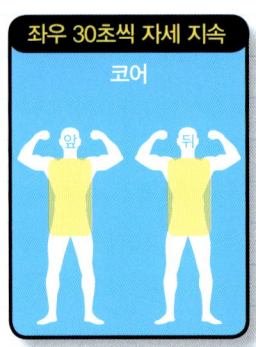

1. 팔꿈치를 바닥을 대고 옆으로 누워 다리를 쭉 펴고 발을 모은다. 그 상태로 몸을 지탱하면서 힙을 들어 올려 몸이 일직선이 되게 한다. 가슴을 펴고 시선은 정면을 응시한 채 최대한 크게 호흡하면서 30초간 버틴다. 반대로 몸을 돌려 30초 동안 버텨준다.

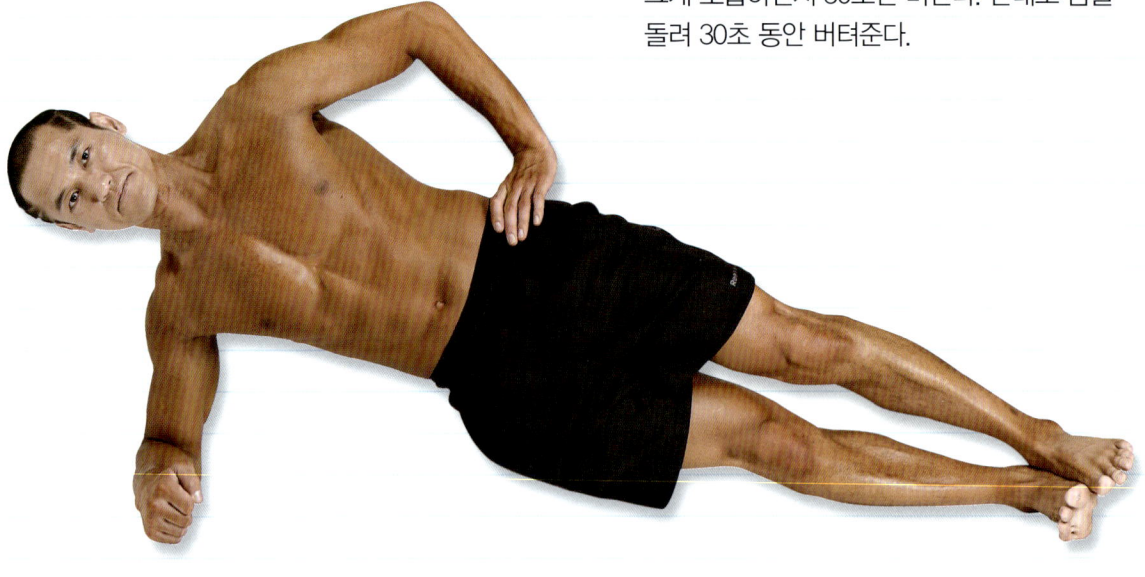

응용 동작
발을 모은 상태에서 균형 잡기가 힘들면 발을 앞뒤로 살짝 벌려도 괜찮다. 어느 발이 앞으로 나가든 상관없다.

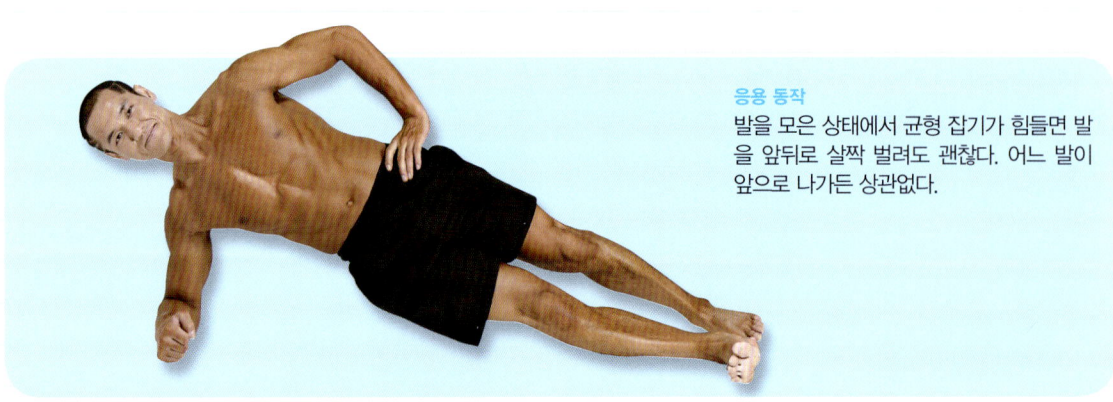

999 순환 운동
6주차
8

사이드 투 사이드
토 터치

운동 가동 범위는 크지 않은 듯 보이지만, 복사근에 강한 자극을 줄 수 있는 운동입니다. 다리를 든 상태에서 몸통을 비틀며 상체를 올리기 때문에 최대 수축 지점에 이를 때까지 복사근을 자극할 수 있습니다.

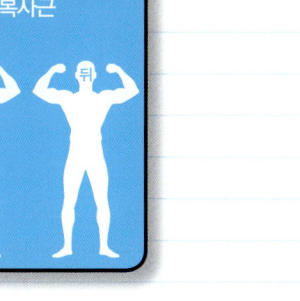

몸통을 틀면서 올라가는 동작에서 복사근에 강한 자극을 준다. 내려올 때는 복사근의 긴장을 최대한 유지한 상태로 버텨준다.

너무 빠른 동작으로 진행하면 운동 자극이 저하될 수 있으므로 천천히 실시한다.

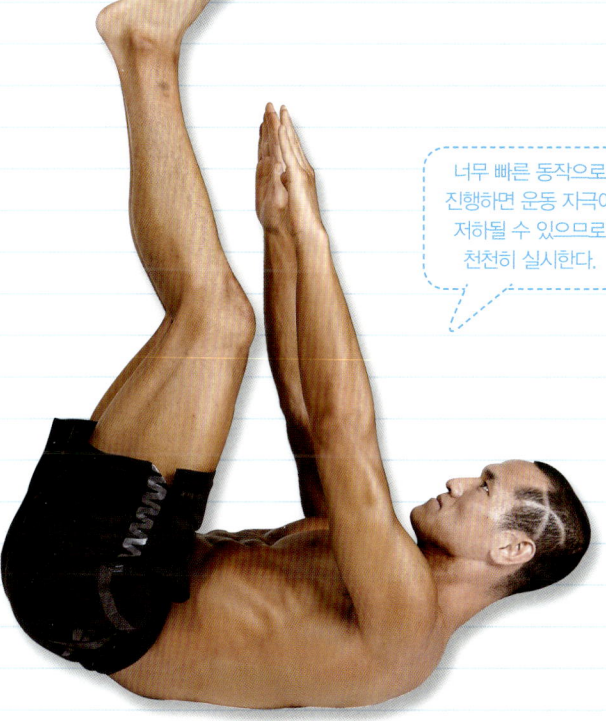
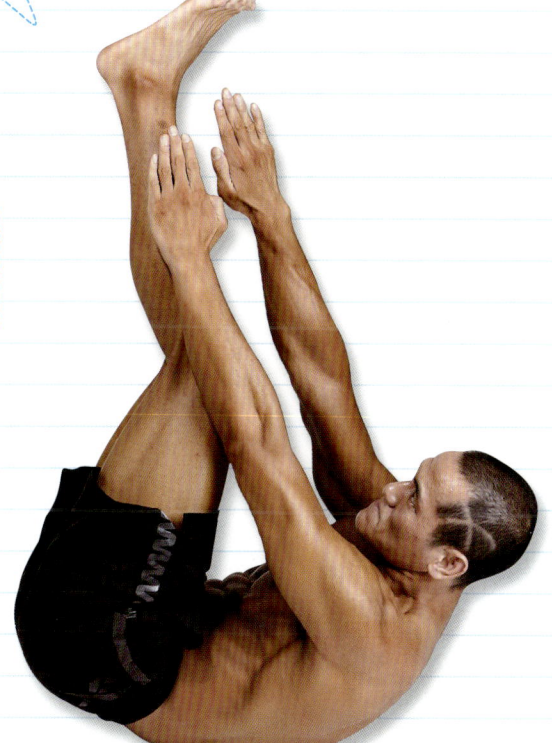

1 바닥에 누워 지면과 수직이 되도록 다리를 들어 올리고, 발을 향해 팔을 뻗는다.

2 상체를 말아 올리면서 손끝을 왼발 바깥쪽으로 뻗는다. 올라가면서 숨을 내뱉고 내려가면서 들이마신다. 이때 어깨와 머리는 바닥에 완전히 내리지 않는다. 바로 이어서 오른쪽도 같은 방법으로 실시한다.

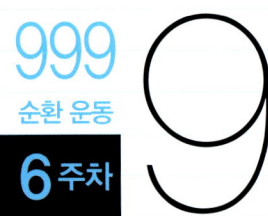

기본
백 익스텐션

허리 강화에 도움이 되는 운동으로, 최대한 가슴을 펴고 허리를 아치 형태로 만들면서 상체를 들어 올립니다. 특히 요추부에 묵직한 자극을 느낄 수 있습니다. 반동은 되도록 피합니다.

1 엎드려 누운 상태에서 손을 뒤로 돌려 허리 아래 요추부에 대고 준비자세를 취한다.

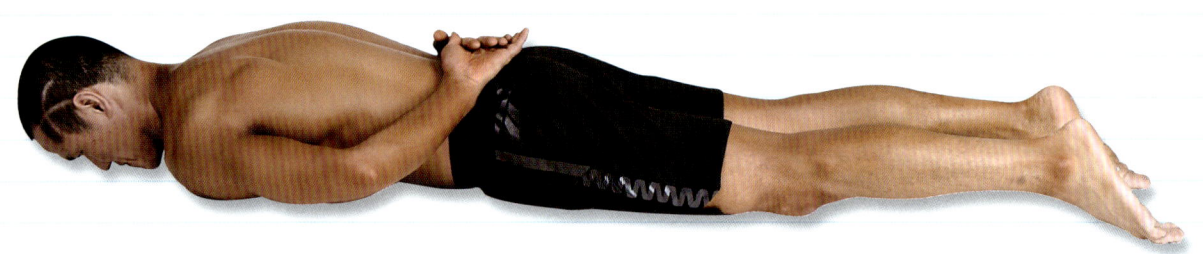

NG 동작
다리가 뜨지 않게 고정시키고, 상체를 들어줄 때 목을 과도하게 뒤로 젖히지 않도록 주의한다.

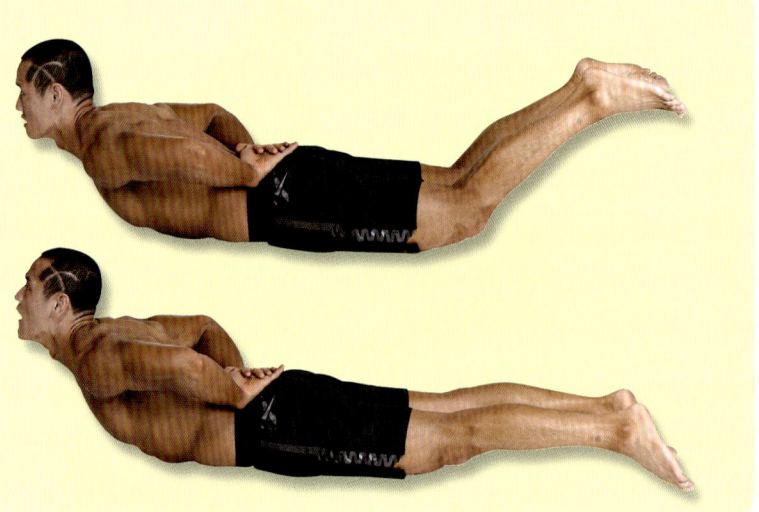

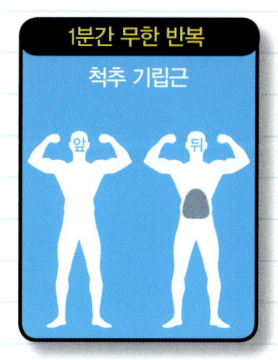

2 가슴을 펴면서 상체를 위로 일으켜 세운다. 이때 숨을 내뱉고 상체를 내리면서 들이마신다.

가슴을 펴고 견갑골을 모으면서 상체를 최대한 높이 들어 올리고, 내릴 때는 어깨가 바닥에 닿지 않게 한다.

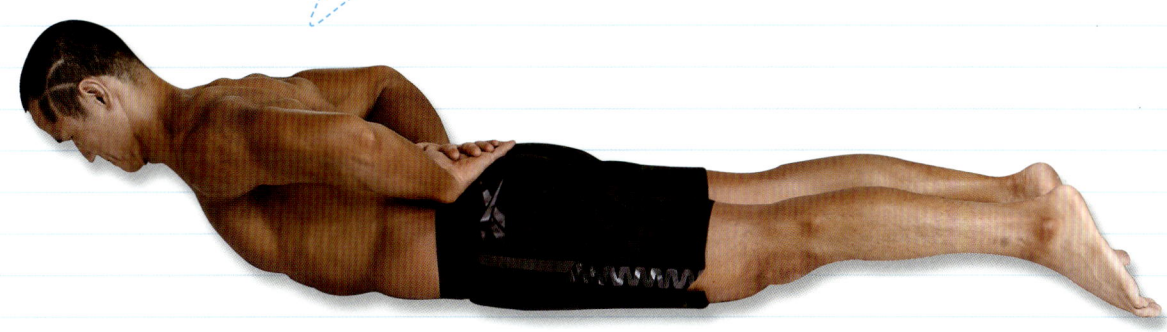

응용 동작
손을 위로 뻗은 상태에서 실시하면 운동 강도를 높일 수 있다.

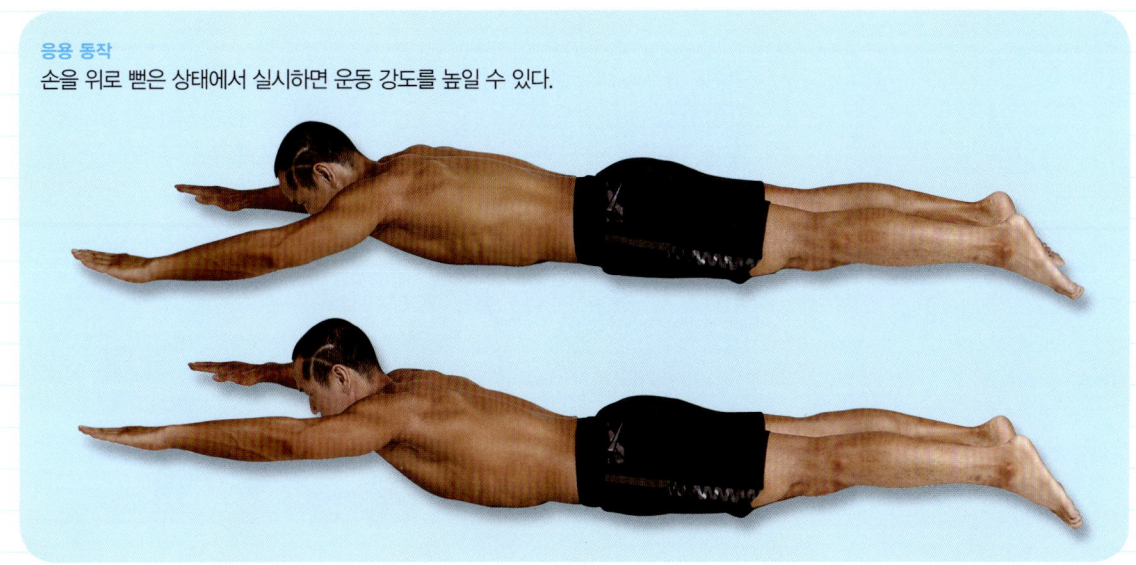

999 순환 운동 7주차 프로그램

7주차까지 프로그램을 따라오면서 포기하고 싶은 순간도 많았으리라 생각됩니다. 하지만 한번 시작한 이상 끝까지 포기하지 않고 마지막 결실을 맺어 흡족할 만한 결과를 얻으셔야 합니다!

7주차의 운동들은 여러 근육들을 다각도에서 고르게 사용하도록 구성되었으며, 강도 또한 전 단계의 운동들보다 높습니다.

7주차 운동으로 여러분의 몸 속에 잠자고 있던 근육은 확실히 깨어날 것입니다.

하루 9가지 동작을 실시하되, 각 동작을 1분 동안 지칠 때까지 계속한다. 체력이 모자란 경우 중간중간 짧게 자주 쉬는 것도 무방하지만 가능한 한 이 악물고 버틴다. 힘이 부쳐 중간에 멈출 때에는 5초 이하의 짧은 휴식만 취한다.

999 순환 운동 7주차

1 밴드를 이용한
백 런지 & 랫 풀다운

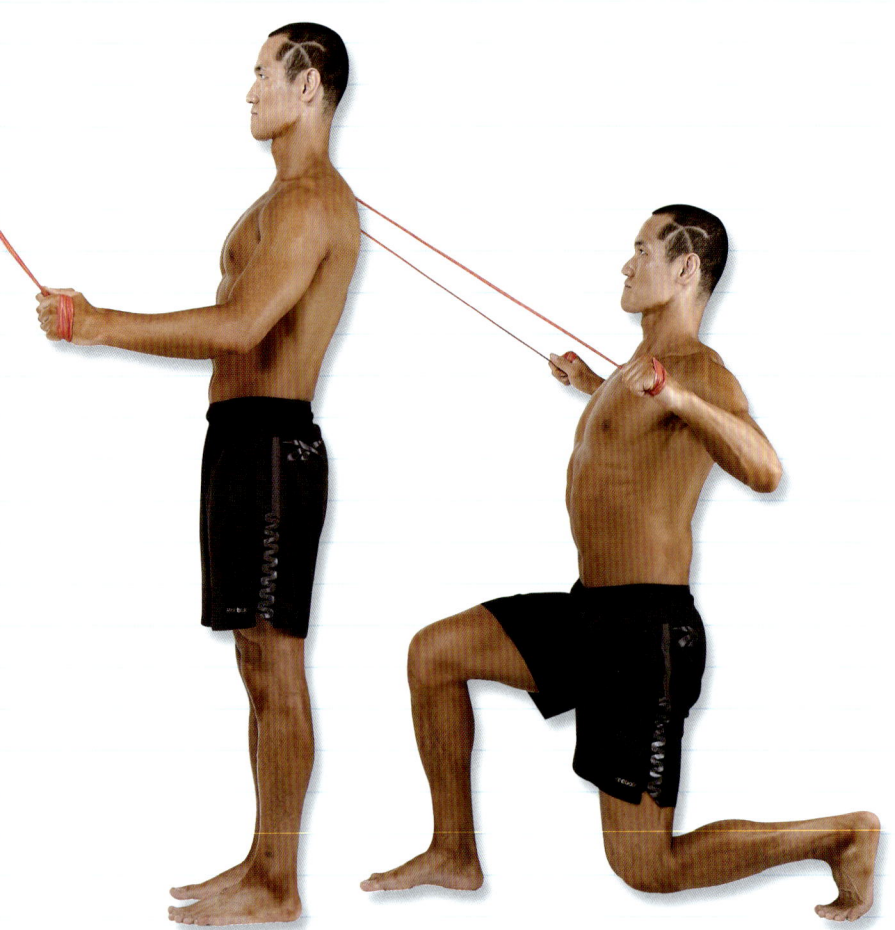

1 머리 위쪽에 밴드를 고정시킨 다음 밴드를 손에 감아쥐고 선다.

2 왼쪽 다리를 뒤쪽으로 빼면서 백 런지를 한다. 동시에 팔꿈치를 접어 옆구리 쪽으로 잡아당기며 가슴을 최대한 편다.

NG 동작
밴드를 당기면서 등을 구부리거나 몸을 지나치게 젖히면 흔들림이 커져 균형 잡기가 어려워지고 광배근에 제대로 된 자극을 주기 힘들다.

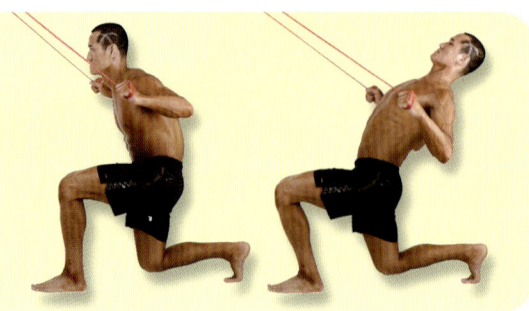

등과 하체를 동시에 단련할 수 있는 운동으로, 동작하는 동안 균형을 잃지 않도록 유의해야 합니다. 가슴을 최대한 펴주는 느낌으로 등을 수축시키며, 밴드의 탄성을 잘 이용해 목표 부위를 강하게 자극합니다.

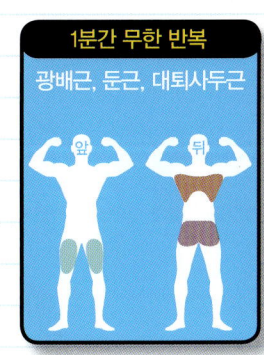

1분간 무한 반복
광배근, 둔근, 대퇴사두근

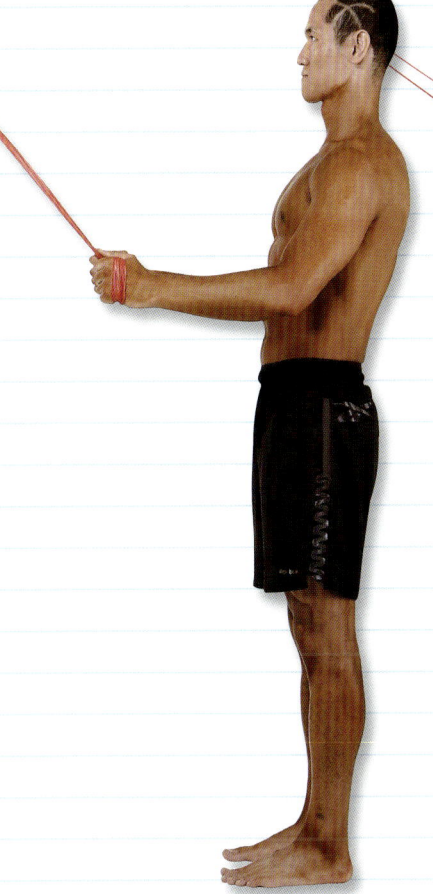

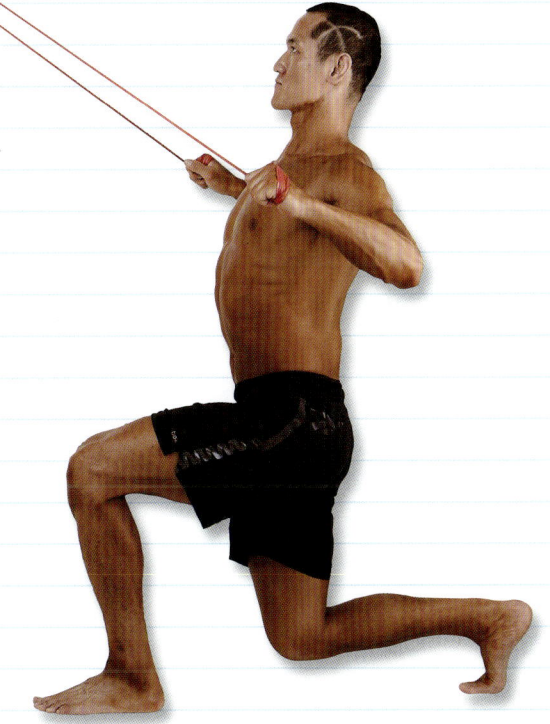

등부터 다리 라인까지 탄력 있는 뒤태를 만들어준다. 중심이 흔들리지 않게 잘 잡고 실시해야 한다.

3 대퇴부와 광배근의 수축을 느낀 후 다시 제자리로 돌아온다.

4 오른쪽 다리도 같은 방법으로 실시한다. 백 런지를 하면서 숨을 내뱉고 제자리로 돌아오면서 들이마신다.

응용 동작
짐스틱을 이용할 수도 있다. 짐스틱 핸들을 머리 위쪽에 걸고 허리를 편 상태에서 스틱에 밴드를 적당히 감아잡는다. 한쪽 다리를 뒤로 길게 빼면서 런지 동작을 취한다. 동시에 짐스틱을 가슴 쪽으로 당겨 등을 조여준다.

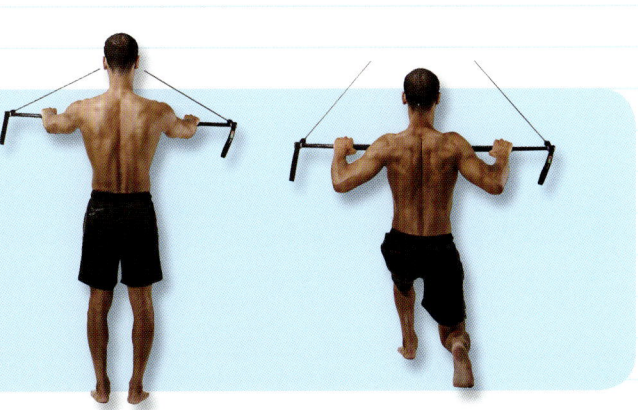

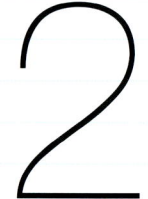

페트병 들고 좌우로
데드리프트

신체 뒷면의 근육을 전체적으로 자극하여 좌우 근육을 고루 활용할 수 있게 도와주는 운동으로 슬와근의 유연성 향상에도 탁월한 효과가 있습니다. 동작 내내 등과 허리를 최대한 편 상태를 유지하며 좌우로 동일한 움직임을 만들어냅니다.

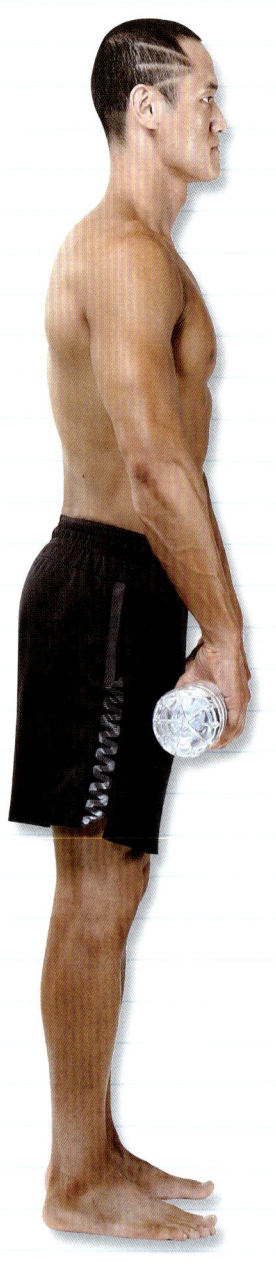

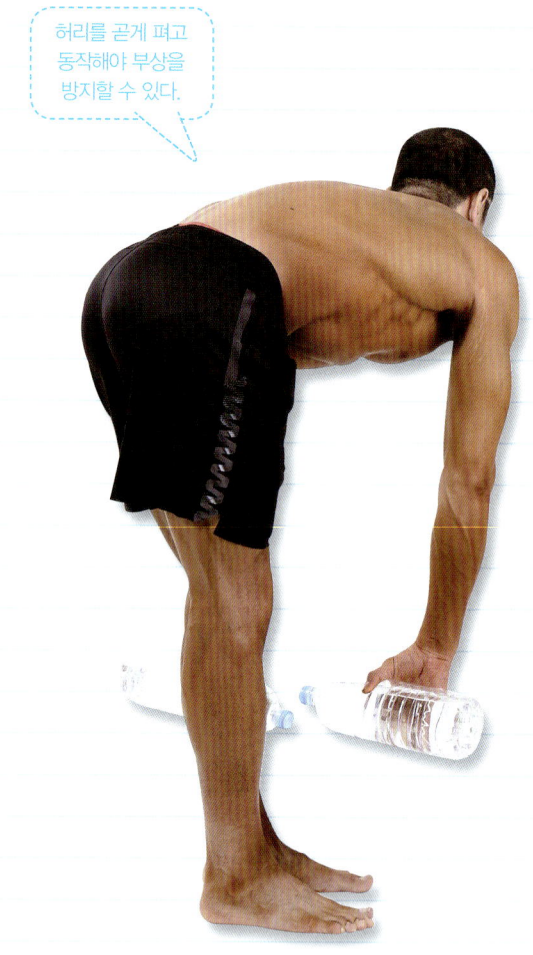

> 허리를 곧게 펴고 동작해야 부상을 방지할 수 있다.

1 허리를 곧게 펴고 선 다음, 양손에 페트병을 쥐고 다리 앞쪽에 둔다.

2 힙을 뒤로 빼고 상체를 숙이며 내려간다. 내려가면서 몸통을 틀어 페트병을 잡은 손이 왼발 바깥쪽을 향하게 한다. 깊게 숙이면서 숨을 들이마시고 슬와근이 강하게 당겨지는 자극을 느낀다.

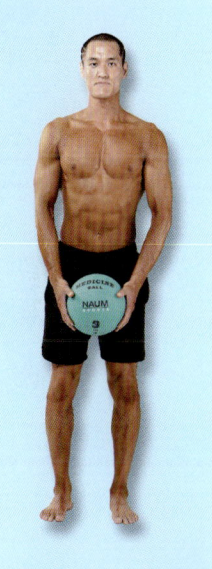

1분간 무한 반복
복사근, 척추 기립근, 둔근, 슬와근

응용 동작
메디신 볼을 이용할 경우 근력에 맞는 무게를 선택해 강도 있는 운동을 할 수 있다. 메디신 볼을 골반 앞에 두고 허리를 펴고 선다. 상체를 왼쪽으로 숙이면서 메디신 볼을 왼발 측면 쪽으로 내린다. 다시 상체를 세우고 오른쪽으로 숙이면서 내려간다.

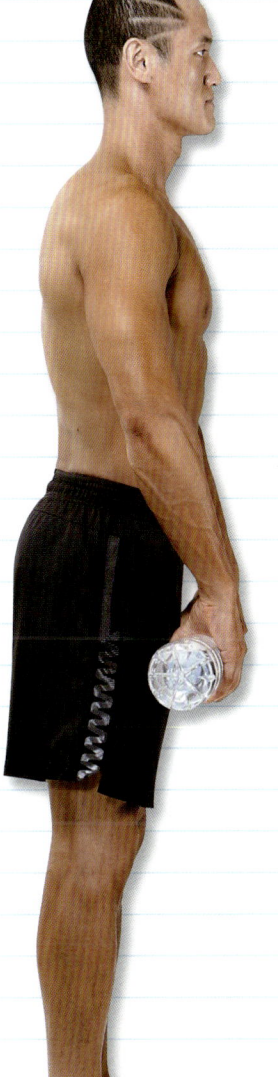

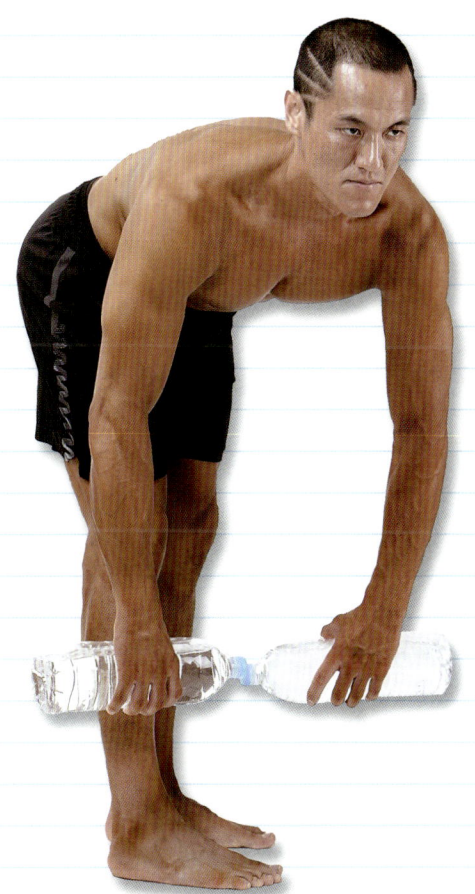

만약 슬와근이 자극되는 느낌이 강하지 않다면 무릎을 너무 많이 구부렸기 때문일 수 있다. 이 경우 다리를 살짝 더 펴고 힙을 뒤로 빼면서 동작한다.

3 처음 자세로 돌아오면서 숨을 내뱉는다.

4 반대쪽도 같은 방법으로 실시한다.

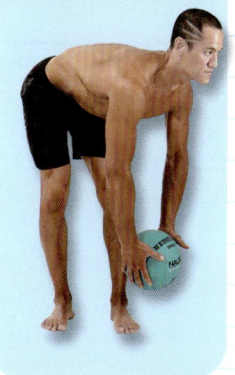

999 순환 운동
7주차

3 밴드를 이용한
우드 찹

우드 찹은 마치 나무에 도끼질을 하는 모습과 비슷하다고 하여 붙여진 이름입니다. 하체와 복근 및 상지 근육의 활용도가 높은 운동입니다. 동작 내내 파워풀한 움직임을 만들면서 몸의 균형이 깨지지 않게 잡아주는 것이 중요합니다.

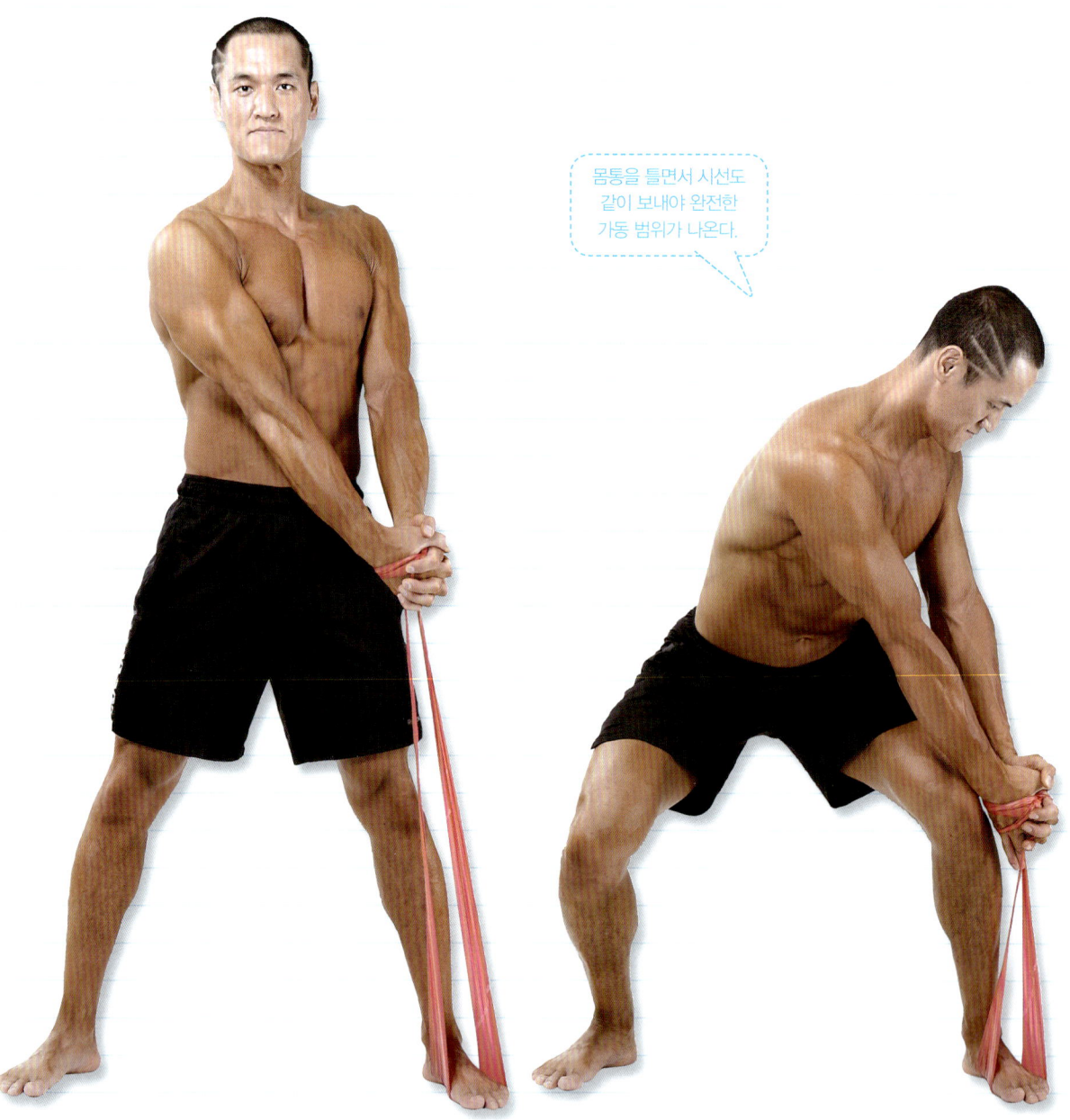

몸통을 틀면서 시선도 같이 보내야 완전한 가동 범위가 나온다.

1 다리를 자연스럽게 벌리고 오른쪽 발로 밴드를 밟고 선 다음 양손을 깍지 끼어 밴드를 감아잡는다.

2 스쿼트를 하듯이 앉되, 몸통을 오른쪽으로 틀어주면서 깍지 낀 손도 오른쪽 아래로 내린다.

NG 동작
시선이 손의 움직임을 따라가지 않으면 최대한의 가동 범위가 나오지 않는다.

좌우 30초씩 무한 반복

삼각근, 복사근, 둔근, 대퇴사두근

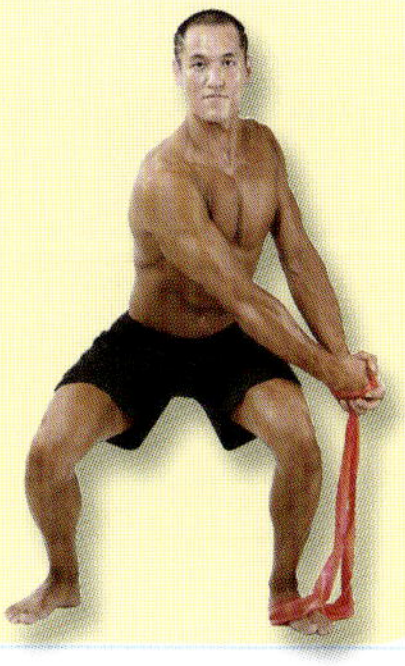

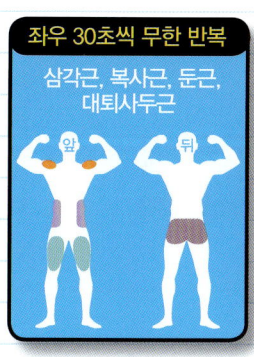

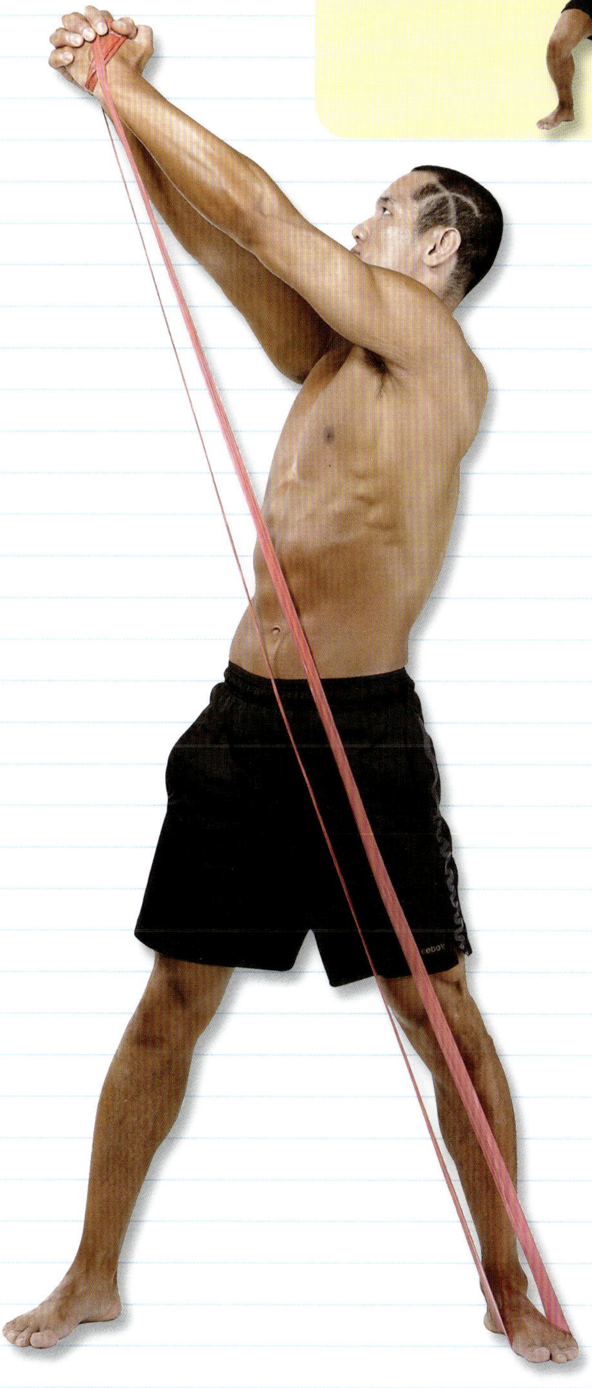

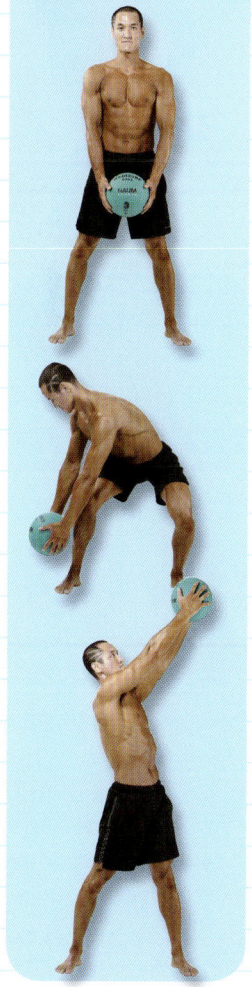

3 힘차게 다리를 펴면서 반대편 대각선 위로 몸통을 트는 동시에 팔을 뻗어 올린다. 내리면서 숨을 들이마시고 올리면서 내뱉는다.

응용 동작
메디신 볼을 몸 앞에 들고 허리를 펴고 선다. 무릎을 구부려 스쿼트 자세로 앉는 동시에 손을 오른쪽 아래로 내리고 몸통을 틀어준다. 이때 시선을 손 쪽으로 같이 보내며 숨을 들이마신다. 숨을 힘차게 내뱉으면서 왼쪽 위로 메디신 볼을 올린다.

밴드를 이용한 원 핸드
바이셉스 컬

999 순환 운동 7주차 4

이두근을 자극하는 운동으로 한 팔씩 강도 있게 단련할 수 있습니다. 팔꿈치를 최대한 고정시킨 상태에서 팔을 접어 올려야 이두근에 정확한 자극을 줄 수 있습니다.

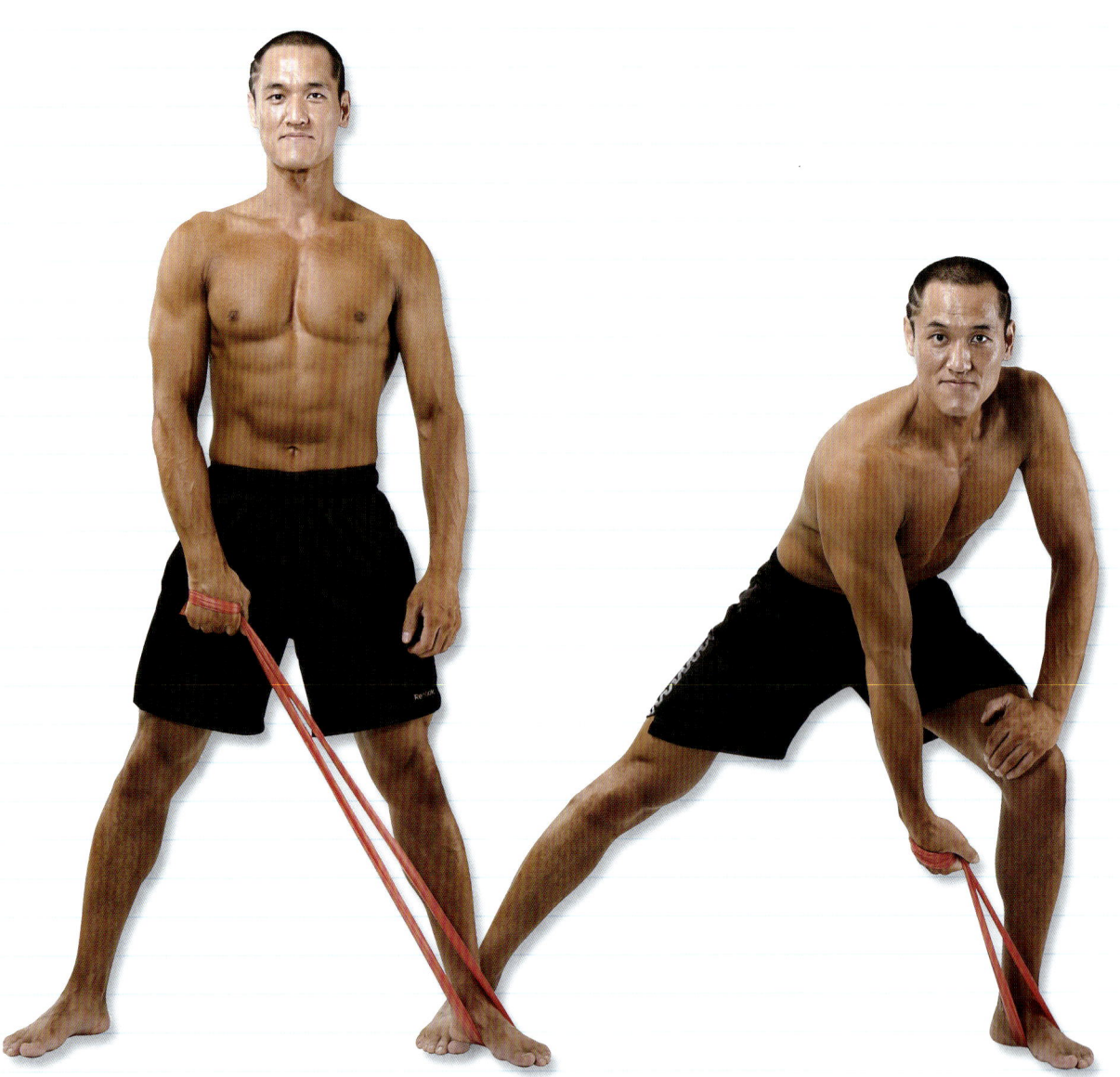

1 다리를 넓게 벌리고 한쪽 발로 밴드를 밟아 고정시킨 다음, 반대편 손에 밴드를 감는다.

2 밴드를 잡지 않은 손은 무릎 위에 올려놓고 상체를 앞으로 숙여 안정된 자세를 취한다.

좌우 30초씩 무한 반복

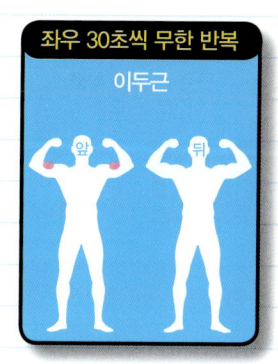

밴드를 어느 정도 짧게 감아잡고 동작해야 주동근의 강한 수축 효과를 볼 수 있다.

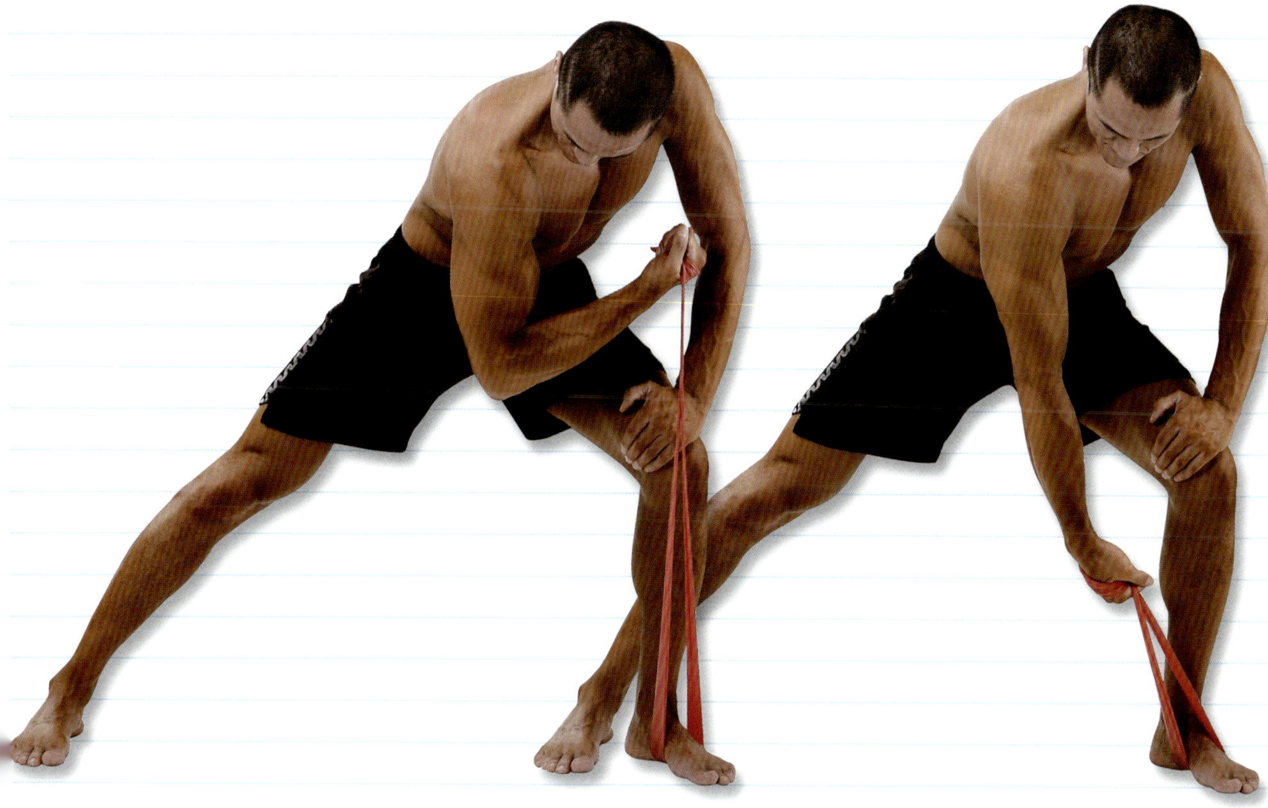

3 밴드를 감은 손을 접어 올리며 이두근을 수축시킨다. 어깨나 팔꿈치가 움직이지 않도록 고정한 상태에서 동작해야 한다.

4 다시 팔을 펴준다. 팔을 접어 올리면서 숨을 내뱉고 내리면서 들이마신다. 30초간 최대한 반복하고 반대편도 같은 방법으로 실시한다.

999 순환 운동
7주차 5

의자를 이용한
딥 & 힙업

삼두근과 척추 기립근에 강한 자극을 주는 운동으로 뒷 라인의 탄력을 가꾸어주는 효과가 있습니다. 동작 시 근육 수축 지점에서 힙을 높이 들어 몸이 일직선이 되도록 만들어줍니다.

1분간 무한 반복
삼두근, 척추 기립근, 둔근

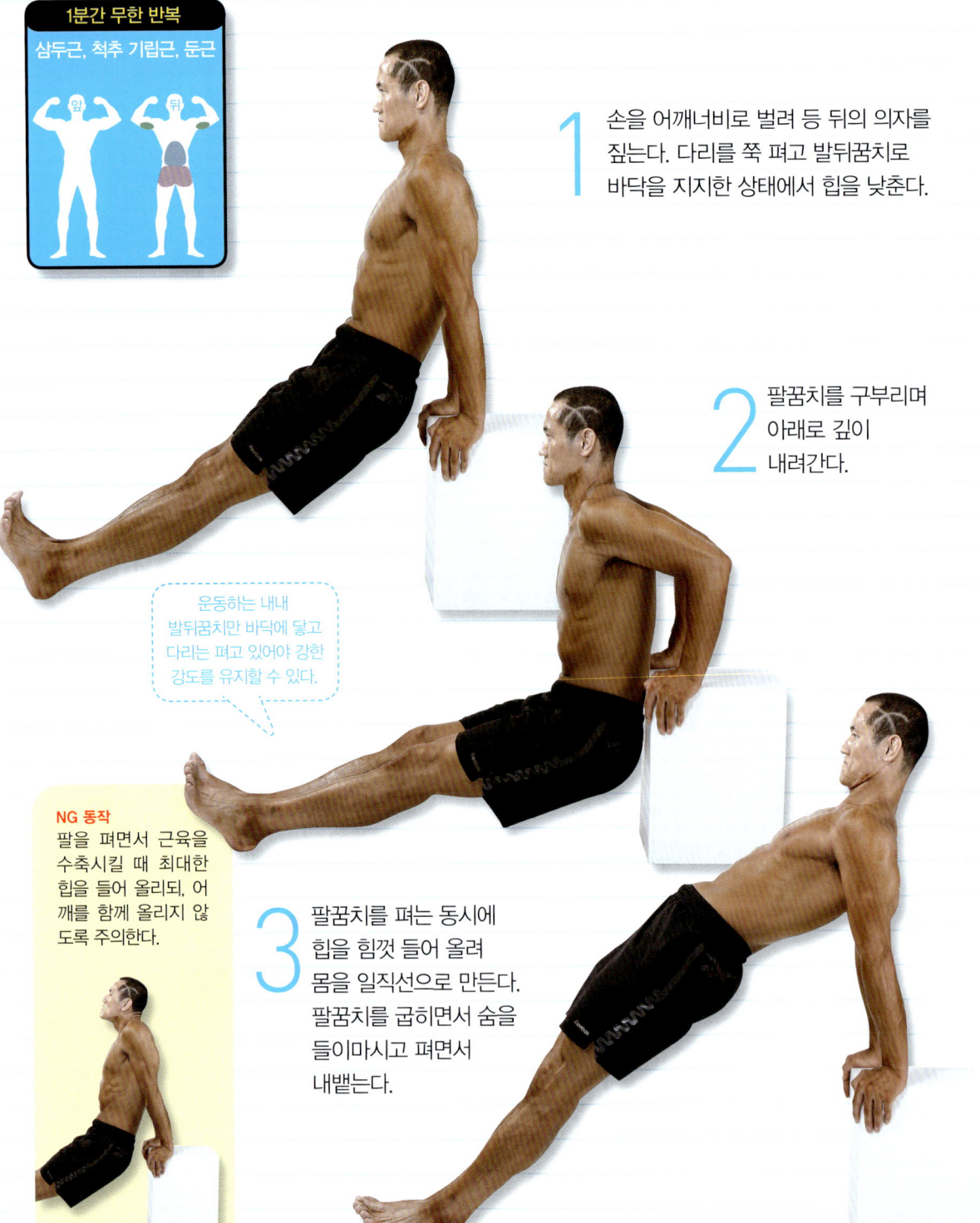

1 손을 어깨너비로 벌려 등 뒤의 의자를 짚는다. 다리를 쭉 펴고 발뒤꿈치로 바닥을 지지한 상태에서 힙을 낮춘다.

2 팔꿈치를 구부리며 아래로 깊이 내려간다.

운동하는 내내 발뒤꿈치만 바닥에 닿고 다리는 펴고 있어야 강한 강도를 유지할 수 있다.

3 팔꿈치를 펴는 동시에 힙을 힘껏 들어 올려 몸을 일직선으로 만든다. 팔꿈치를 굽히면서 숨을 들이마시고 펴면서 내뱉는다.

NG 동작
팔을 펴면서 근육을 수축시킬 때 최대한 힙을 들어 올리되, 어깨를 함께 올리지 않도록 주의한다.

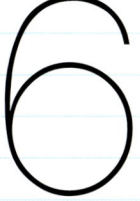

999 순환 운동
7주차

기본
제트업

대표적인 코어 운동 중 하나입니다. 바른 자세를 유지해야 허리에 가해지는 부담을 줄일 수 있습니다. 상체의 각도를 달리하여 운동 강도를 조절할 수 있으며, 코어를 비롯하여 복부를 단련하는 데에도 효과적입니다.

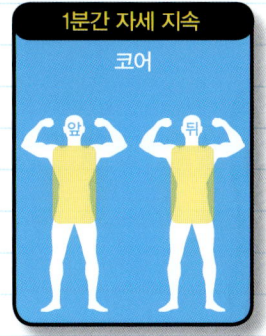

1분간 자세 지속
코어

응용 동작
상체가 뒤로 많이 젖혀질수록 운동 강도가 커진다. 다만 그에 따라 무릎 관절이 받는 부하와 허리에 가해지는 부담이 커지므로 그 점을 고려하여 자신의 체력에 맞는 각도를 취한다.

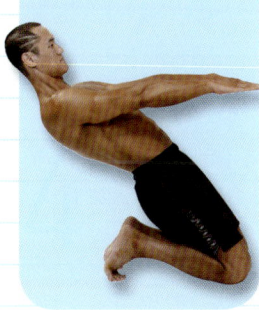

1 무릎을 꿇고 팔을 앞으로 뻗은 자세에서 힙을 들어 머리부터 무릎까지 일직선이 되도록 만든다. 이때 머리가 뒤로 지나치게 젖혀지지 않도록 턱을 안쪽으로 당기고 정면을 응시한다.

무릎이나 허리가 안 좋을 경우에는 상체를 과도하게 기울이지 않는다.

2 몸을 뒤로 살짝 젖혀 자세를 유지한다. 길고 깊게 호흡을 지속하면서 1분 동안 버텨준다.

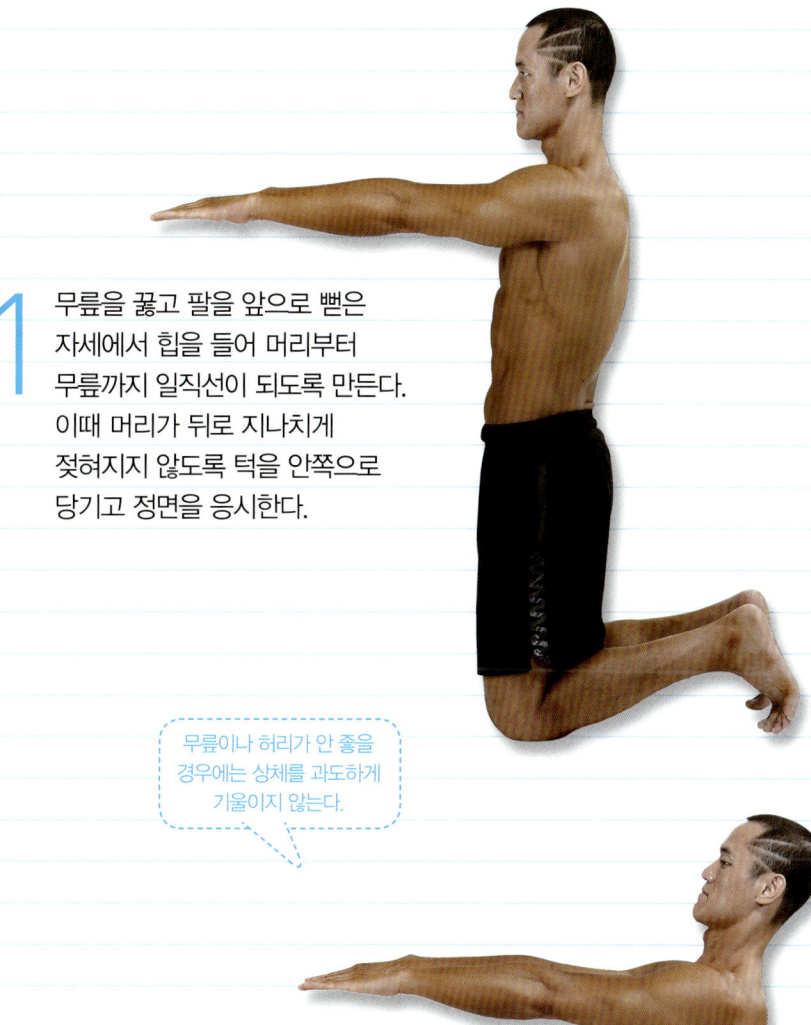

999 순환 운동
7주차

엎드린 자세로 핸드 스텝
푸쉬업

푸쉬업 동작에 손의 위치를 바꾸는 동작을 더해 다각도로 자극을 주는 방법입니다.
운동 동작의 난이도와 근육 활용도가 높으므로 안전에 주의하면서 실시합니다.

1. 다리를 펴고 가슴 옆 바닥을 손으로 짚어 엎드린다. 몸을 일직선으로 만들어 푸쉬업 자세를 취한다.

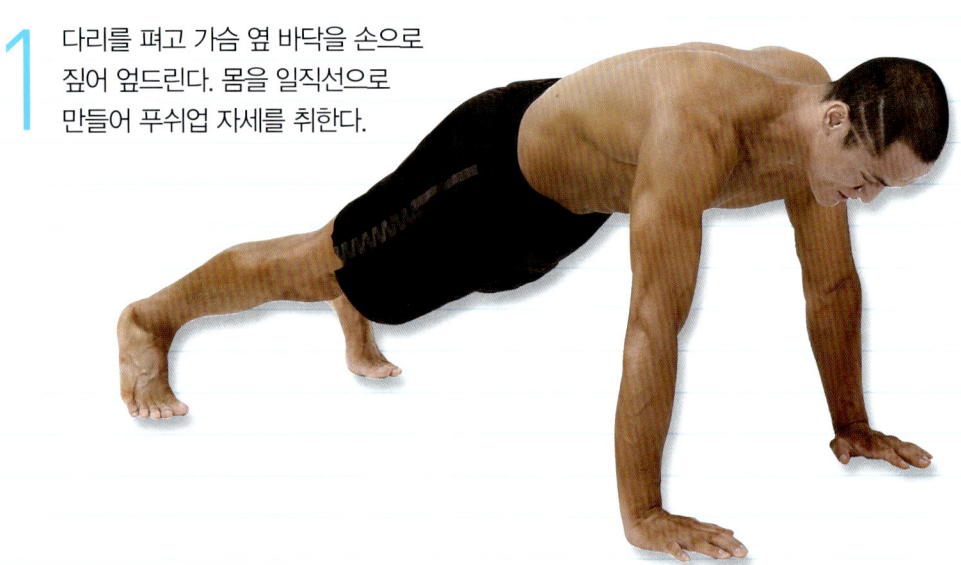

2. 허리와 복부가 쳐지지 않게 버틴 상태에서 한 손을 살짝 앞으로 짚으며 팔꿈치를 구부렸다 편다. 팔을 굽힐 때 숨을 들이마시고 펴면서 내뱉는다.

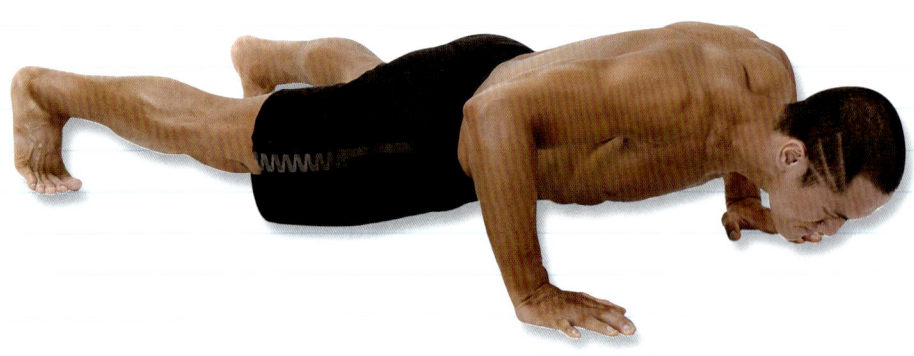

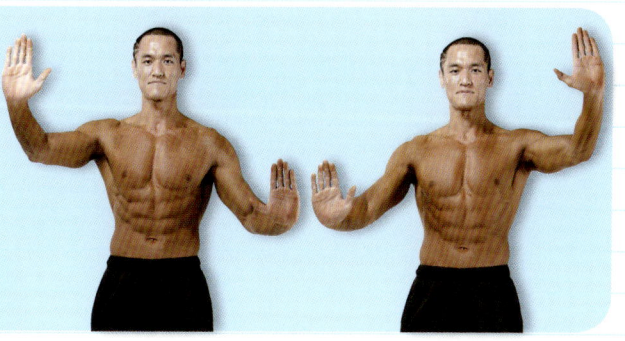

손 짚는 위치
강도가 센 운동이므로 움직이면서 손을 짚을 때 손목의 갑작스런 동작은 피하고 안전에 주의한다.

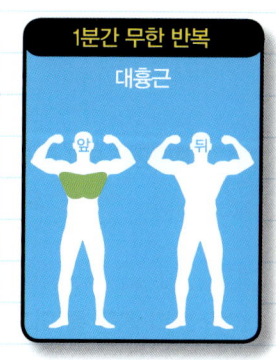

1분간 무한 반복
대흉근

3 바로 반대쪽 손으로 살짝 앞을 짚는다.

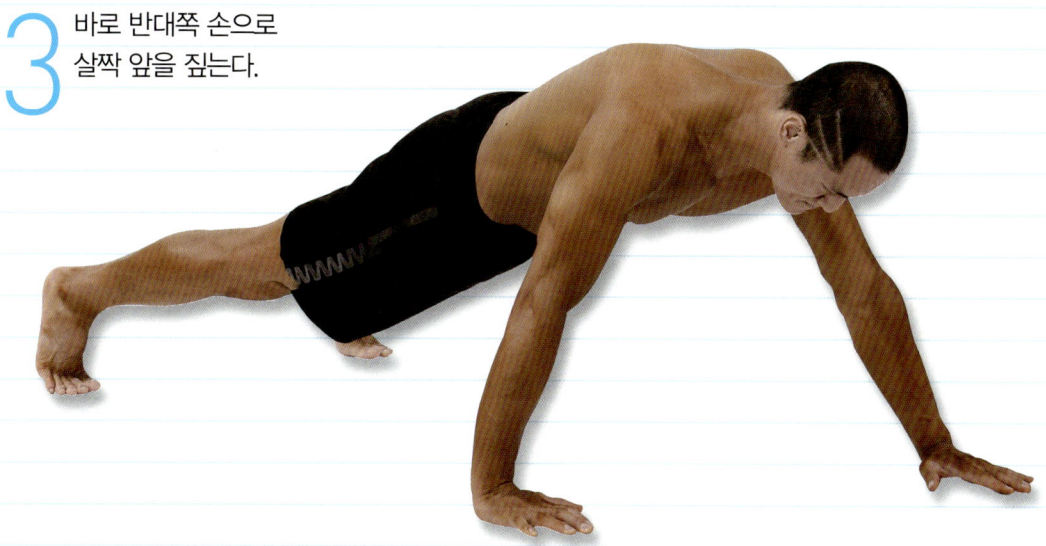

4 같은 방법으로 푸쉬업을 한다. 좌우 번갈아 조금씩 손으로 스텝을 밟으며 앞으로 나간다. 다리도 자연스럽게 따라간다.

공간에 따라 앞으로 갔다 뒤로 갔다를 반복한다.

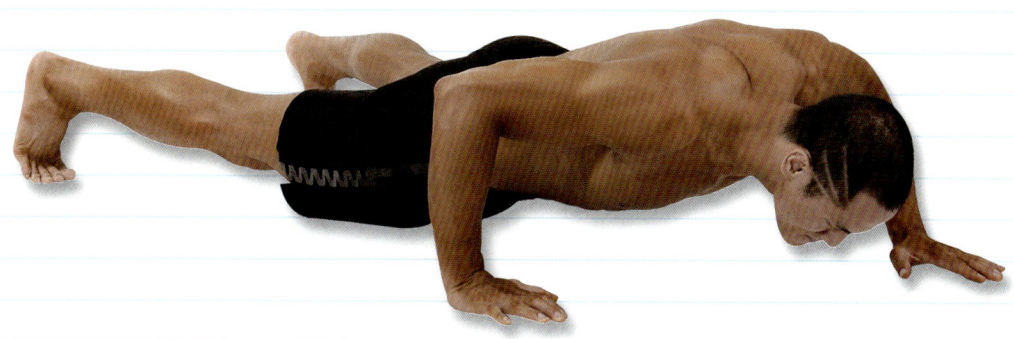

999 순환 운동
7주차

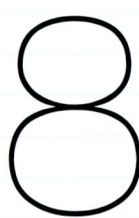

기본
스트레이트 & 롤

복직근에 강한 자극을 주는 운동으로 상·하복부를 동시에 자극합니다. 허리에 무리가 갈 경우 동작 범위를 줄여서 진행해야 합니다.

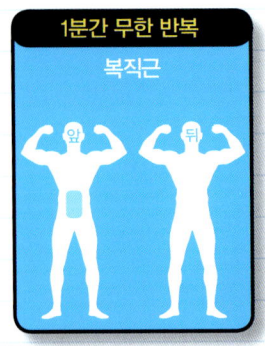

1분간 무한 반복
복직근

1 팔과 다리를 위 아래로 쭉 뻗어 최대한 몸을 펴고 눕는다.

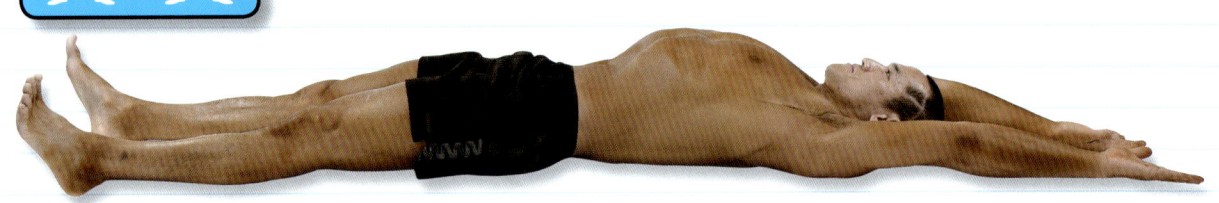

2 팔과 다리를 몸의 중앙으로 서서히 접으면서 말아 올린다. 몸을 접으면서 숨을 내뱉고 펴면서 들이마신다.

> 몸을 접을 때는 어깨와 골반을 바닥에서 떼면서 몸을 완전히 말아 올리는 느낌으로 실시해야 복부를 제대로 수축시킬 수 있다. 다시 몸을 펼 때에는 가능한 한 팔과 다리가 바닥에 닿지 않게 한다.

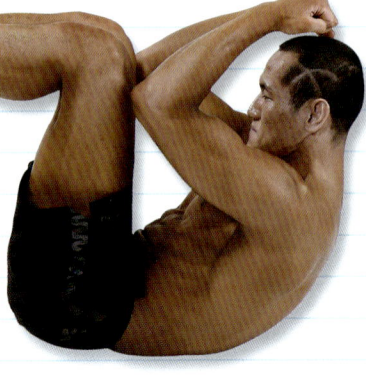

3 몸을 말아 올려 팔꿈치와 무릎이 닿으면 팔과 다리를 다시 편다. 최대한 배가 강하게 당기는 느낌이 들도록 동작한다.

> 복근의 근력이 약하거나 허리에 부담이 가는 경우에는 팔과 다리를 쭉 펴지 않고 반 정도만 펴주었다가 접는다.

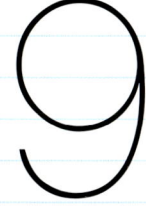

999 순환 운동
7주차

리버스
백 익스텐션

허리를 강화하는 척추 기립근 운동으로 다리를 펴고 들어 올리면서 허리에 강한 자극을 줄 수 있습니다. 반동 없이 절제된 동작으로 실시합니다.

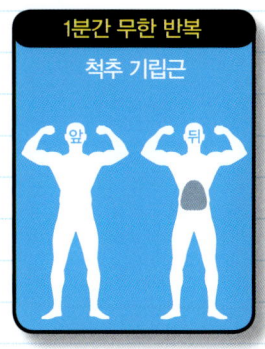

1분간 무한 반복
척추 기립근

1 손을 이마에 두고 엎드린다. 팔꿈치는 옆으로 벌려 어깨와 상체의 힘을 뺀다.

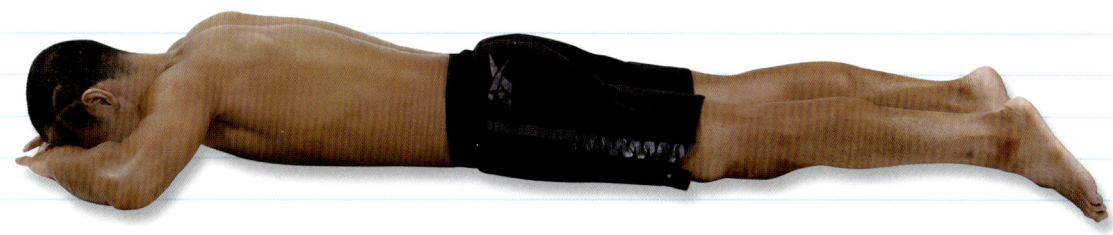

2 다리를 어깨너비 정도로 벌리고 무릎을 편 상태를 유지하면서 다리를 위로 힘껏 들어 올린다. 슬와근과 힙, 허리 하부 쪽의 수축을 느끼면서 천천히 내린다. 다리를 올리며 숨을 내뱉고 내리면서 들이마신다. 척추 기립근이 단단해질 때까지 반복한다.

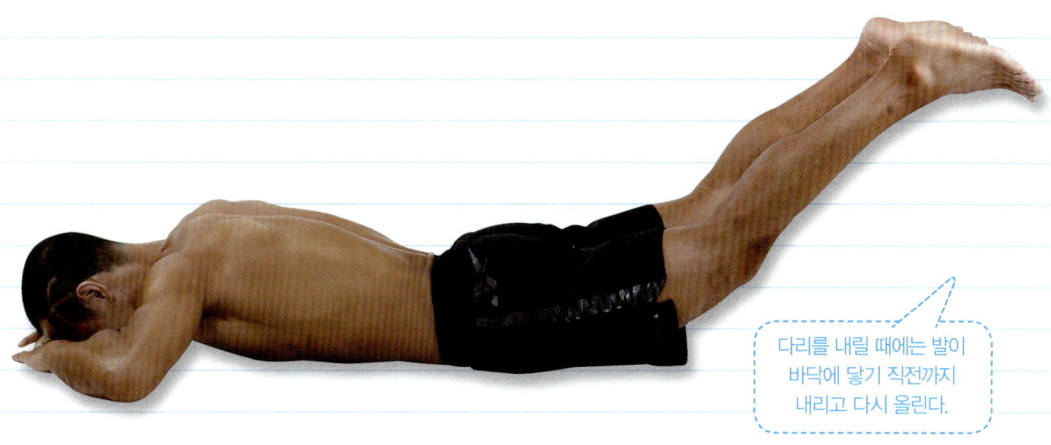

다리를 내릴 때에는 발이 바닥에 닿기 직전까지 내리고 다시 올린다.

999 순환 운동 8주차 프로그램

8주차 운동은 근력 운동에 유산소 운동적인 요소를 추가하여 심박수를 더욱 높일 수 있도록 구성하였습니다. 한마디로 근육 활용도는 높이고 지방은 쉴 틈 없이 연소시키는 동작들입니다. 대부분 역동성이 강한 동작들이기 때문에 밸런스를 잡고 안전에 유의하면서 실시해야 합니다.
8주차까지 오느라 우여곡절도 많고 자신과의 싸움에서 타협에의 갈등도 많으셨으리라 생각됩니다. 세상에 공짜는 없습니다. 이렇게 흘린 땀과 노력은 여러분의 몸에 긍정적이고 멋진 변화를 가져다 줄 것이라 확신합니다. 힘내세요, 파이팅!

> 하루 9가지 동작을 실시하되, 각 동작을 1분 동안 지칠 때까지 계속한다. 체력이 모자란 경우 중간중간 짧게 자주 쉬는 것도 무방하지만 가능한 한 이 악물고 버틴다. 힘이 부쳐 중간에 멈출 때에는 5초 이하의 짧은 휴식만 취한다.

999 순환 운동 8주차

1

페트병 들고 점핑

스쿼트

하체 강화를 위한 스쿼트 동작에 점핑 동작을 추가하여 칼로리 소모율을 한층 높였습니다. 점핑 동작이 추가된 만큼 자세 안정화에 주의하면서 동작을 실시하고, 하체의 긴장을 항상 유지하여 무릎 관절에 무리한 충격이 가해지지 않도록 합니다.

1 페트병을 양손에 들고 발을 모아 똑바로 선다.

> 점프는 높이 뛰지 않고 가볍게 실시하는 정도로 진행한다.

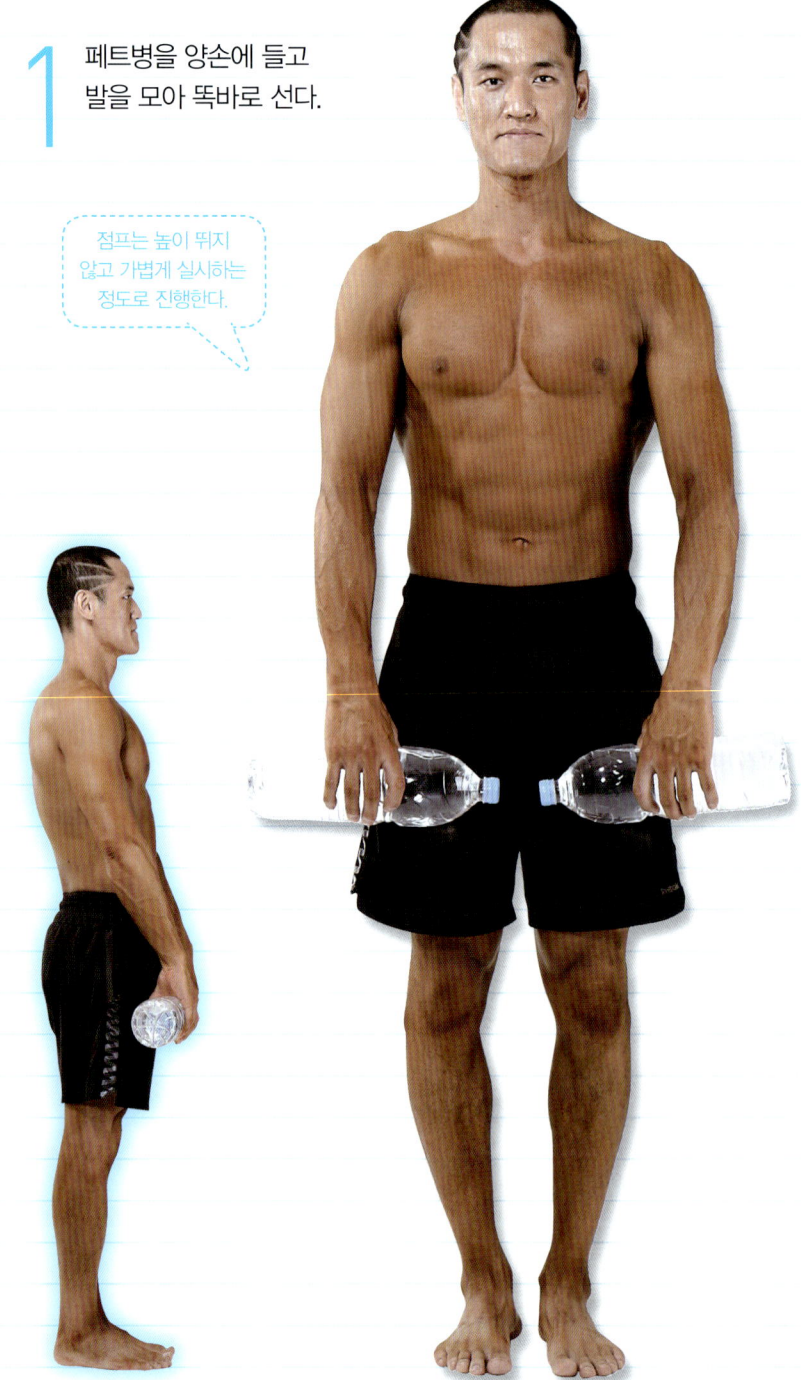

응용 동작
메디신 볼을 몸 앞에 들고 선다. 가볍게 점프하는 동작으로 다리를 어깨너비로 벌리고 무릎을 구부려 앉는다. 동시에 팔을 앞으로 뻗어 올린다. 다시 원래 위치로 점프하며 되돌아온다.

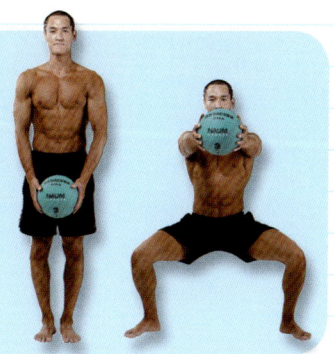

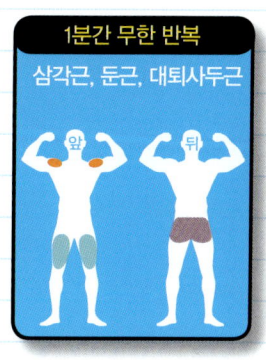

1분간 무한 반복
삼각근, 둔근, 대퇴사두근

2 점프하면서 다리를 어깨너비로 벌려 스쿼트 자세로 앉는다. 동시에 페트병을 든 양손을 앞으로 올려 전면 삼각근을 자극시킨다. 다시 점프하여 원위치로 돌아오면서 팔을 내린다. 앉으면서 숨을 내뱉고 일어서면서 들이마신다.

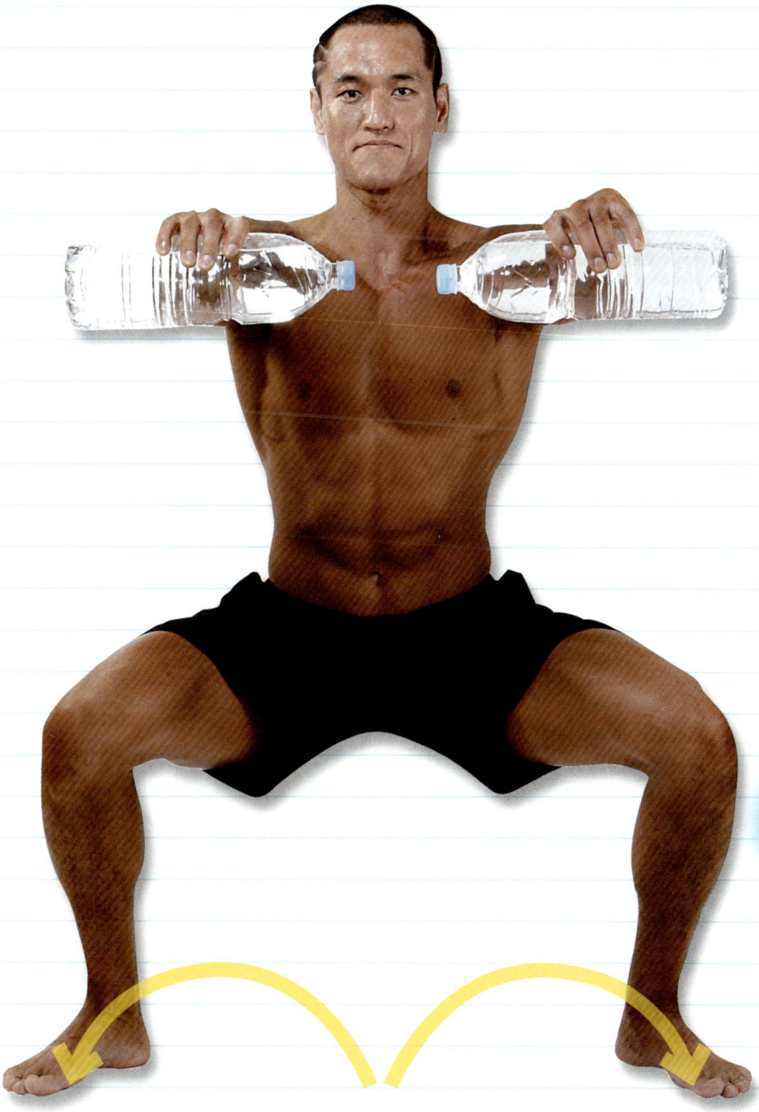

> 점프했다 떨어지면서 균형을 잃지 않도록 주의해야 한다. 그 과정에서 코어에 힘을 실어줄 수 있다.

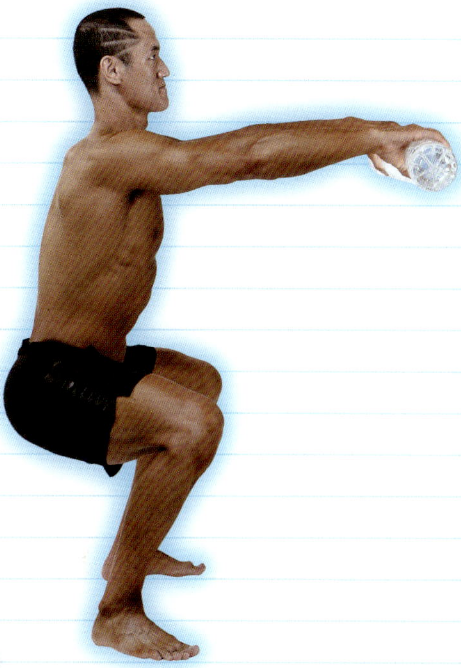

999 순환 운동

8주차

2

페트병 들고 점핑
니 킥

여러 가지 근육을 동시에 사용하는 다중 관절 운동으로 단시간에 지방을 연소시키고 심폐지구력을 향상시키는 효과가 있습니다. 특히 하체와 복부, 어깨에 많은 자극을 주는 운동법입니다. 동작이 익숙해지면 속도감을 실어 동작합니다. 최대한 많은 횟수를 소화해내야 효과가 커집니다.

1 런지를 할 때보다 간격을 약간 좁게 하여 앞뒤로 다리를 벌리고 뒷다리를 차올릴 준비를 한다. 페트병을 든 양손은 위로 뻗어준다.

2 살짝 점프하는 동작으로 뒷다리의 무릎을 앞으로 차올리고 팔꿈치를 무릎 쪽으로 가져간다. 다시 팔을 뻗어 올리면서 차올렸던 다리를 뒤로 뺀다. 무릎을 차면서 숨을 내뱉고 내리면서 들이마신다. 30초 동안 최대한 반복한다.

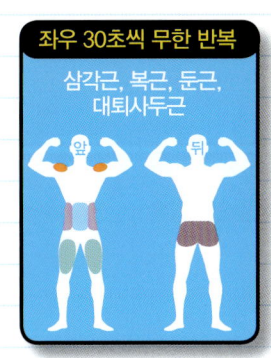

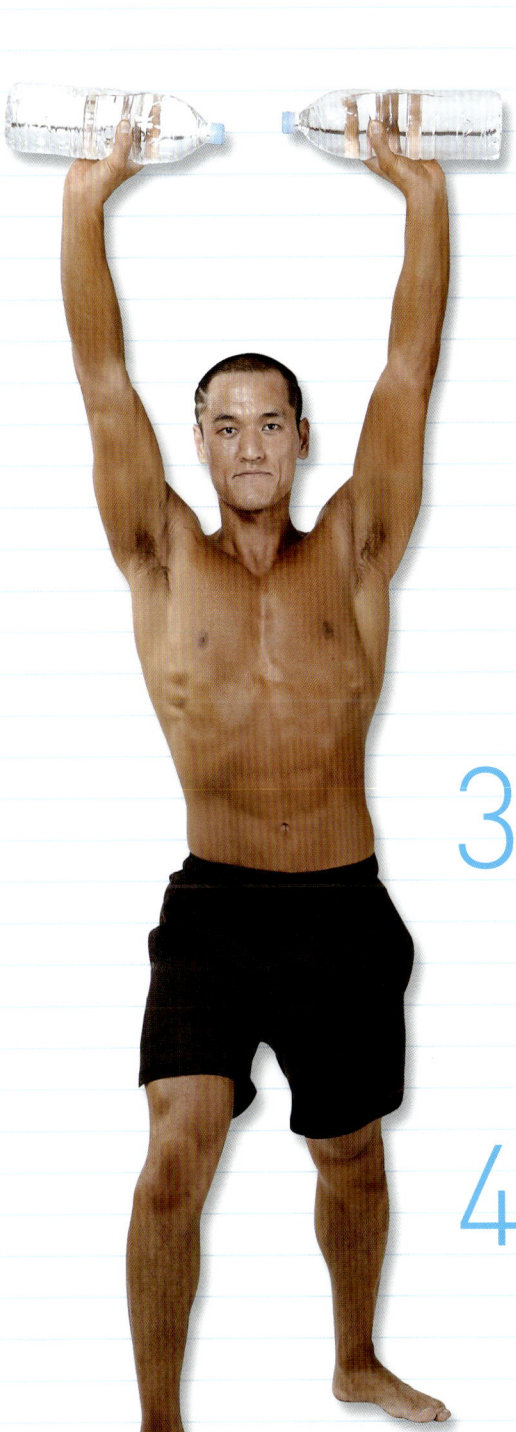

가슴 쪽으로 무릎을 깊이 차올려야 근육에 가해지는 자극이 커진다. 균형을 잃지 않도록 통제하며 동작한다.

3 발을 바꾸어 준비자세를 취한다.

4 반대쪽도 30초 동안 최대한 반복한다. 양쪽을 반복하면서 전신의 근육, 특히 복근의 강한 당김을 느낀다.

999 순환 운동
8주차

3

페트병 들고 원 레그 스트레이트
데드리프트

뒷 라인을 탄력 있게 만들어주는 동작입니다. 균형이 많이 흐트러질 수 있으므로 처음 자세를 익힐 때는 천천히 동작하다가 익숙해지면 약간 속도감 있게 동작합니다. 팔과 다리를 최대한 쭉 뻗으면서 허리를 펴고 상체를 숙여야 주동근을 모두 사용할 수 있습니다.

1 양손에 페트병을 들고 몸 앞쪽에 둔 다음 한쪽 다리를 들어 올릴 준비자세를 취한다.

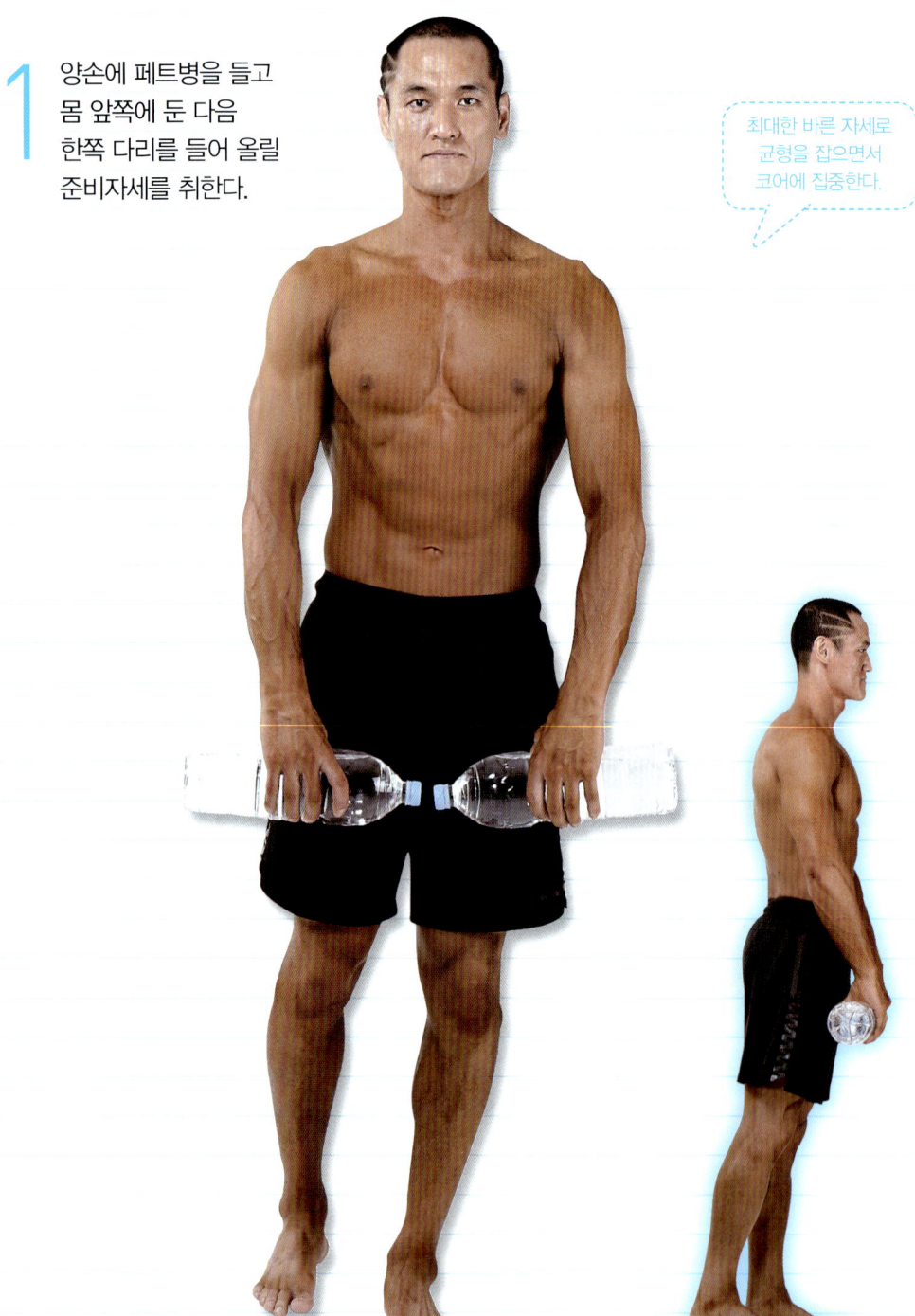

최대한 바른 자세로 균형을 잡으면서 코어에 집중한다.

좌우 30초씩 무한 반복
삼각근, 척추 기립근,
둔근, 슬와근
앞
뒤

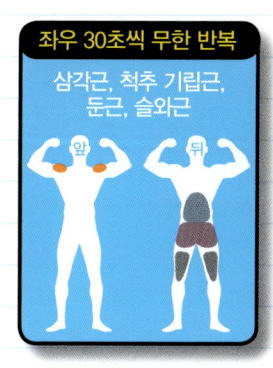

2 다리를 뒤로 차올리는 동시에 상체를 숙이면서 팔을 앞으로 뻗고 허리를 곧게 편다. 몸과 지면이 수평이 된 자세로 잠시 버티고 다시 바로 선다. 상체를 숙이면서 숨을 내뱉고 제자리로 돌아오면서 들이마신다. 30초간 최대한 반복하고 반대편도 30초간 실시한다.

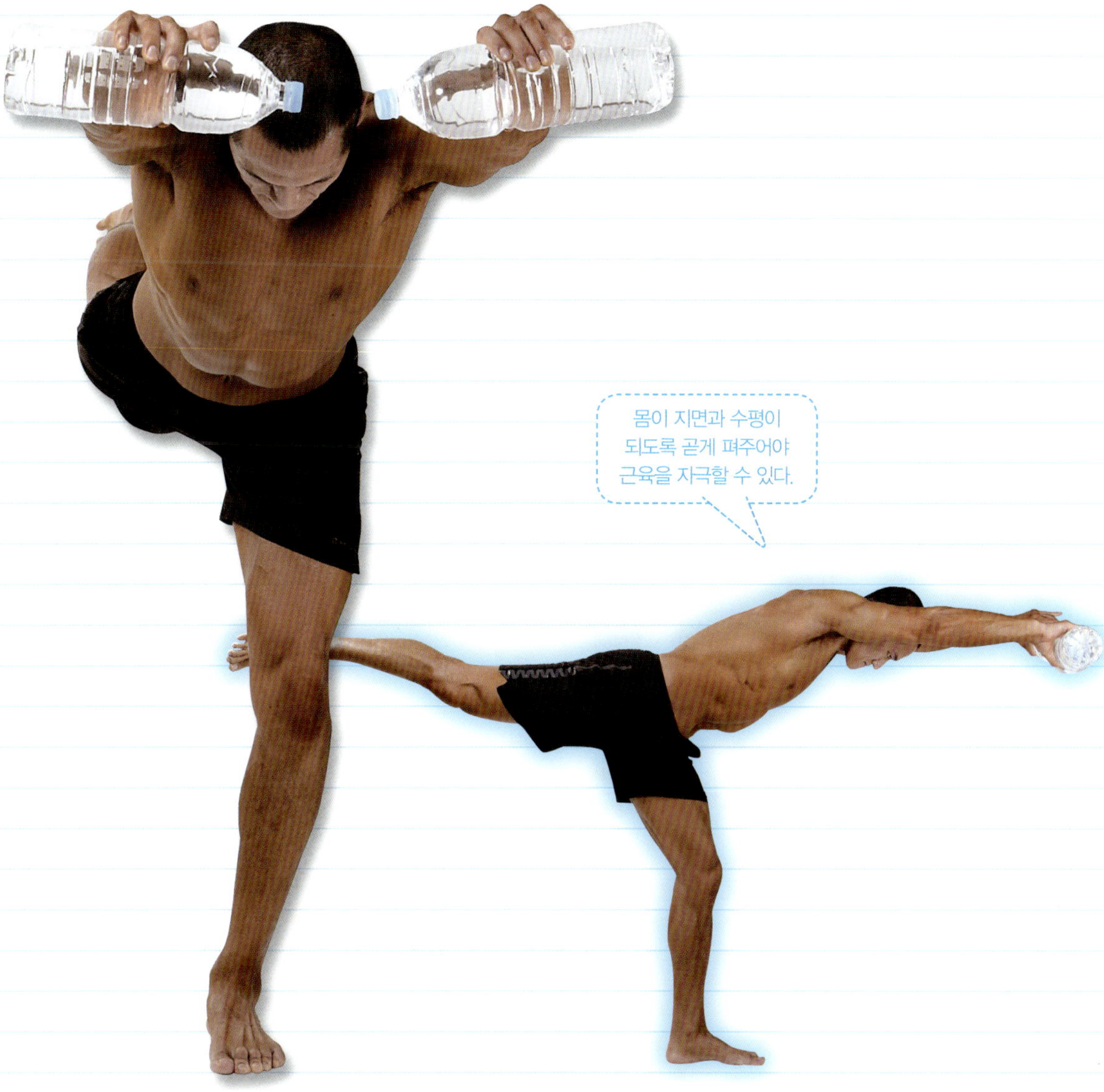

몸이 지면과 수평이
되도록 곧게 펴주어야
근육을 자극할 수 있다.

999 순환 운동
8주차

4 페트병 들고 사이드 스텝
스윙

스윙 동작에 하체의 좌우 움직임을 추가하여 좀 더 역동적으로 근육을 사용하는 운동입니다. 리드미컬하게 동작을 이어가면서 최대한 많이 반복하면 주동근이 불타는 듯한 느낌을 받을 수 있습니다.

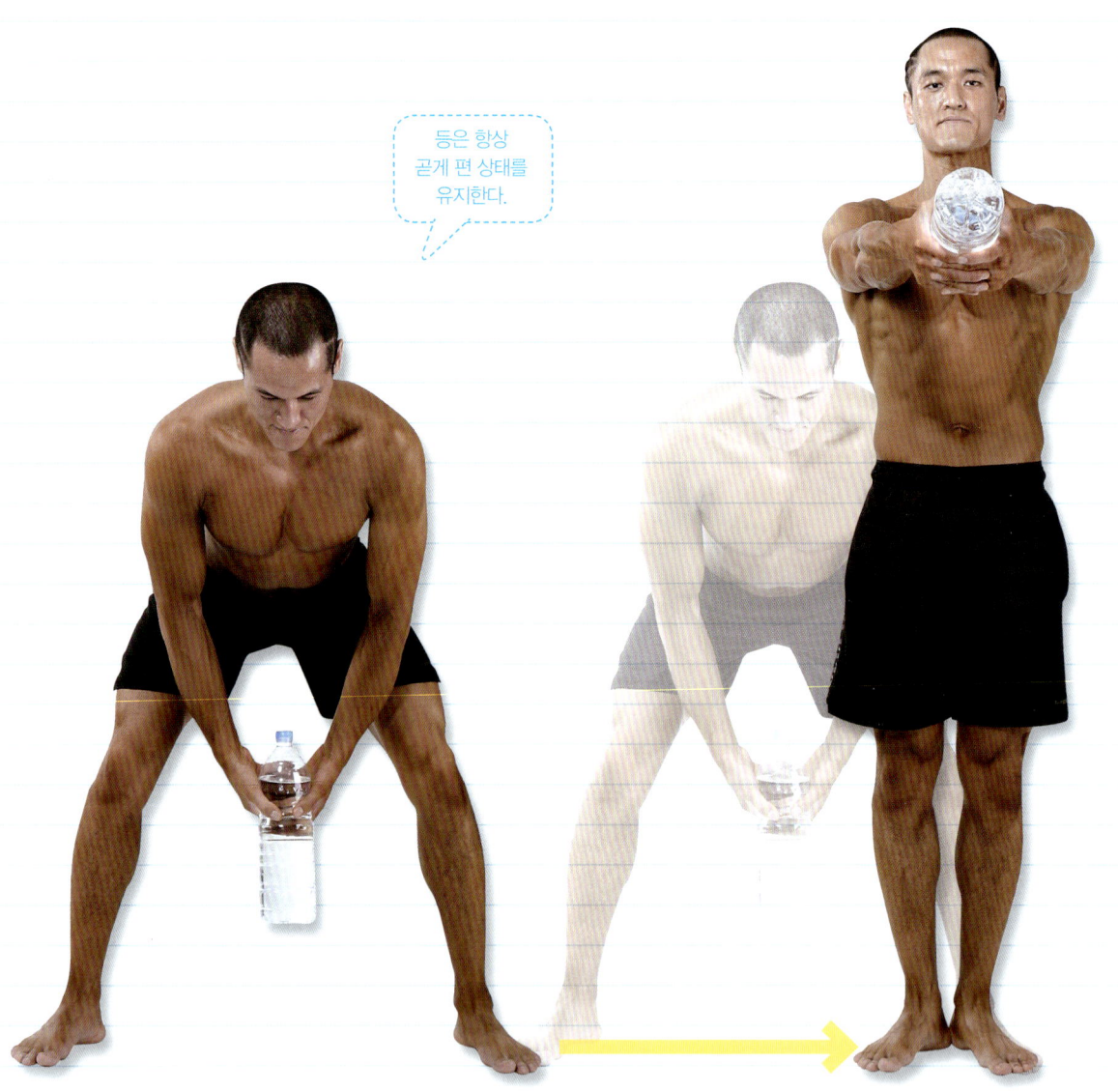

등은 항상 곧게 편 상태를 유지한다.

1 두 손을 모아 페트병을 들고 다리를 자연스럽게 벌려 선다. 무릎을 굽히고 상체를 앞으로 숙이면서 페트병을 아래로 내린다. 이때 어깨의 힘을 빼고 팔을 아래로 늘어뜨린 다음 견갑골만 살짝 조여준다.

2 힙을 밀어 상체를 세우면서 발을 모으고, 그 힘으로 페트병을 앞으로 던지듯이 팔을 올려 편다.

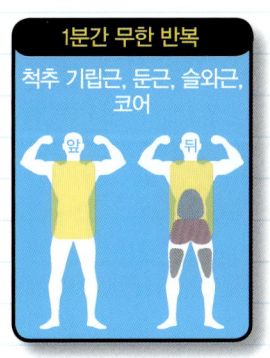

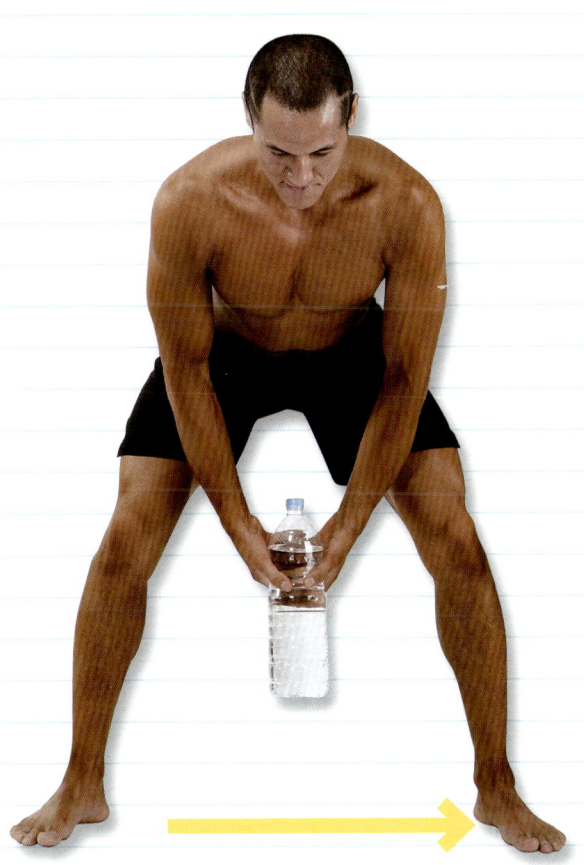

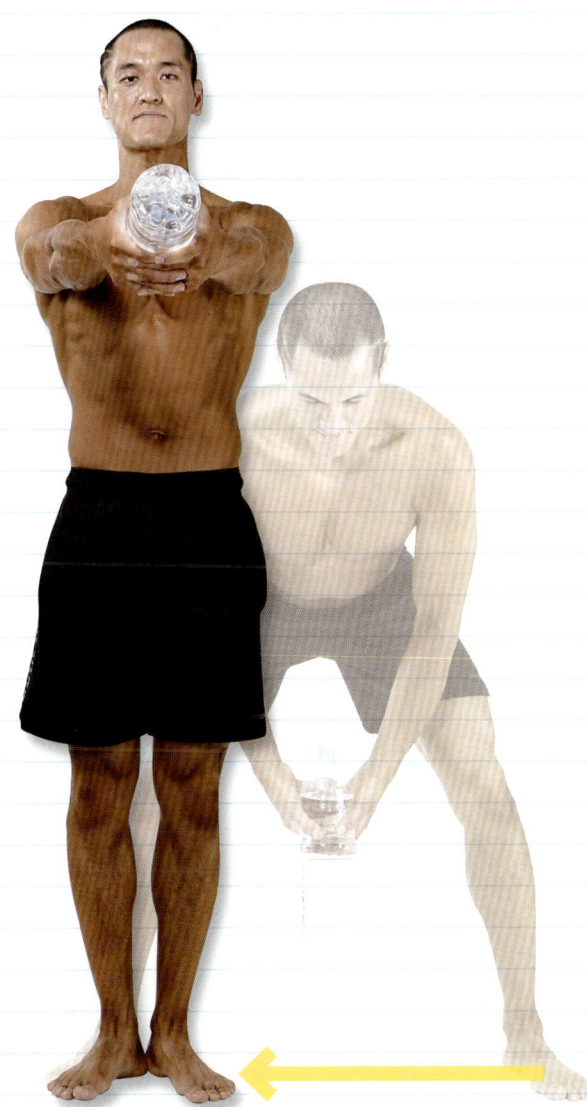

페트병을 앞으로 던질 때 복근과 허리 및 코어를 강하게 수축시켜 몸의 중심을 잡는다. 힙을 앞으로 밀 때 요추부까지 앞쪽으로 나가면 안된다.

3 다시 한쪽 발을 옆으로 옮기면서 무릎을 구부리는 동시에 상체를 앞으로 숙인다.

4 다시 상체를 세우면서 발을 모은다. 이 동작을 좌우 양쪽으로 움직이며 반복한다. 상체를 세우면서 숨을 내뱉고 낮추면서 들이마신다.

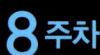

5

8주차

바닥에서 딥 & 힙업

삼두근 및 허리에서 다리로 이어지는 신체 뒷 라인을 모두 자극하는 운동으로 최대 수축 지점에서의 자세에 주의하면서 동작합니다. 강한 허리와 탄력적인 둔근을 만들어줍니다.

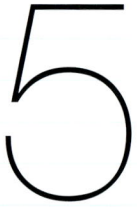

1분간 무한 반복
삼두근, 척추 기립근, 둔근

1 무릎을 구부리고 바닥에 앉는다. 손을 어깨너비만큼 벌린 채 뒤로 뻗어 손끝이 앞을 향하도록 바닥을 짚는다.

2 팔과 다리로 몸을 지탱한 상태에서 힙을 살짝 들어 올리고 팔꿈치를 구부린다.

삼두근과 힙, 척추 기립근, 슬와근에 강한 자극이 가해지는 것을 느끼면서 동작한다.

3 최대한 힙을 들어 올리는 동시에 팔을 펴서 몸통을 브릿지로 만들어준다. 주동근을 최대한 수축시킨 다음 팔을 구부리며 힙을 내린다. 힙을 내리면서 숨을 들이마시고 올리면서 내뱉는다. 정확한 자세로 동작해야 안전하다.

응용 동작
평소 어깨 관절이 유연하지 못하거나 강도가 부담스러운 경우에는 다리를 펴고 실시한다. 다리를 펴고 시작 자세를 취한 다음, 최대한 힙을 들어 올리며 팔을 펴주어 몸이 일직선이 되도록 만든다. 다시 팔꿈치를 살짝 구부렸다 펴면서 동작을 반복한다

999 순환 운동
8주차

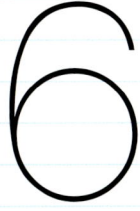

핸즈 업
제트업

제트업 동작을 응용하여 강도를 높인 운동으로 코어를 단련하는 효과가 뛰어납니다. 정확한 자세로 복부와 코어에 가해지는 자극을 느끼며 실시합니다.

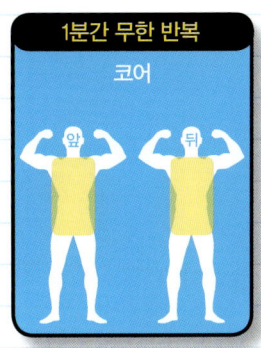

1분간 무한 반복
코어

응용 동작
기본 동작이 너무 힘들다면 양팔을 옆으로 벌리는 방법도 있다. 양팔을 옆으로 벌리는 동작이 어려우면 손을 골반에 두고 실시한다. 최대한 깊게 호흡하면서 복부가 조여드는 느낌을 갖는다.

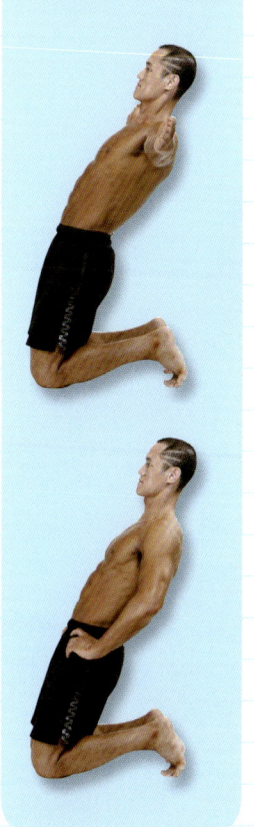

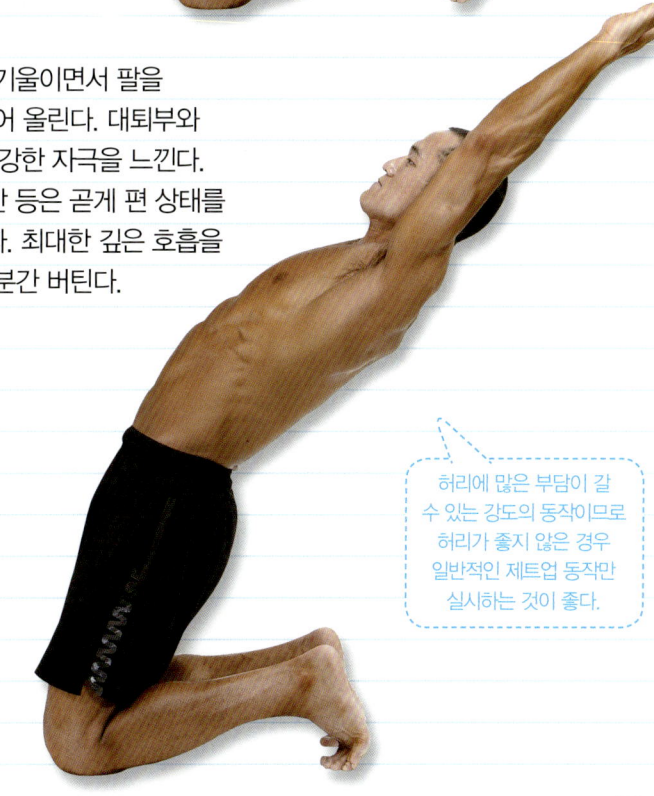

1 바닥에 무릎을 대고 힙을 들어주어 머리부터 무릎까지 일직선이 되도록 자세를 잡는다. 팔은 지면과 평행하게 앞으로 뻗는다.

2 상체를 뒤로 기울이면서 팔을 머리 위로 들어 올린다. 대퇴부와 복근, 코어에 강한 자극을 느낀다. 동작하는 동안 등은 곧게 편 상태를 유지해야 한다. 최대한 깊은 호흡을 유지하면서 1분간 버틴다.

> 허리에 많은 부담이 갈 수 있는 강도의 동작이므로 허리가 좋지 않은 경우 일반적인 제트업 동작만 실시하는 것이 좋다.

힌두 푸시업

흉근 상부에서부터 하부까지 고르게 자극할 수 있는 동작입니다. 빠르지 않고 부드럽게 실시해야 하며 어깨 관절에 부담이 갈 수 있으니 주의해서 동작합니다.

1 엎드려서 푸쉬업 동작을 취하는데, 다리를 어깨너비보다 더 넓게 벌려 기저면(신체와 바닥이 닿는 지점을 연결한 면적)을 넓힘으로써 좀 더 안정적인 자세를 만든다.

2 그 상태로 힙을 들고 상체를 숙여 각을 세운 다음, 동작을 실시한다.

3 머리를 바닥 쪽으로 깊이 내리면서 상체에 웨이브를 준다.

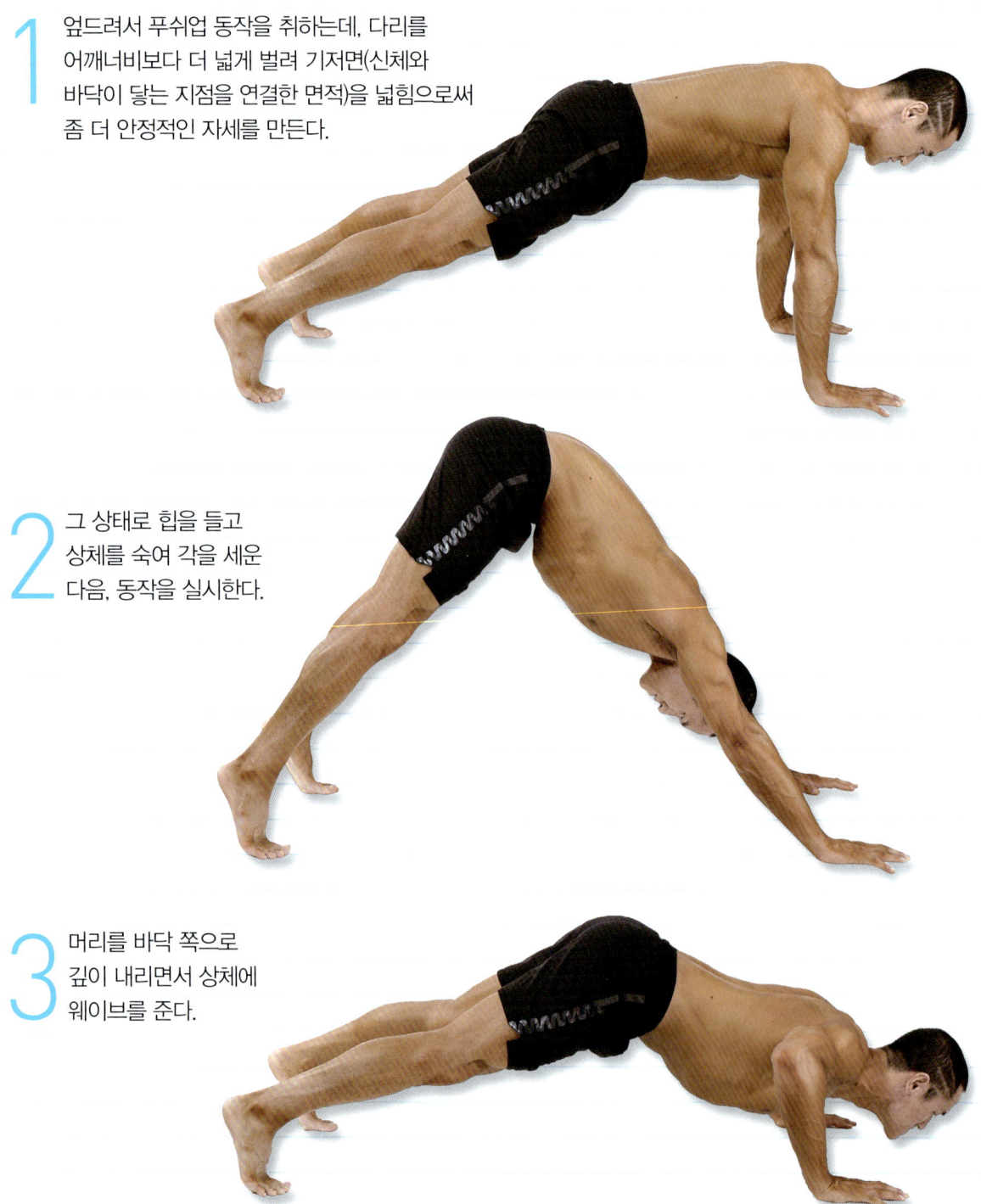

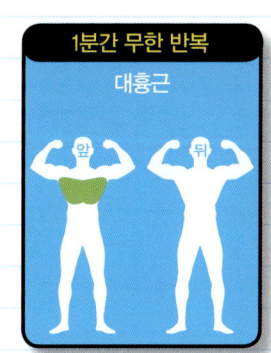

자세가 어려운 만큼 효과가 큰 운동으로 대흉근의 상·중·하부를 고르게 단련할 수 있다. 단 어깨가 약한 사람은 조심스럽게 진행해야 한다.

4 바로 앞 동작과 연결해 마치 접영을 하듯 동작한다.

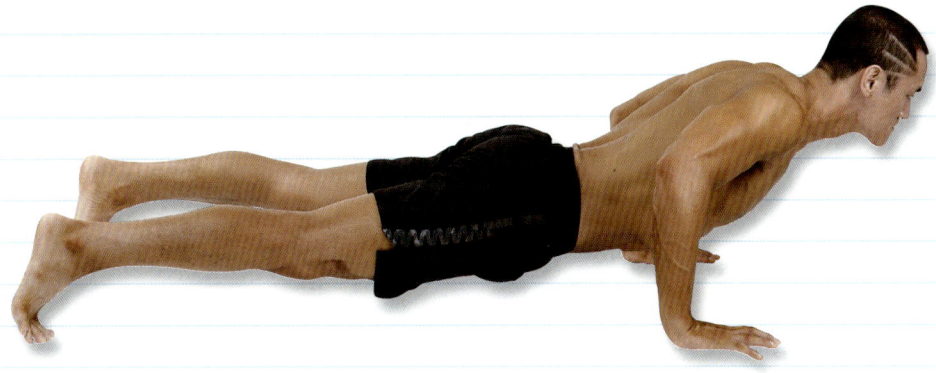

5 팔을 펴면서 머리를 들어 올리고 힙은 자연스럽게 내린다. 그리고 다시 힙을 들어 동작을 반복한다. 힙을 들고 머리가 내려가기 전에 숨을 들이마시고 웨이브를 주면서 내뱉는다.

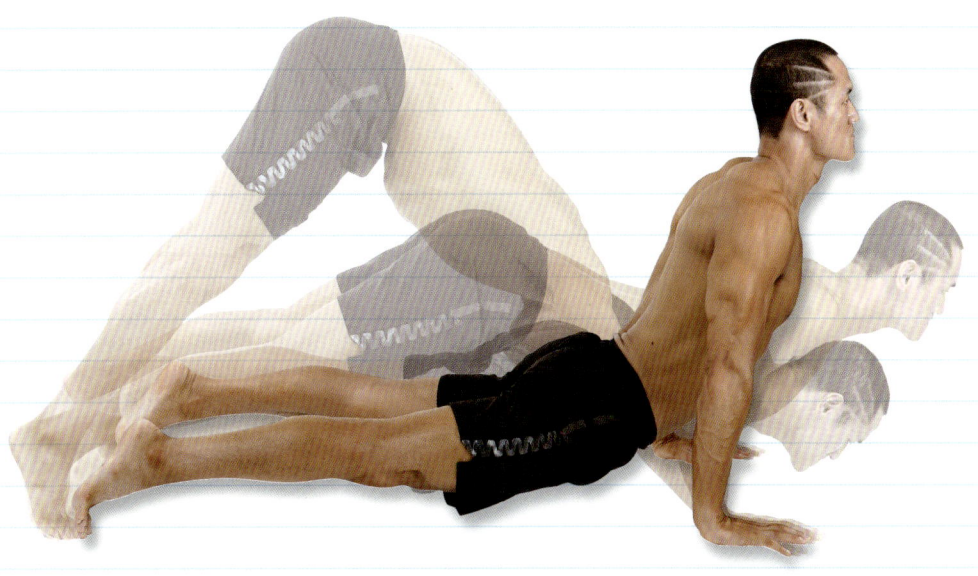

999 순환 운동
8주차

기본
에어 바이크

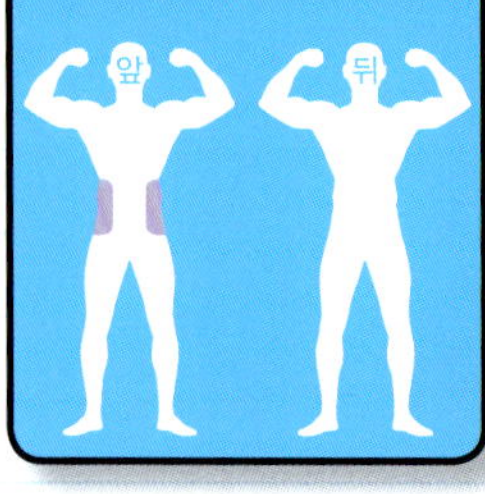

복직근 및 복사근을 자극하는 운동으로 옆구리 쪽 복사근에 더욱 초점을 맞춘 운동입니다. 몸통을 좌우로 틀어주면서 리드미컬하게 움직이고 어깨를 바닥에서 띄운 상태로 복부 긴장을 유지합니다. 마치 공중에서 싸이클을 타는 듯한 동작으로 실시합니다.

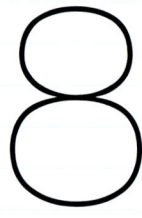

1분간 무한 반복
복사근

1. 바닥에 누워 다리를 들어 올리고 무릎을 직각으로 구부린다. 손으로 머리를 받치고 어깨를 들어 올린다.

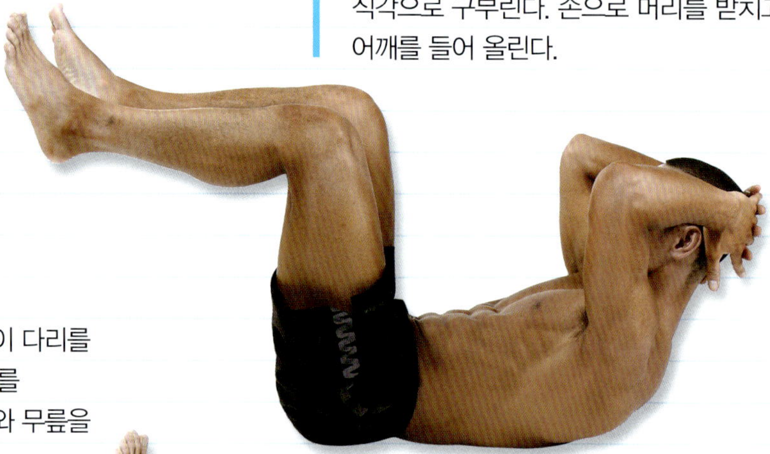

2. 공중에서 싸이클을 타듯이 다리를 굴리는 움직임으로, 상체를 비틀면서 반대편 팔꿈치와 무릎을 교차시켜 모은다.

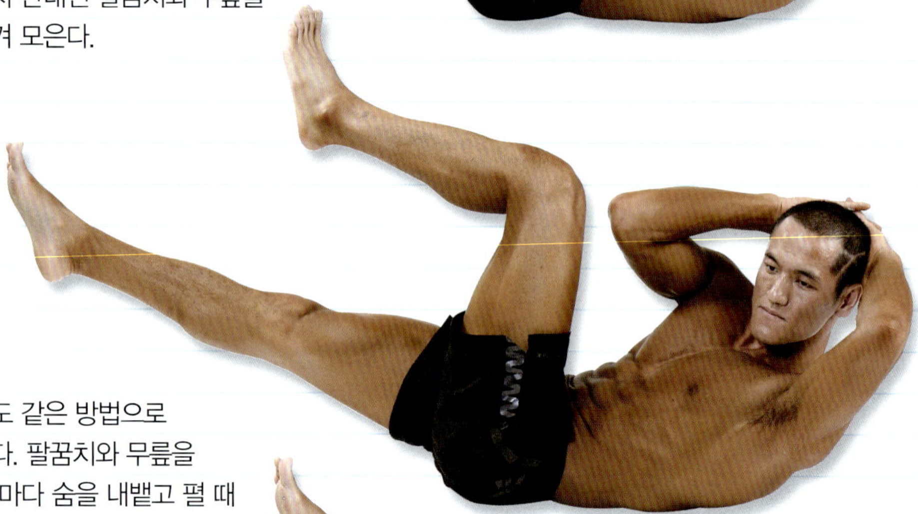

3. 반대쪽도 같은 방법으로 실시한다. 팔꿈치와 무릎을 모을 때마다 숨을 내뱉고 펼 때 들이마신다.

> 쉴 틈 없이 지속적으로 번갈아 동작한다.

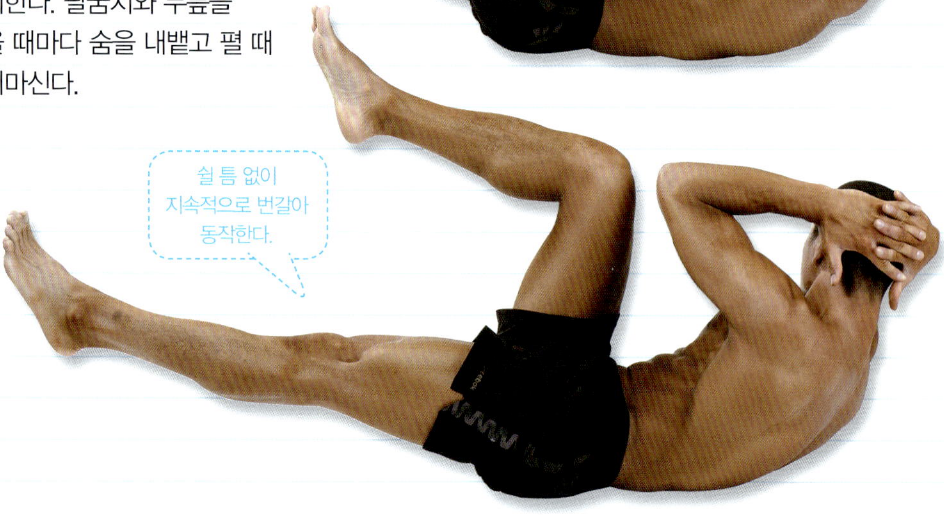

9 밴드를 이용한 **백 익스텐션 & 풀다운**

999 순환 운동 8주차

허리와 등을 동시에 자극하는 운동입니다. 밴드를 이용해 등을 최대한 수축시키면서 상체를 펴줍니다.

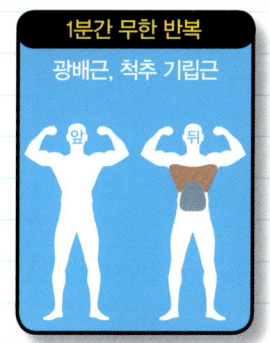

1분간 무한 반복
광배근, 척추 기립근

> 너무 갑작스런 상체의 반동은 피해야 한다.

1 다리를 쭉 뻗고 엎드린 상태에서 양손에 밴드를 짧게 감아 머리 위로 뻗어 올린다.

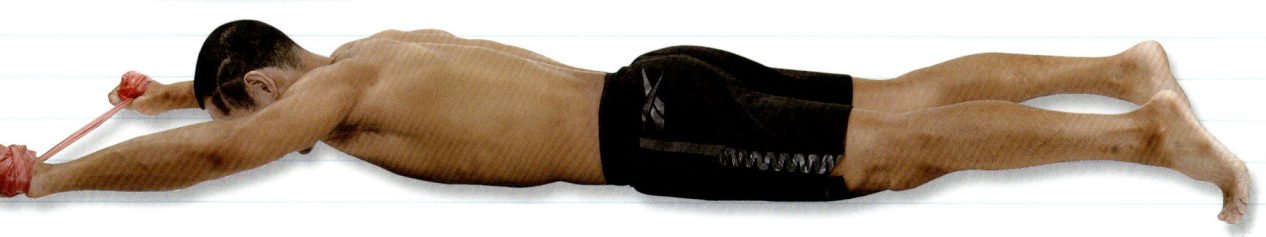

> 상체를 위로 끌어올릴 때 하체의 움직임은 자제해야 하며, 상체를 내릴 때에도 바닥에 완전히 내리지는 않는다.

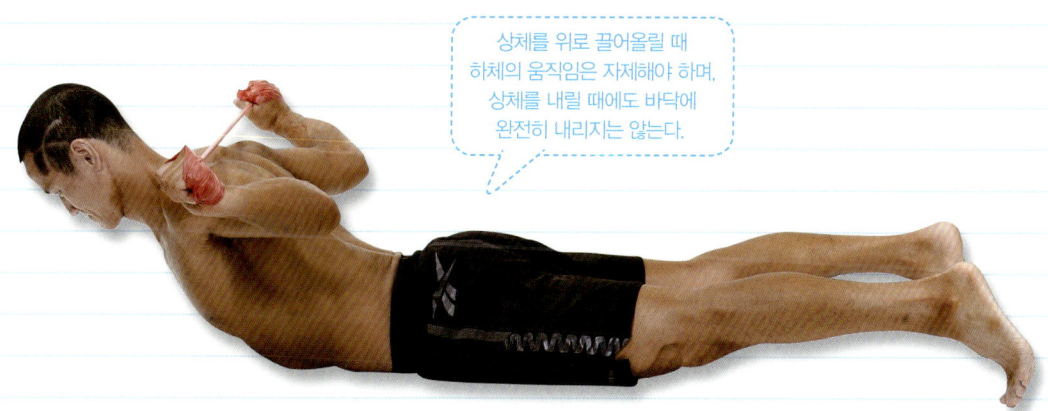

2 상체를 최대한 들어 올리면서 양 팔꿈치를 옆구리에 붙이듯 구부리고, 양손은 바깥쪽으로 벌려 견갑골을 모아준다. 잠시 멈추어 견갑골 안쪽부터 척추 라인 하부에 이르는 등 부위의 강한 수축을 느끼고, 천천히 상체를 내리며 팔을 위로 뻗는다. 상체를 올리면서 숨을 내뱉고 내리면서 들이마신다.

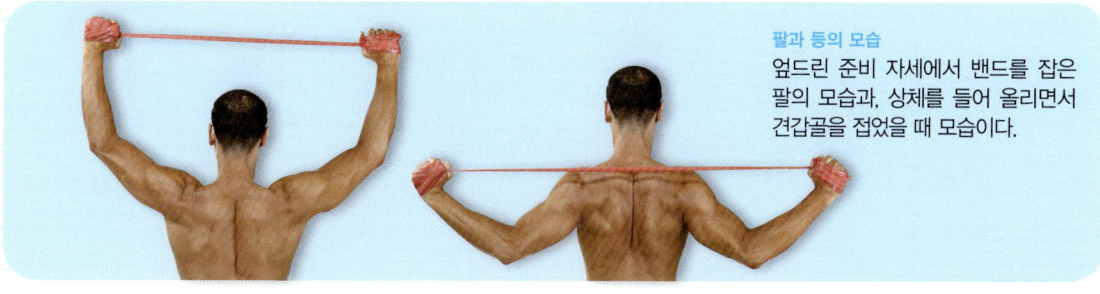

팔과 등의 모습
엎드린 준비 자세에서 밴드를 잡은 팔의 모습과, 상체를 들어 올리면서 견갑골을 접었을 때 모습이다.

999 순환 운동 9주차 프로그램

드디어 마지막 주차입니다. 1주차부터 프로그램을 실행해오면서 신체는 물론, 마음가짐 또한 큰 변화가 있으셨으리라 생각합니다. 자신을 향한 작은 도전에 종지부를 찍으면서 이게 끝이 아닌 또 다른 변화의 시작으로 여기시고 앞으로도 꾸준히 운동하시기 바랍니다.

9주차 프로그램은 정말 강도 높은 운동들입니다. 하지만 이미 여러분의 몸과 마음은 예전과는 180도 달라졌기 때문에 더욱 즐기며 임할 수 있으리라 확신합니다. 앞으로도 무슨 일이든 999 순환 운동처럼 끝까지 포기하지 마시고 즐기시기 바랍니다. 여러분의 삶과 도전을 언제나 응원합니다. 파이팅!

> 하루 9가지 동작을 실시하되, 각 동작을 1분 동안 지칠 때까지 계속한다. 체력이 모자란 경우 중간중간 짧게 자주 쉬는 것도 무방하지만 가능한 한 이 악물고 버틴다. 힘이 부쳐 중간에 멈출 때에는 5초 이하의 짧은 휴식만 취한다.

999 순환 운동 9주차

1 페트병 들고 사이드 래터럴 동시에, 슬라이드 스쿼트

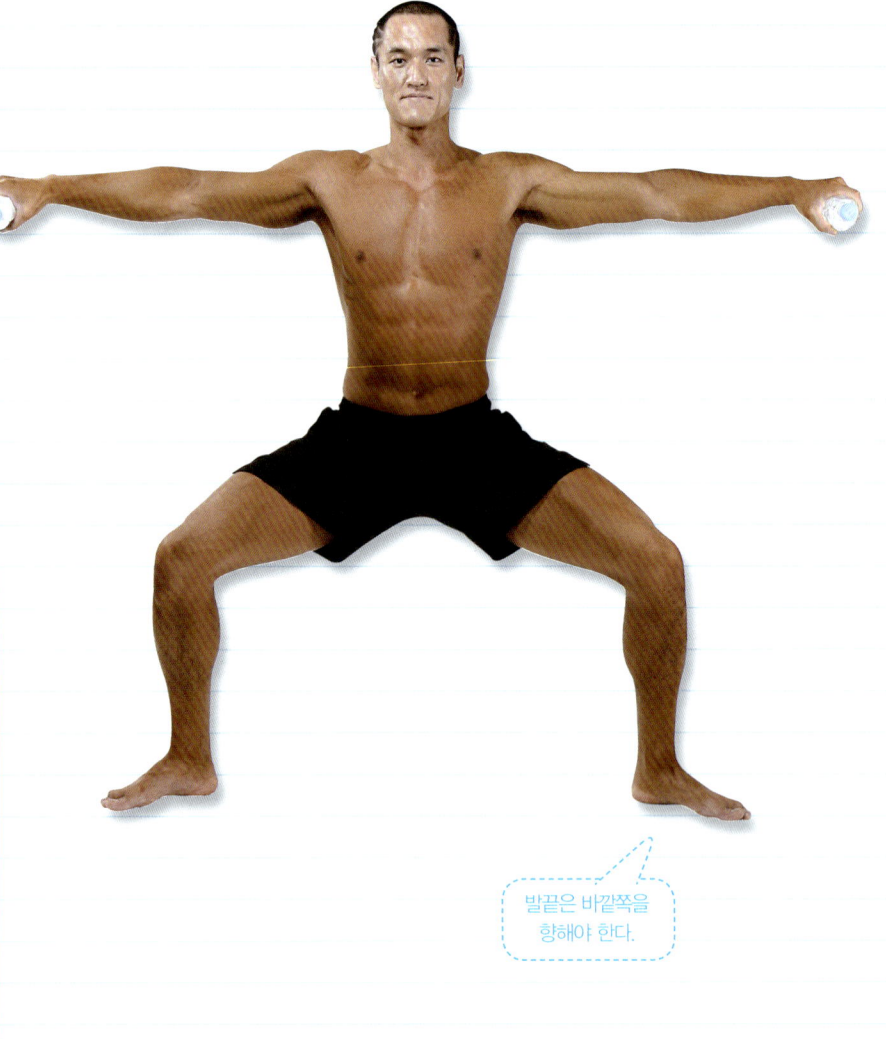

1 다리를 어깨너비보다 넓게 벌려 무릎을 직각으로 구부리고 선다. 페트병을 양손에 쥐고 양옆으로 팔을 들어 올려 지면과 평행한 상태를 유지한다.

> 발끝은 바깥쪽을 향해야 한다.

하체 근육을 고루 사용하면서 어깨 부분까지도 자극할 수 있는 복합 관절 운동입니다. 리듬을 타면서 부드럽게 동작해봅시다. 좌우로 미끄러지듯 동작해야 근육에 지속적인 긴장을 주면서 운동할 수 있습니다.

1분간 무한 반복
삼각근, 둔근, 대퇴사두근

2 그 상태에서 한쪽 다리를 구부리며 몸을 옆으로 이동시킨다. 이때 양팔을 짧게 위아래로 흔들며 동작한다.

3 바로 이어서 반대편으로 미끄러지면서 팔을 위아래로 움직인다. 무릎을 굽힐 때 숨을 내뱉고 중앙으로 돌아오면서 들이마신다.

동작의 끊어짐 없이 지속적으로 하체의 근육을 사용해야 하며, 허리는 줄곧 편 상태를 유지한다.

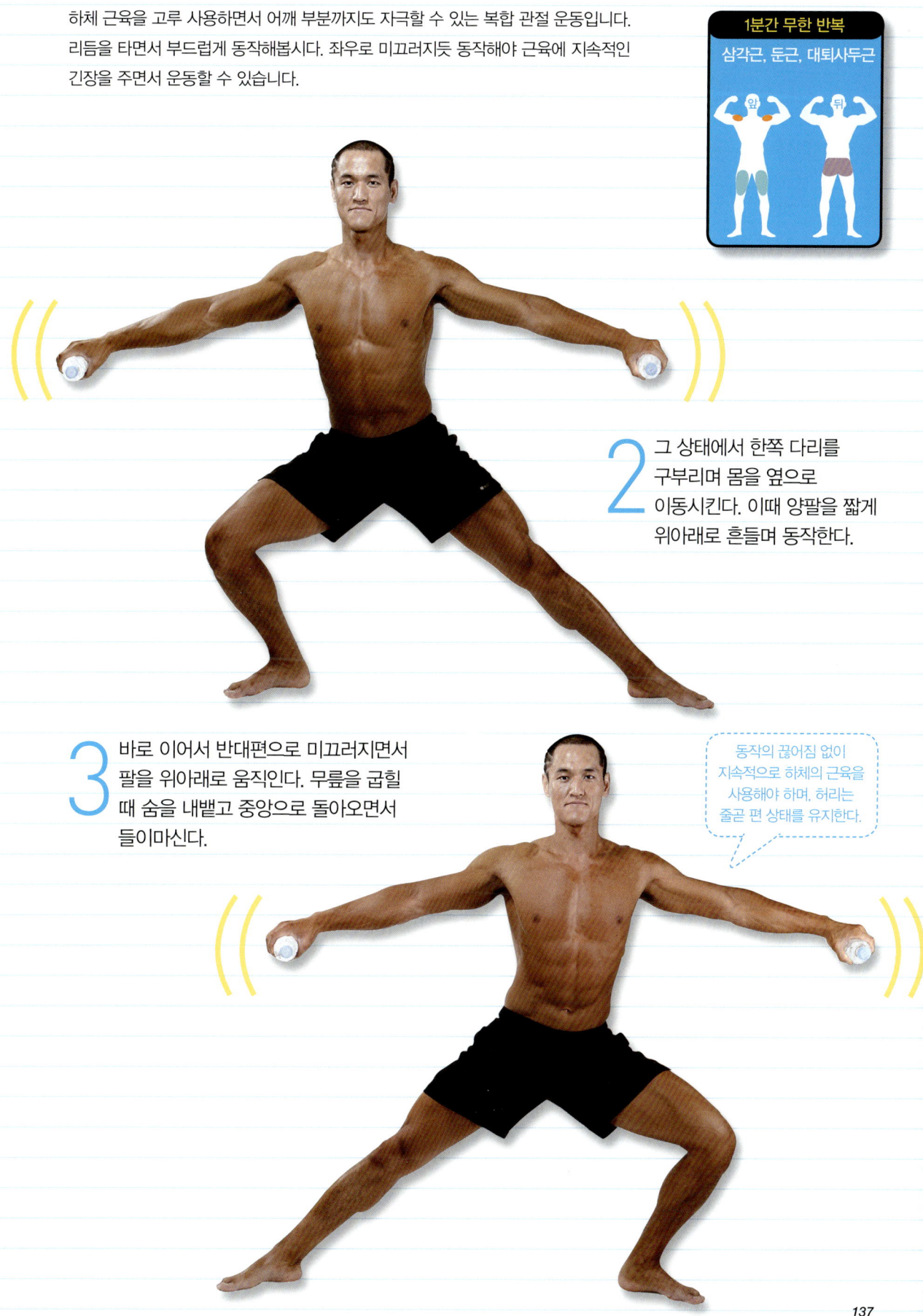

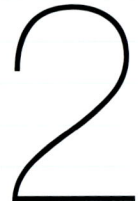

9주차

2 원 레그
런지

한쪽 다리만으로 균형을 유지하면서 실시하는 런지 동작으로, 대퇴부에 강한 자극을 줄 수 있습니다. 균형 유지를 위해 지속적인 긴장감을 필요로 하는 강도 높은 운동입니다. 발목의 안정성 강화에도 효과적이어서 축구나 배구, 농구 등 구기 종목을 즐기는 분에게 유용한 동작입니다.

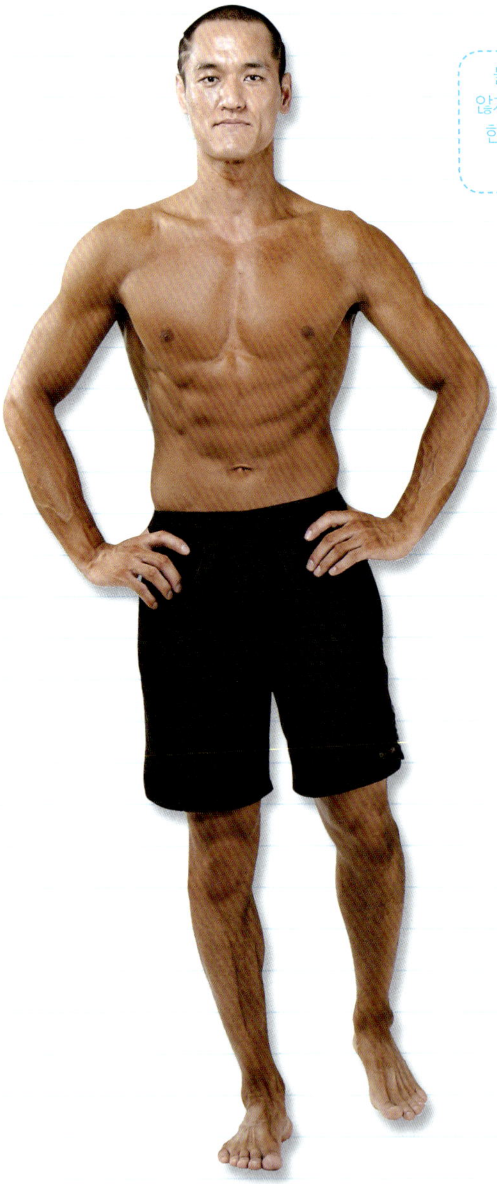

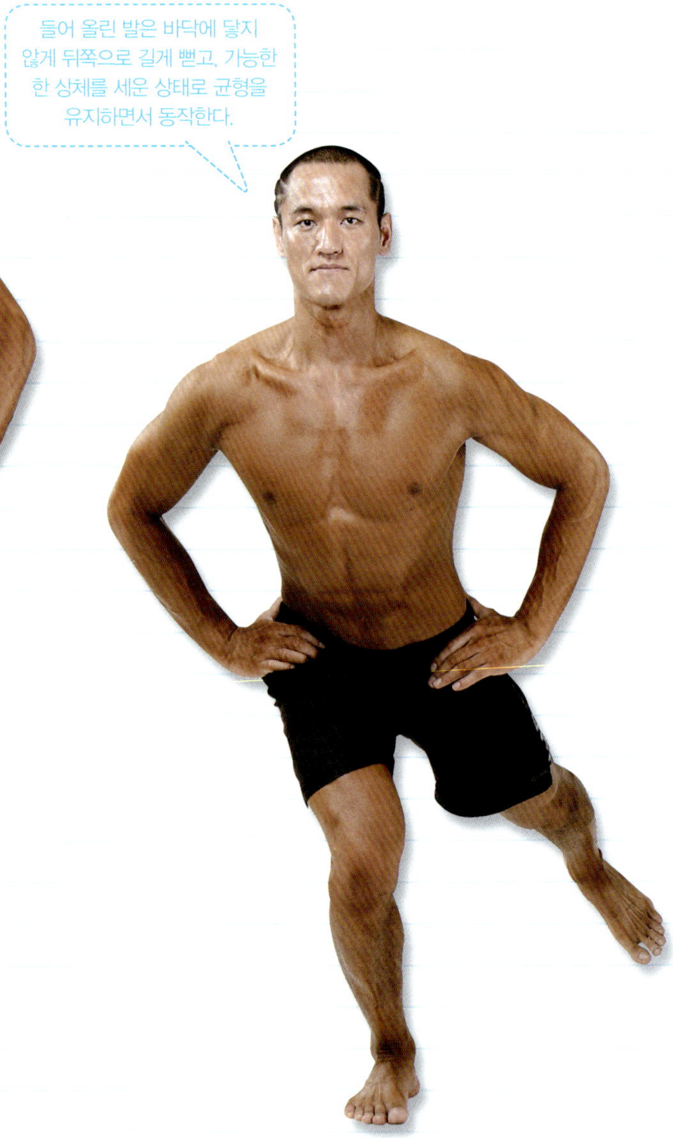

> 들어 올린 발은 바닥에 닿지 않게 뒤쪽으로 길게 뻗고, 가능한 한 상체를 세운 상태로 균형을 유지하면서 동작한다.

1 한쪽 다리를 살짝 들어준 상태로 균형을 유지하며 안정적으로 선다. 손은 골반에 두거나 양옆으로 벌릴 수도 있고, 균형을 잡기 위해 벽을 짚을 수도 있다.

2 들어 올린 다리를 런지하듯이 뒤로 빼면서 앞의 무릎을 깊게 구부렸다가 편다. 무릎을 굽히면서 숨을 들이마시고 펴면서 내뱉는다. 30초 동안 최대한 반복한다.

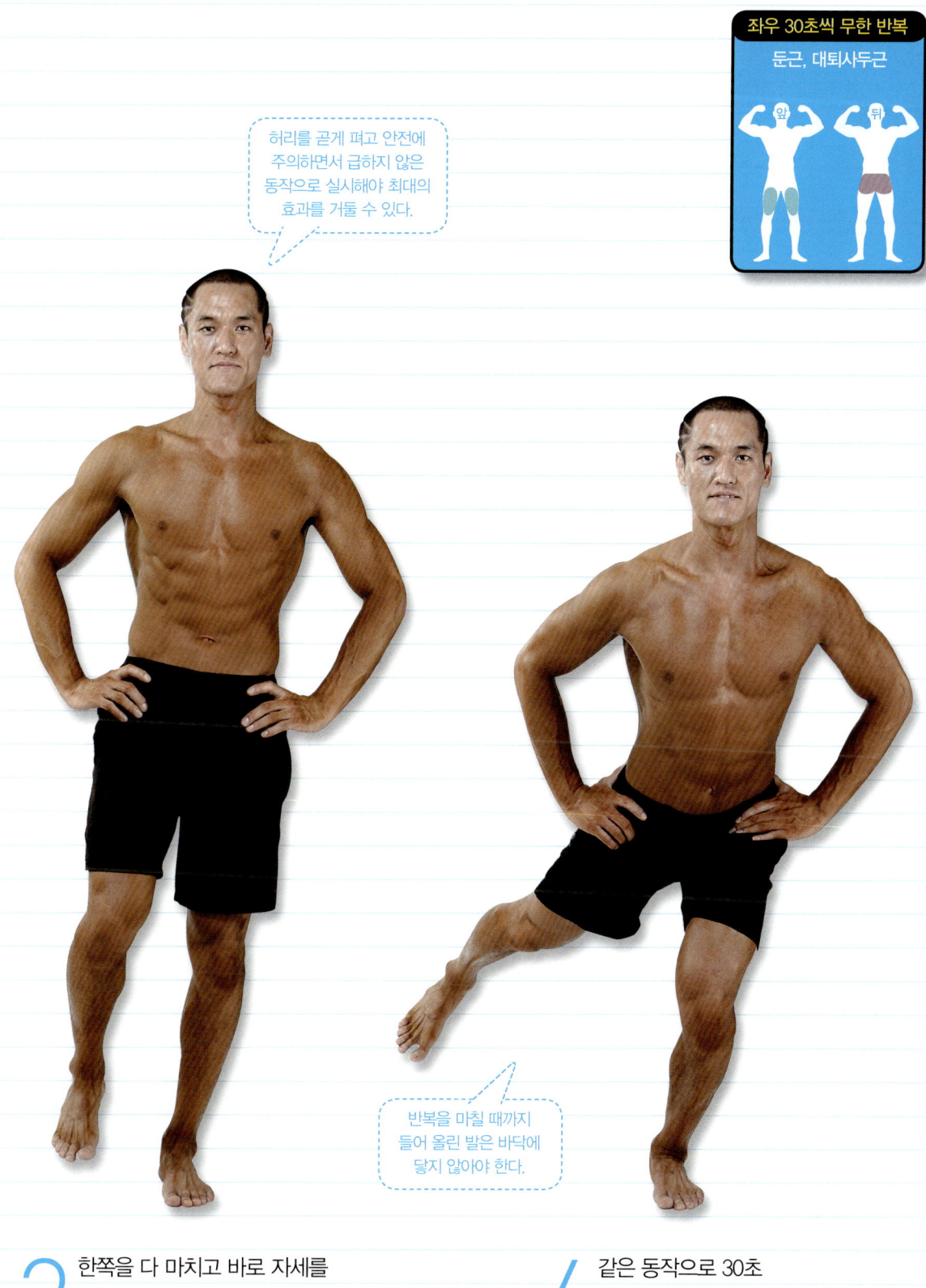

999 순환 운동
9주차 3

페트병 들고, 사이드 투 사이드
쉐이킹

수직으로 흔드는 동작보다 불안정성이 크기 때문에 코어에 더 강한 자극을 줄 수 있는 운동입니다. 절도 있는 동작으로 최대한 많이 반복하고 몸의 흔들림을 최소화합니다.

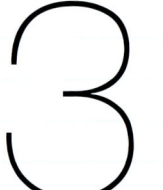

좌우 30초씩 무한 반복
코어

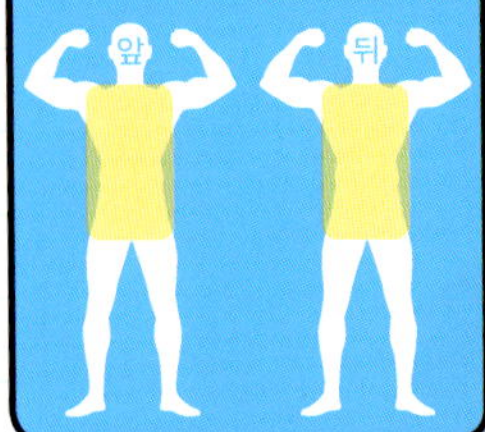

응용 동작
익스코를 사용하면 코어 근육에 좀 더 확실한 느낌을 줄 수 있다. 허리를 편 기마자세에서 익스코를 양손으로 꽉 잡아주고 오른쪽 허벅지 위에서 왼쪽 어깨 쪽으로 힘차게 흔든다. 몸통의 흔들림을 최대한 잡아주면서 동작한다.

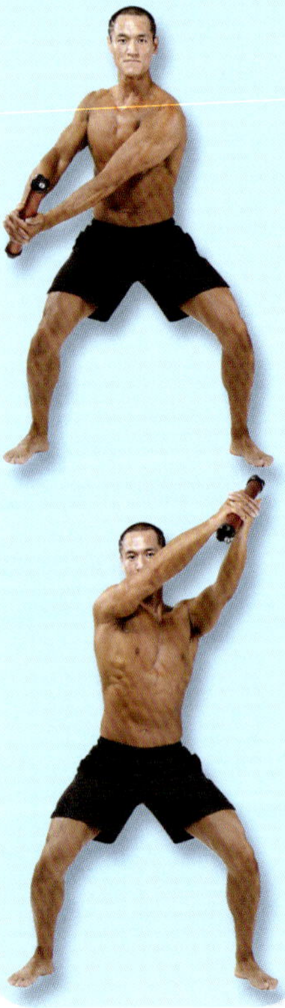

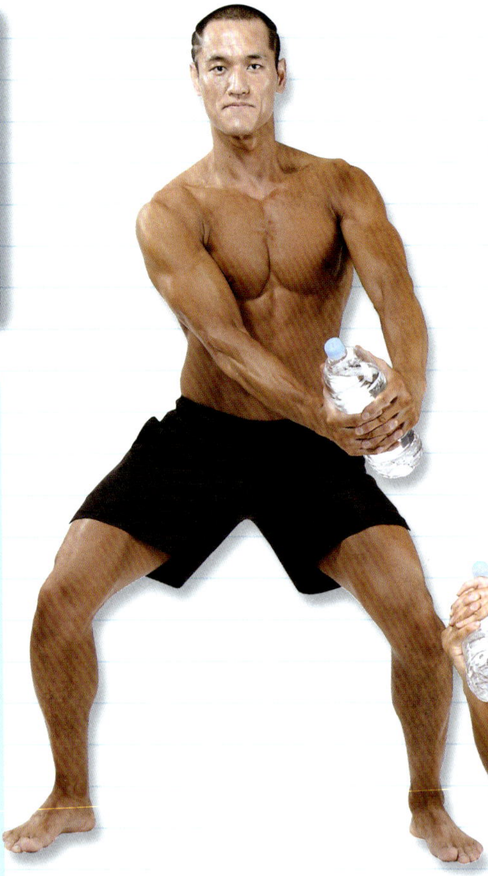

1 기마자세에서 두 손을 모아 페트병을 잡고 왼쪽 허벅지 앞에 위치시킨다.

몸통의 코어 근육을 꽉 잡아준 자세로 쉐이킹한다.

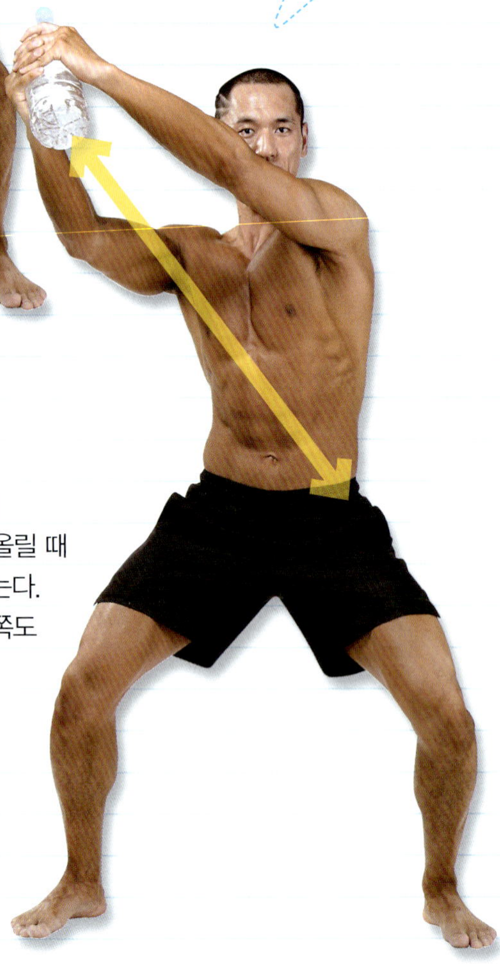

2 페트병을 대각선 어깨 쪽으로 올렸다가 다시 원위치시키면서 힘차게 사선으로 흔든다. 팔을 올릴 때 숨을 들이마시고 내릴 때 내뱉는다. 30초간 최대한 반복하고, 반대쪽도 같은 방법으로 흔든다.

바닥에서 원 레그
딥 & 힙업

팔 뒤쪽과 힙, 허리 및 허벅지 뒤쪽의 근력을 향상시키는 데 효과적인 운동법입니다. 동작이 난해하므로 안전에 주의하면서 근육에 최대한 집중합니다. 어깨 관절이 좋지 못한 경우 특히 주의해서 실시해야 합니다. 허리 근력이 동작을 버틸 수 없다면 힙을 적당히 올리는 선까지만 동작합니다.

좌우 30초씩 무한 반복
삼두근, 척추 기립근, 둔근

1. 무릎을 세우고 바닥에 앉아 손가락이 정면을 향하게 하여 몸통 옆 바닥을 짚는다. 몸을 지탱하면서 힙을 바닥에서 살짝 띄운다.

2. 한쪽 다리로만 몸을 지탱하고 나머지 다리를 편다.

3. 팔꿈치를 구부렸다가 펴면서 힙을 바닥에서 최대한 들어 올리고 그와 동시에 들어 올린 다리를 수직 위로 차올린다. 팔꿈치를 구부릴 때 숨을 들이마시고 펴면서 내뱉는다. 30초 동안 최대한 반복하고 다리를 바꾸어서 30초 동안 무한 반복한다.

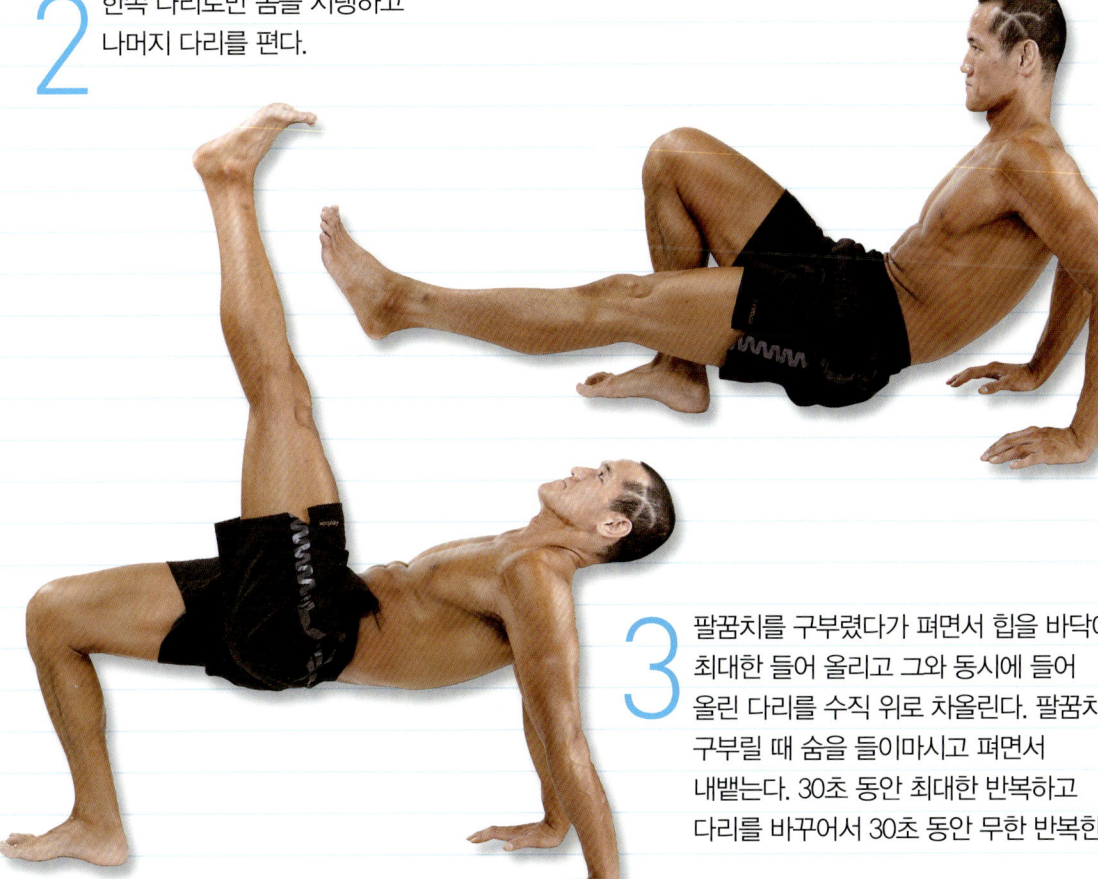

999 순환 운동
9주차 5

스파이더
푸쉬업

마치 스파이더맨이 벽을 타는 듯한 동작으로, 대흉근과 복사근 및 코어 근육에 강력한 자극을 줍니다. 무릎을 최대한 옆으로 접어 올리면서 팔꿈치를 굽혔다가 펴줍니다. 동작이 까다로우므로 코어와 복부로 강하게 버티면서 자세가 틀어지지 않게 해야 합니다.

1 다리를 펴고 엎드린 상태에서 두 손을 어깨너비보다 약간 넓게 벌려 가슴 옆 바닥을 짚는다.

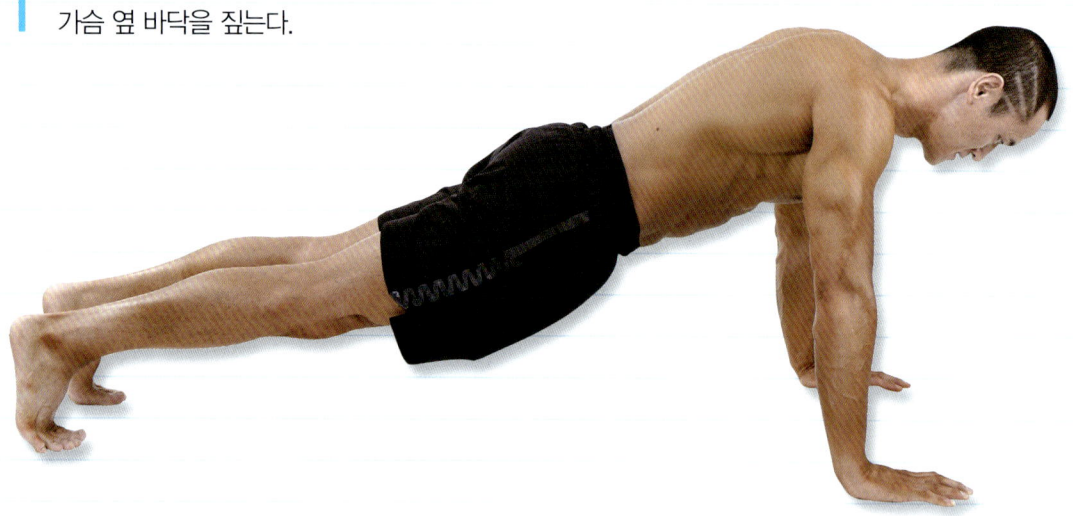

2 팔꿈치를 구부리면서 한쪽 무릎을 같은 쪽 팔꿈치 쪽으로 구부려 당기고, 몸을 옆으로 접어 복사근의 수축 자극을 느낀다.

> 허리가 처지지 않도록 코어 근육이 강하게 작용해야 한다.

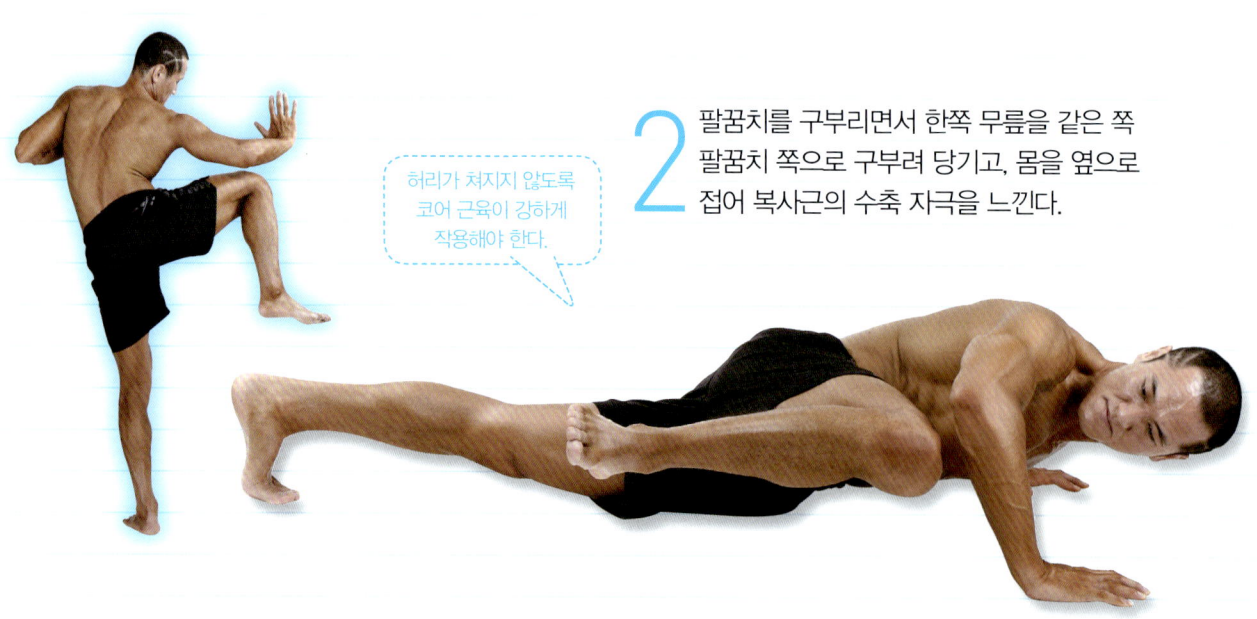

NG 동작
다리를 접을 때 등이 굽거나 힙이 과하게 들리면 자세가 불안정해지고 목표 근육을 제대로 자극할 수 없다.

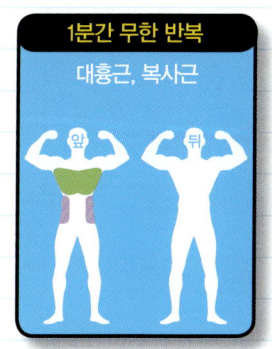

1분간 무한 반복
대흉근, 복사근

3 굽혔던 다리를 펴면서 원래 위치로 돌아온다.

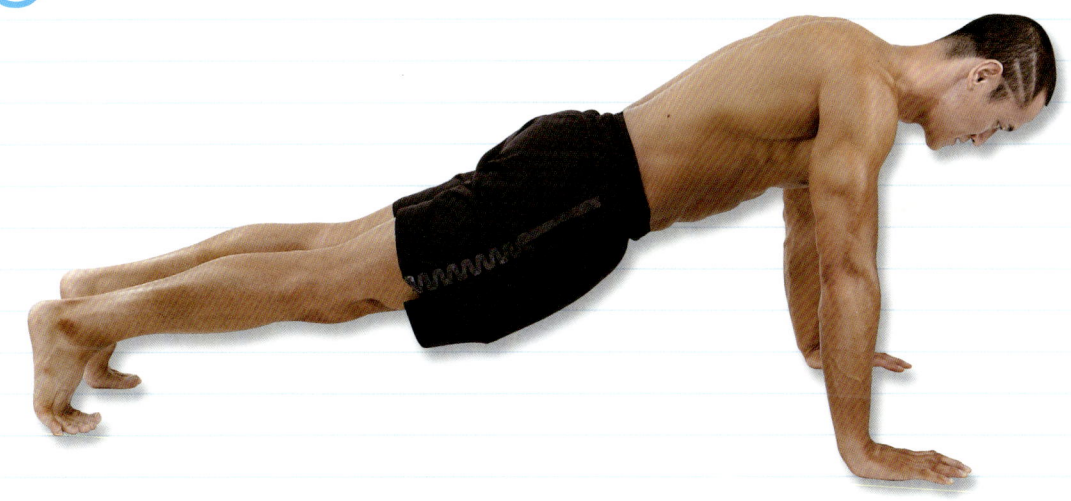

4 다시 팔꿈치를 굽히면서 반대쪽 다리를 팔꿈치 쪽으로 접는다. 다리를 접으면서 숨을 내뱉고 펴면서 들이마신다.

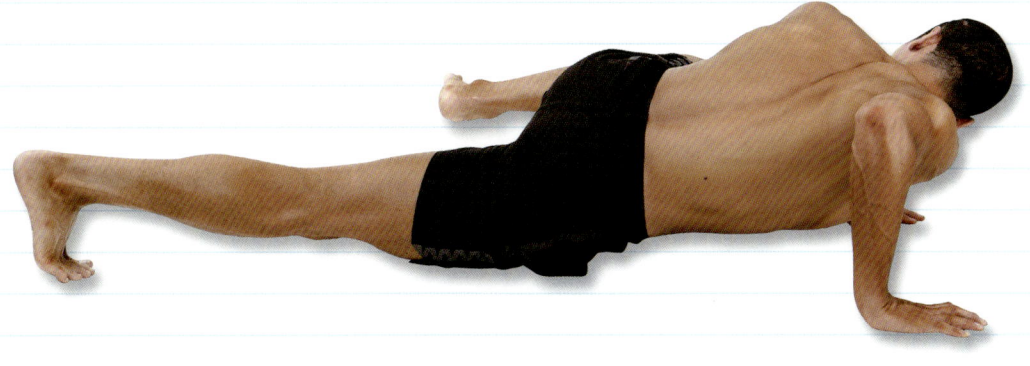

999 순환 운동

9주차

6

밴드를 이용한
크런치 & 바이셉스 컬

복부와 팔 앞쪽을 동시에 자극하는 운동으로, 반동을 이용하지 않고 근육의 감각에 최대한 집중하면서 무한 반복합니다.

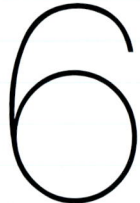

1분간 무한 반복
이두근, 복직근

1 밴드를 발에 걸고 손에 감아쥔 다음 다리를 펴고 반듯이 눕는다.

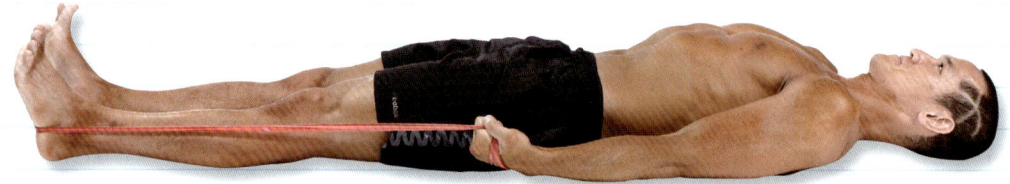

2 상체를 들어 올리면서 밴드를 잡고 있던 팔을 같이 접는다. 다시 상체를 내리면서 팔도 펴준다. 상체를 올리면서 숨을 내뱉고 상체를 내리면서 들이마신다.

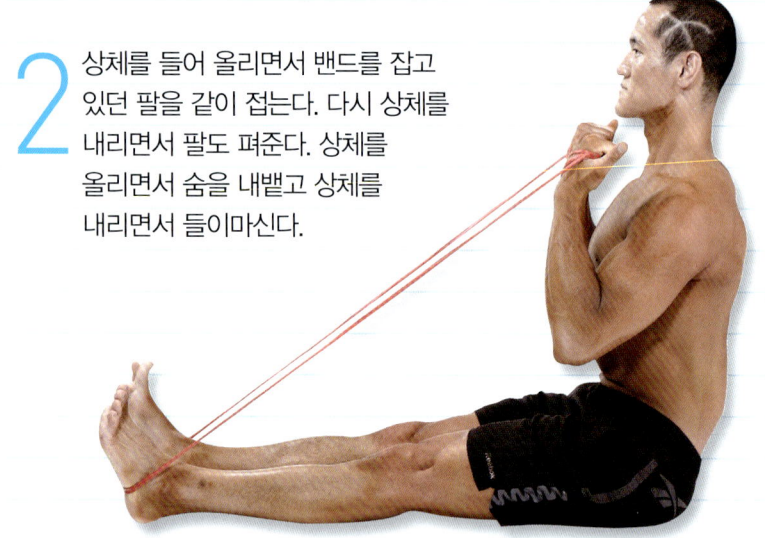

가능한 한 상체를 많이 들어 올리면서 강하게 복근을 수축시키되, 다리가 뜨지 않도록 통제한다. 단 허리에 부담을 느끼는 사람은 무릎을 구부리고 상체를 반 정도만 올리는 선에서 동작한다.

응용 동작
짐스틱을 사용할 경우 밸런스를 유지하면서 좀 더 강한 자극을 느낄 수 있다. 핸들을 발에 걸고 누워 자신의 근력에 맞게끔 스틱에 밴드를 감는다. 상체를 일으켜 세우면서 스틱을 잡은 팔을 동시에 접는다.

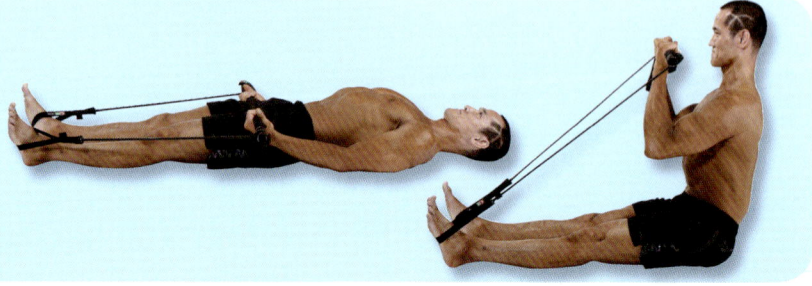

999 순환 운동
9주차

7

기본
브이업

강도가 굉장히 높은 복근 운동입니다. 몸을 V자 모양으로 접으면서 복근의 최대 수축을 이끌어냅니다.

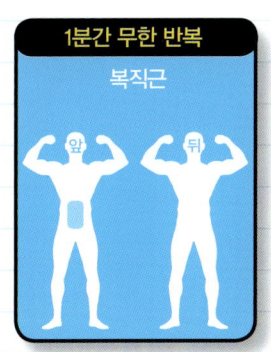

1분간 무한 반복
복직근

1. 팔다리를 자연스럽게 쭉 펴고 바닥에 누운 다음, 팔과 다리를 지면에서 살짝 띄운다.

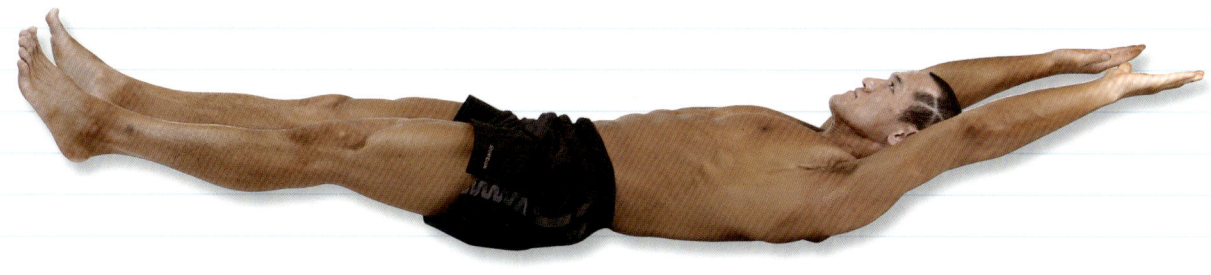

2. 팔과 다리를 동시에 들어 올려 몸을 접는다. 옆에서 봤을 때 브이(V)자가 나오도록 접는다. 접으면서 숨을 내뱉고 펴면서 들이마신다.

> 허리에 굉장히 큰 부하가 걸리는 운동이므로 허리가 좋지 않은 사람은 주의해서 동작해야 하며, 자세가 나오지 않을 경우에는 7주차의 '스트레이트 & 롤'과 같이 난이도가 낮은 다른 종목으로 대체한다.

999 순환 운동
9주차
8

킥 백
플랭크

코어와 엉덩이 근육을 자극하는 데 탁월한 효과가 있는 운동입니다. 최대한 자세를 유지하면서 다리를 뒤로 차올려 둔근의 강한 자극을 느껴야 합니다.

1분간 무한 반복
척추 기립근, 둔근, 코어

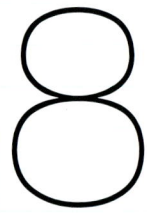

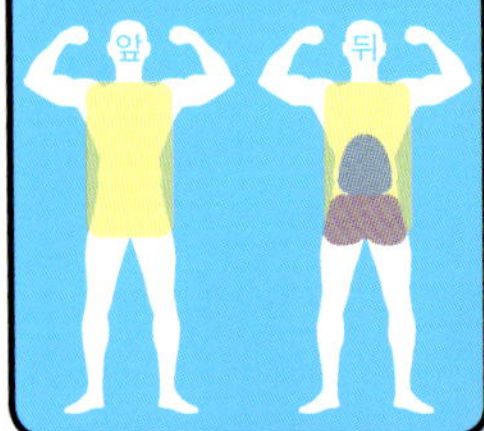

1. 몸이 일직선이 되도록 팔꿈치와 발끝으로 지탱하면서 엎드려 기본 플랭크 자세를 잡는다.

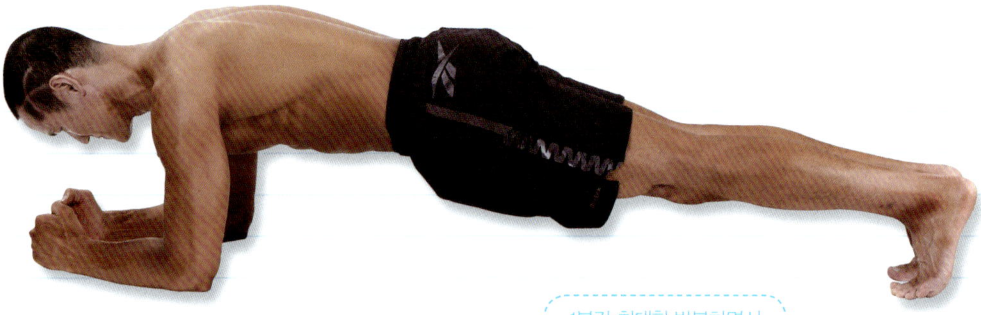

2. 다리를 펴고 한쪽씩 뒤로 번갈아 들어 올리되, 몸통이 흔들릴 정도로 높이 올리지는 않는다. 다리를 들어 올리면서 숨을 내뱉고 내리면서 들이마신다.

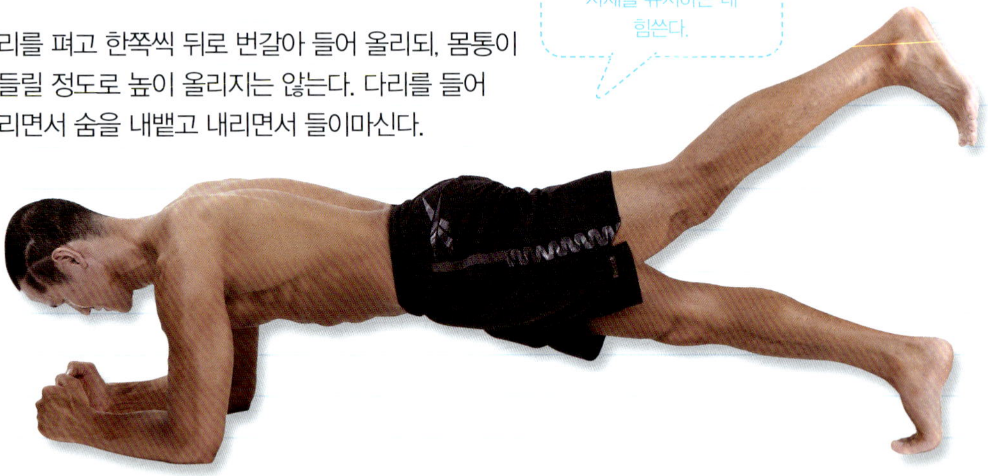

> 1분간 최대한 반복하면서 코어 근육으로 지속적인 자세를 유지하는 데 힘쓴다.

NG 동작
다리를 올릴 때 허리가 처지거나 힙이 들리면 목표 부위에 가해지는 자극이 줄어들고 허리에 무리가 갈 수 있다.

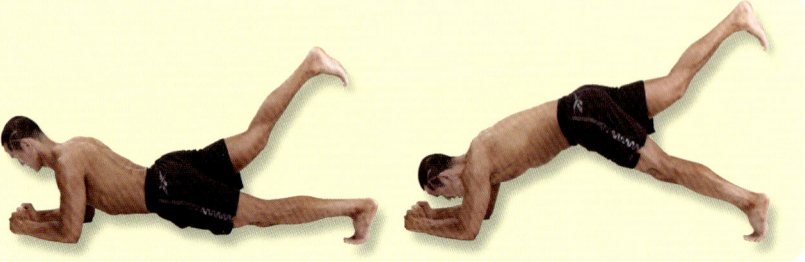

999 순환 운동
9주차

랫 풀다운
슈퍼맨

등과 허리 근육을 강하게 수축시킬 수 있는 운동입니다. 바닥에서 몸을 최대한 들어준다는 생각으로 동작합니다.

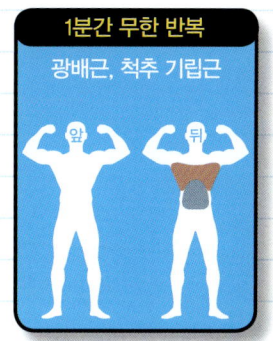

1분간 무한 반복
광배근, 척추 기립근

1 엎드린 상태에서 밴드를 손에 감아 팔을 위로 뻗어주고, 손과 발을 살짝 띄운다.

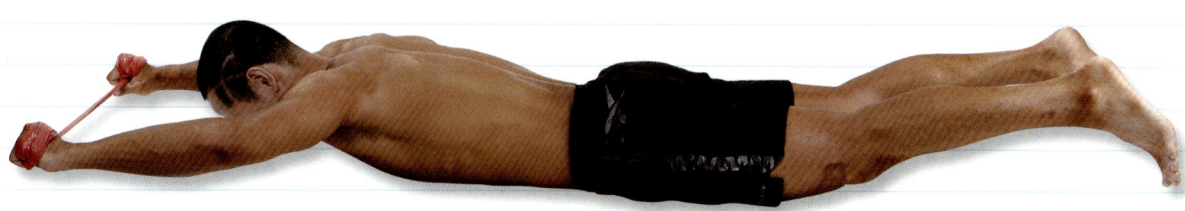

> 척추 기립근의 긴장을 계속 유지하면서 동작을 반복한다.

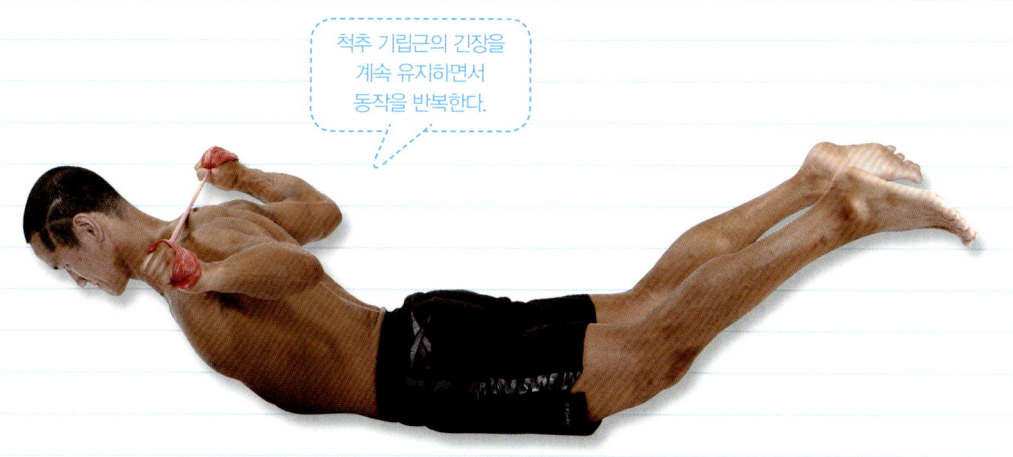

2 양팔과 양 다리를 동시에 바닥에서 들어 올리면서 팔꿈치를 접어 옆구리 쪽에 붙이고 가슴을 펴서 견갑골을 모은다. 잠시 멈추어 등의 강한 수축을 느꼈다가 다시 팔과 다리를 내리되, 바닥에 완전히 내리지는 않는다. 들어 올릴 때 숨을 내뱉고 내릴 때 들이마신다.

운동을 즐기는 7가지 기술

1 실현 가능한 단기 목표를 설정하라

운동을 할 때 목표를 갖는다는 것은 매우 중요합니다. 목표야말로 자신을 통제하고 이끌어가는 최소한의 원동력이 될 테니까요. 하지만 그 목표가 너무 크다면 지레 지쳐버릴지도 모릅니다.

최종 목표는 크게 잡으셔도 되지만, 그 목표까지 가는 기간을 여러 단계로 나누어 단기 목표를 세우시길 권합니다. 그래야 징검다리를 건너듯 하나하나 이루어가는 재미와 보람을 느낄 수 있습니다. 10kg 감량을 목표로 잡았을 때 기간을 정하지 않고 목표만큼 빠질 때까지 무작정 운동을 하는 것보다는, 구체적으로 한 달에 2kg씩 5개월 동안 감량한다고 계획하면 부담도 덜 수 있고 목표치가 실현 가능한 일처럼 느껴져 의욕도 충만해집니다. 목표치가 보이는 운동은 즐기게 될 수밖에 없습니다. 처음부터 무리한 목표는 지양하고 실현 가능한 단기 목표에 집중하세요. 운동이 한층 재미있어집니다.

2 목표 달성에 대한 확실한 보상을 줘라

앞서 말한 바와 같이 단기 목표를 세워서 자신이 목표한 감량치에 도달할 때마다 먹고 싶은 음식을 먹거나, 입고 싶었던 옷을 사는 등의 보상을 주시기 바랍니다. 아니면 장기적 보상의 일환으로 단기 목표를 달성할 때마다 돈을 조금씩 적립하여 최종 목표에 도달했을 때 모아진 목돈으로 해변이 아름다운 해외로 나가서 멋진 추억을 만드는 겁니다. 이처럼 자신이 정말 즐거워할 만한 보상으로 동기부여를 한다면 운동을 하는 과정이 한층 더 즐거워질 겁니다. 건강해지고 몸도 만들고 자기가 좋아하는 무언가도 얻고. 일석삼조의 효과죠.

3 자신이 즐길 수 있는 운동법을 개발하라

운동은 간단한 웜업 겸 유산소 운동, 스트레칭, 근력 운동, 유산소 운동, 스트레칭의 순서로 실시하는 것이 일반적인 흐름입니다. 초반에 실시하는 유산소 운동은 본 운동 전 체온을 높이고 근육을 부드럽게 만들어 부상을 예방해줍니다. 근력 운동 시에는 전신을 고루 단련시키고 운동 강도를 높이기 위해 신체 부위를 나누어 분할 훈련 프로그램으로 들어갈 수 있습니다. 운동 전후 스트레칭은 필수입니다. 그리고 근력 운동 후에는 지방을 연소시키고 특정한 근육에 몰려 있는 혈액을 재분배해 근피로도를 신속히 풀어주기 위해 유산소 운동을 30분 이상 한 번 더 해줍니다.

그런데 어떤 분은 초반 유산소 운동을 30분에서 1시간가량 길게 하고 난 뒤 근력 운동을 하기도 합니다. 그럼 근력 운동에서 에너지원으로 쓸 수 있는 글리코겐이 소모되어 근력 운동이 더 힘들어지겠죠? 그럼에도 불구하고 먼저 유산소 운동을 오래 해주어야 기분이 좋아진다거나, 유독 유산소 운동에 흥미를 느끼시는 분들이 있습니다.

이러한 경우, 저는 그분이 원하시는 운동 순서대로 하시라고 말씀드립니다. 근력 운동의 경우도 마찬가지입니다. 일반적으로 프로그램이나 훈련 루틴을 정해놓고 운동하는 것이 보통이지만 그날의 컨디션에 따라, 혹은 유독 그날 하고 싶은 운동이 있다면 주저하지 말고 그 운동을 하는 겁니다. 저는 유산소 운동을 그다지 좋아하지 않아서 근력 운동 위주로 강하게 트레이닝합니다. 매일 다른 운동 프로그램이 있긴 하지만 당일의 느낌이나 컨디션을 중요하게 생각합니다. 그래서 그에 맞추어 근력 운동을 하지요.

이것을 '본능훈련 원칙'이라 부릅니다. 자신의 본능에 맡겨 운동을 하는 것이지요. 여기에는 단점이 있긴 하지만 운동에 대한 스트레스는 적습니다. 종종 자신의 컨디션과 기호는 무시한 채 틀에 짜인 순서와 프로그램대로 무조건 운동하시는 분들을 볼 수 있습니다. 그러면 운동이 자칫 밀린 숙제처럼 의무감에 하게 되어 지루해질 수 있고, 컨디션을 고려하지 않은 운동은 부상으로 이어질 수 있습니다.

자신만이 즐길 수 있는 운동 방법을 만드세요. 웨이트 트레이닝도 여러 가지를 하다 보면 자신과 잘 맞거나 재밌게 느껴지는 종목이 부위마다 한두 가지 정도 생깁니다. 그런 종목 위주로 근력 운동 루틴을 짜는 것도 좋습니다. 운동이 절대 부담이 되거나 스트레스가 되면 안됩니다. 그래야 운동을 빠지는 날도 적어지고 매일 운동하게 되겠지요. 운동 효과를 위한 방법들은 차후의 문제라고 생각합니다. 일단 운동을 자주 할 수 있도록 동기부여가 될 만한 훈련 루틴을 직접 구상하세요.

4 좋아하는 음악을 활용하라

저는 운동할 때 힙합음악을 즐겨 듣습니다. 그럼 운동할 때 근력이 더욱 세지는 느낌이 들고 집중력도 높아지는 것 같습니다. 실제로 음악과 운동의 상관관계를 다룬 영국의 한 연구에 따르면, 운동 시 심장 박동 수와 비슷한 120~150 비트의 빠르고 신나는 음악을 들으며 운동을 하면 그만큼 시너지 효과를 낼 수 있다고 합니다. 가령, 음악을 들으면서 러닝머신을 했더니 지구력이 15% 증가되고 기분도 훨씬 좋아졌다고 합니다.

그러나 제 경험에 비추어 볼 때, 비단 신나고 빠른 템포의 노래가 아니어도 자신의 아드레날린이 주체하지 못할 정도로 흥분되는 노래라면 같은 효과를 보실 것이라 생각됩니다. 자신의 귀를 즐겁게 하는 음악은 분명 좋은 에너지원이 되기 때문입니다.

5 운동의 진정한 맛, 근육 느낌에 집중하라

웨이트 트레이닝에서 사용되는 근육은 다음과 같습니다. 주로 힘을 쓰며 동작을 주관하는 주동근(agonist), 주동근과 반대 작용을 하는 길항근(antagonist), 주동근의 움직임을 보조하는 협동근(synergist), 주동근이 움직일 때 불필요한 움직임이나 틀어짐이 없도록 견고하게 동작을 잡아주는 고정근(fixator)이 있습니다.

복근 운동인 싯업 동작을 예로 들자면, 가운데 식스팩이 만들어지는 부분인 복직근이 주동근이며, 반대편에서 주동근과 반대되는 동작으로 주동근의 갑작스런 동작을 통제하는 허리 근육인 척주기립근이 길항근입니다. 그리고 복직근이 수축할 때 옆에서 도움을 주는 사선 형태의 복사근이 협동근이고, 싯업 동작 시에 골반을 잡아주어 복직근의 원활한 수축을 돕는 장요근과 몸통의 안정성을 돕는 복횡근이 고정근으로 작용합니다. 이런 여러 근육들이 상호보완적으로 작용하면서 하나의 완성된 운동 동작을 만들어냅니다.

여기서 중요한 건 주동근을 얼마나 제대로 쓰

느냐입니다. 주동근을 알고 있다 하더라도 그에 집중하기보다는 횟수 채우기에 급급한 분들을 많이 보았습니다. 근력 운동은 느낌의 운동이라는 것을 아셔야 합니다. 운동하기 전에 주동근이 어디인지를 알고 자세를 바로잡아 천천히 동작하세요. 그래야 강한 느낌을 가질 수가 있고 더 즐겁게 운동할 수 있습니다. 처음엔 횟수에 신경 쓰지 않고 주동근에 자극이 올 때까지 해주는 겁니다. 자극 없는 근력 운동은 힘만 빠지고 금방 지치게 만들 뿐이니까요.

6 복잡하게 생각하지 말자 단순화시켜라

운동 프로그램은 슈퍼 세트, 컴파운드 세트, 트라이 세트, 자이언트 세트, 피라미드 세트, 디센딩 세트, HIT, 서킷 트레이닝 등 여러 가지 방법으로 구성할 수 있습니다. 이 많은 방법들을 모두 적용시켜볼 수도 있겠지만 그보다 더 중요한 것은 기본적인 운동에 충실해야 한다는 것입니다.

보통 근력 운동의 왕좌 종목으로 데드리프트, 스쿼트, 벤치 프레스를 꼽습니다. 이 세 가지 운동은 근육 참여도가 높은 다중 관절 운동으로 이들만으로도 거의 모든 근육을 운동시킬 수 있습니다. 단, 근육 참여도가 높은 만큼 강도 높게 진행하게 될뿐더러 부상의 위험도 높기 때문에 자세를 정확하게 잡고 실시하는 것이 중요합니다. 제대로만 해준다면 시간이 부족한 경우나 단시간에 칼로리 소모율을 높일 때 매우 효과적인 운동군입니다.

단순화한 운동 프로그램의 좋은 예이므로 근력 운동 프로그램을 어떻게 짤 것인지 고민이 되거나 복잡한 운동 프로그램으로 시간을 뺏기는 것이 싫은 분들에게 권합니다. 짧고 굵게 근육 활용의 집중도를 높여보시기 바랍니다.

7 운동 습관 즐기기

"말을 바꾸면 생각이 바뀌고 생각을 바꾸면 행동이 바뀌고 행동을 바꾸면 습관이 바뀌고 습관을 바꾸면 인생이 바뀐다"는 말이 있습니다 습관을 바꾼다는 게 쉬운 일은 아니지만 바뀌기만 한다면 정말 인생이 변할 수 있습니다. 저도 그랬으니까요. 저는 운동하기 전 굉장히 마르고 허약했습니다. 운동을 시작하게 된 동기는 그것을 극복하기 위함이었지만 운동 습관을 들이고 나서는 인생이 바뀌어가고 있음을 절실히 느낍니다. 일단 건강해지고 체력이 붙으니까 다른 운동에도 관심을 갖게 되고, 매사에 자신감이 붙으니까 일의 능률도 한층 더 올라가는 것을 느낍니다. 습관을 바꾸려면 자주 접해보고 경험해보는 게 최고입니다.

제가 가장 좋아하는 문구 중에 'just do it!'이라는 문구가 있습니다. 망설이지 말고 일단 해봐! 운동이란 바로 그런 것입니다. 내 몸으로 느끼는 것이 제일 정확하고 가장 오랫동안 기억에 남습니다. 자꾸 해보고 시행착오를 겪으세요. 그러면서 습관이 길러지게 됩니다.

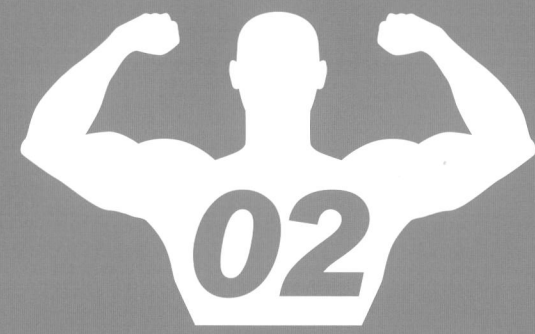

부위별 집중 단련
피트니스 클럽 운동법

피트니스 클럽 운동법은 말 그대로 전문 피트니스 클럽에서 실시하는 핵심 웨이트 트레이닝을 담은 운동법입니다. 주요 근육군을 집중적으로 단련할 수 있는 대표 운동을 각 부위별로 세 가지씩 선정하여 실었습니다. 집에서 운동하는 것이 여의치 않거나 피트니스 클럽에서 운동하기를 원하시는 분들, 단기간의 칼로리 소모를 이용한 다이어트보다는 슬림한 몸에 근육을 붙이고 탄력을 더하고 싶은 분들은 피트니스 클럽에서 실행하는 부위별 대표 운동법으로 탁월한 효과를 보실 수 있습니다.

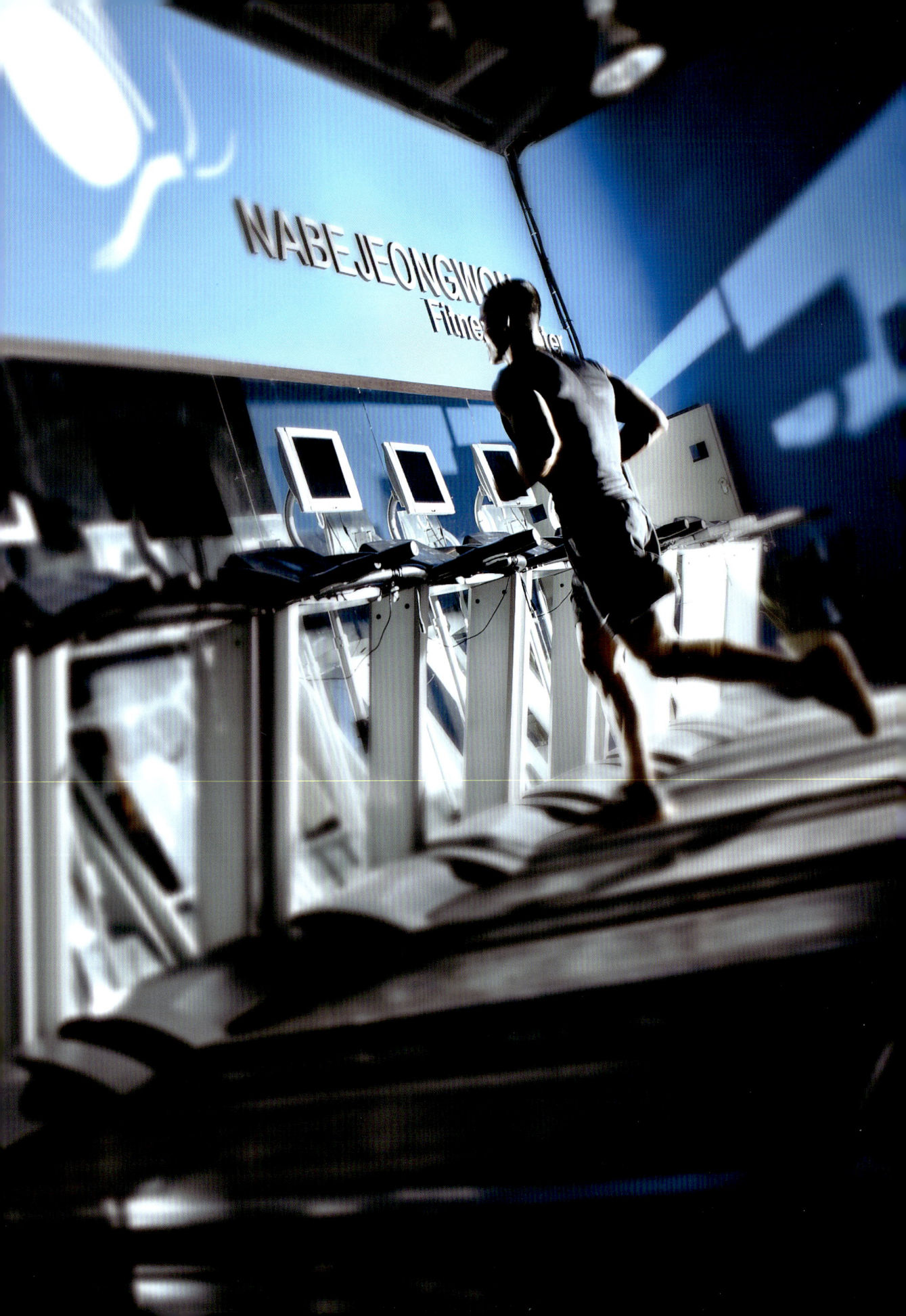

주요 근육별 핵심 웨이트 트레이닝
Best of the Best 3

피트니스 클럽을 가면 이런 저런 복잡하게 생긴 운동 기구가 즐비합니다. 막상 운동을 하려고 해도 무엇부터 시작해야 하는지, 프리 웨이트가 좋은지 머신이 좋은지, 어떤 종목이 내게 맞는 것인지 등 여러 모로 난감함을 느끼는 분이 많을 겁니다. 그러한 분들을 위해 피트니스 클럽에서의 운동 중 효과가 탁월한 대표 운동을 선별해 소개하려고 합니다. 복잡하게 생각하지 마세요. 그럼 운동에 질려 버리니까요. 여기에서는 각 부위를 단련할 수 있는 기본 종목을 세 가지씩 추렸습니다. 대부분 근육 동원력이 높은 다중 관절 운동입니다. 다중 관절 운동은 성장호르몬(GH), 인슐린 유사 성장인자(IGF-1), 혈청 테스토스테론 수치를 높여주는 효과가 있으므로 근육 발달에 매우 효과적입니다.

운동은 언제나 동전의 양면 같습니다. 머신을 이용한 운동처럼 근육 동원력이 낮고 동작이 쉬운 경우, 부상의 위험은 적지만 근력이나 근육의 균형적인 발달면에서 얻는 것 또한 적습니다. 반대로 근육 동원력이 높고 동작이 어려운 경우에는 부상의 위험성은 높지만 근력과 근육 상호간의 조화적인 측면에서는 아주 좋은 효과를 냅니다. 역시 근육은 쓴 만큼 보답합니다. 사실이 이러하니, 바르고 안전한 자세만 제대로 취한다면 후자의 경우가 훨씬 좋은 운동이 될 수 있습니다.

웨이트 트레이닝이라는 운동도 초창기에 머신은 없었습니다. 운동법도 그리 많지 않았으며, 정말 기본적인 프리웨이트만으로 신체 움직임을 구현해 몸을 만들었습니다. 중요한 것은 강도 있게 해야 한다는 것입니다. 무게 강도를 하드하게 책정하여 아래에서 제시한 횟수가 정말 '간신히' 나와야 합니다. 그리고 나중에 근력이 생긴다면 10회 이하로 실시하는 무게도 들어주어야 합니다. 시간과 체력과 열정이 된다면 더 하셔도 되고요.
하루에 한 부위도 좋고 두 부위도 좋습니다. 시간이 부족한 분이라면 더 좋습니다. 종목이 얼마 되지 않아 시간을 절약할 수 있으니까요. 이것만으로 운동이 되겠냐고요? 그런 만만한 생각! 절대적으로 환영합니다. 앞에서 말씀드린 것처럼 운동은 '짧고 굵게'가 관건입니다. 이 운동만으로 몸 전체를 만들 수 있다고 감히 말씀드릴 수 있습니다. 자, 이제 시작합니다!

웨이트 트레이닝 기본 요건	
	운동 횟수 10~15회씩 3세트
	운동 강도 주어진 횟수를 간신히 해낼 정도의 강도 또는 무게로 실시
	세트 사이 휴식시간 1분 이내
	그립 오버그립(양 손바닥이 몸 쪽을 향하게 하여 바를 위에서 쥐는 방법)
운동 방법에 별도의 표기가 없는 한 기본적으로 다음의 조건에 맞추어 실시합니다.	발 사이의 간격 자연스럽게 벌린다.
	손 벌린 너비 자연스럽게 벌린다.

하체 운동 Best 3

1 데드리프트 Deadlift

뒷 라인을 가장 확실하고 강력하게 강화하는 운동입니다. 특히 허리의 근력을 향상시키는 데 탁월한 효과가 있으며, 파워 향상에도 많은 도움이 됩니다. 덤벨을 이용해도 좋고 바벨을 이용해도 좋습니다만, 개인적으로 중량감이 더 잘 느껴지는 바벨을 선호합니다. 최대한 허리를 곧게 펴고 실시하는 것이 관건입니다.

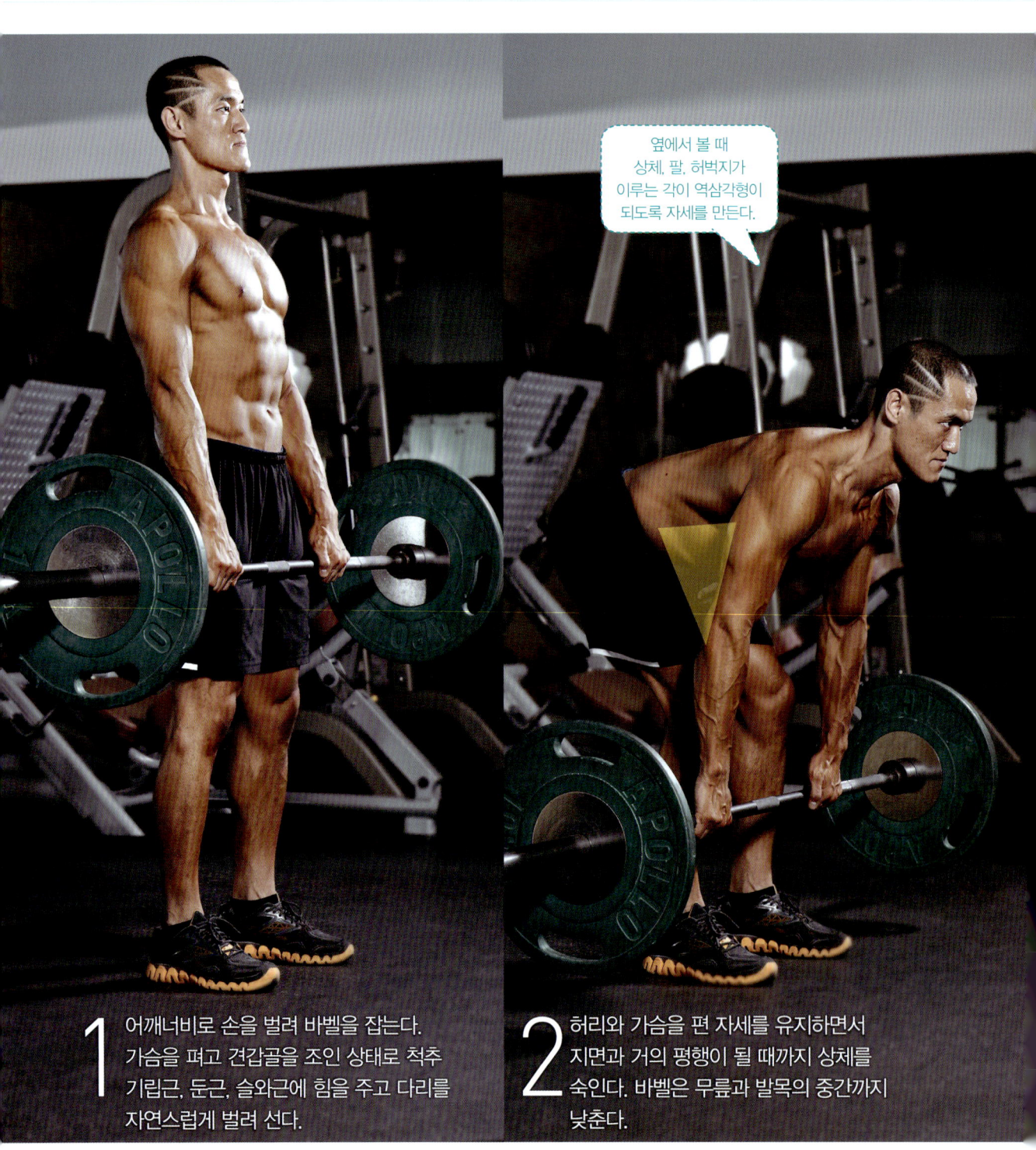

1. 어깨너비로 손을 벌려 바벨을 잡는다. 가슴을 펴고 견갑골을 조인 상태로 척추기립근, 둔근, 슬와근에 힘을 주고 다리를 자연스럽게 벌려 선다.

2. 허리와 가슴을 편 자세를 유지하면서 지면과 거의 평행이 될 때까지 상체를 숙인다. 바벨은 무릎과 발목의 중간까지 낮춘다.

> 옆에서 볼 때 상체, 팔, 허벅지가 이루는 각이 역삼각형이 되도록 자세를 만든다.

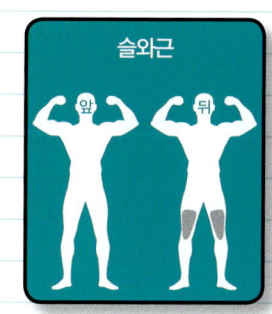
슬와근

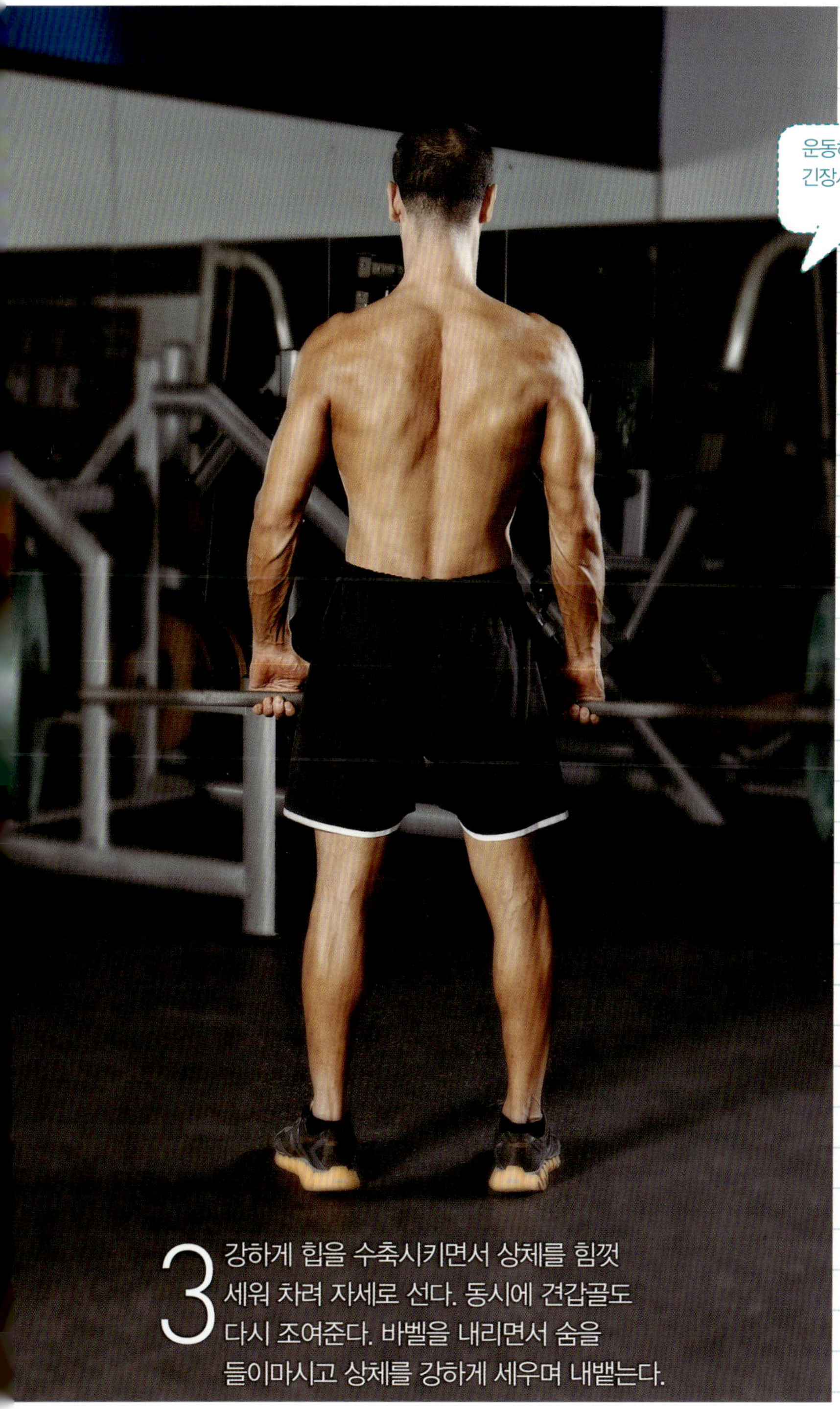

운동하는 내내 허리를
긴장시킨 상태로 곧게
펴야 한다.

3 강하게 힙을 수축시키면서 상체를 힘껏
세워 차려 자세로 선다. 동시에 견갑골도
다시 조여준다. 바벨을 내리면서 숨을
들이마시고 상체를 강하게 세우며 내뱉는다.

NG 동작
상체를 숙일 때 허리와 등을 구부리면 추간판
탈출증을 초래할 수 있다.

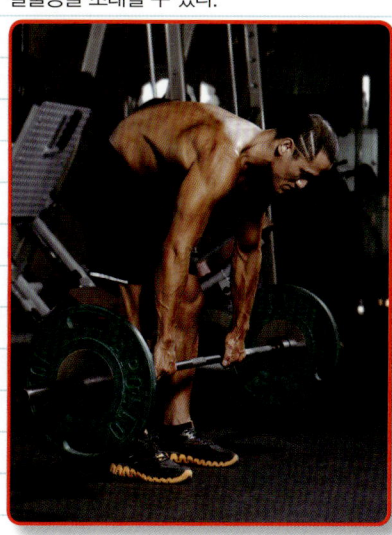

하체 운동 Best 3

2 스쿼트 Squat

스쿼트는 대퇴부 단련을 비롯하여 탄력 있게 올라 붙은 섹시한 힙을 만드는 데 탁월한 효과가 있습니다. 다른 운동에 비해 혈청 테스토스테론 수치를 높여 근육 성장을 이끌고 파워를 향상시키는 데에도 아주 적합합니다. 스쿼트 랙에서 바벨을 이용해도 좋고 스미스 머신을 사용해도 좋습니다. 너무 갑작스런 동작은 무릎 관절에 부담을 주므로 주의하면서 정확하게 동작합니다.

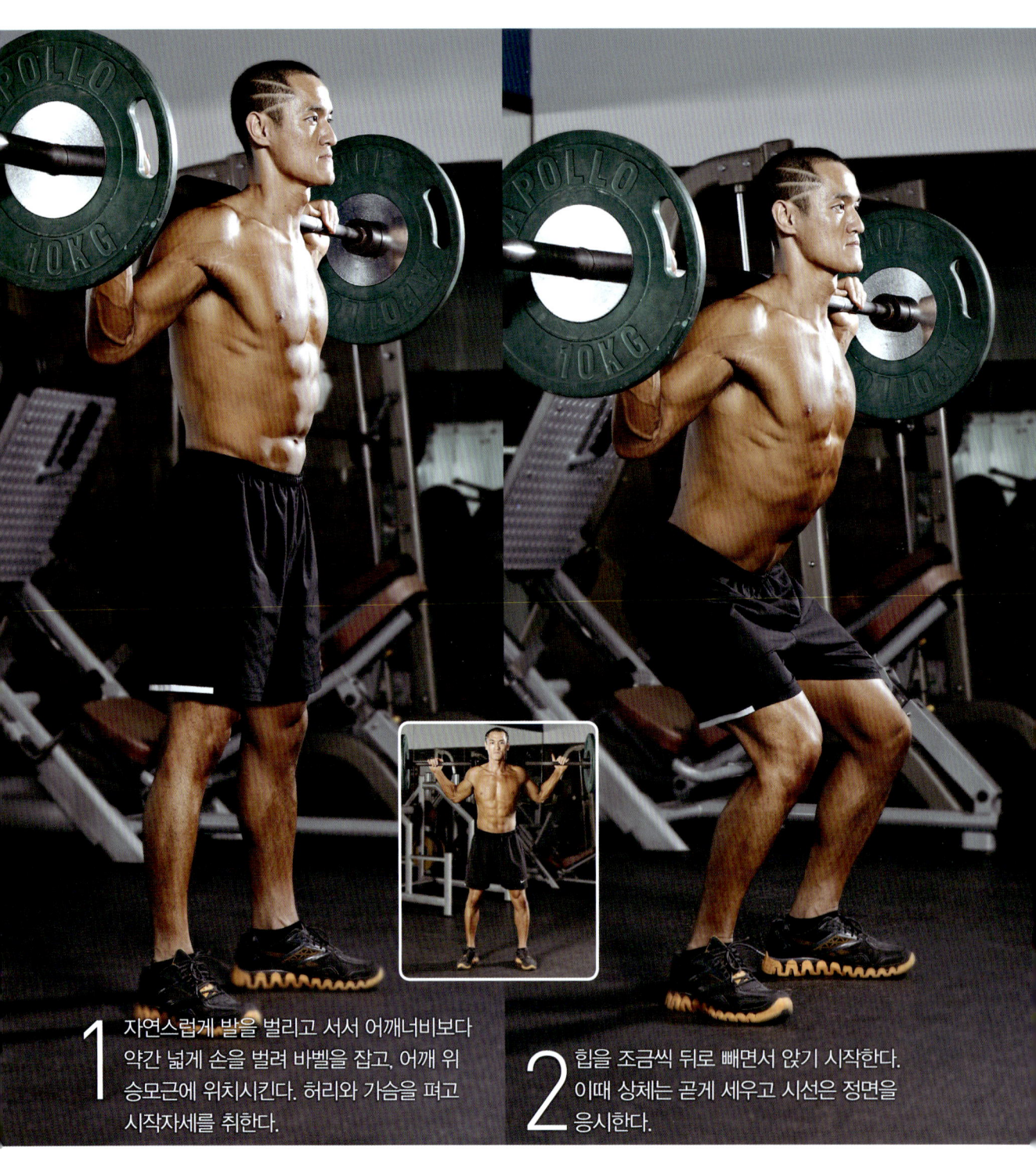

1 자연스럽게 발을 벌리고 서서 어깨너비보다 약간 넓게 손을 벌려 바벨을 잡고, 어깨 위 승모근에 위치시킨다. 허리와 가슴을 펴고 시작자세를 취한다.

2 힙을 조금씩 뒤로 빼면서 앉기 시작한다. 이때 상체는 곧게 세우고 시선은 정면을 응시한다.

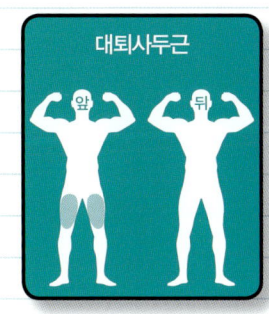

NG 동작
운동하는 동안 상체가 앞으로 기울어져 허리가 구부러지면 안된다.

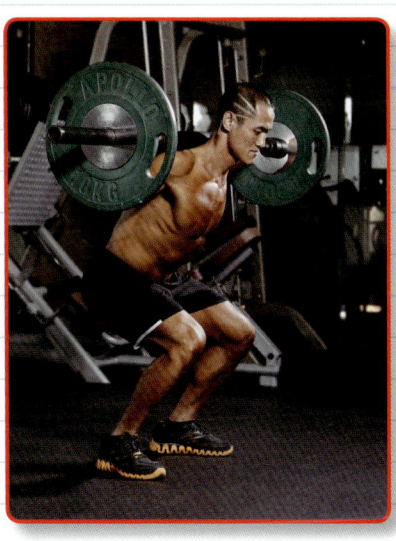

3 대퇴부가 지면과 평행이 될 때까지 앉는다. 단, 무릎이 발끝을 넘어서지 않아야 한다. 다시 다리를 펴면서 수직으로 올라가되, 몸이 앞으로 밀리지 않도록 주의한다. 내릴 때 숨을 들이마시고 올라가면서 내뱉는다.

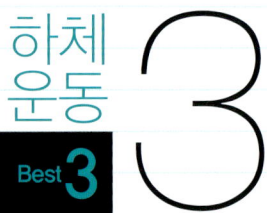

하체 운동 Best 3

런지 Lunge

스쿼트와 마찬가지로 탄력 있는 힙과 건강한 하체를 만들어주는 운동입니다. 스쿼트보다 기저면이 작아 무게감이 더욱 크게 느껴지므로 몸의 중심을 잘 잡고 흔들림 없이 바르게 실시해야 합니다. 양 무릎이 거의 직각이 되도록 구부려야 대퇴부에 강한 자극을 줄 수 있습니다.

> 처음에는 균형이 많이 흔들릴 수 있는데, 그러한 경우 발의 좌우 간격을 약간 더 넓혀주거나 천천히 동작하면 된다.

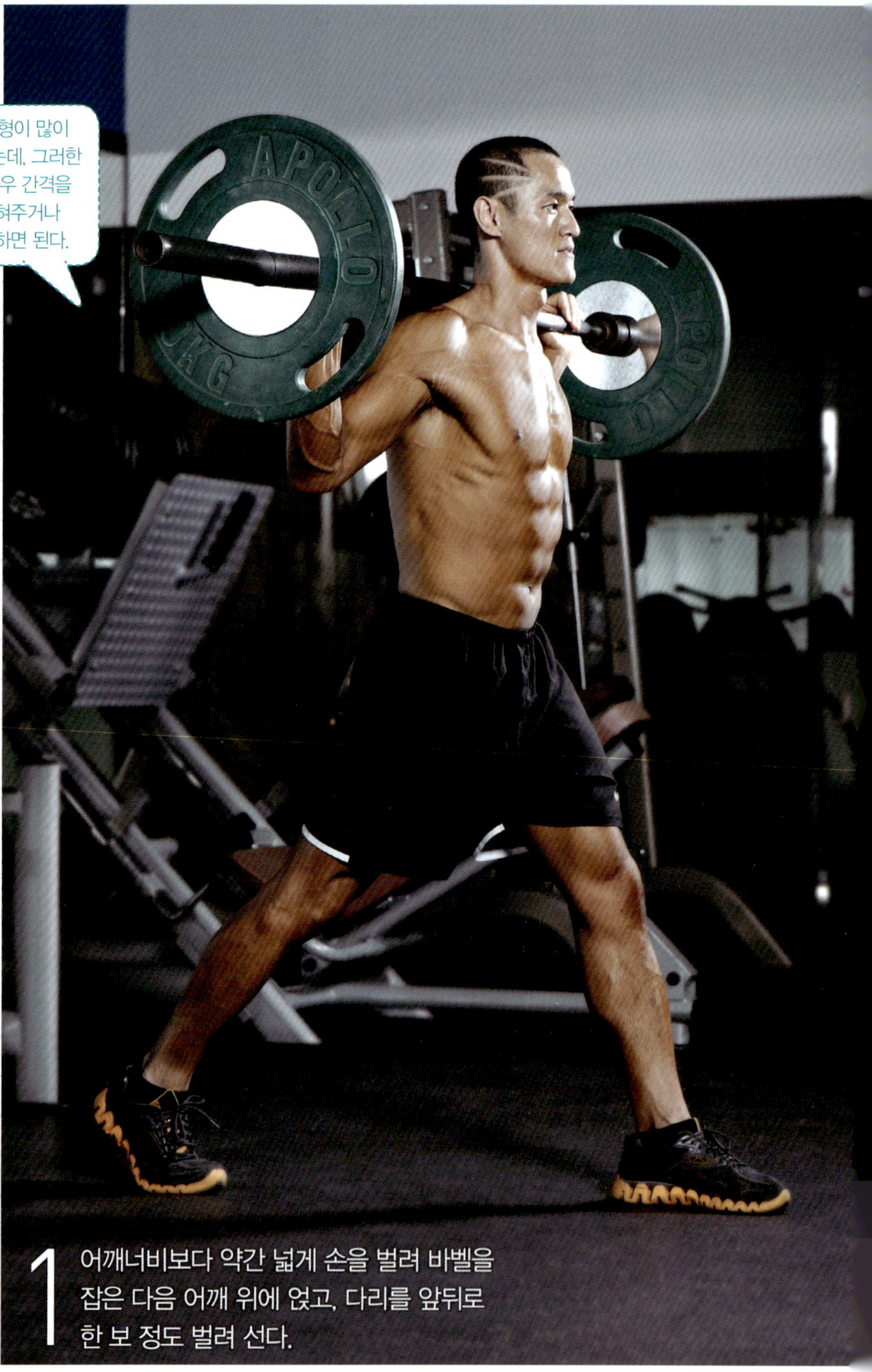

NG 동작
중심이 앞쪽으로 쏠려 무릎이 앞으로 나가지 않도록 주의해야 한다.

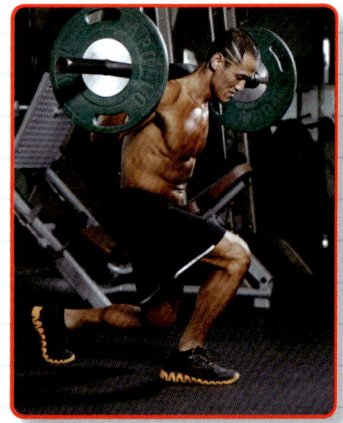

1 어깨너비보다 약간 넓게 손을 벌려 바벨을 잡은 다음 어깨 위에 얹고, 다리를 앞뒤로 한 보 정도 벌려 선다.

대퇴사두근
앞
뒤

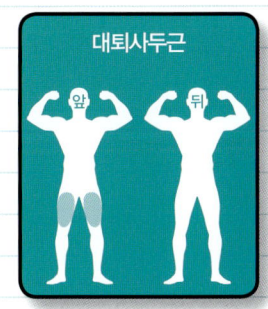

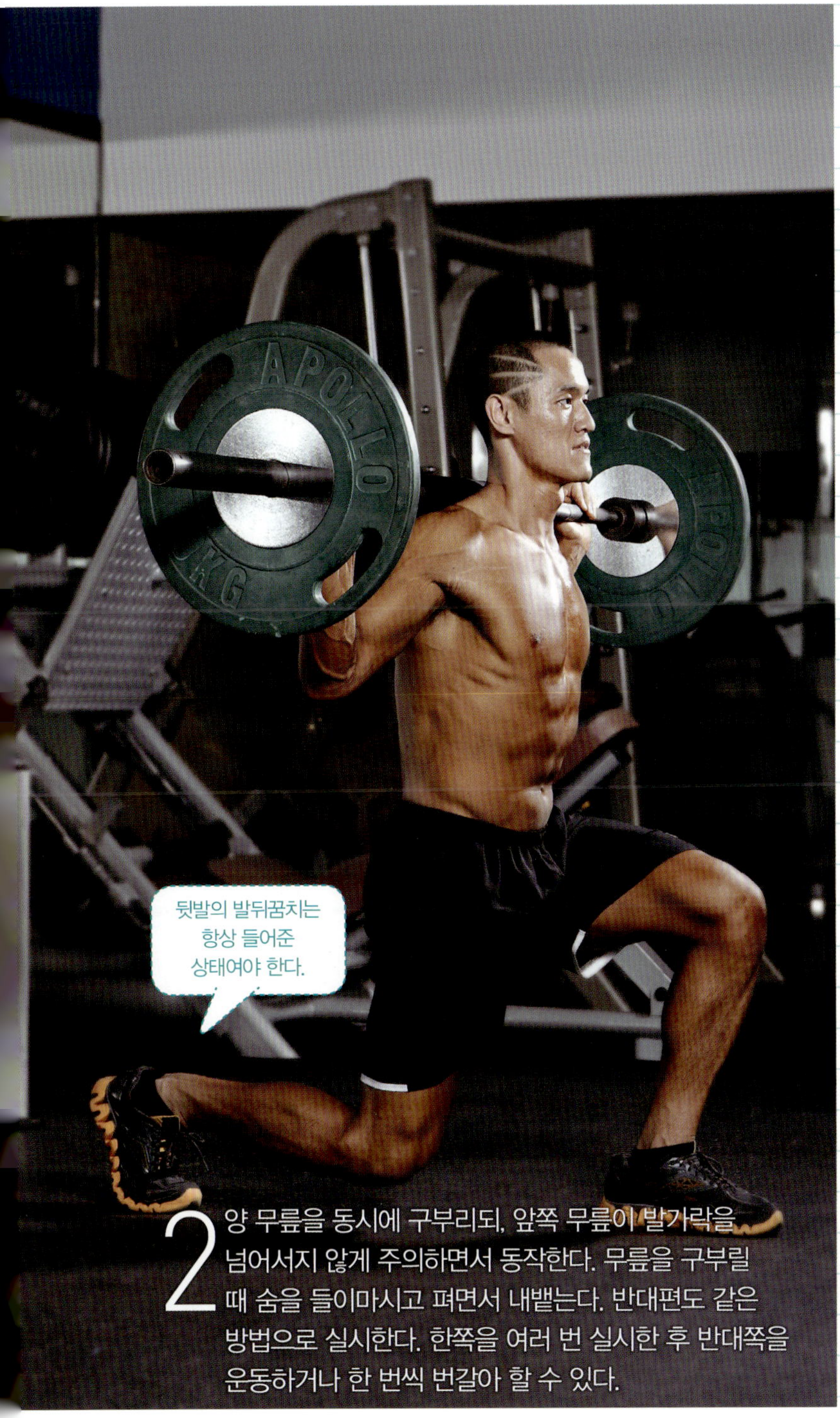

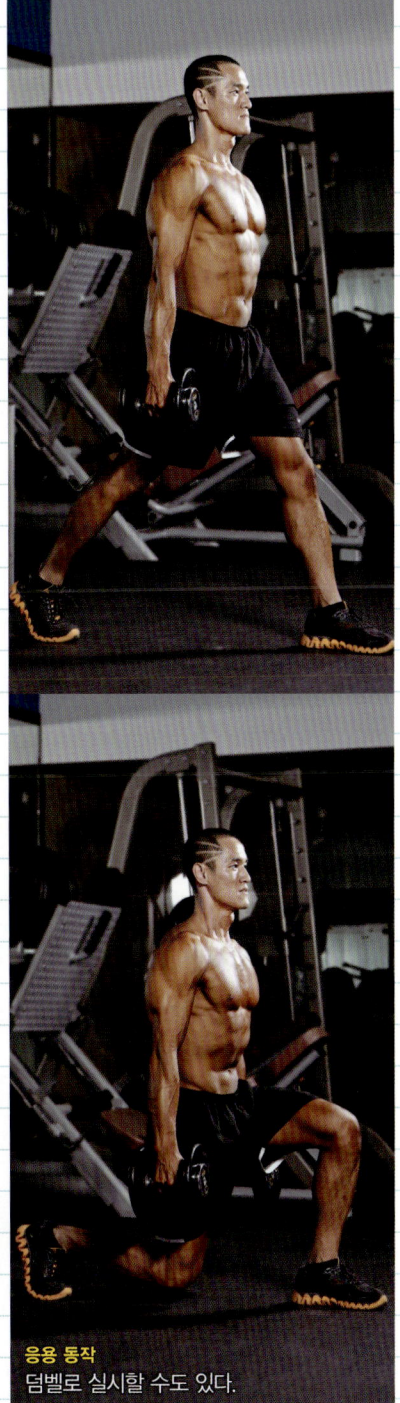

뒷발의 발뒤꿈치는
항상 들어준
상태여야 한다.

2 양 무릎을 동시에 구부리되, 앞쪽 무릎이 발가락을 넘어서지 않게 주의하면서 동작한다. 무릎을 구부릴 때 숨을 들이마시고 펴면서 내뱉는다. 반대편도 같은 방법으로 실시한다. 한쪽을 여러 번 실시한 후 반대쪽을 운동하거나 한 번씩 번갈아 할 수 있다.

응용 동작
덤벨로 실시할 수도 있다.

가슴 운동 Best 3

1 플랫 벤치 프레스 Flat Bench Press

가장 기본적인 가슴 운동으로 가슴의 중앙 부위를 집중적으로 단련합니다. 간단하고 쉬워 보이지만 가슴 근육에 집중하면서 운동하지 않으면 효과를 쉽게 내지 못하는 운동입니다. 급작스런 동작과 무리한 리프팅 무게 증량은 어깨 관절에 부담을 줄 수 있으므로 주의해서 조절해야 합니다.

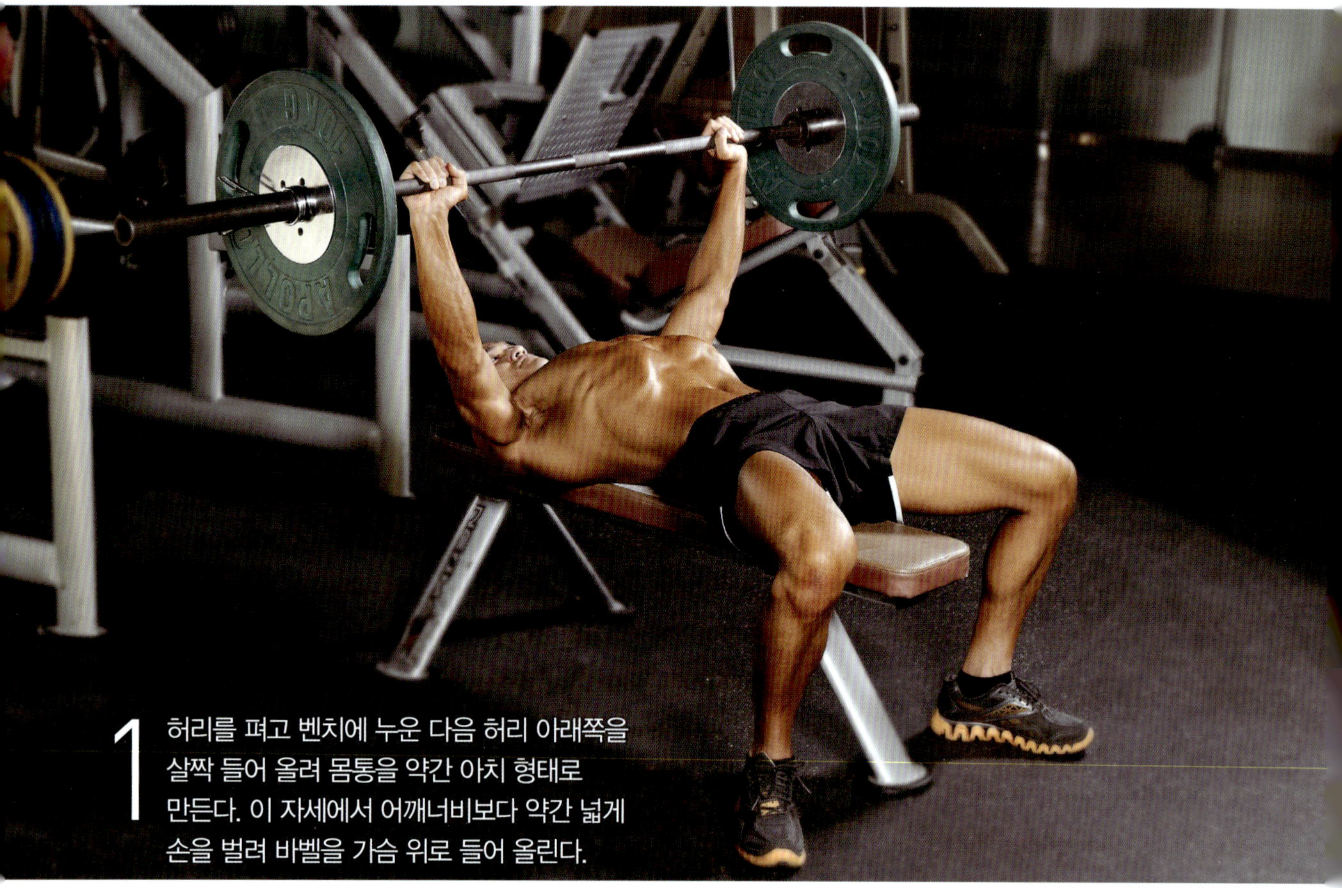

1 허리를 펴고 벤치에 누운 다음 허리 아래쪽을 살짝 들어 올려 몸통을 약간 아치 형태로 만든다. 이 자세에서 어깨너비보다 약간 넓게 손을 벌려 바벨을 가슴 위로 들어 올린다.

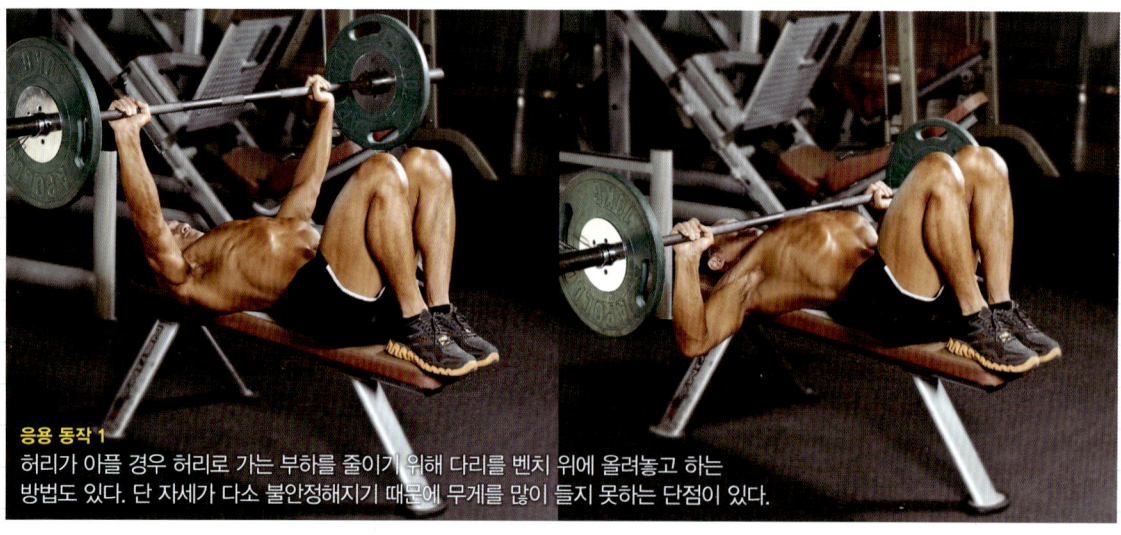

응용 동작 1
허리가 아플 경우 허리로 가는 부하를 줄이기 위해 다리를 벤치 위에 올려놓고 하는 방법도 있다. 단 자세가 다소 불안정해지기 때문에 무게를 많이 들지 못하는 단점이 있다.

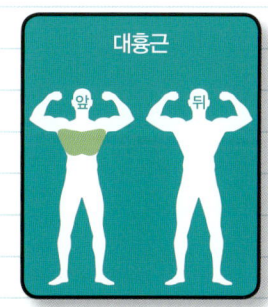

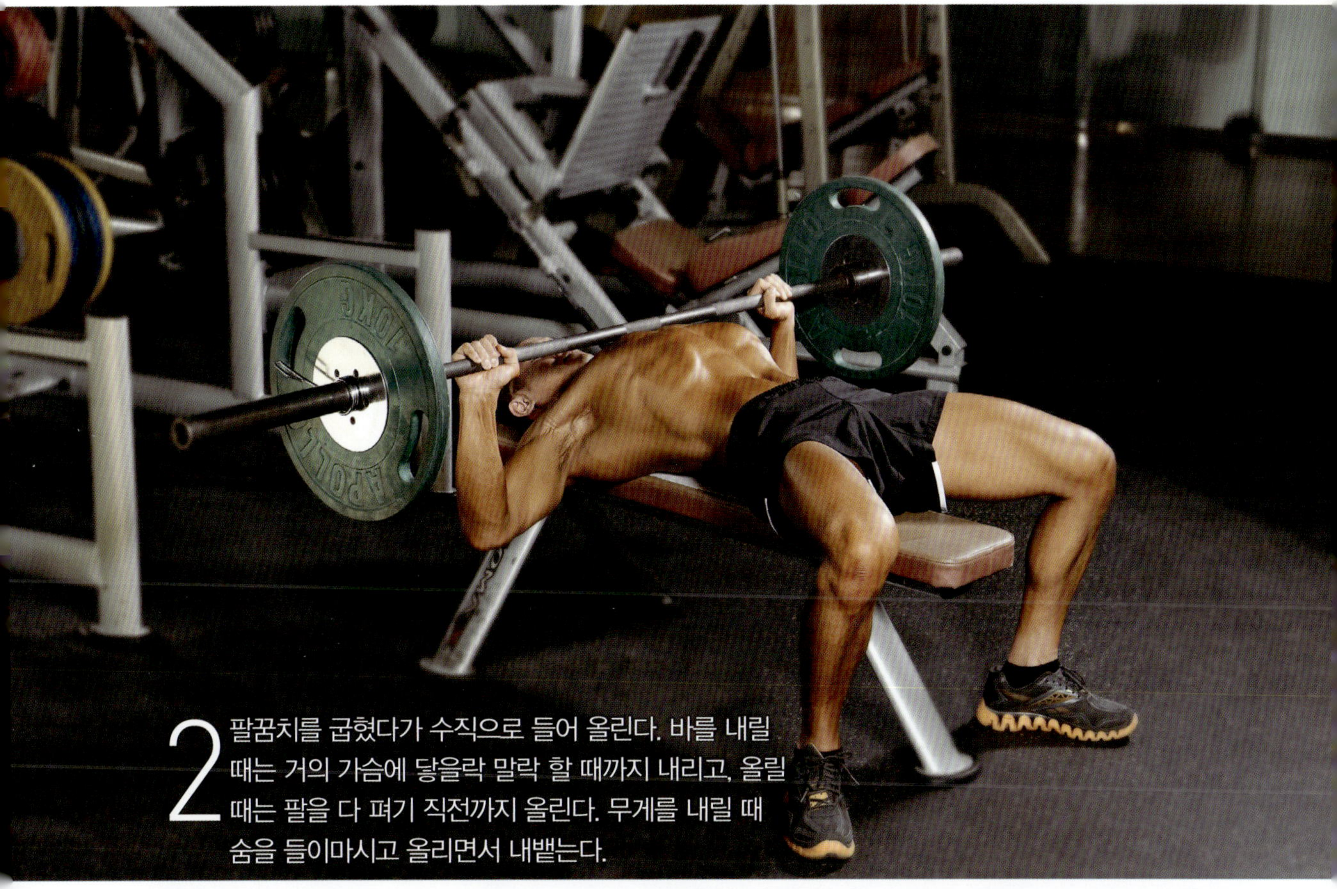

대흉근

2 팔꿈치를 굽혔다가 수직으로 들어 올린다. 바를 내릴 때는 거의 가슴에 닿을락 말락 할 때까지 내리고, 올릴 때는 팔을 다 펴기 직전까지 올린다. 무게를 내릴 때 숨을 들이마시고 올리면서 내뱉는다.

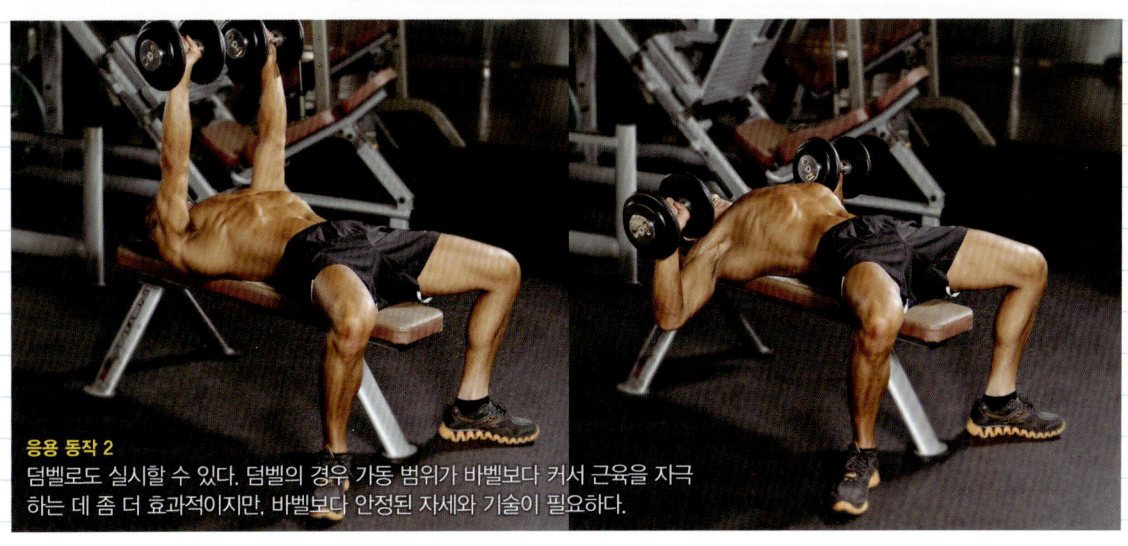

응용 동작 2
덤벨로도 실시할 수 있다. 덤벨의 경우 가동 범위가 바벨보다 커서 근육을 자극하는 데 좀 더 효과적이지만, 바벨보다 안정된 자세와 기술이 필요하다.

가슴운동 Best 3

2

인클라인 벤치 프레스 Incline Bench Press

가슴 상부를 단련하는 운동입니다. 가슴 근육은 신체 내에서 부피가 큰 근육에 속하기 때문에 단각도로만 자극을 주기보다는 다각도로 자극해야 볼륨감 있는 가슴을 만들 수 있습니다. 특히 가슴 상부 운동 시에는 가슴 중앙을 단련하는 운동에 비해 어깨 주변 근육이나 관절에 가해지는 부담이 커지므로 더욱 주의해서 동작을 실시해야 합니다.

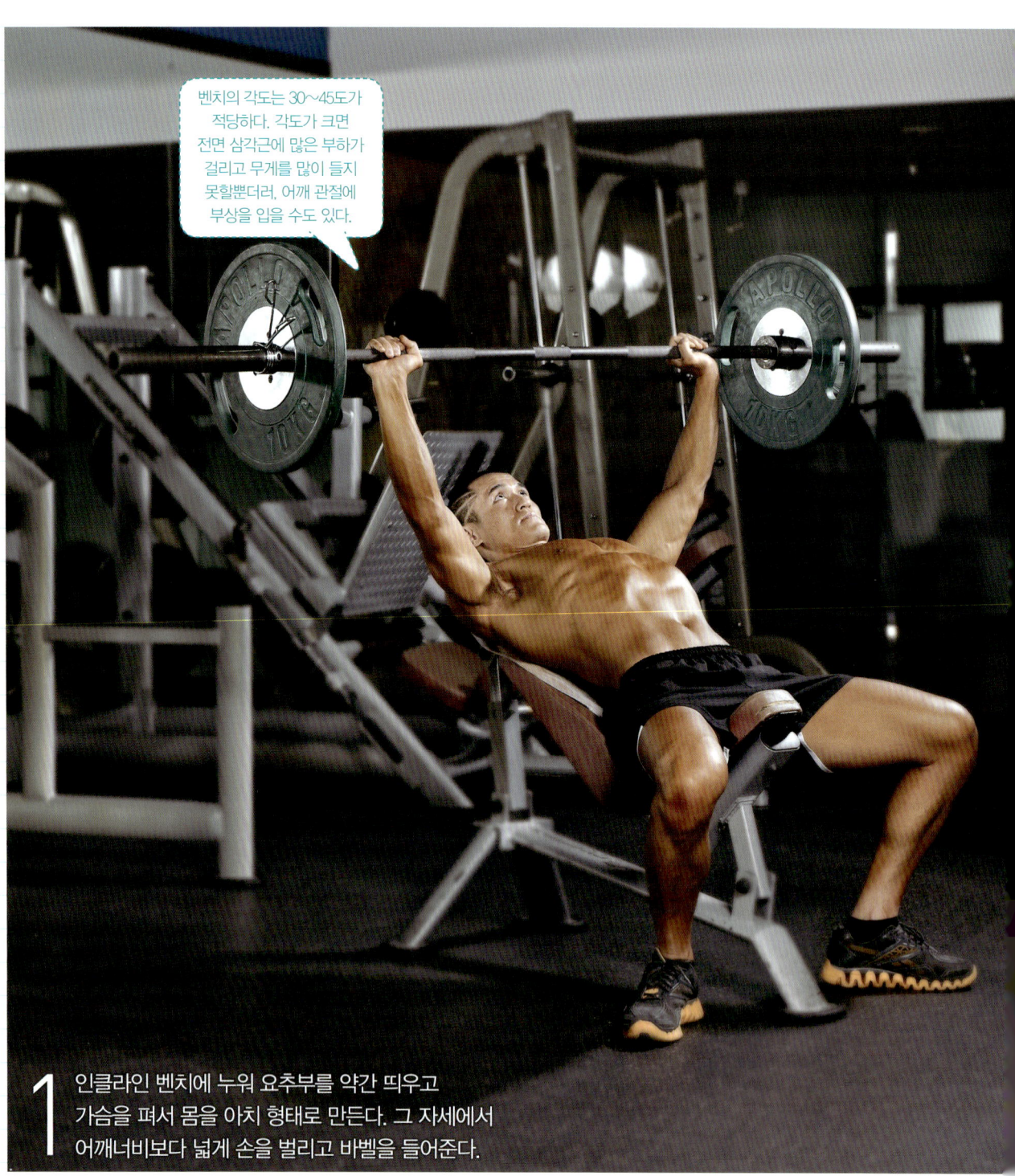

> 벤치의 각도는 30~45도가 적당하다. 각도가 크면 전면 삼각근에 많은 부하가 걸리고 무게를 많이 들지 못할뿐더러, 어깨 관절에 부상을 입을 수도 있다.

1 인클라인 벤치에 누워 요추부를 약간 띄우고 가슴을 펴서 몸을 아치 형태로 만든다. 그 자세에서 어깨너비보다 넓게 손을 벌리고 바벨을 들어준다.

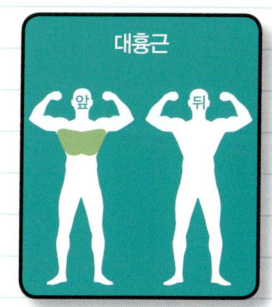

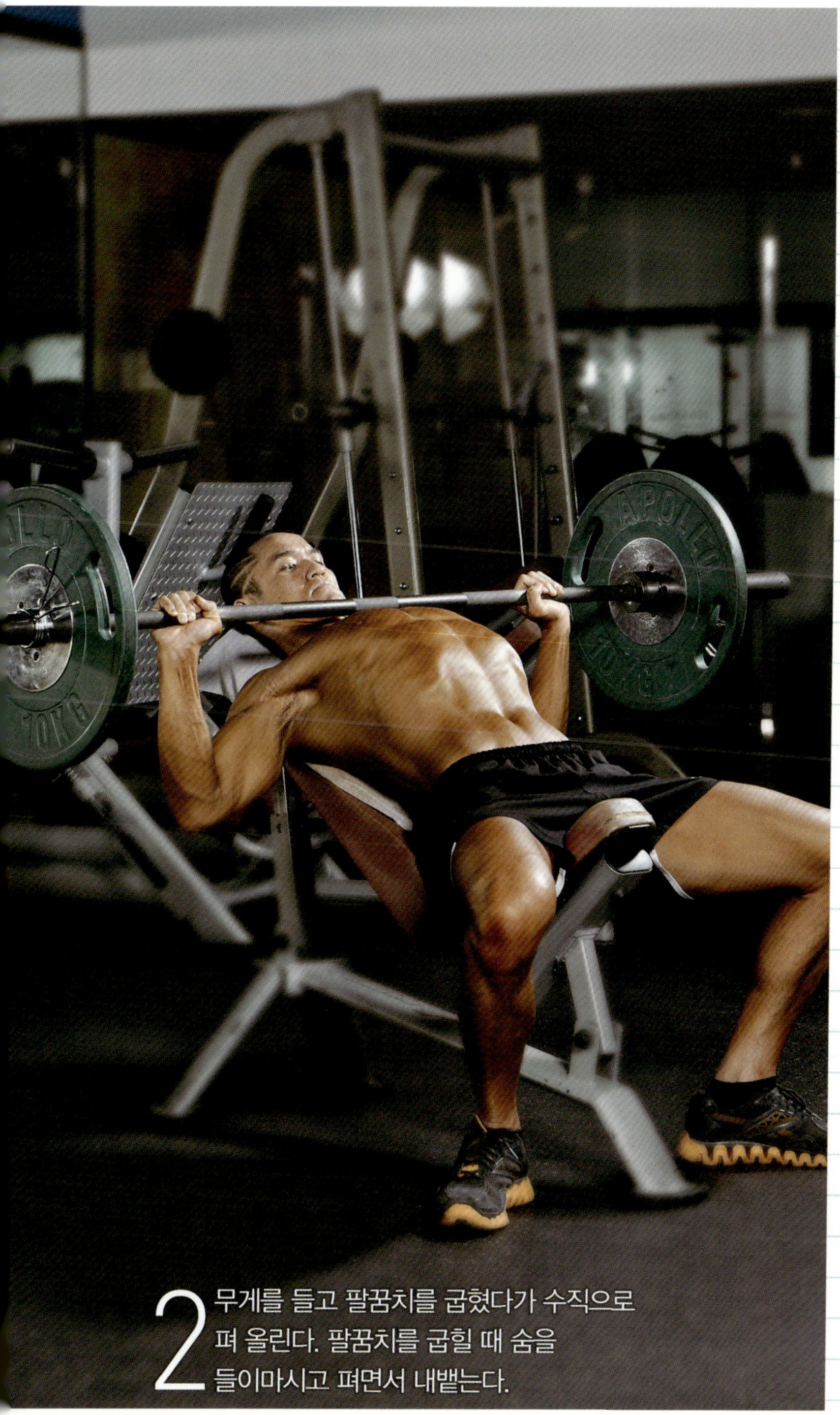

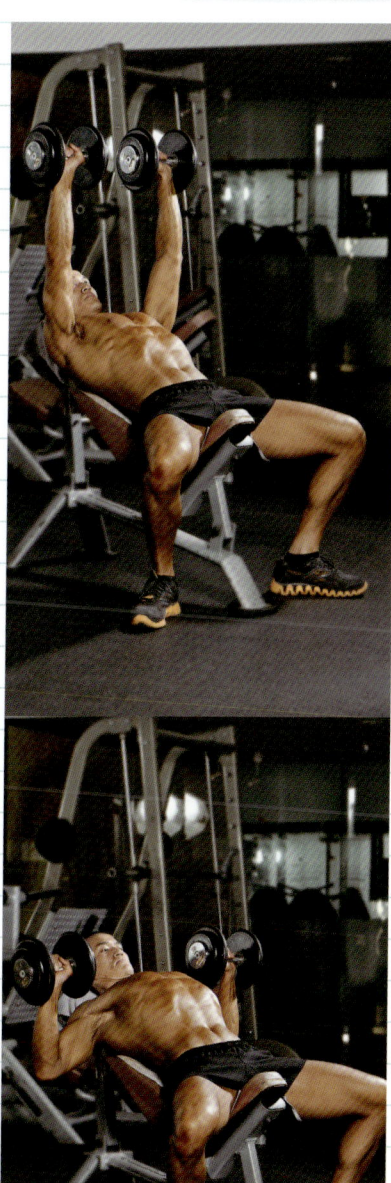

2 무게를 들고 팔꿈치를 굽혔다가 수직으로 펴 올린다. 팔꿈치를 굽힐 때 숨을 들이마시고 펴면서 내뱉는다.

응용 동작
덤벨로 실시할 수도 있다. 가끔 팔을 펼 때 몸통과 수직이 되도록 펴는 경우를 볼 수 있는데, 팔은 지면과 수직인 상태로 올려야 한다. 그래야 무게 부하를 주동근에 제대로 걸어줄 수 있다.

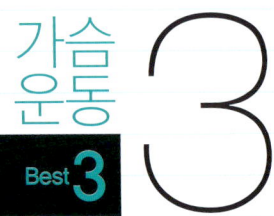

디클라인 벤치 프레스 Decline Bench Press

가슴 하부를 단련하는 운동입니다. 가슴 근육을 만드는 마무리 동작이라고 볼 수 있습니다. 인클라인 벤치 프레스와 달리 아래로 각을 기울여 실시하다 보니 혈압이 높이 올라갈 수 있으므로 주의하면서 운동을 실시합니다.

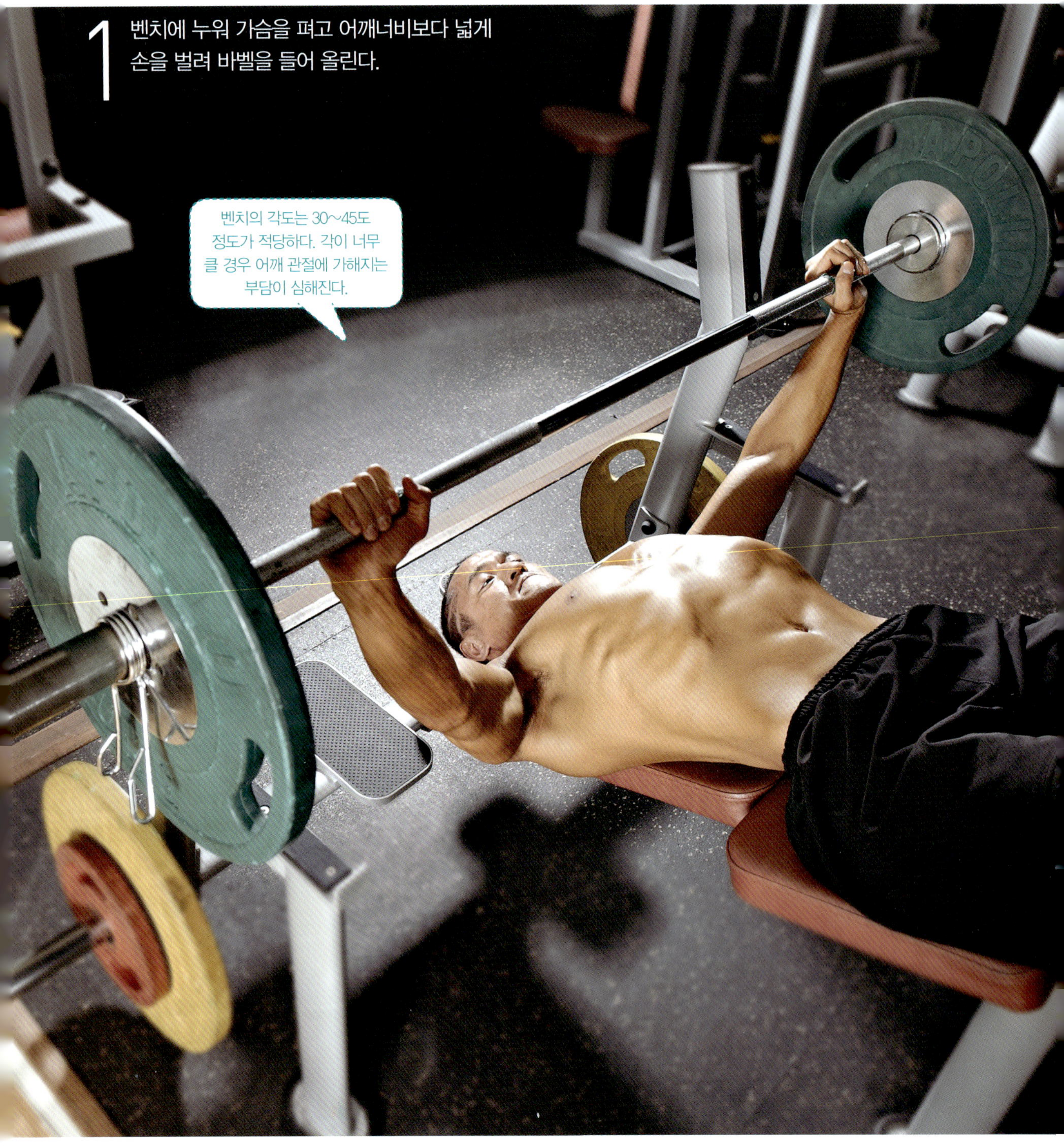

1 벤치에 누워 가슴을 펴고 어깨너비보다 넓게 손을 벌려 바벨을 들어 올린다.

> 벤치의 각도는 30~45도 정도가 적당하다. 각이 너무 클 경우 어깨 관절에 가해지는 부담이 심해진다.

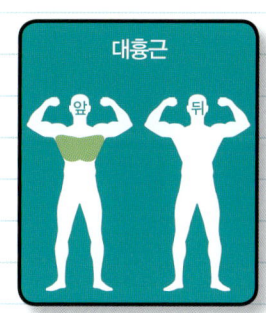

대흉근

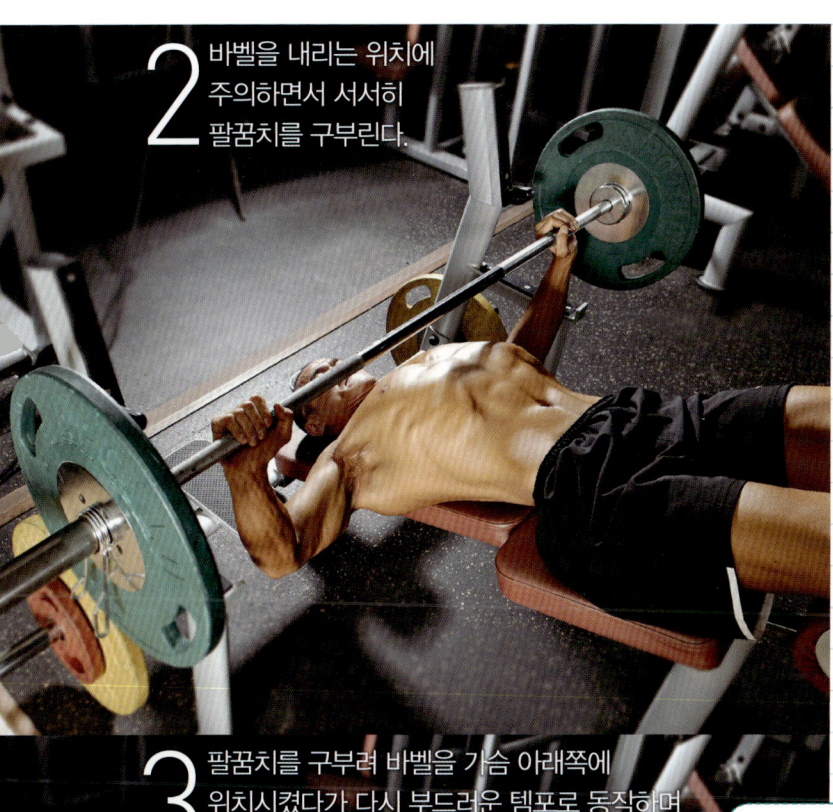

2 바벨을 내리는 위치에 주의하면서 서서히 팔꿈치를 구부린다.

3 팔꿈치를 구부려 바벨을 가슴 아래쪽에 위치시켰다가 다시 부드러운 템포로 동작하며 지면과 수직이 되게 들어올린다. 팔꿈치를 굽힐 때 숨을 들이마시고 펴면서 내뱉는다.

벤치 프레스 시 바의 위치

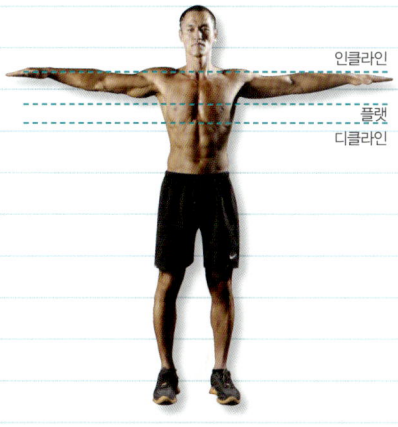

- 인클라인
- 플랫
- 디클라인

> 무게가 내려오는 위치는 가슴 하부 쪽이며, 팔은 항상 지면과 수직을 유지한다.

NG 동작
바벨을 내리는 위치가 잘못될 경우 무게를 내릴 때 어깨가 들릴 수 있으므로 주의해야 한다. 어깨가 들리면 어깨 관절에 부상을 입을 수 있다.

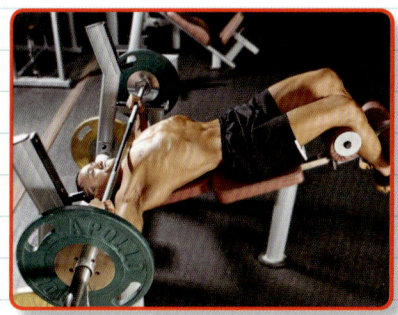

등
운동
Best 3

1

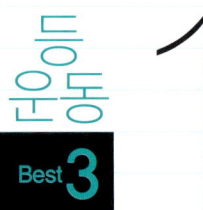

풀업(또는 랫 풀다운) Pull-up, Lat pull-down

Y자의 넓은 등 근육을 만드는 동작입니다. 등 근육을 수축할 때에는 최대한 가슴을 펴면서 견갑골을 모아주어야 합니다. 풀업이나 랫 풀다운 모두 효과적이지만 근력이 된다면 풀업을 더 추천하며, 근력이 아직 부족하다면 랫 풀다운을 연습한 다음 풀업을 실시합니다. 등 근육에 집중하면서 섹시하고 멋진 데피니션을 만들어봅시다.

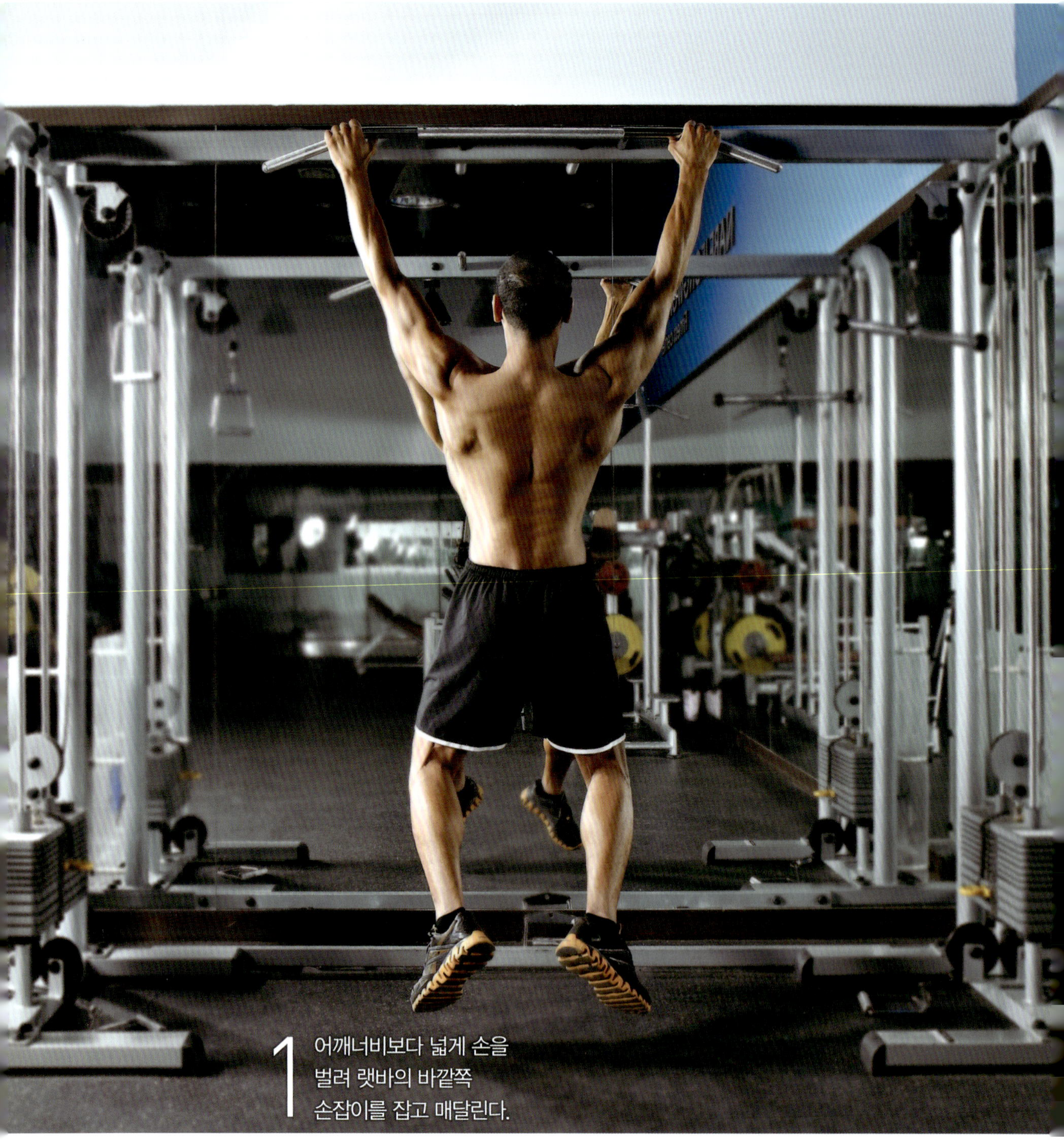

1 어깨너비보다 넓게 손을 벌려 랫바의 바깥쪽 손잡이를 잡고 매달린다.

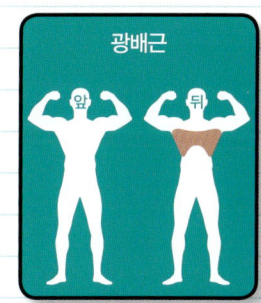

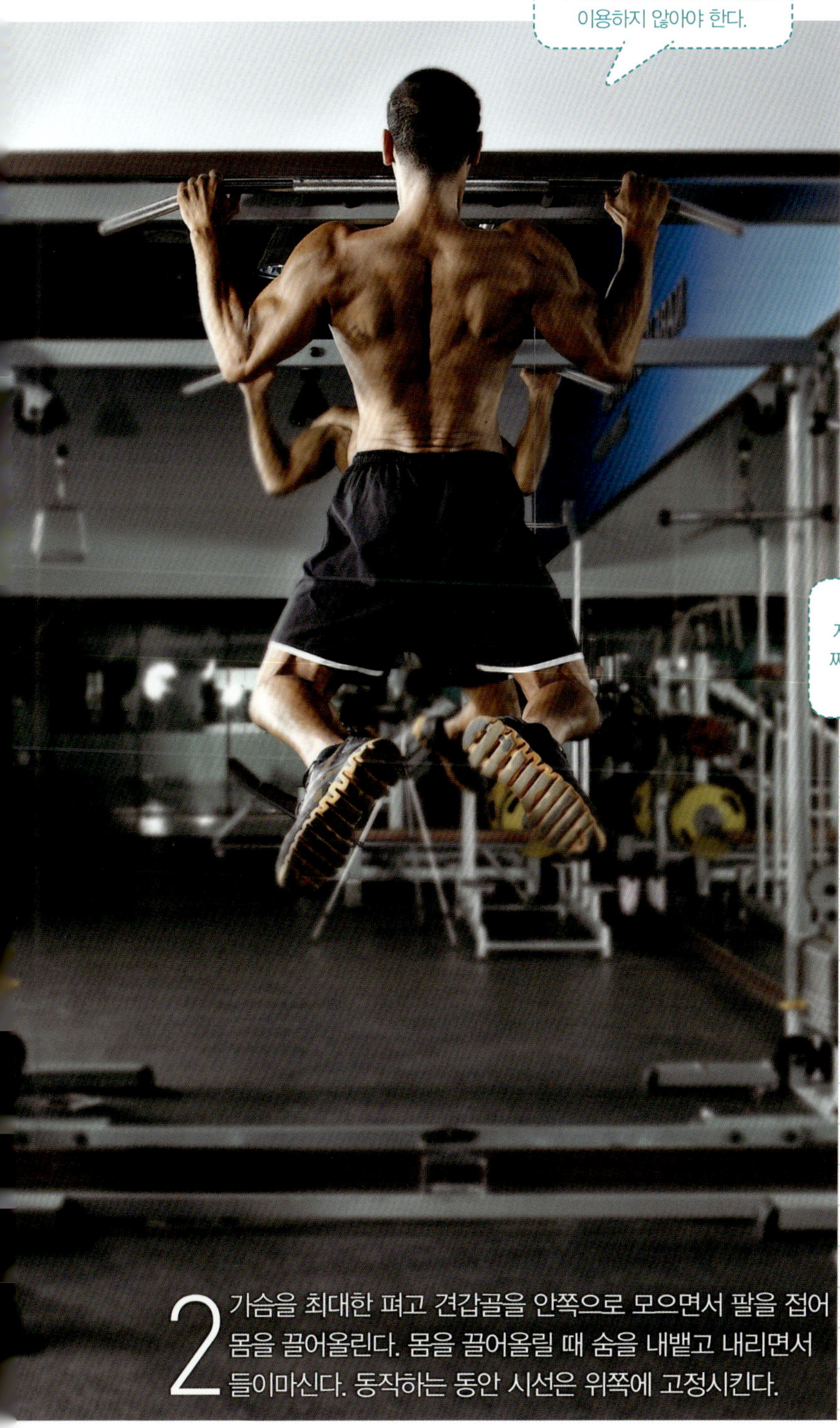

광배근

> 과도하게 많이 올라가는 것보다는 가슴을 펴주는 느낌을 살리며 광배근에 최대한 집중한다. 몸의 반동을 이용하지 않아야 한다.

> 마지막 수축 지점에서 광배근을 짜는 듯한 느낌으로 동작한다.

2 가슴을 최대한 펴고 견갑골을 안쪽으로 모으면서 팔을 접어 몸을 끌어올린다. 몸을 끌어올릴 때 숨을 내뱉고 내리면서 들이마신다. 동작하는 동안 시선은 위쪽에 고정시킨다.

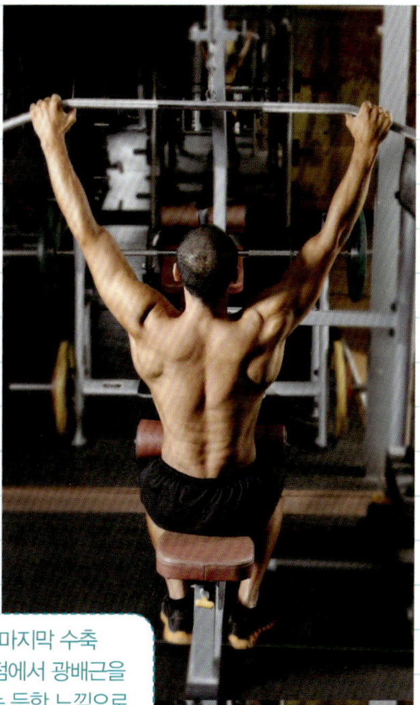

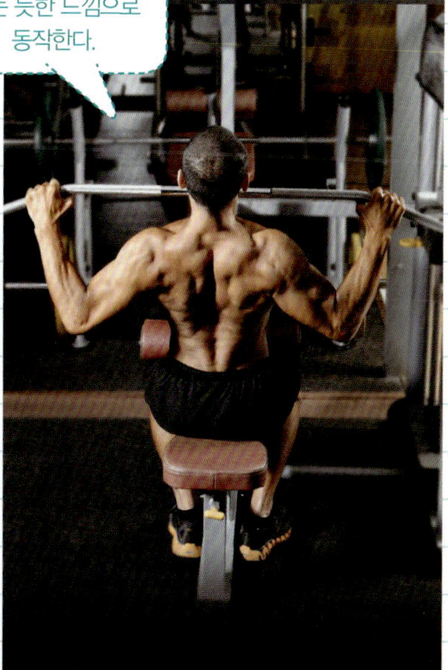

응용 동작
랫 풀다운의 자세도 풀업과 거의 흡사하다. 의자에 앉아 하체를 고정시키고 프로스타일 랫바의 바깥쪽을 어깨너비보다 넓은 간격으로 잡는다. 허리와 가슴을 펴고 바를 쇄골까지 끌어내리면서 견갑골을 모은다.

로우 Row

등 근육의 볼륨을 키우는 데 적합한 운동입니다. 허리 반동을 최소화한 상태에서 등이 구부러지지 않게 쭉 펴고 동작을 실시합니다. 가슴을 펴고 견갑골을 모아주는 느낌으로 무게를 몸 쪽으로 당겨줍니다.

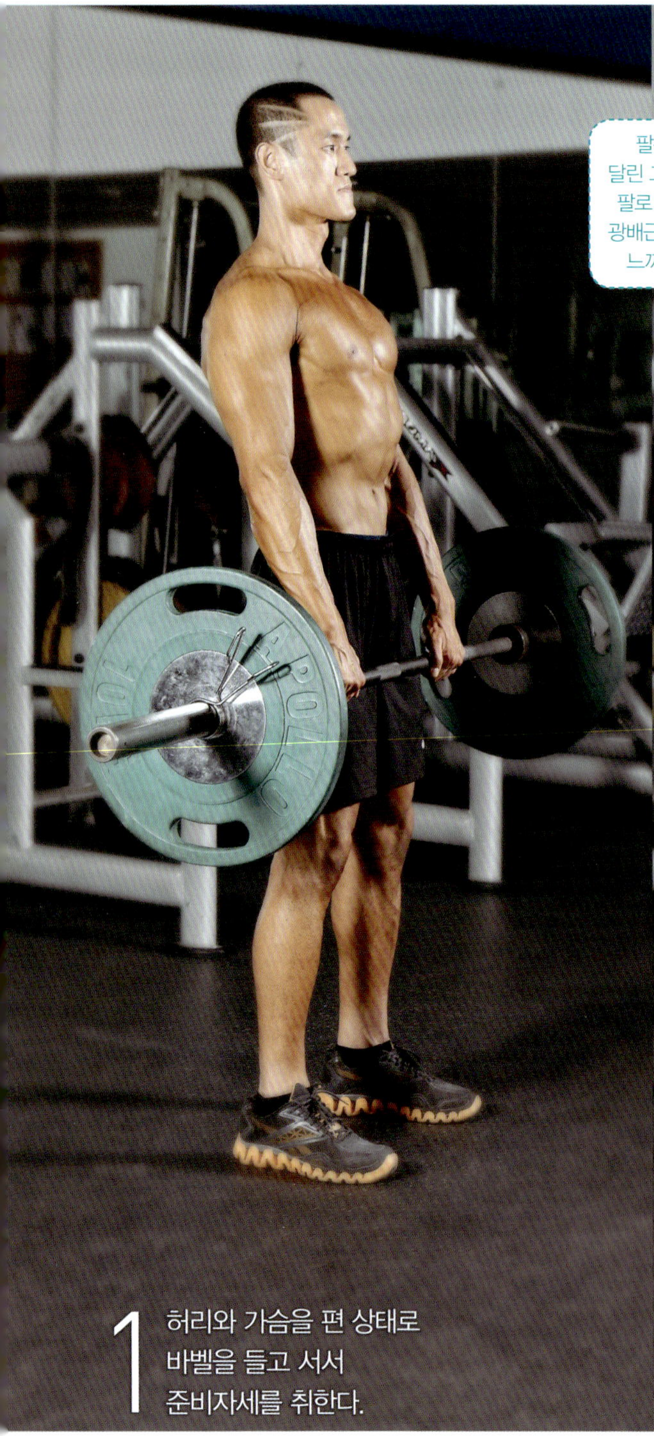

> 팔은 단순히 등에 달린 고리라고 생각하고 팔로 올린다는 것보다 광배근의 수축을 최대한 느끼면서 동작한다.

1 허리와 가슴을 편 상태로 바벨을 들고 서서 준비자세를 취한다.

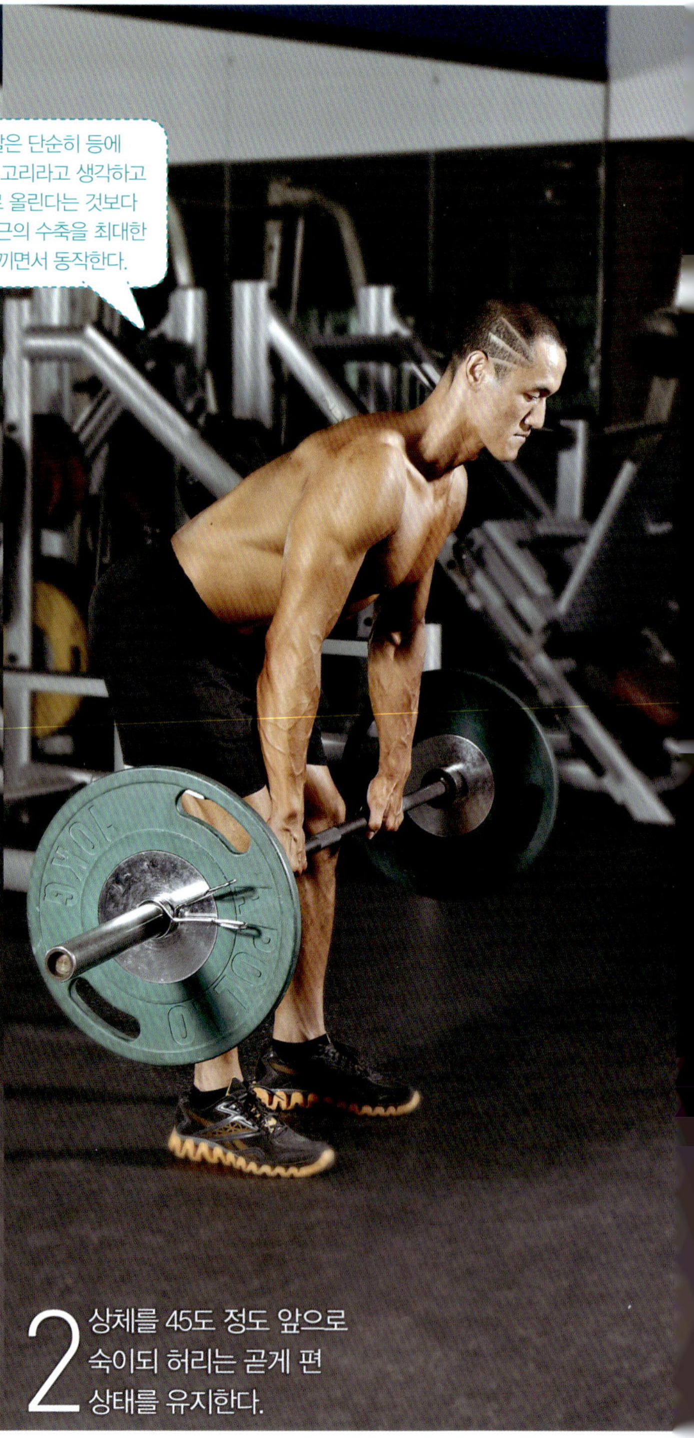

2 상체를 45도 정도 앞으로 숙이되 허리는 곧게 편 상태를 유지한다.

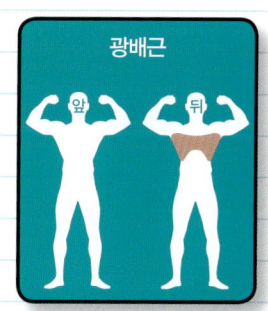
광배근

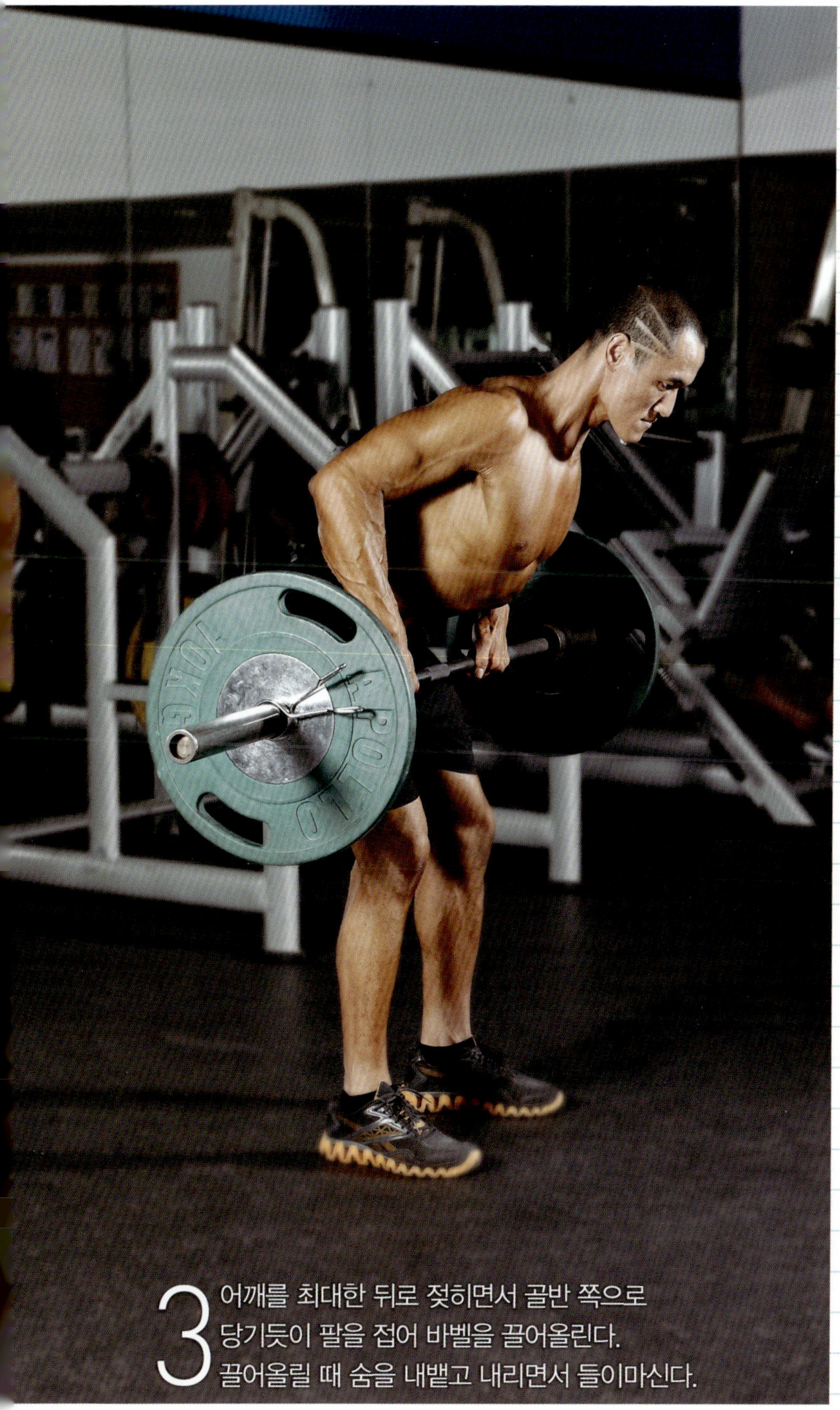

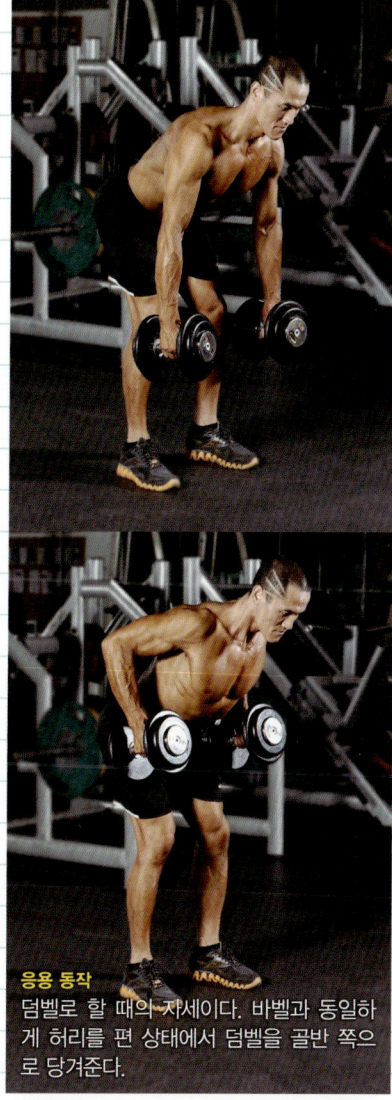

3 어깨를 최대한 뒤로 젖히면서 골반 쪽으로 당기듯이 팔을 접어 바벨을 끌어올린다. 끌어올릴 때 숨을 내뱉고 내리면서 들이마신다.

응용 동작
덤벨로 할 때의 자세이다. 바벨과 동일하게 허리를 편 상태에서 덤벨을 골반 쪽으로 당겨준다.

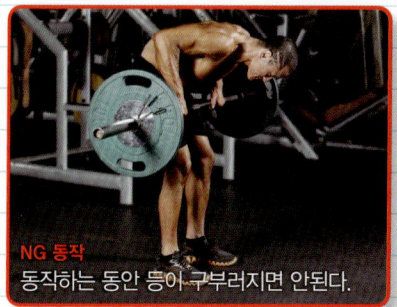

NG 동작
동작하는 동안 등이 구부러지면 안된다.

등 운동 Best 3

3

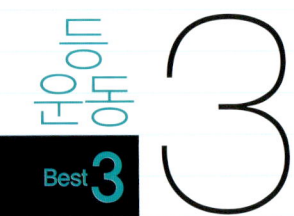

풀오버 Pullover

등 근육 및 흉곽 부위를 넓게 만드는 운동으로 덤벨이나 바벨 둘 다 이용할 수 있습니다. 최대한 절제된 동작으로 몸의 반동을 줄이고, 무게를 내리는 이완 동작에서 안전에 유의하며 실시합니다. 팔꿈치 관절을 최대한 고정시킨 상태로 등 근육에 가해지는 느낌을 살려야 합니다.

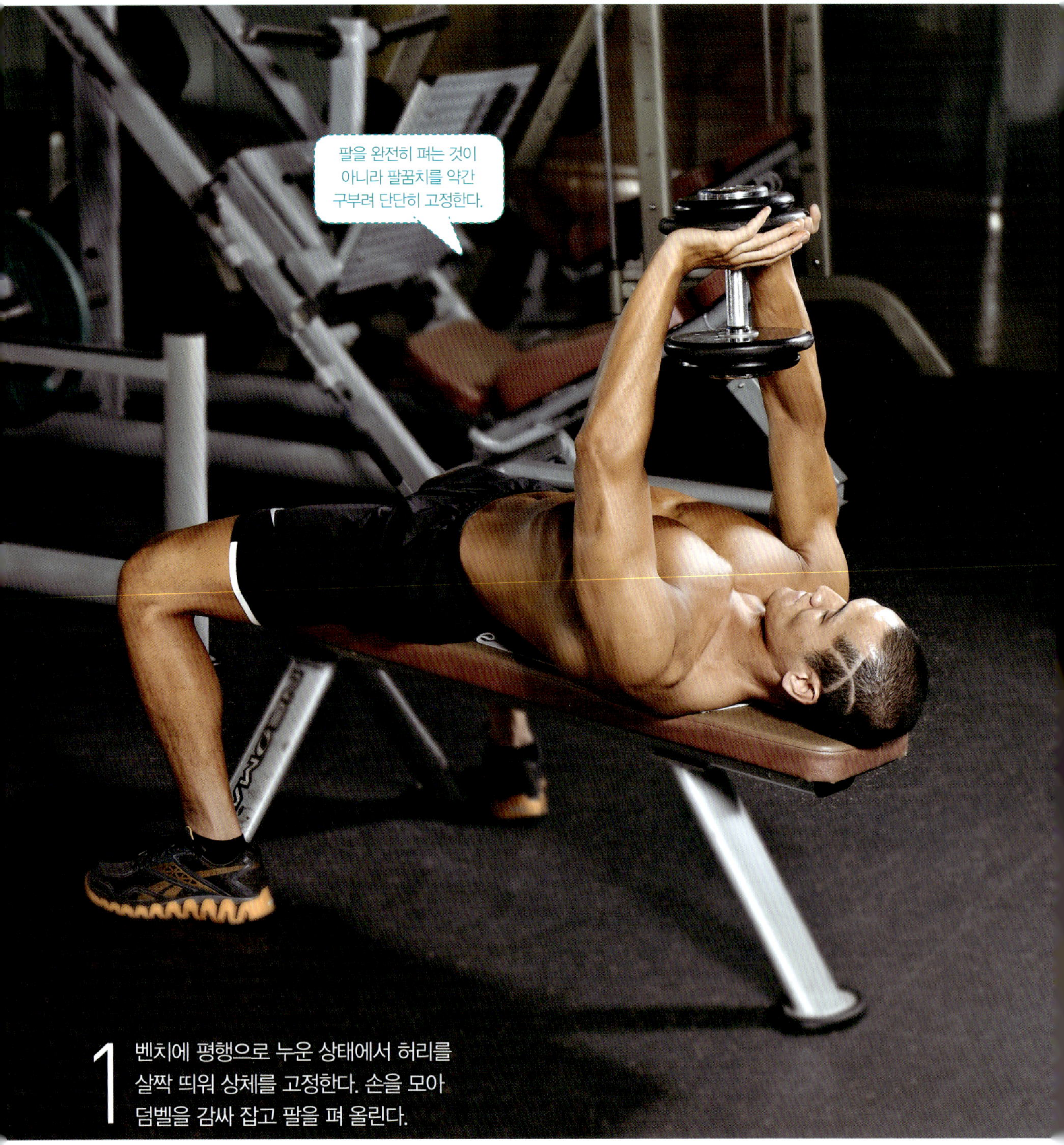

팔을 완전히 펴는 것이 아니라 팔꿈치를 약간 구부려 단단히 고정한다.

1 벤치에 평행으로 누운 상태에서 허리를 살짝 띄워 상체를 고정한다. 손을 모아 덤벨을 감싸 잡고 팔을 펴 올린다.

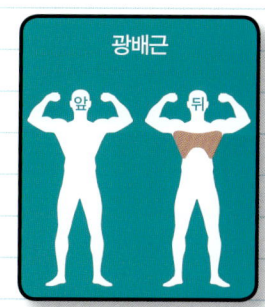

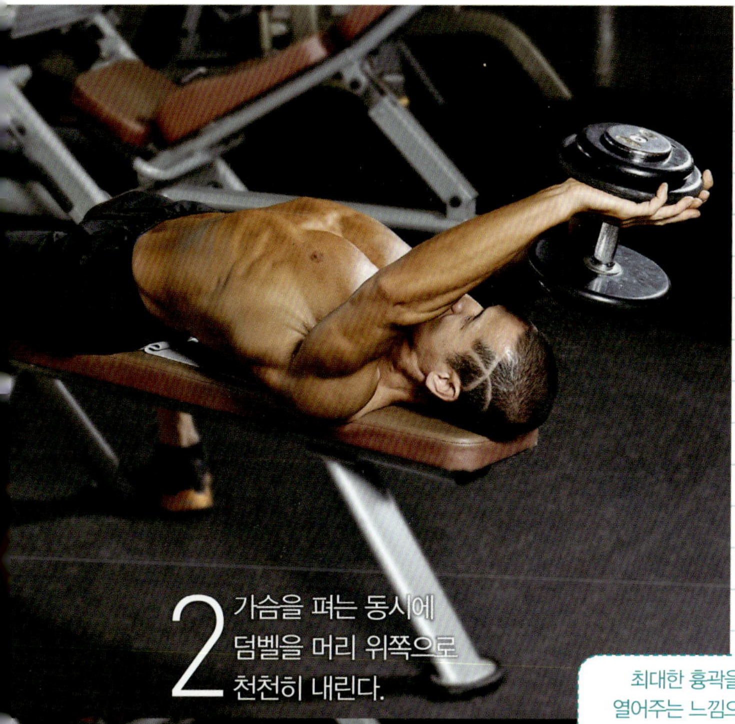

광배근

2 가슴을 펴는 동시에 덤벨을 머리 위쪽으로 천천히 내린다.

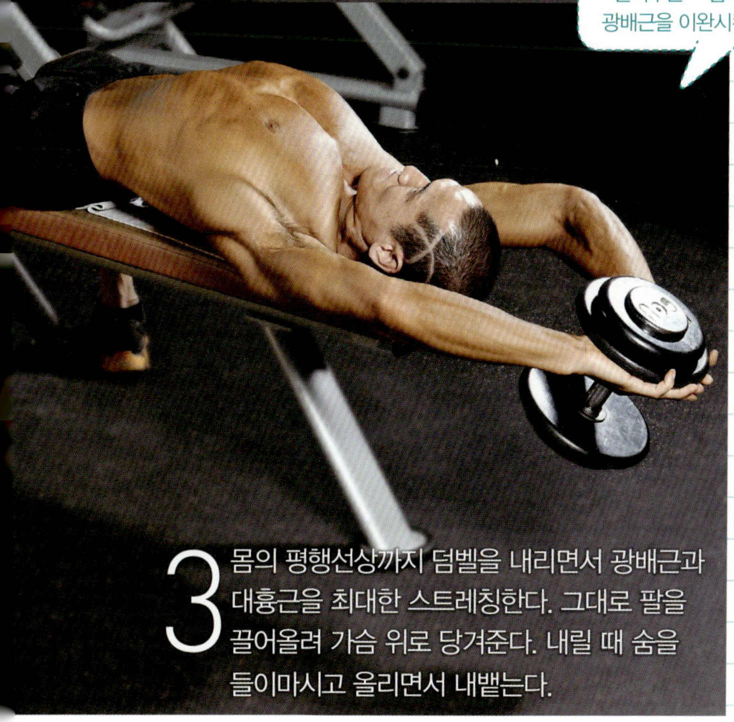

최대한 흉곽을 열어주는 느낌으로 광배근을 이완시킨다.

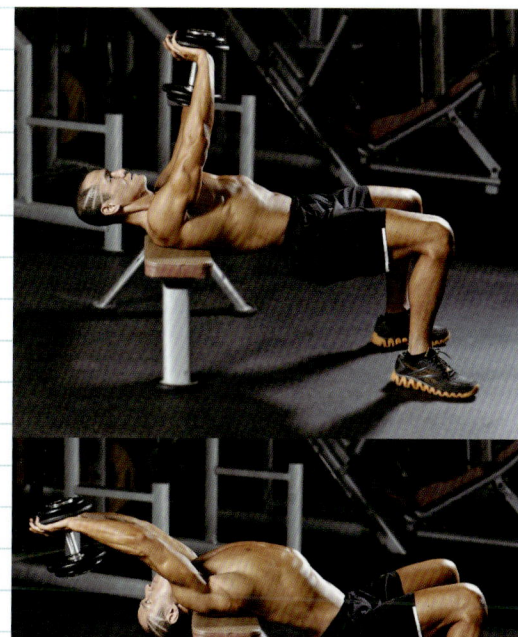

응용 동작
견갑골 부위를 벤치에 대고 수직으로 눕는다. 허리를 펴고 힙은 들어 올린 상태에서 덤벨을 감싸 잡은 팔을 펴 올린다. 그 상태로 머리 위쪽으로 팔을 내리는 동시에 힙도 아래쪽으로 천천히 내려준다. 최대 이완 지점에서 힙을 좀 더 내려주어 강하게 스트레칭한다. 덤벨을 너무 깊이 내리면 어깨 관절에 가해지는 부담이 커지므로 주의해서 동작한다.

3 몸의 평행선상까지 덤벨을 내리면서 광배근과 대흉근을 최대한 스트레칭한다. 그대로 팔을 끌어올려 가슴 위로 당겨준다. 내릴 때 숨을 들이마시고 올리면서 내뱉는다.

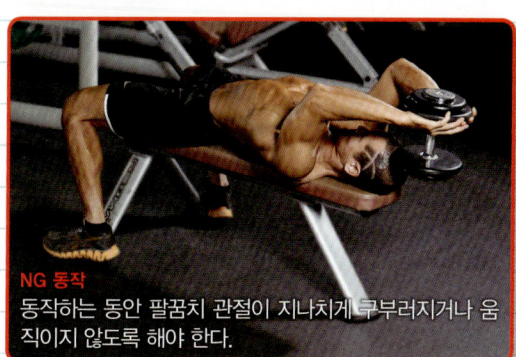

NG 동작
동작하는 동안 팔꿈치 관절이 지나치게 구부러지거나 움직이지 않도록 해야 한다.

어깨 운동 Best 3

1

숄더 프레스 Shoulder Press

봉긋한 어깨를 만들기 위한 필수 운동입니다. 어깨 근육은 다른 근육에 비해 자극이 쉽게 느껴지지 않으므로 천천히 동작하면서 어깨의 이완과 수축에 최대한 집중합니다. 바벨과 덤벨 모두를 이용할 수 있습니다.

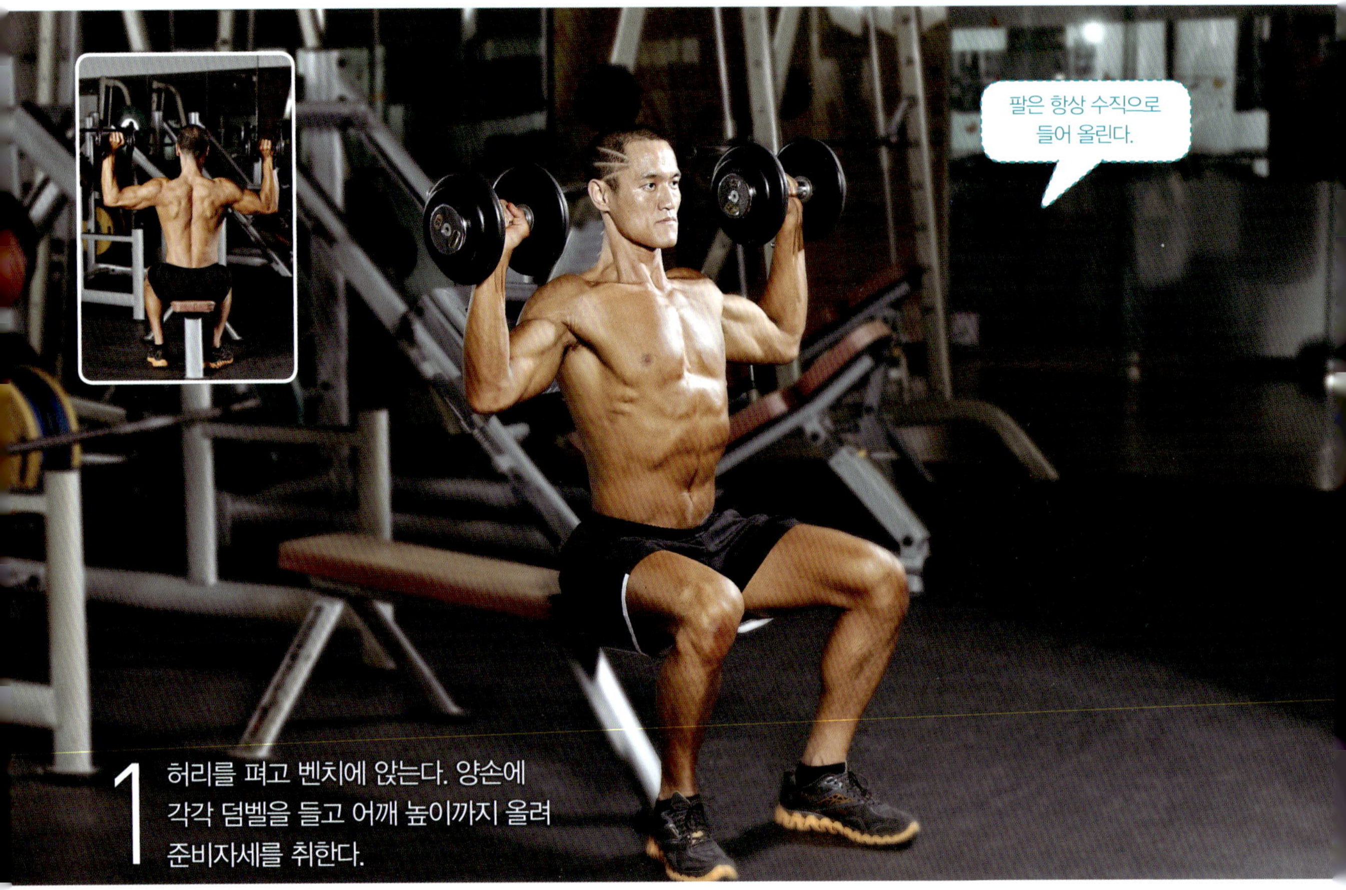

> 팔은 항상 수직으로 들어 올린다.

1 허리를 펴고 벤치에 앉는다. 양손에 각각 덤벨을 들고 어깨 높이까지 올려 준비자세를 취한다.

응용 동작
바벨을 이용한 동작은 비하인드 넥 프레스와 밀리터리 프레스(프런트 프레스) 동작 두 가지가 있다. 개인적으로 삼각근에 자극이 잘 느껴지는 동작을 선택하면 된다.

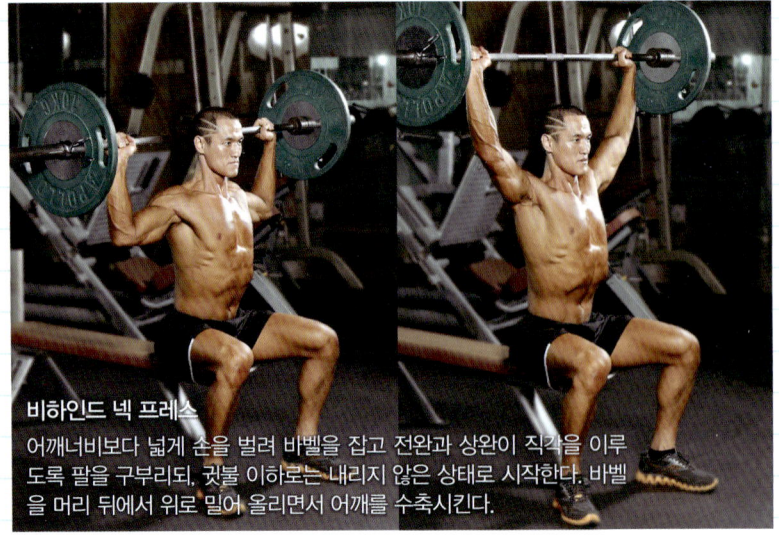

비하인드 넥 프레스
어깨너비보다 넓게 손을 벌려 바벨을 잡고 전완과 상완이 직각을 이루도록 팔을 구부리되, 귓불 이하로는 내리지 않은 상태로 시작한다. 바벨을 머리 뒤에서 위로 밀어 올리면서 어깨를 수축시킨다.

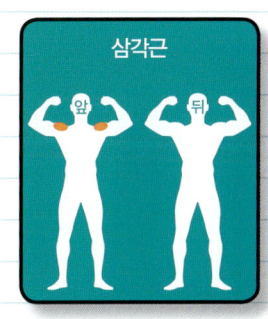

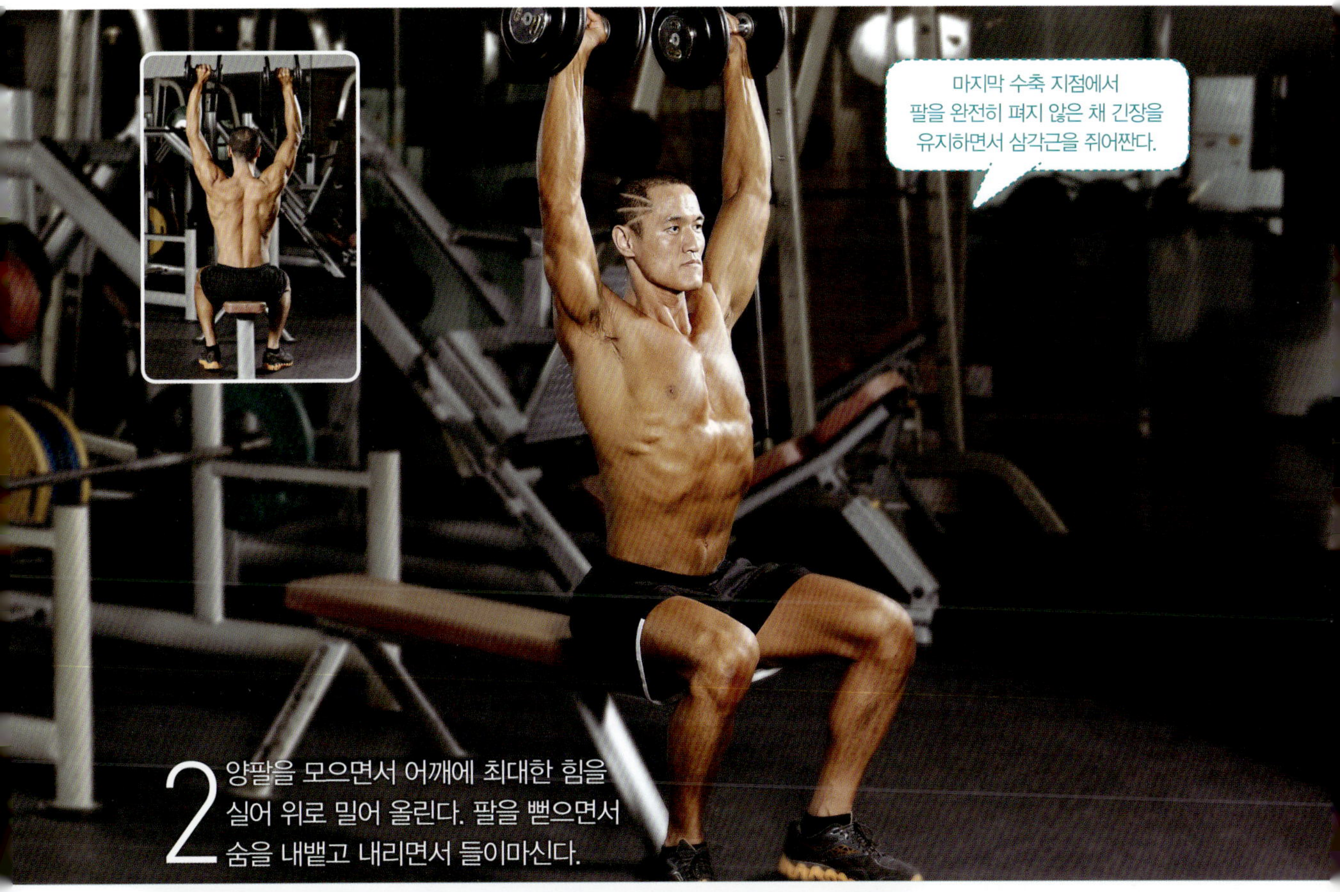

> 마지막 수축 지점에서 팔을 완전히 펴지 않은 채 긴장을 유지하면서 삼각근을 쥐어짠다.

2 양팔을 모으면서 어깨에 최대한 힘을 실어 위로 밀어 올린다. 팔을 뻗으면서 숨을 내뱉고 내리면서 들이마신다.

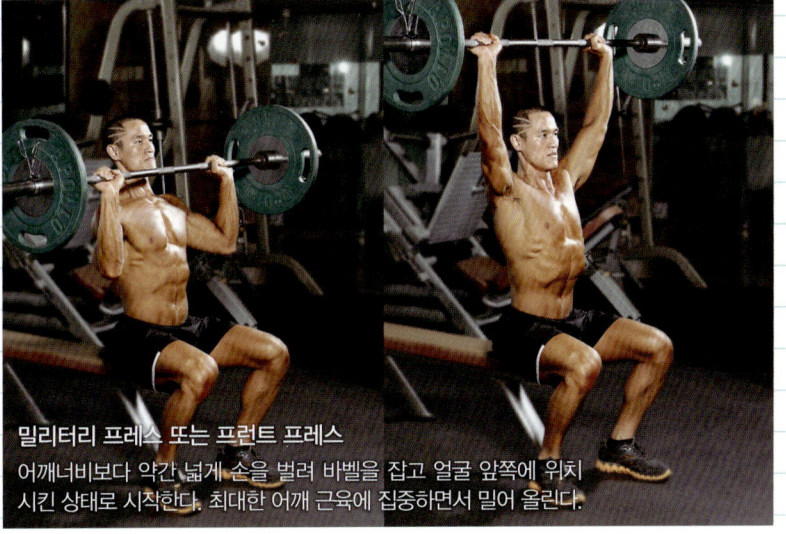

밀리터리 프레스 또는 프런트 프레스
어깨너비보다 약간 넓게 손을 벌려 바벨을 잡고 얼굴 앞쪽에 위치시킨 상태로 시작한다. 최대한 어깨 근육에 집중하면서 밀어 올린다.

NG 동작
어깨가 올라가면 안된다.

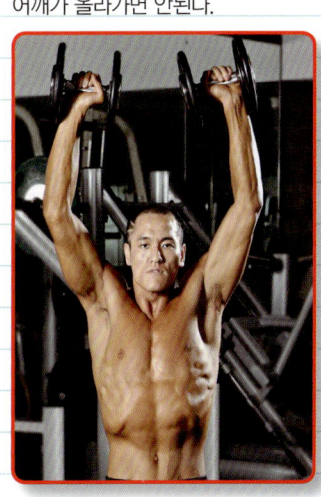

어깨 운동 Best 3

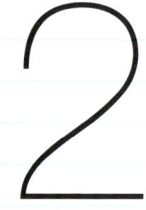

업라이트 로우 Upright Row

측면 삼각근을 두드러지게 발달시키는 운동으로 몸의 반동은 최대한 자제한 상태에 어깨의 수축을 이끌어내는 것이 관건입니다. 어깨 관절의 유연성이 떨어지는 분들은 주의해서 실시해야 합니다.

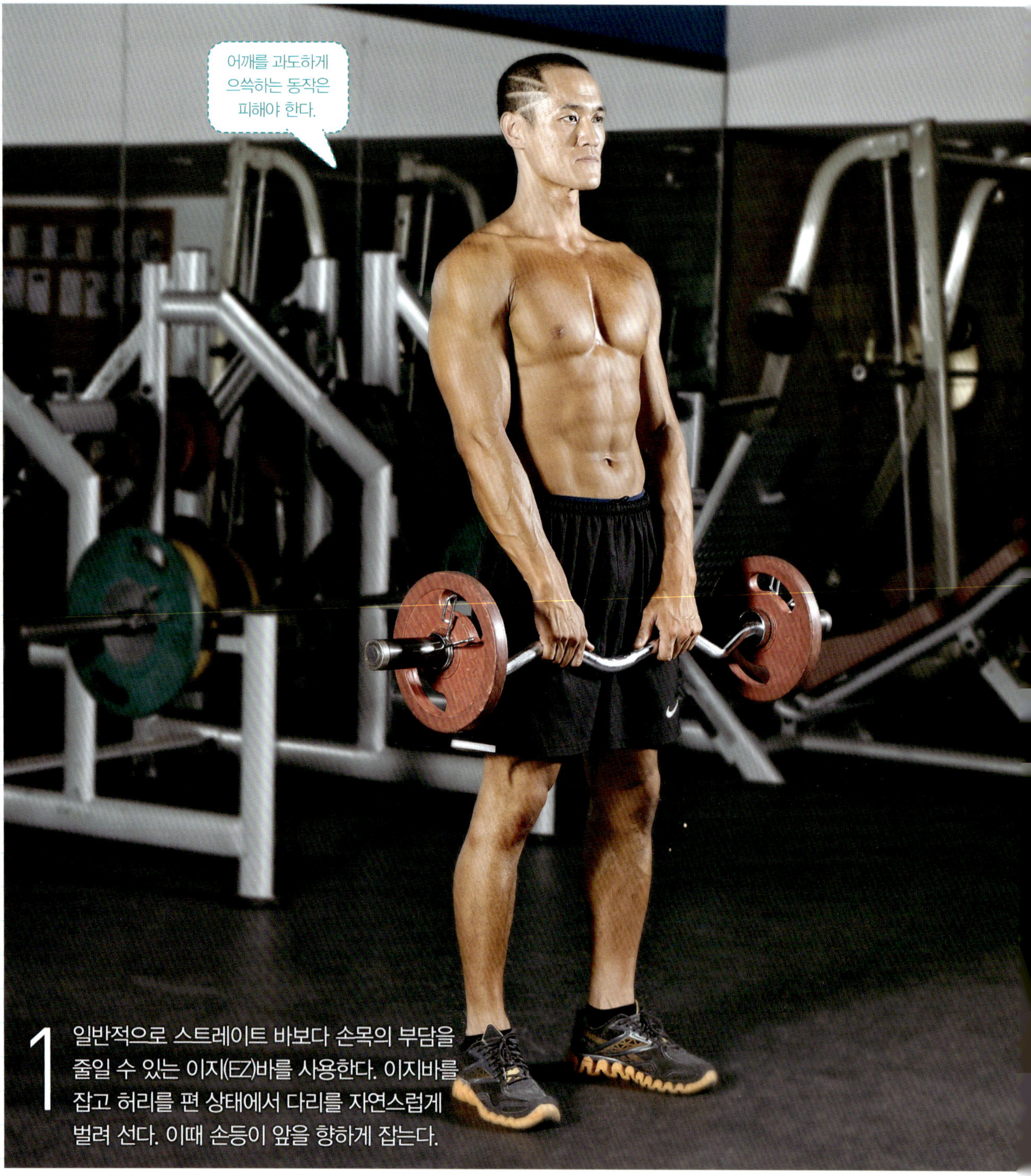

> 어깨를 과도하게 으쓱하는 동작은 피해야 한다.

1 일반적으로 스트레이트 바보다 손목의 부담을 줄일 수 있는 이지(EZ)바를 사용한다. 이지바를 잡고 허리를 편 상태에서 다리를 자연스럽게 벌려 선다. 이때 손등이 앞을 향하게 잡는다.

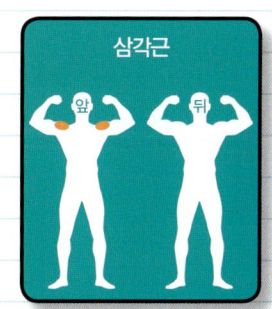

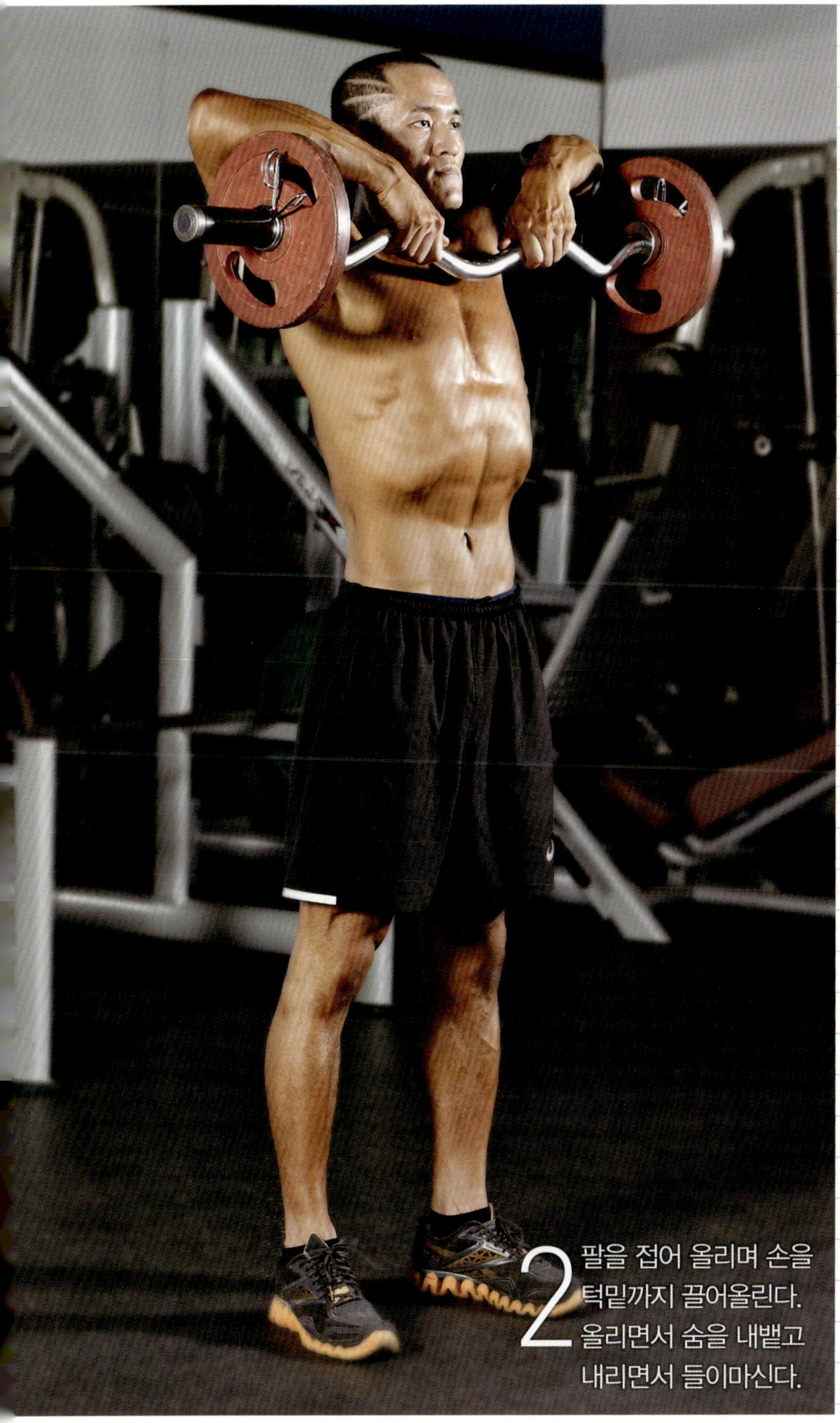

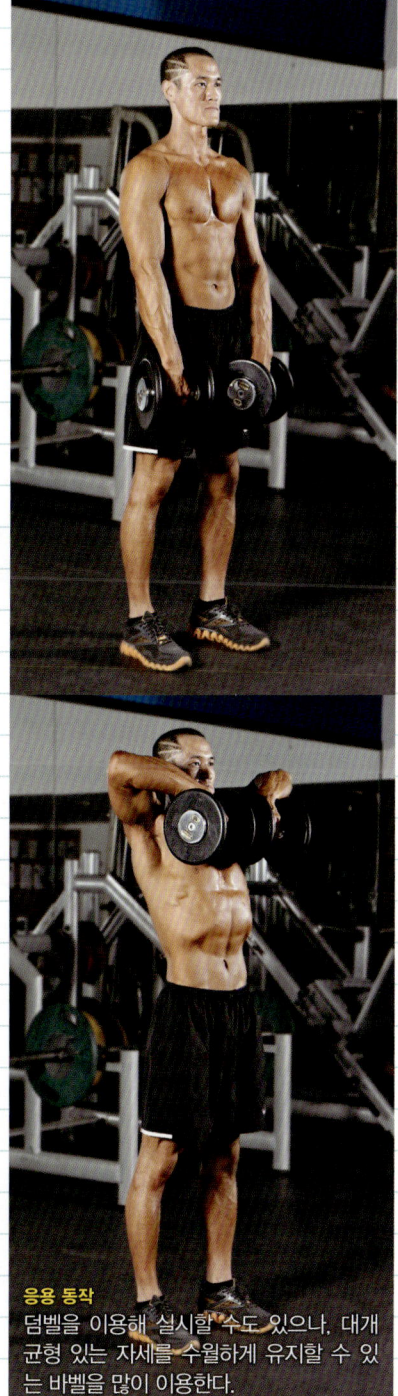

2 팔을 접어 올리며 손을 턱밑까지 끌어올린다. 올리면서 숨을 내뱉고 내리면서 들이마신다.

응용 동작
덤벨을 이용해 실시할 수도 있으나, 대개 균형 있는 자세를 수월하게 유지할 수 있는 바벨을 많이 이용한다.

어깨 운동 Best 3

래터럴 레이즈 Lateral Raise

삼각근은 전면, 측면, 후면 이렇게 세 부분의 근두로 되어 있습니다. 이 운동은 이러한 삼각근의 근두를 개별적으로 공략합니다. 세 가지를 다 해도 좋지만 프레스와 업라이트 로우만으로도 어깨 전반의 운동은 어느 정도 이루어지므로 특별히 부족하다 싶은 부위 한 군데를 집중적으로 단련하는 것이 효과적입니다.

측면 삼각근 운동

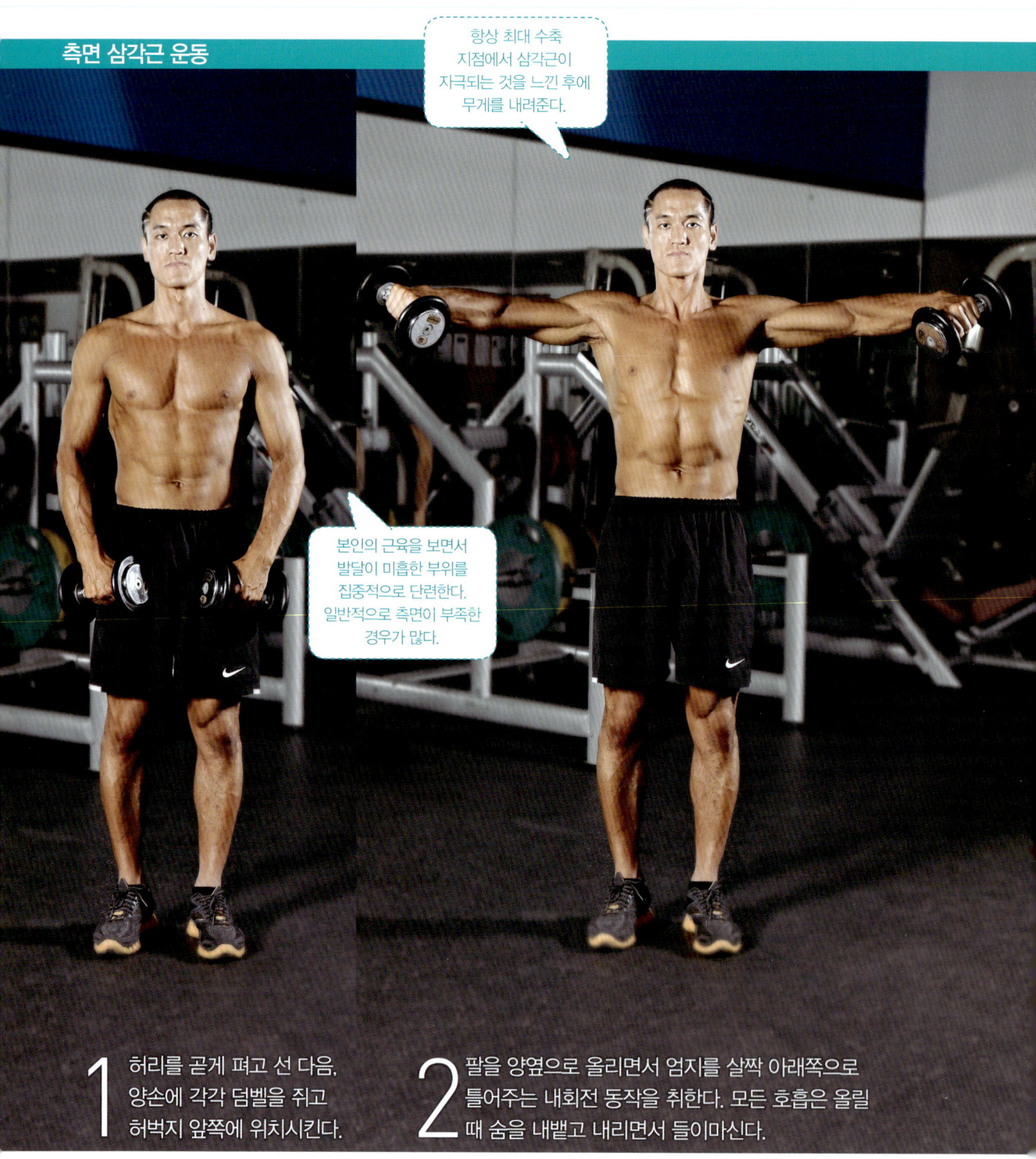

> 항상 최대 수축 지점에서 삼각근이 자극되는 것을 느낀 후에 무게를 내려준다.

> 본인의 근육을 보면서 발달이 미흡한 부위를 집중적으로 단련한다. 일반적으로 측면이 부족한 경우가 많다.

1 허리를 곧게 펴고 선 다음, 양손에 각각 덤벨을 쥐고 허벅지 앞쪽에 위치시킨다.

2 팔을 양옆으로 올리면서 엄지를 살짝 아래쪽으로 틀어주는 내회전 동작을 취한다. 모든 호흡은 올릴 때 숨을 내뱉고 내리면서 들이마신다.

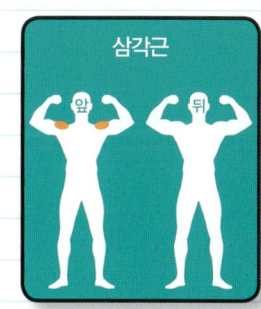

전면 삼각근 운동

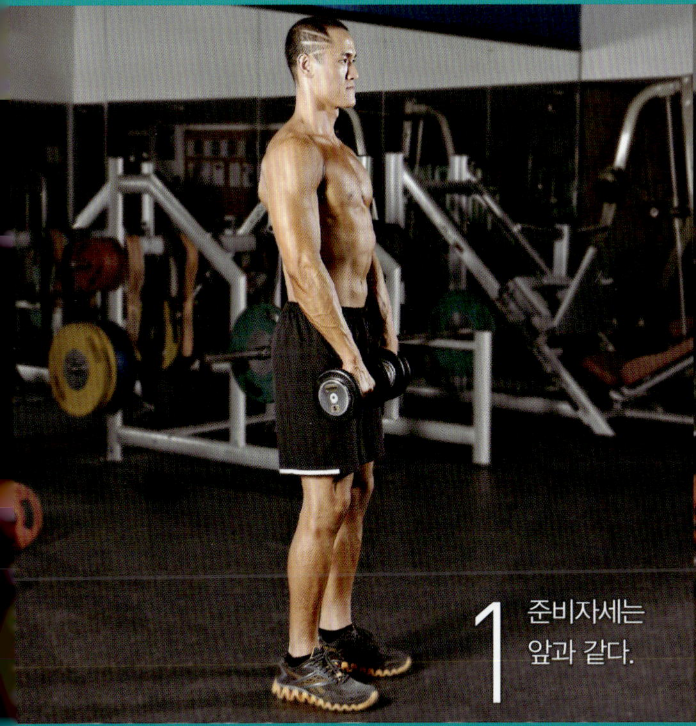

1. 준비자세는 앞과 같다.
2. 양팔을 앞으로 들어 올린다. 상체 반동에 주의하면서 동작한다. 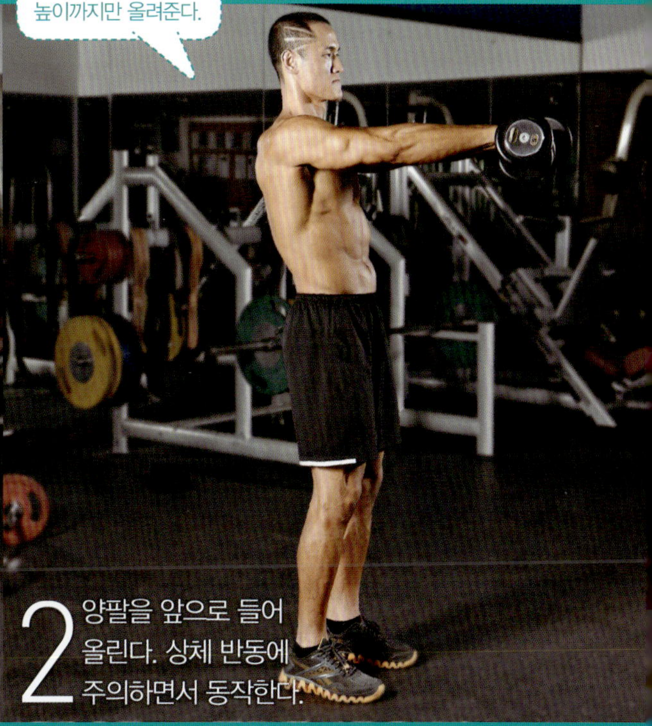

> 수축 지점까지 올릴 때는 어깨 높이까지만 올려준다.

후면 삼각근 운동

1. 상체를 앞으로 숙이고 허리를 편평하게 유지한다. 덤벨을 쥔 팔은 자연스럽게 아래로 내려둔다.
2. 팔꿈치를 약간 구부린 각도를 유지하면서 어깨와 상완이 일직선이 되도록 팔을 옆으로 들어 올린다.

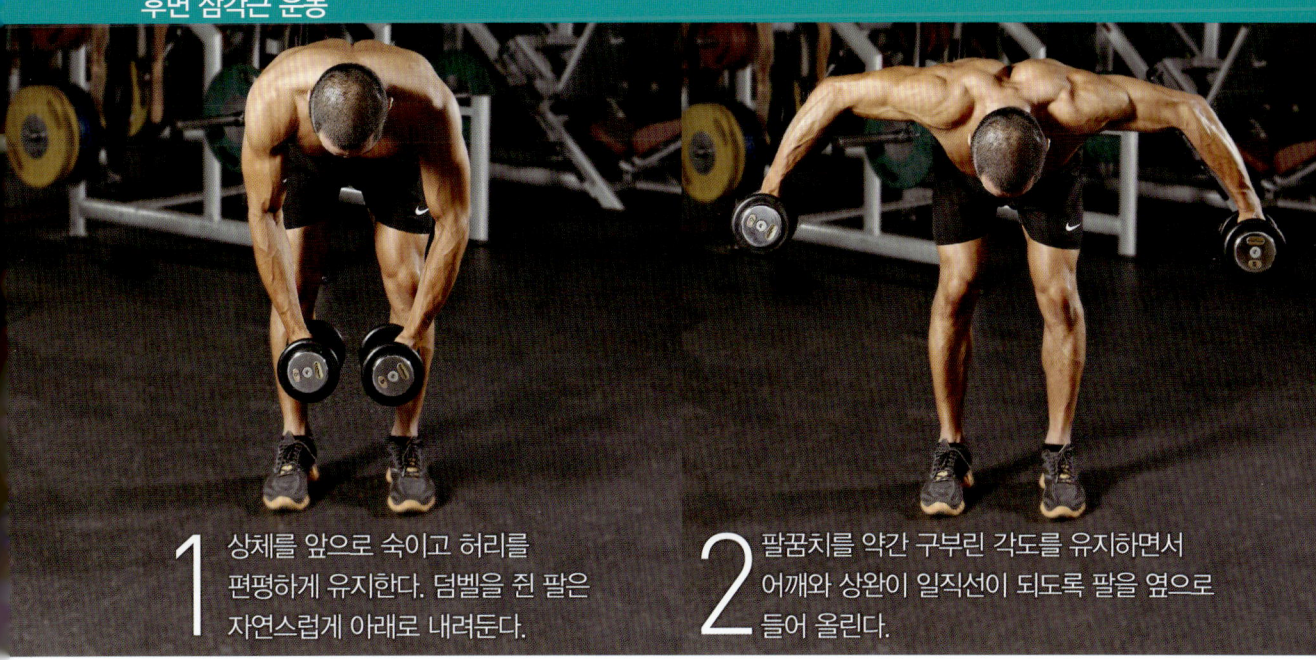

이두 운동 Best 3

1

바벨 컬 Barbell Curl

이두근을 강도 높게 단련할 수 있는 운동 중 하나입니다. 바벨의 무게감을 이두근에 확실하게 실어주고, 상체 반동을 자제한 상태에 동작해야 이두를 충분히 자극할 수 있습니다.

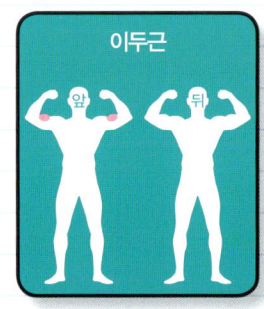

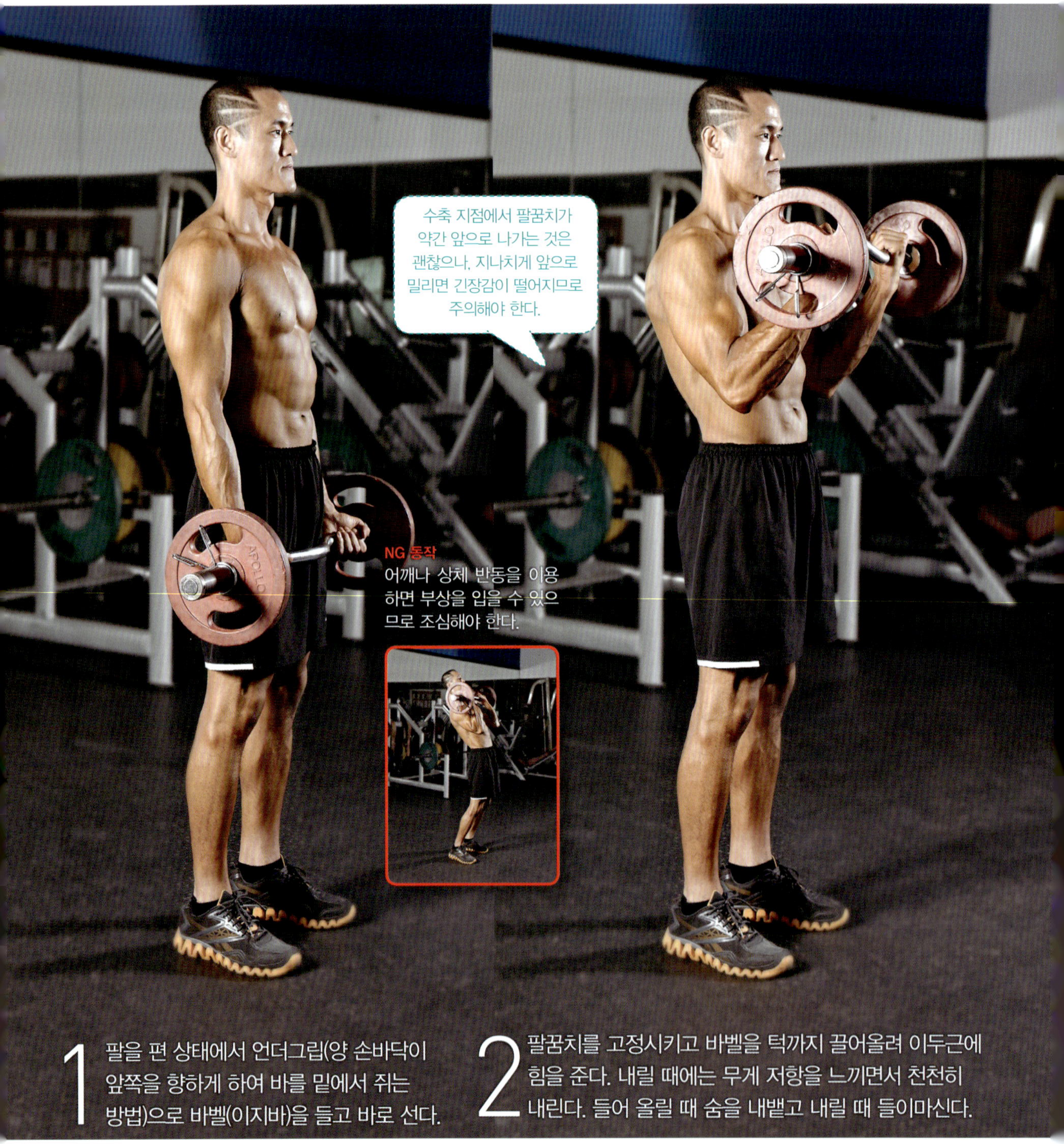

이두근

> 수축 지점에서 팔꿈치가 약간 앞으로 나가는 것은 괜찮으나, 지나치게 앞으로 밀리면 긴장감이 떨어지므로 주의해야 한다.

NG 동작
어깨나 상체 반동을 이용하면 부상을 입을 수 있으므로 조심해야 한다.

1 팔을 편 상태에서 언더그립(양 손바닥이 앞쪽을 향하게 하여 바를 밑에서 쥐는 방법)으로 바벨(이지바)을 들고 바로 선다.

2 팔꿈치를 고정시키고 바벨을 턱까지 끌어올려 이두근에 힘을 준다. 내릴 때에는 무게 저항을 느끼면서 천천히 내린다. 들어 올릴 때 숨을 내뱉고 내릴 때 들이마신다.

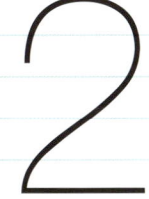

이두 운동 Best 3

2 덤벨 컬 Dumbbell Curl

상대적으로 어깨 관절에 걸리는 부담이 바벨보다 덜하며, 이두근을 더욱 강하게 수축시킬 수 있다는 장점이 있습니다. 한 팔씩 교대로 올리거나 양팔을 동시에 올려 실시할 수 있습니다.

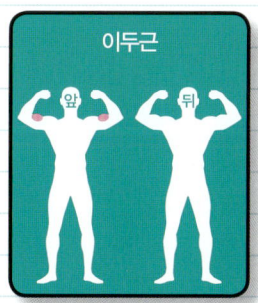

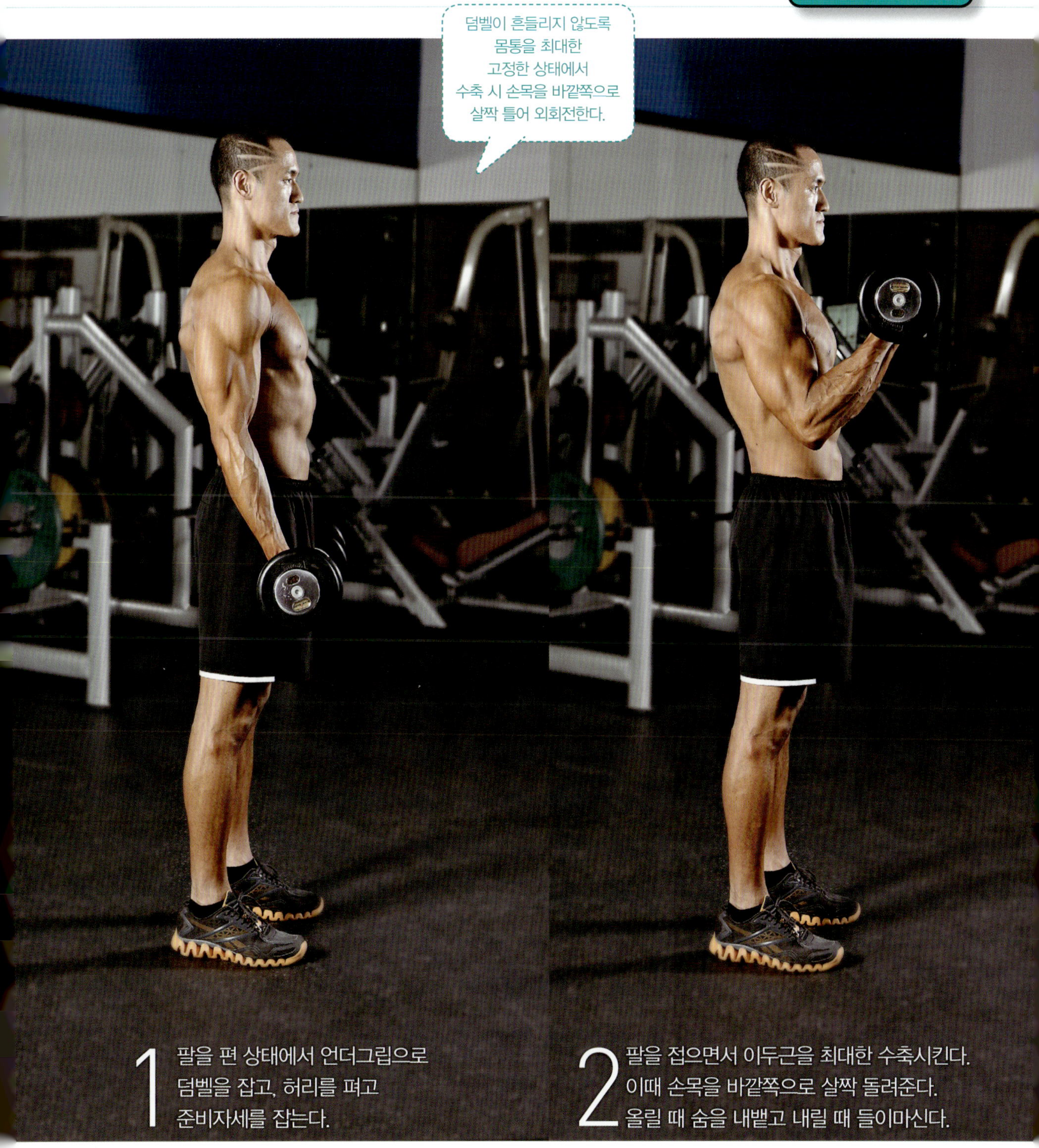

이두근

> 덤벨이 흔들리지 않도록 몸통을 최대한 고정한 상태에서 수축 시 손목을 바깥쪽으로 살짝 틀어 외회전한다.

1 팔을 편 상태에서 언더그립으로 덤벨을 잡고, 허리를 펴고 준비자세를 잡는다.

2 팔을 접으면서 이두근을 최대한 수축시킨다. 이때 손목을 바깥쪽으로 살짝 돌려준다. 올릴 때 숨을 내뱉고 내릴 때 들이마신다.

이두 운동 Best 3

해머 컬 Hammer Curl

마치 망치질하는 듯한 모습 때문에 이름 붙여진 운동으로, 이두근의 측면과 전완을 강도 있게 단련할 수 있습니다. 동작하는 동안 팔꿈치가 바깥쪽으로 벌어지지 않게 고정시켜야 하며, 몸의 반동 또한 최소화해야 합니다.

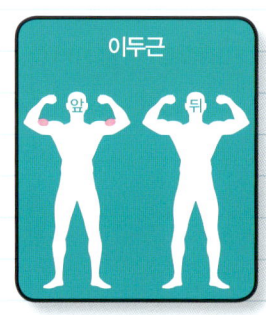

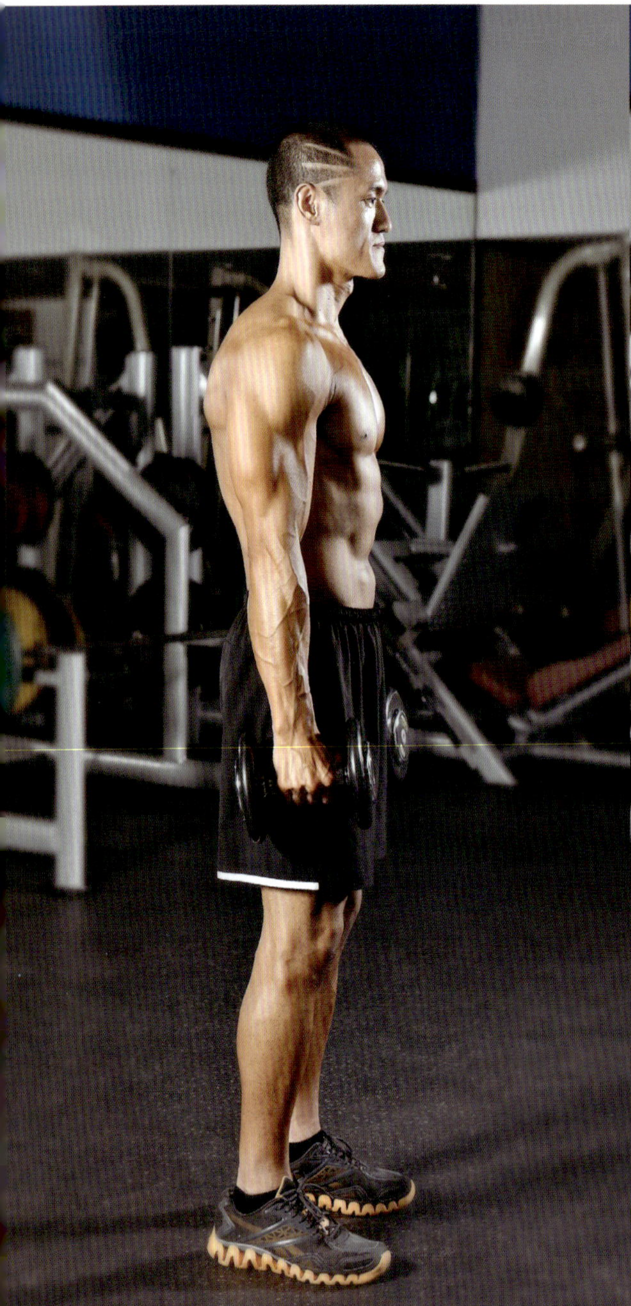

이두근

1 허리를 펴고 서서, 뉴트럴 그립(손바닥이 마주 보도록 잡는 방법)으로 양손에 덤벨을 쥐고 준비자세를 취한다.

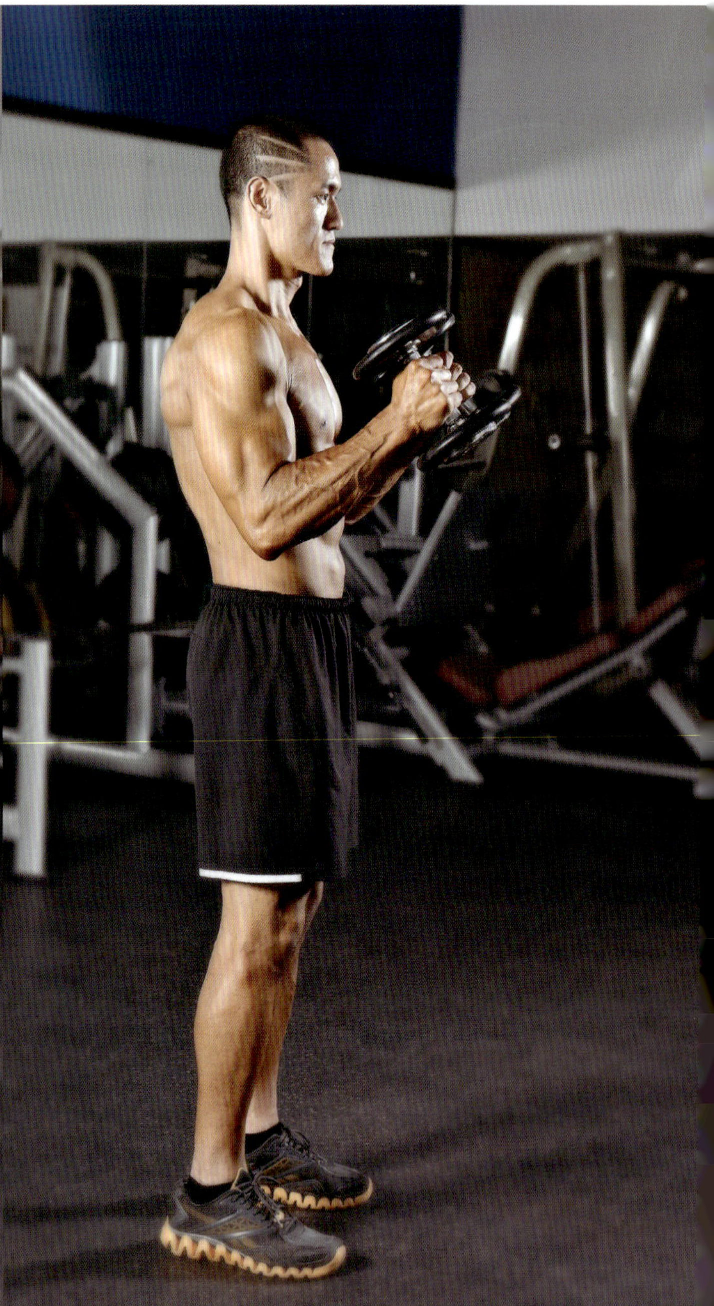

2 팔꿈치를 고정한 상태로 팔을 접어 올린다. 올릴 때 숨을 내뱉고 내릴 때 들이마신다. 어깨가 들썩이지 않도록 주의한다.

삼두 운동 Best 3

1. 스컬 크러셔 Skull Crusher

삼두근의 장두를 자극하기에 좋은 운동으로, 삼두근을 이완시키면서 무게를 내릴 때 머리에 부딪치지 않도록 주의합니다. 팔꿈치를 잘 고정시키고, 너무 과도한 움직임은 어깨에 부담을 주므로 주의하면서 실시합니다.

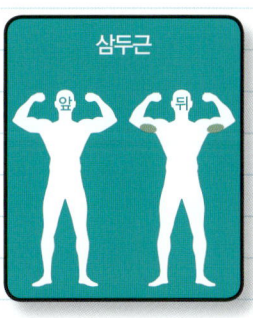
삼두근

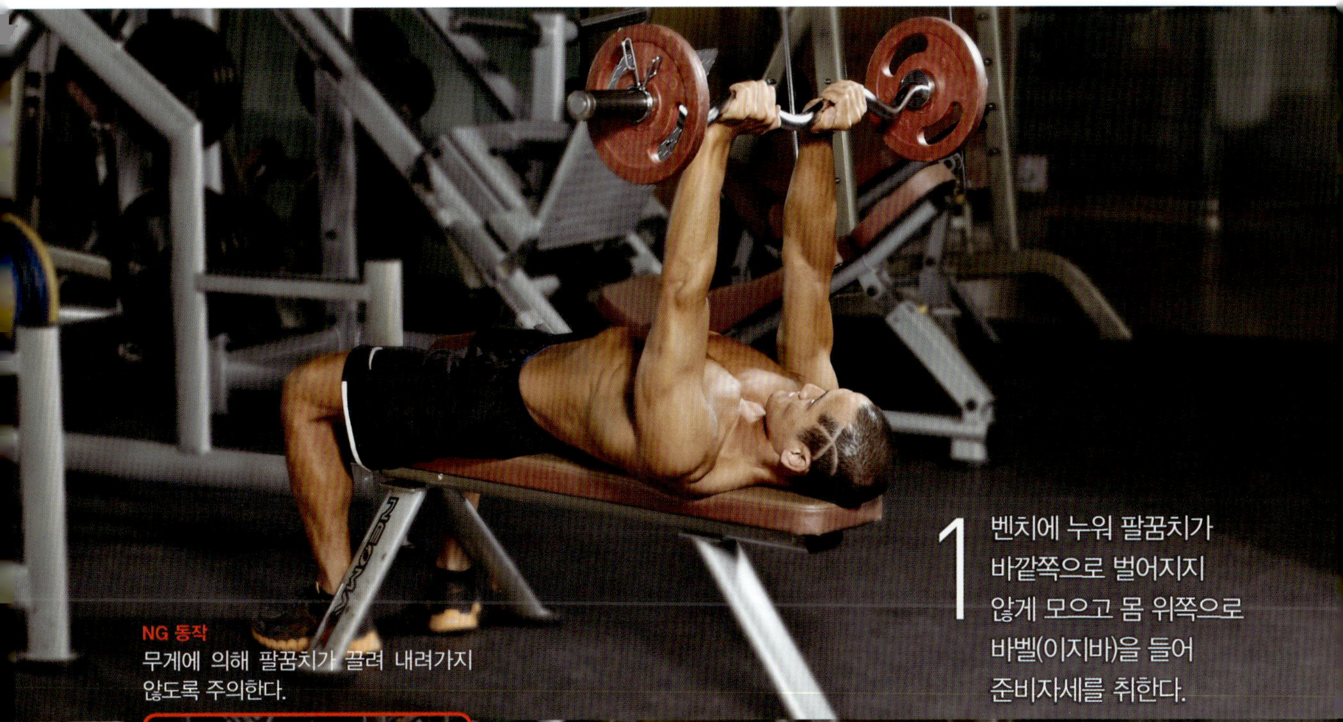

1 벤치에 누워 팔꿈치가 바깥쪽으로 벌어지지 않게 모으고 몸 위쪽으로 바벨(이지바)을 들어 준비자세를 취한다.

NG 동작
무게에 의해 팔꿈치가 끌려 내려가지 않도록 주의한다.

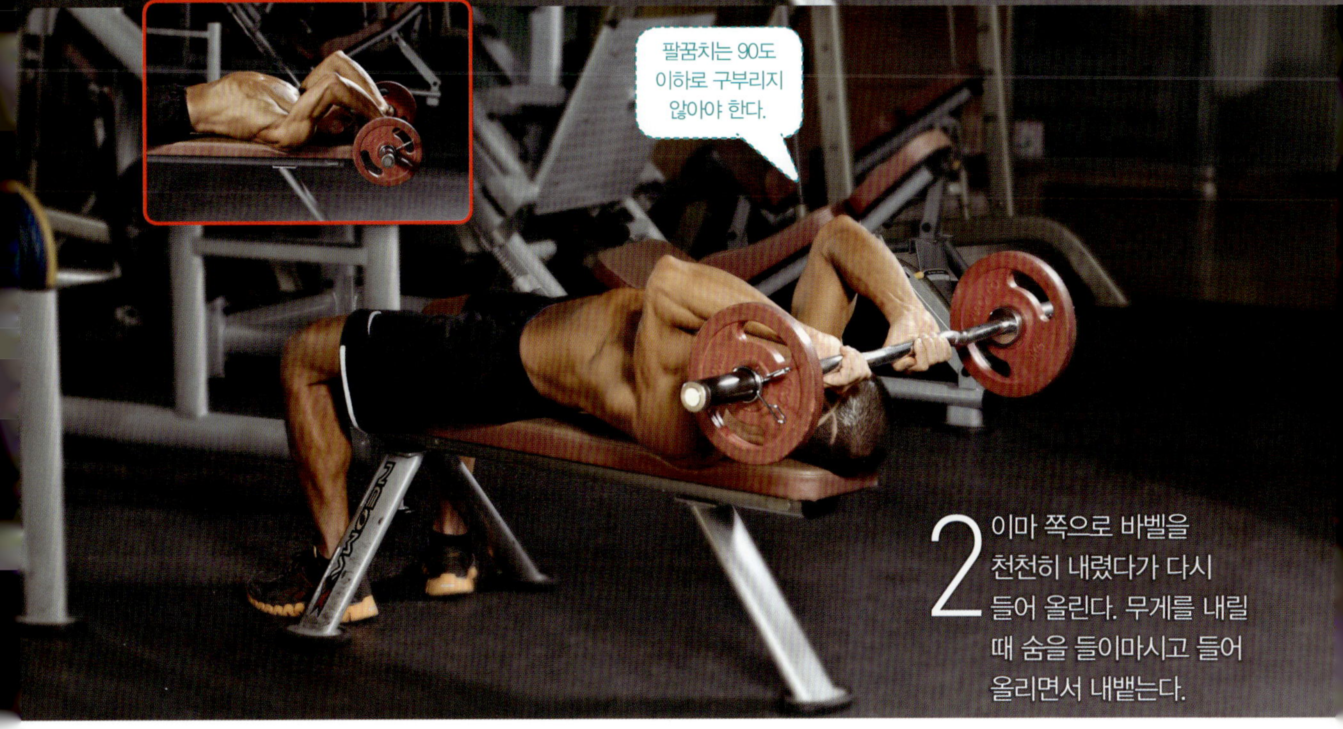

> 팔꿈치는 90도 이하로 구부리지 않아야 한다.

2 이마 쪽으로 바벨을 천천히 내렸다가 다시 들어 올린다. 무게를 내릴 때 숨을 들이마시고 들어 올리면서 내뱉는다.

삼두 운동

Best 3

2

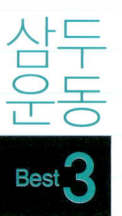

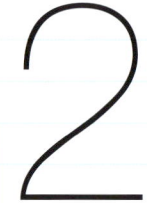

딥 Dip

버티컬 벤치에서 체중을 이용해 삼두를 단련하는 운동입니다. 근력이 약한 사람은 플랫 벤치를 이용해 실시할 수 있으나, 과도한 동작은 어깨에 부담을 주므로 너무 무리하게 실시하지 않도록 합니다.

NG 동작

너무 깊이 내려가면 어깨 관절에 가해지는 부담이 커지므로 주의한다. 상체를 곧게 세워 팔꿈치를 뒤로 빼서도 안 된다.

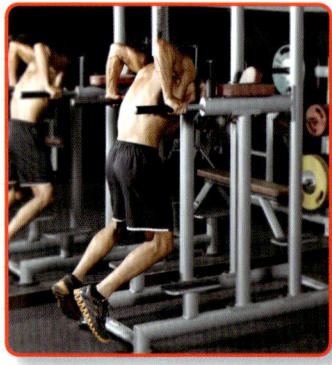

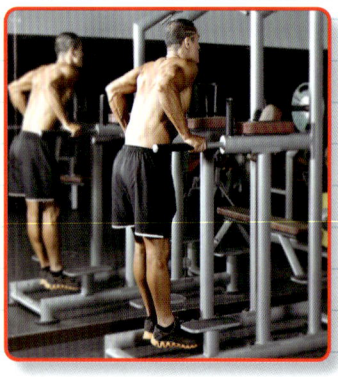

NG 동작

힙이 벤치에서 멀어지거나 너무 깊이 내려가지 않도록 주의한다.

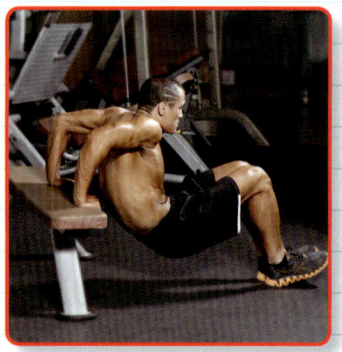

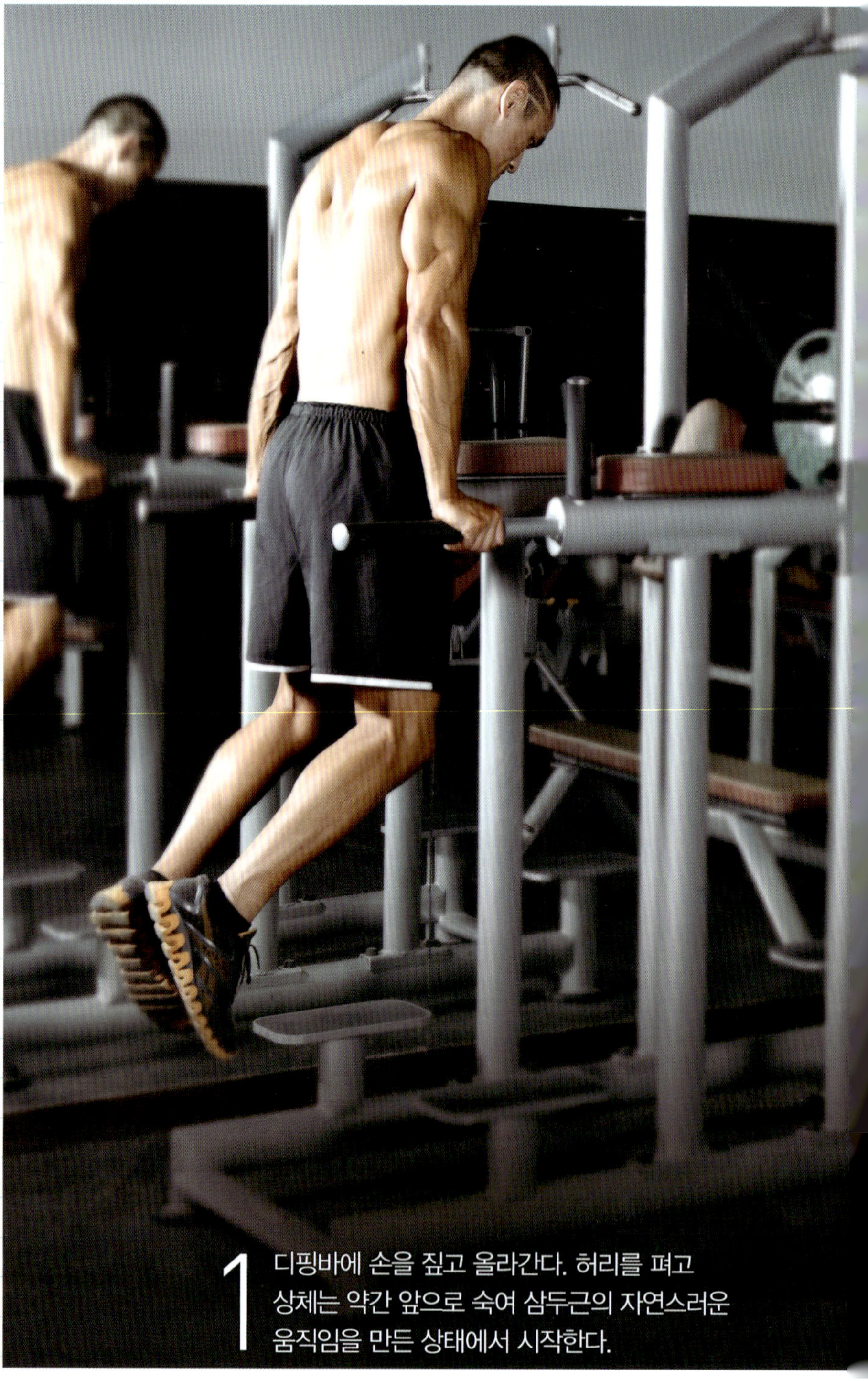

1 디핑바에 손을 짚고 올라간다. 허리를 펴고 상체는 약간 앞으로 숙여 삼두근의 자연스러운 움직임을 만든 상태에서 시작한다.

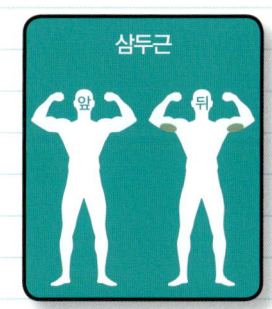

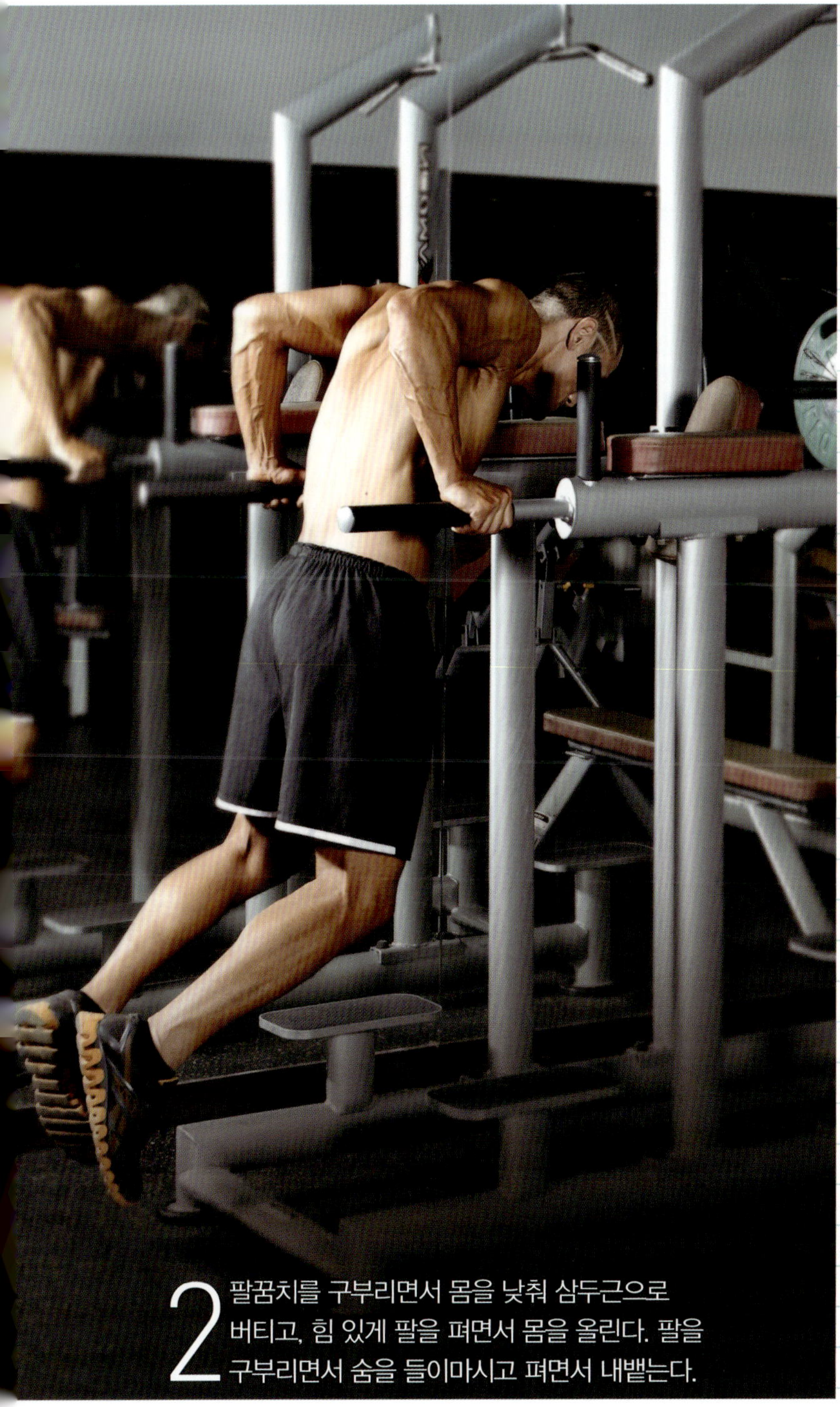

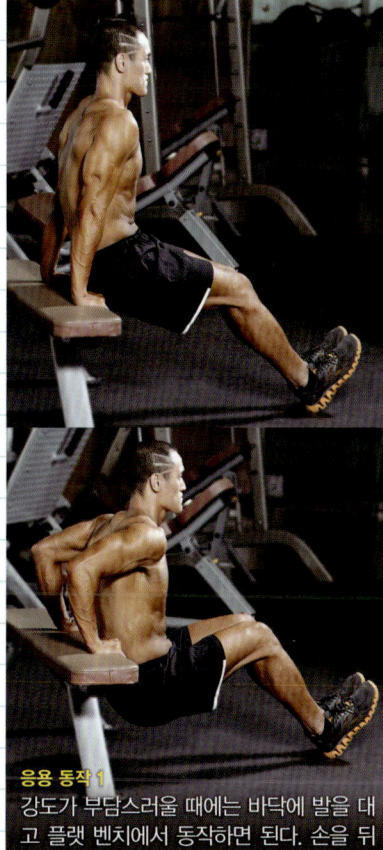

응용 동작 1
강도가 부담스러울 때에는 바닥에 발을 대고 플랫 벤치에서 동작하면 된다. 손을 뒤로 돌려 플랫 벤치를 짚고, 발을 앞쪽으로 내딛은 자세로 시작한다. 팔꿈치를 구부리면서 삼두근을 이완시켰다가 펴준다.

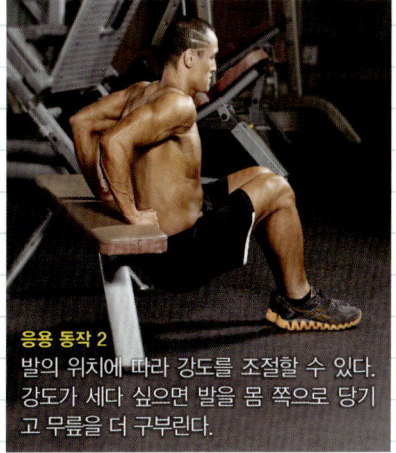

응용 동작 2
발의 위치에 따라 강도를 조절할 수 있다. 강도가 세다 싶으면 발을 몸 쪽으로 당기고 무릎을 더 구부린다.

2 팔꿈치를 구부리면서 몸을 낮춰 삼두근으로 버티고, 힘 있게 팔을 펴면서 몸을 올린다. 팔을 구부리면서 숨을 들이마시고 펴면서 내뱉는다.

삼두운동 Best 3

오버헤드 익스텐션 Overhead Extension

팔을 위로 뻗어줌으로써 삼두근을 강하게 자극할 수 있습니다. 팔꿈치를 직각보다 깊이 구부리면 관절에 부담이 가므로 직각 정도로만 구부려 실시합니다.

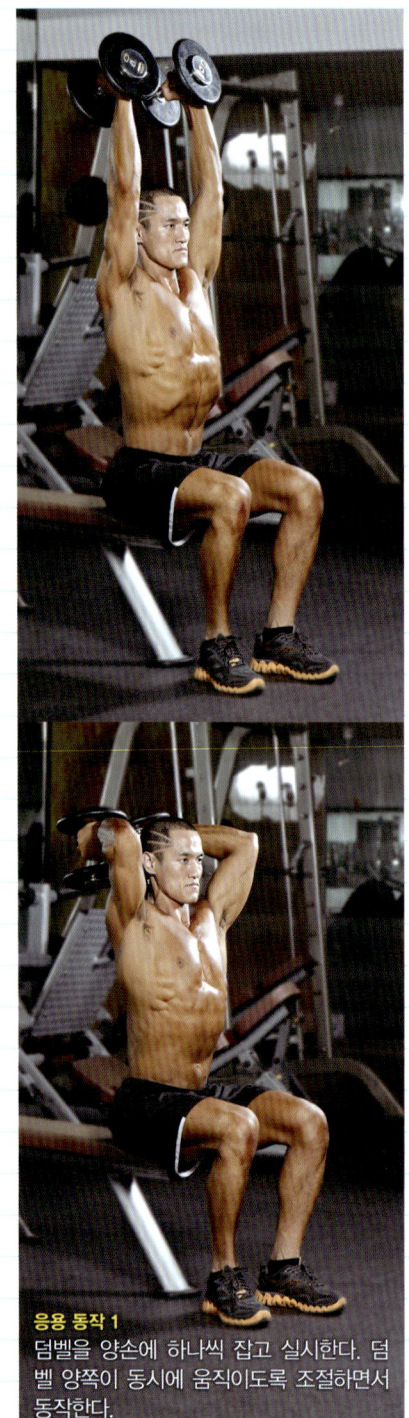

응용 동작 1
덤벨을 양손에 하나씩 잡고 실시한다. 덤벨 양쪽이 동시에 움직이도록 조절하면서 동작한다.

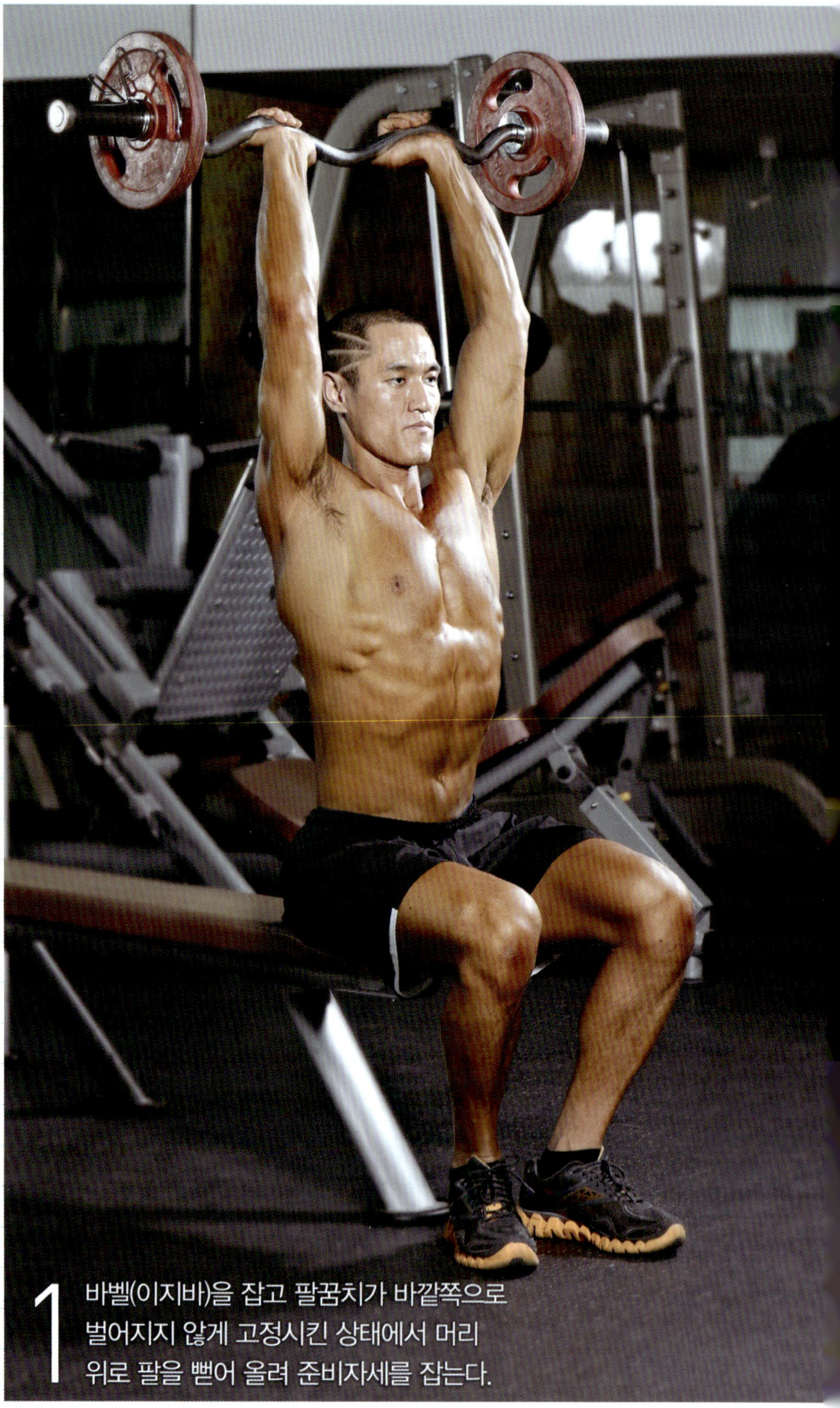

1 바벨(이지바)을 잡고 팔꿈치가 바깥쪽으로 벌어지지 않게 고정시킨 상태에서 머리 위로 팔을 뻗어 올려 준비자세를 잡는다.

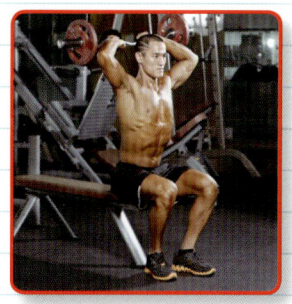

NG 동작
팔꿈치가 바깥쪽으로 과도하게 벌어지지 않도록 주의한다.

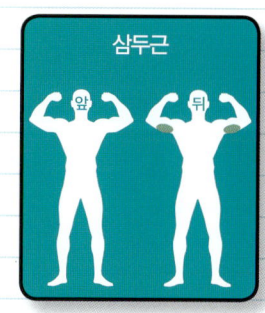
삼두근

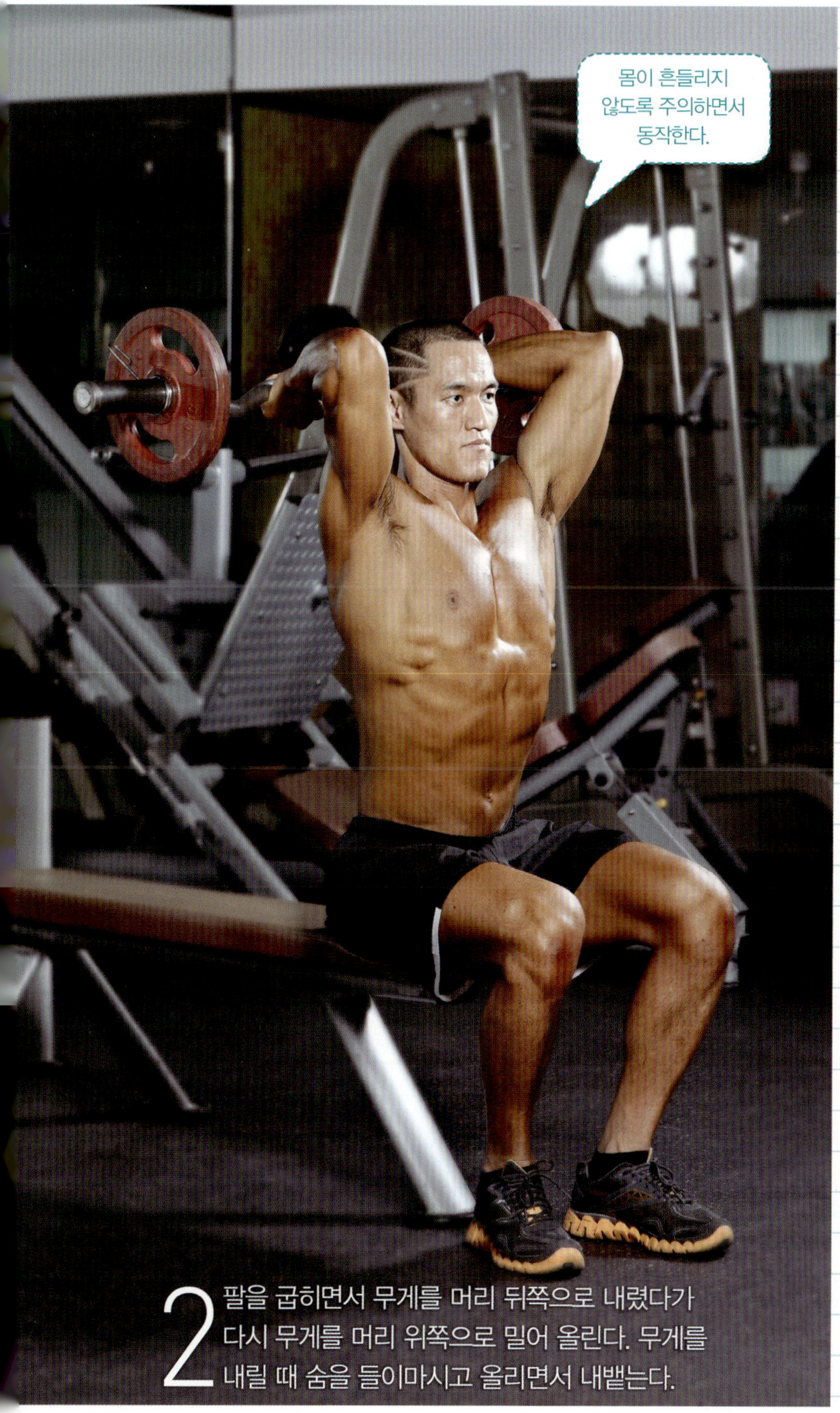

몸이 흔들리지 않도록 주의하면서 동작한다.

2 팔을 굽히면서 무게를 머리 뒤쪽으로 내렸다가 다시 무게를 머리 위쪽으로 밀어 올린다. 무게를 내릴 때 숨을 들이마시고 올리면서 내뱉는다.

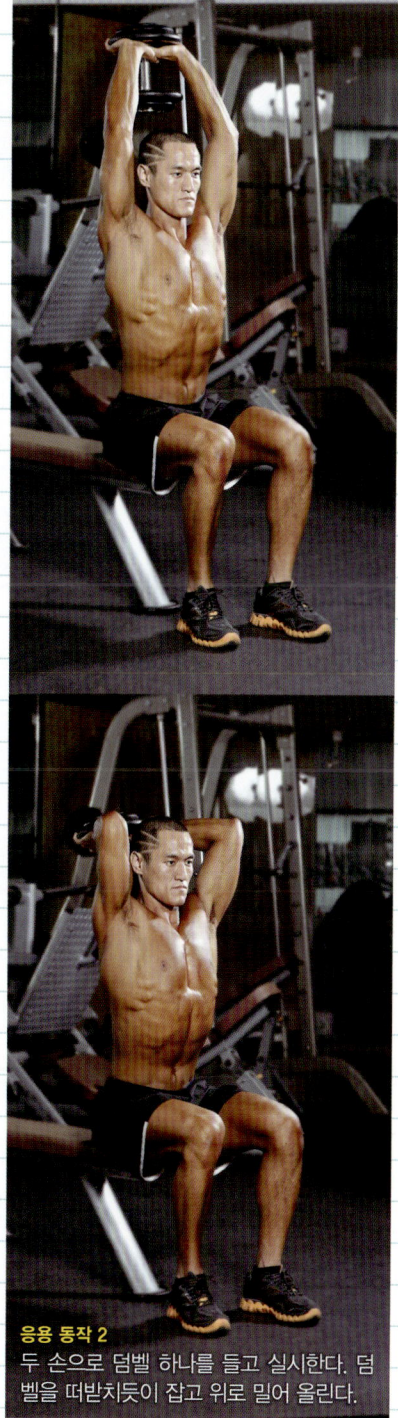

응용 동작 2
두 손으로 덤벨 하나를 들고 실시한다. 덤벨을 떠받치듯이 잡고 위로 밀어 올린다.

복근운동 Best 3

1

싯업 Sit-up

복근 운동의 기본으로 잘 알려진 윗몸 일으키기입니다. 허리에 무리가 가지 않게 최대한 복근의 힘만을 이용해 동작합니다. 손의 위치를 달리하여 난이도를 조절할 수 있는데, 손을 앞으로 뻗은 자세, 어깨 위에 올린 자세, 머리 뒤로 깍지 낀 자세, 팔을 뻗어 머리 위로 올린 자세로 실시할 수 있으며 뒤로 갈수록 강도가 더 높아집니다.

손을 앞으로 뻗고 싯업

1. 싯업 보드에 누워 패드에 다리를 고정시키고 손을 앞으로 뻗는다. 이때 어깨를 바닥에 완전에 내리지 않고 살짝 띄워 복부를 긴장시킨다.

2. 숨을 내뱉으면서 복근의 힘으로 상체를 일으키고 복부의 긴장을 유지하면서 천천히 시작자세로 돌아간다. 이때 어깨나 머리가 보드에 닿을 때까지 내려가지는 않는다.

머리 뒤로 깍지 끼고 싯업

1. 같은 자세에서 머리 뒤로 깍지를 끼고 실시한다. 머리를 살짝 받쳐만 주는 느낌으로 동작한다.

2. 숨을 내뱉으면서 상체를 일으키고 들이마시면서 내려간다. 이때 깍지 낀 손으로 목을 과도하게 당기면 안된다.

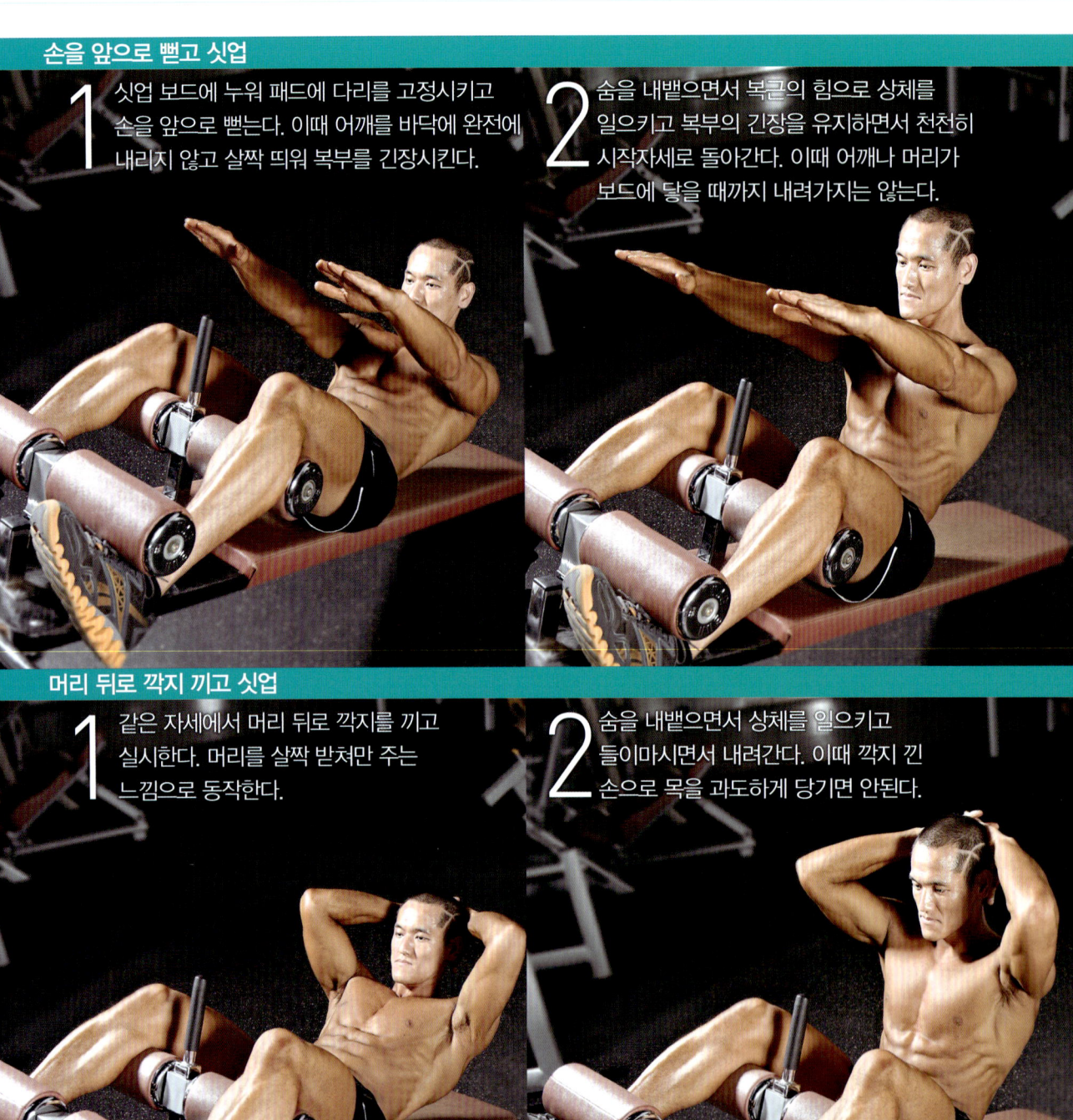

복근 운동은 과도한 무게 저항을 실어 운동하게 되면 허리에 많은 부담을 주게 되므로 적절한 부하로 반복 횟수를 늘려 강도를 높이는 방법이 효과적입니다. 그러므로 다른 운동과는 달리 평균 20~30회씩 3세트 실시해주는 것이 좋습니다.

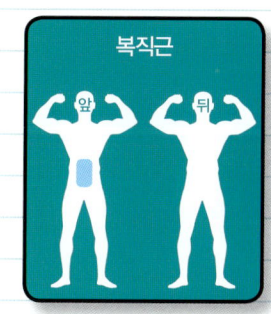
복직근

머리 위로 팔을 뻗어 올리고 싯업

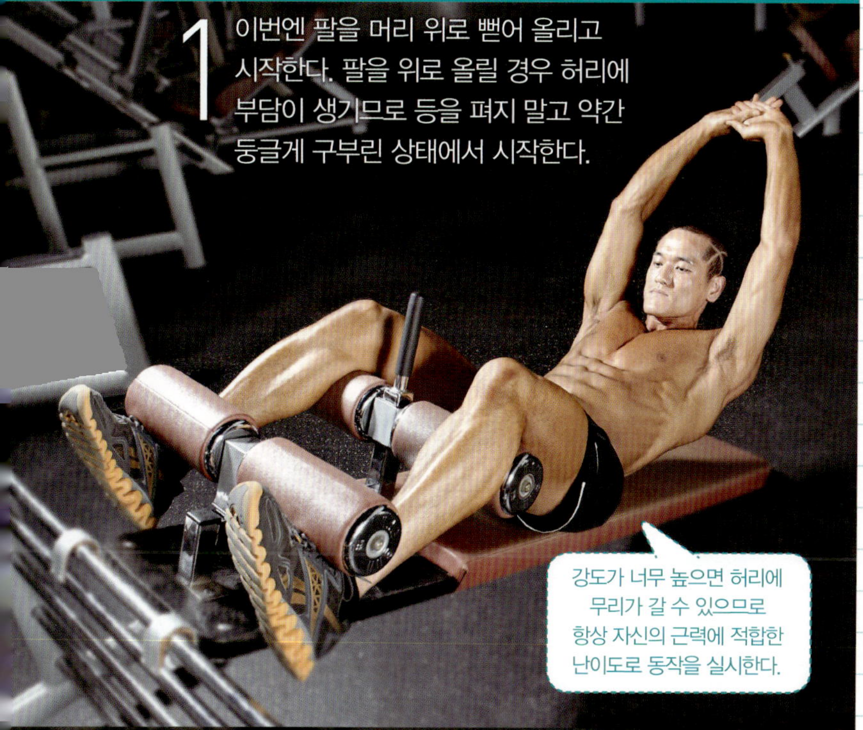

1 이번엔 팔을 머리 위로 뻗어 올리고 시작한다. 팔을 위로 올릴 경우 허리에 부담이 생기므로 등을 펴지 말고 약간 둥글게 구부린 상태에서 시작한다.

강도가 너무 높으면 허리에 무리가 갈 수 있으므로 항상 자신의 근력에 적합한 난이도로 동작을 실시한다.

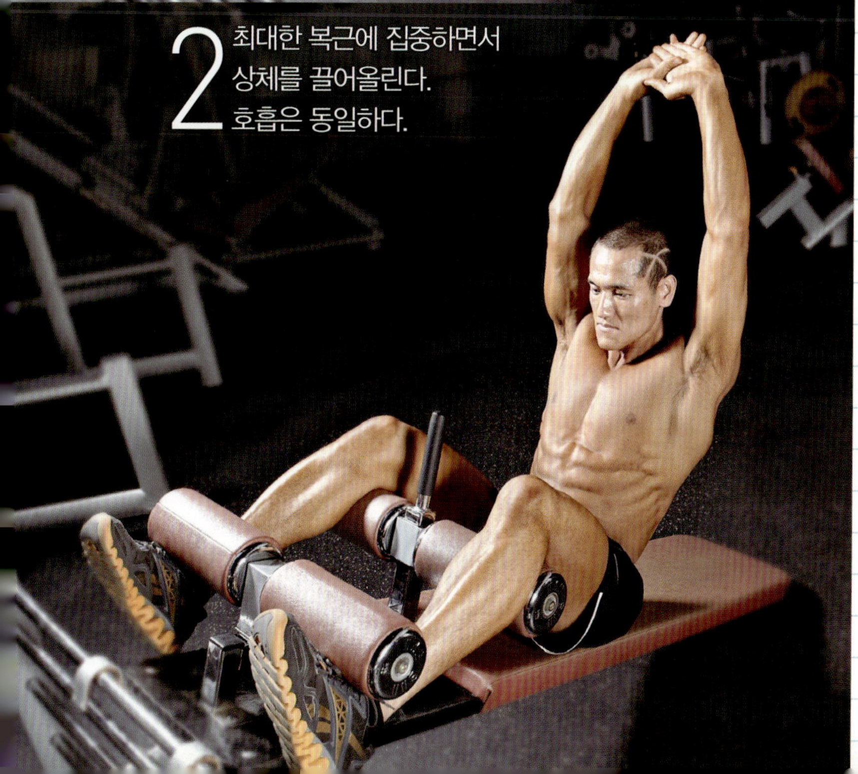

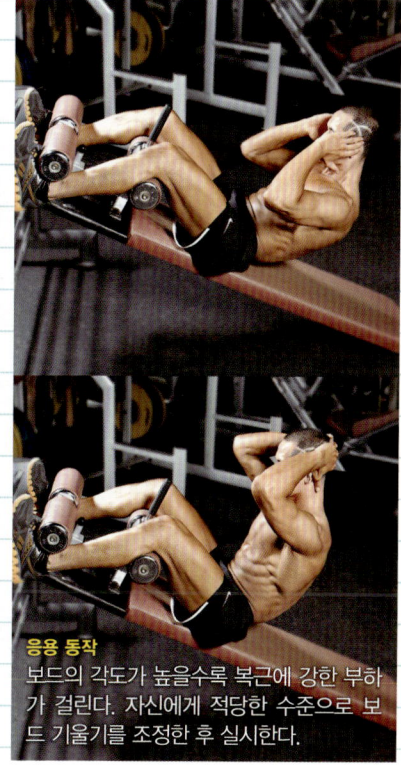

응용 동작
보드의 각도가 높을수록 복근에 강한 부하가 걸린다. 자신에게 적당한 수준으로 보드 기울기를 조정한 후 실시한다.

2 최대한 복근에 집중하면서 상체를 끌어올린다. 호흡은 동일하다.

NG 동작
신체의 반동을 이용하지 말아야 하며, 몸이 내려갈 때 머리가 뒤로 젖혀지거나 허리가 펴지지 않게 주의한다.

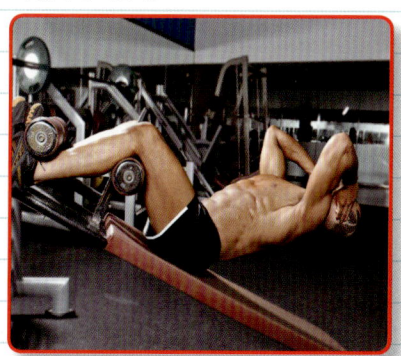

복근 운동 Best 3

2 리버스 크런치 Reverse Crunch

복근은 원래 하나로 이루어진 근육이지만 일반적으로, 상체가 말아 올려지는 상복부와 골반이 말아 올려지는 하복부로 나누어 단련합니다. 리버스 크런치는 싯업과는 다르게 하복부 쪽이 좀 더 강하게 자극되는데, 다리의 반동을 이용하지 않고 최대한 복근의 힘으로 끌어올리는 연습을 많이 해야 합니다.

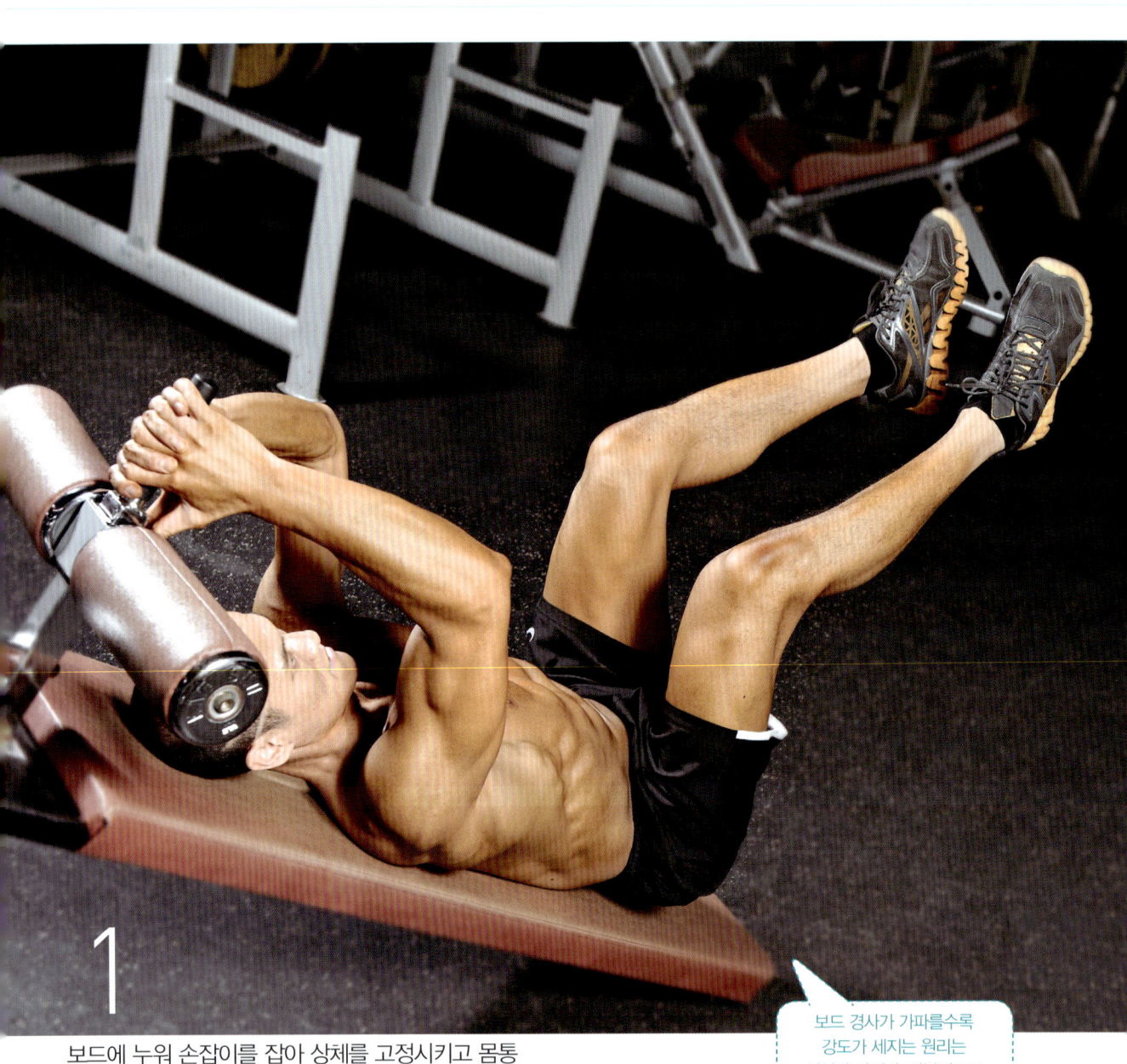

1 보드에 누워 손잡이를 잡아 상체를 고정시키고 몸통과 직각을 이루도록 다리를 들어 올린다. 이때 무릎을 살짝 구부려도 좋다.

> 보드 경사가 가파를수록 강도가 세지는 원리는 싯업과 같지만, 기본적으로 싯업보다 강도가 높은 운동이라 그보다 낮은 각도에 실시한다. 편평한 벤치를 이용해도 좋다.

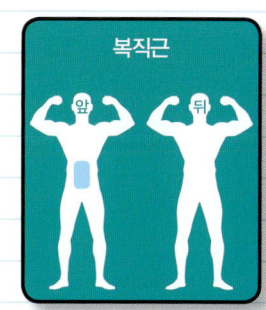

하체는 되도록 힘을 빼고 동작하는 것이 하복부의 긴장 유지에 도움이 된다. 골반을 말아 올리는 느낌으로 실시해야 하복부를 강하게 수축시킬 수 있다.

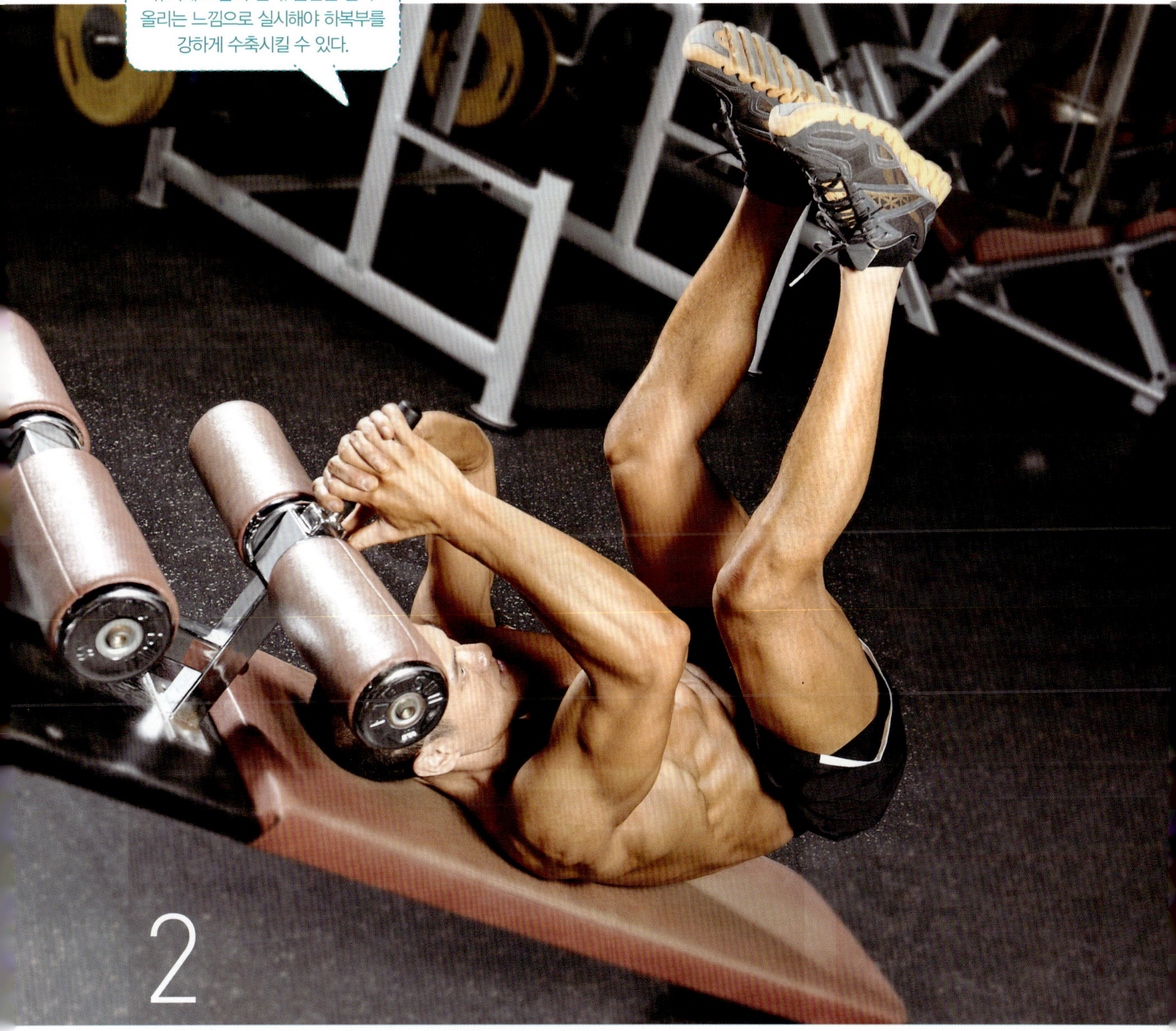

2

골반을 말아 올리듯이 벤치에서 골반을 떼면서 복부를 수축시킨다. 천천히 다시 내려오되, 복부의 긴장감을 풀지 않는다. 말아 올리면서 숨을 내뱉고 내리면서 들이마신다.

복근 운동 Best 3

토소 로테이션 Torso Rotation

복근의 측면, 즉 복사근을 강화하는 운동입니다. 몸통을 좌우로 돌리면서 복사근을 강하게 수축합니다. 회전 가동 범위는 본인의 척주부 유연성에 맞게 실시해야 하며 너무 빠른 회전은 허리에 부담을 주므로 천천히 실시합니다. 몸통 회전 시 시선은 항상 같이 따라가야 완전한 가동 범위를 만들 수 있습니다.

NG 동작
복사근을 단련하기 위해 무거운 덤벨을 들고 몸을 옆으로 구부리는 사이드 밴드를 하는 경우를 종종 볼 수 있다. 그러나 이 경우 척주부의 추간판에 올바르지 못한 부하가 가해져 수핵이 바깥쪽으로 밀리는 등 허리 부상의 위험이 있으며, 효율성과 안전성 또한 로테이션보다 떨어지므로 추천하지 않는다.

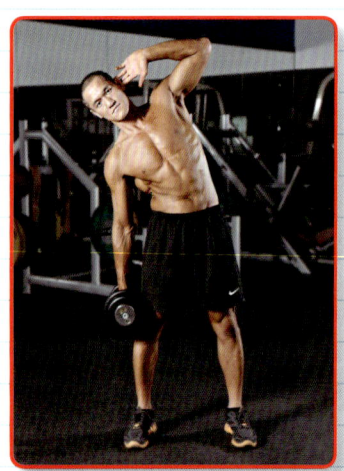

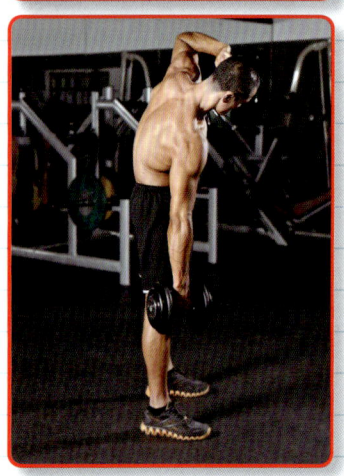

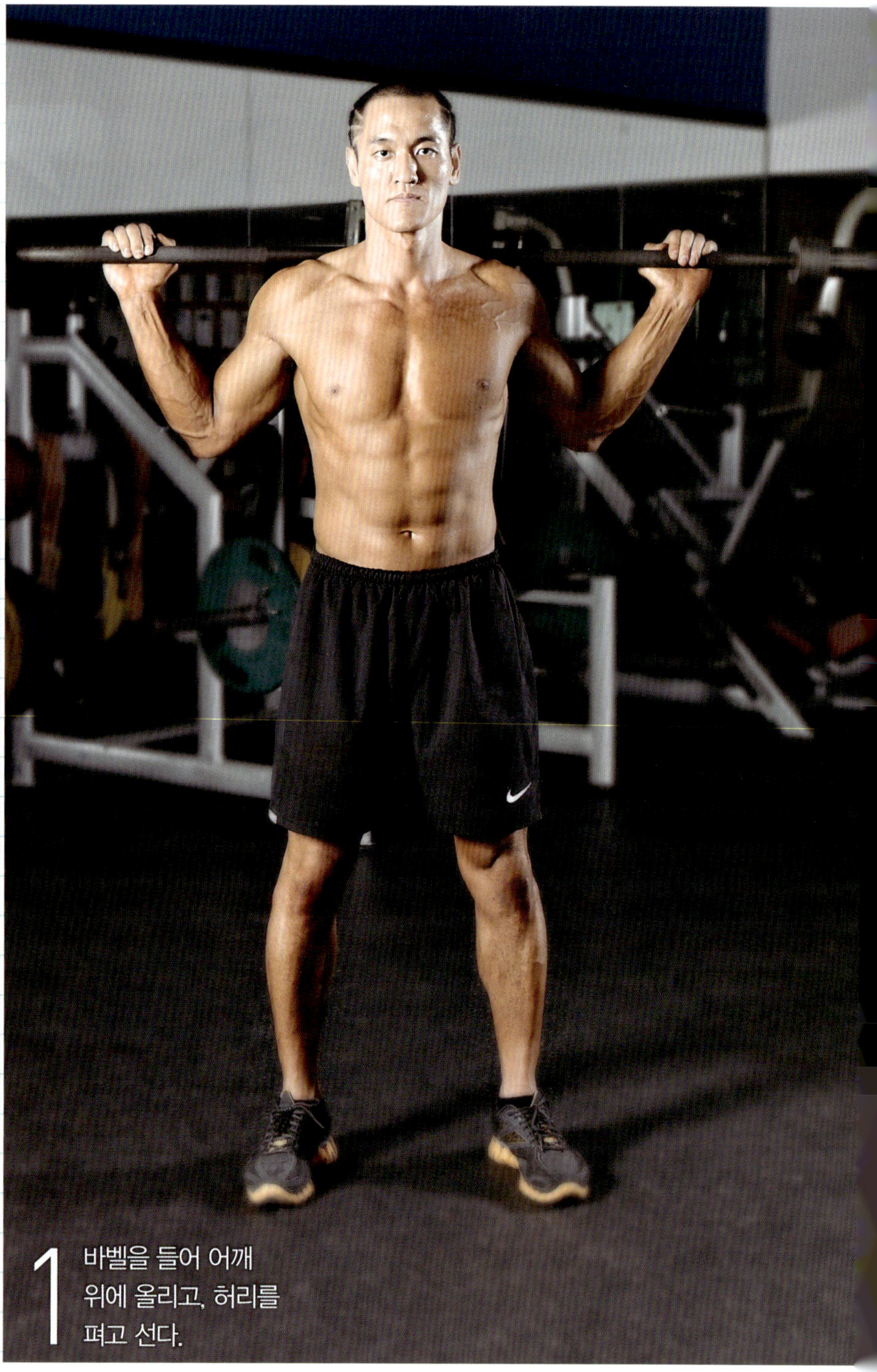

1 바벨을 들어 어깨 위에 올리고, 허리를 펴고 선다.

로테이션 운동의 경우 자신의 근력에 맞지 않는 무거운 중량을 다루게 되면 허리에 무리가 가므로 처음에는 원판을 끼우지 않고 빈 바로만 실시하고, 차츰 근력이 생기면 중량을 조금씩 올려나갑니다.

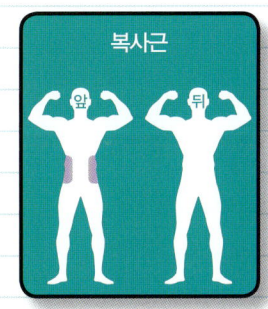
복사근

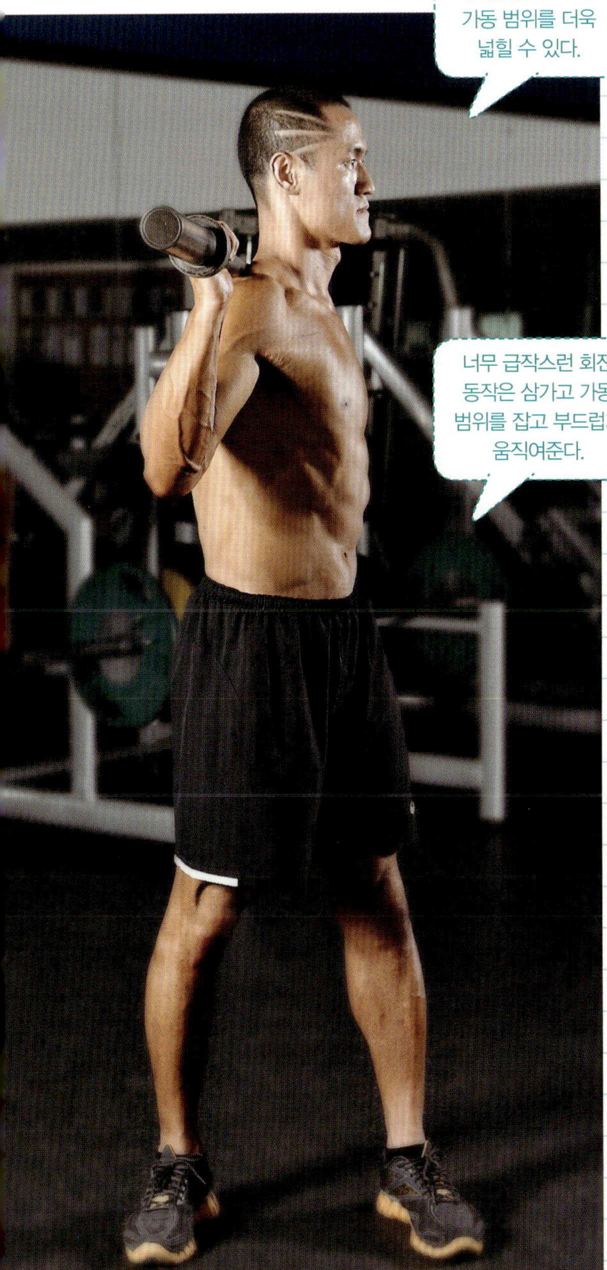

> 몸통을 틀면서 시선을 같이 보내야 가동 범위를 더욱 넓힐 수 있다.

> 너무 급작스런 회전 동작은 삼가고 가동 범위를 잡고 부드럽게 움직여준다.

2 하체와 골반을 가능한 한 고정시킨 상태에서 몸통을 좌우로 틀어주어 복사근을 수축시킨다. 몸통을 틀어줄 때 숨을 내뱉고 다시 정면을 향할 때 들이마신다.

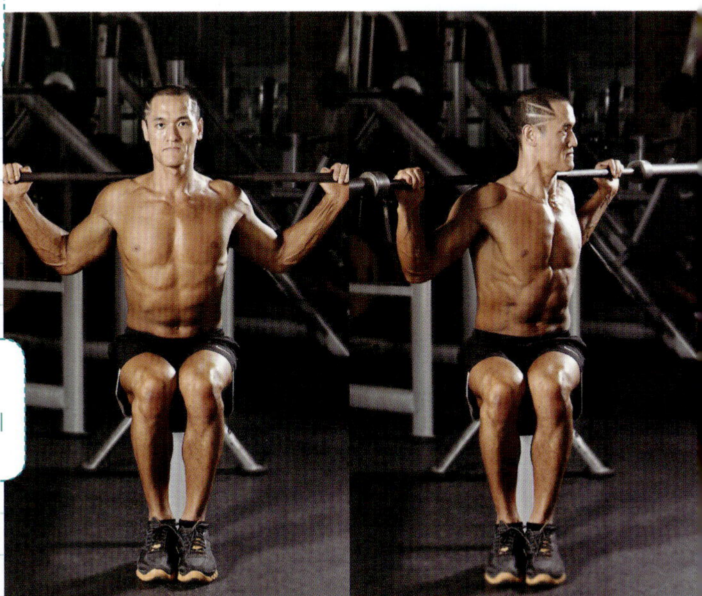

응용 동작 1
처음 동작 시 하체의 흔들림이 심한 사람은 앉아서 실시한다. 이때 발을 모으면 복사근의 수축 느낌을 좀 더 강하게 받을 수 있다.

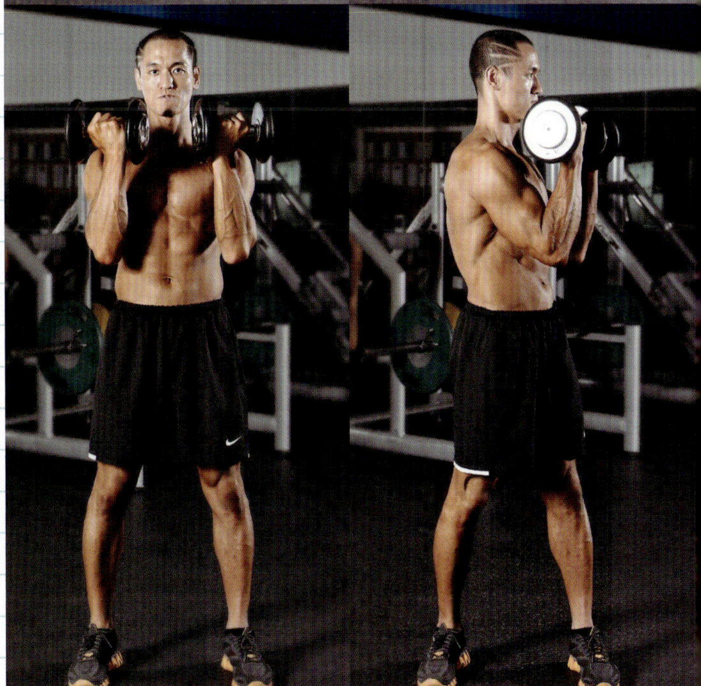

응용 동작 2
덤벨을 이용할 수도 있다.

허리 운동 Best 3

1

로만 체어 하이퍼 익스텐션
Roman Chair Hyper Extension

허리의 척추 기립근을 강화하는 운동입니다. 의자에 장시간 앉아 있는 분들 중 요통을 호소하시는 분들이 많은데, 허리 근력의 약화가 원인인 경우가 많습니다. 이 운동은 그러한 문제를 개선하고 평소에도 바른 자세를 유지하는 데 도움을 줍니다. 운동 횟수는 복근 운동과 마찬가지로 20~30회를 3세트 실시합니다.

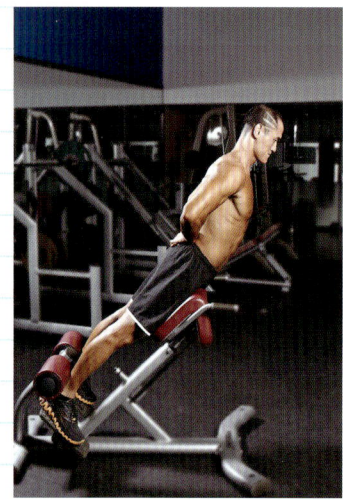

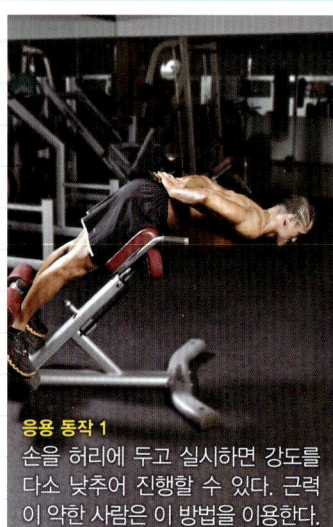

응용 동작 1
손을 허리에 두고 실시하면 강도를 다소 낮추어 진행할 수 있다. 근력이 약한 사람은 이 방법을 이용한다.

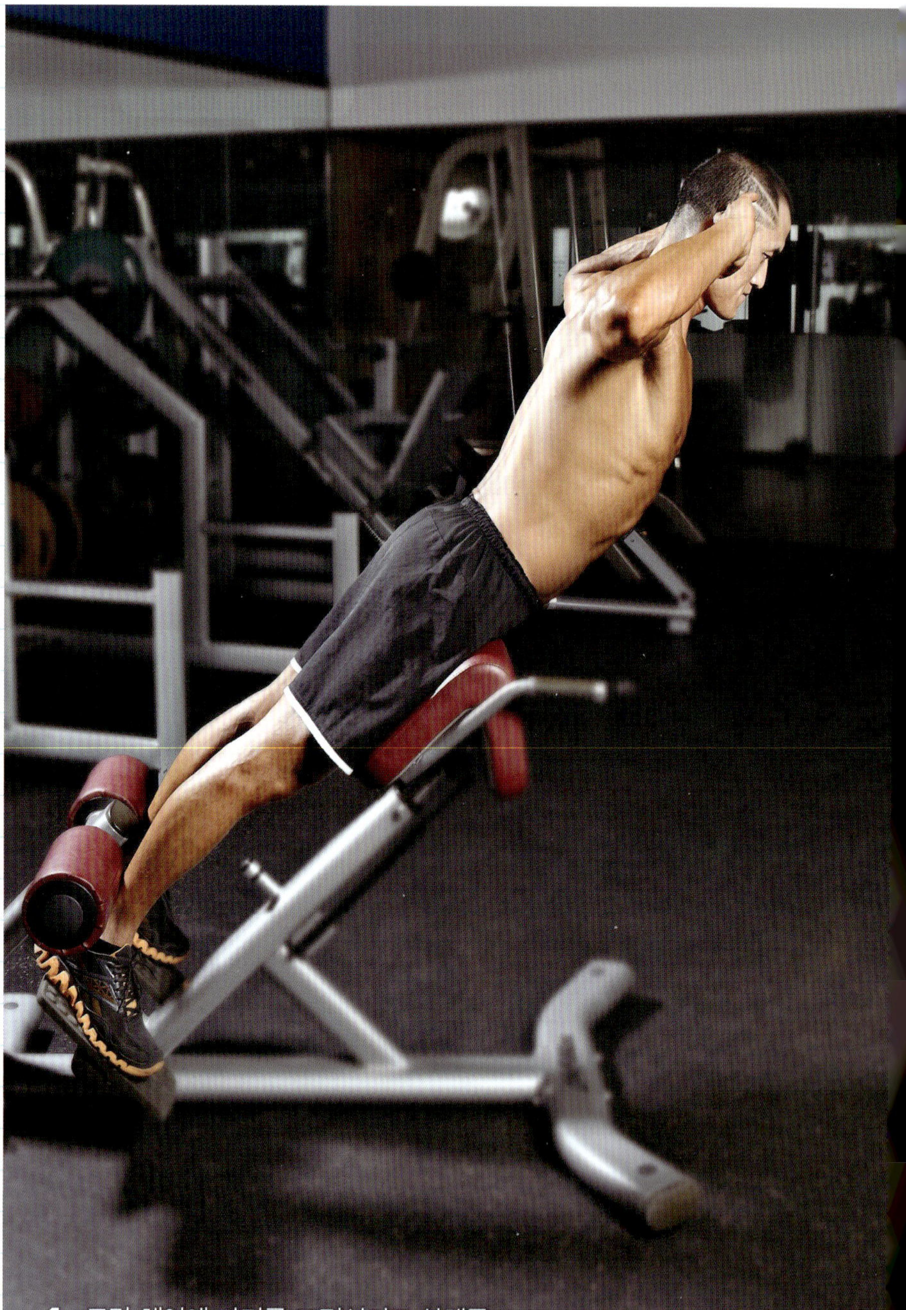

1 로만 체어에 다리를 고정시키고 상체를 편 다음, 손을 머리 뒤에 두거나 귀 옆에 위치시키고 시작자세를 취한다.

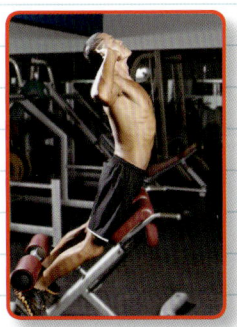 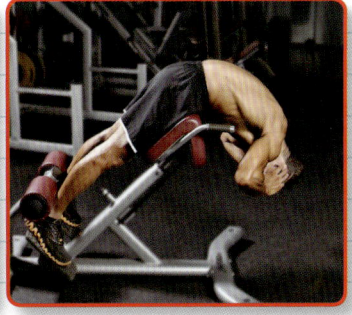

NG 동작
상체를 너무 과도하게 일으켜 세우면 추간판에 가해지는 압력이 커지므로 주의한다. 내려갈 때에는 등이 구부러지지 않게 한다.

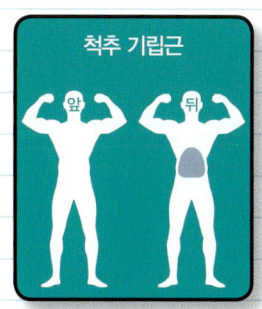

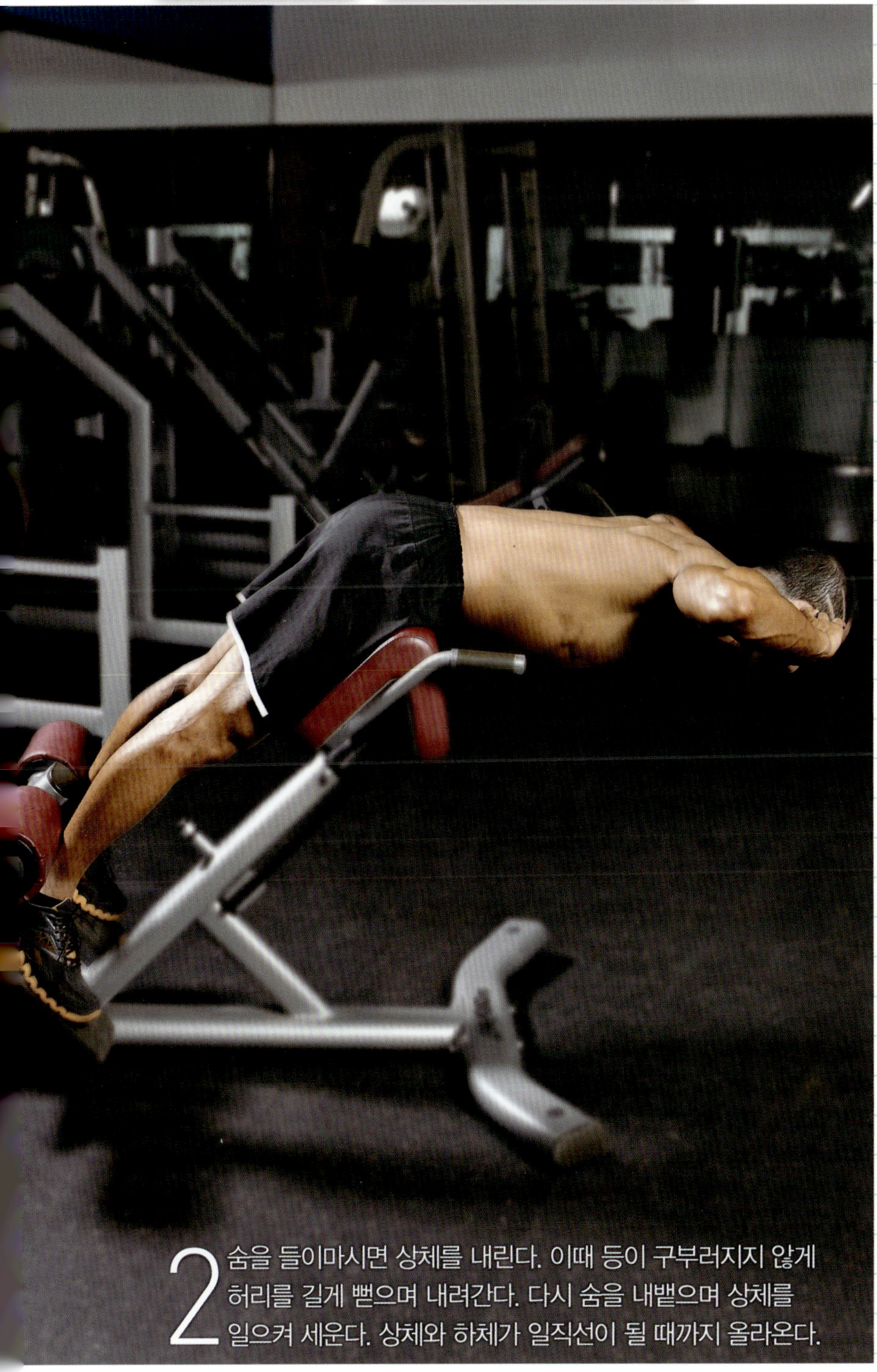

척추 기립근

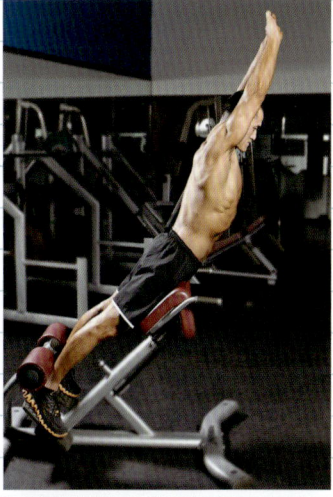

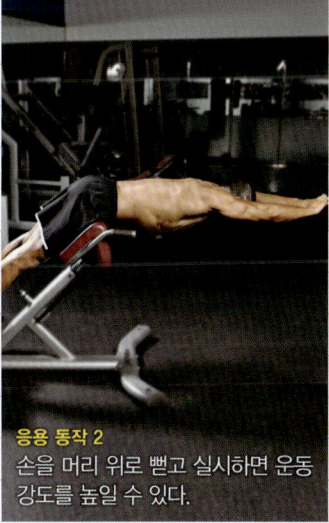

응용 동작 2
손을 머리 위로 뻗고 실시하면 운동 강도를 높일 수 있다.

2 숨을 들이마시면 상체를 내린다. 이때 등이 구부러지지 않게 허리를 길게 뻗으며 내려간다. 다시 숨을 내뱉으며 상체를 일으켜 세운다. 상체와 하체가 일직선이 될 때까지 올라온다.

리버스 백 익스텐션
Reverse Back Extention

허리운동 Best 3 — 2

로만 체어가 없는 경우 플랫 벤치에서 할 수 있는 허리 강화 운동으로 힙의 탄력을 더하는 데에도 효과적입니다. 급작스런 움직임이나 반동은 피하고 천천히 실시합니다.

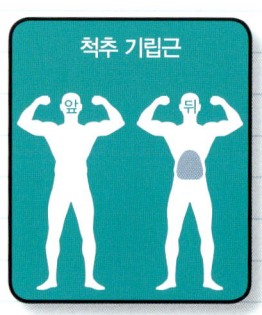
척추 기립근

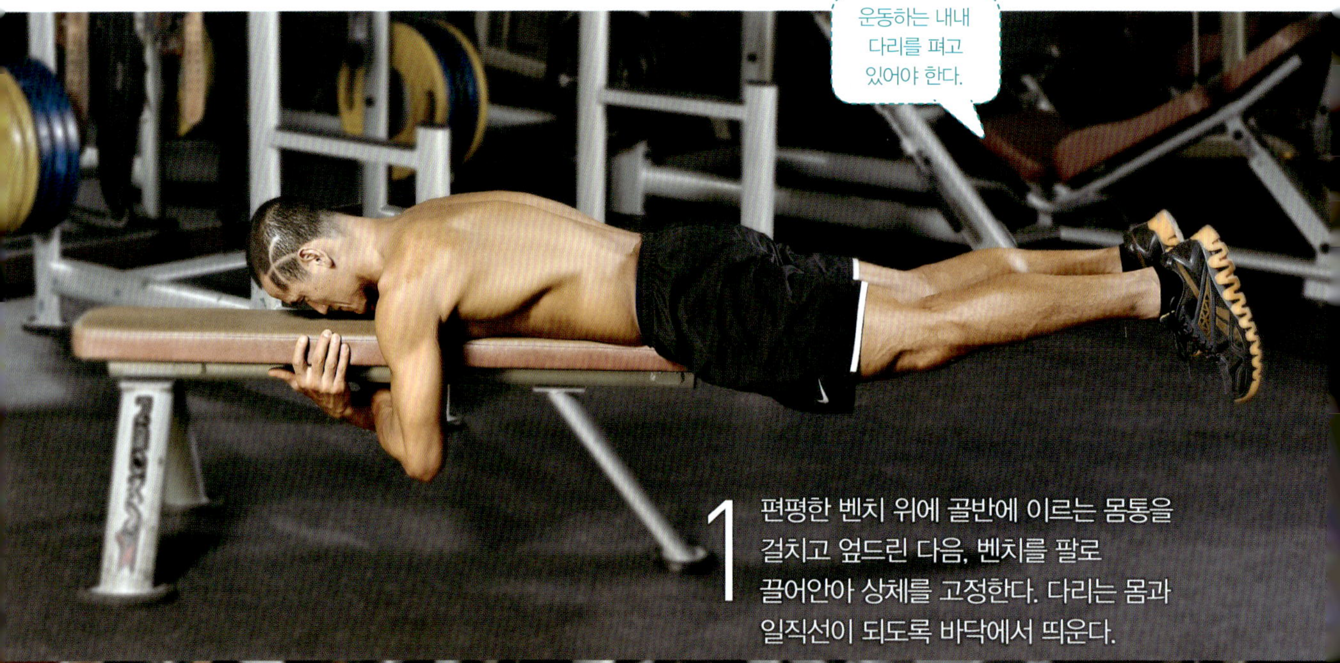

> 운동하는 내내 다리를 펴고 있어야 한다.

1 편평한 벤치 위에 골반에 이르는 몸통을 걸치고 엎드린 다음, 벤치를 팔로 끌어안아 상체를 고정한다. 다리는 몸과 일직선이 되도록 바닥에서 띄운다.

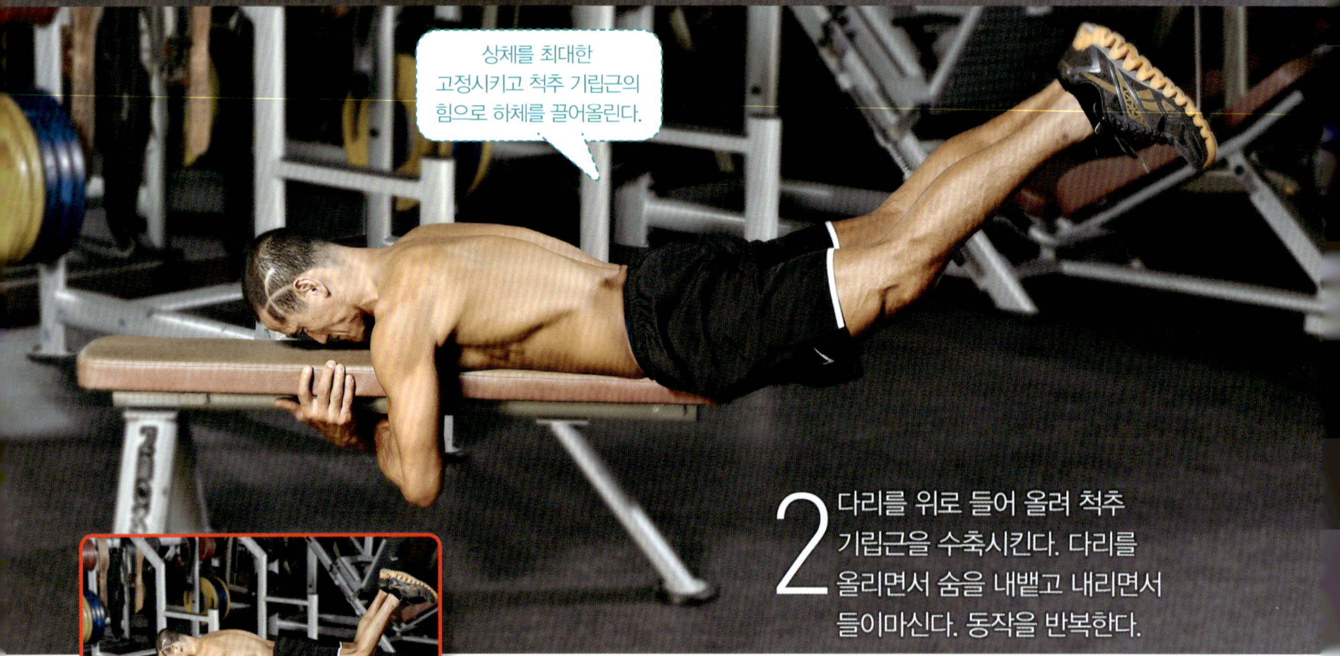

> 상체를 최대한 고정시키고 척추 기립근의 힘으로 하체를 끌어올린다.

2 다리를 위로 들어 올려 척추 기립근을 수축시킨다. 다리를 올리면서 숨을 내뱉고 내리면서 들이마신다. 동작을 반복한다.

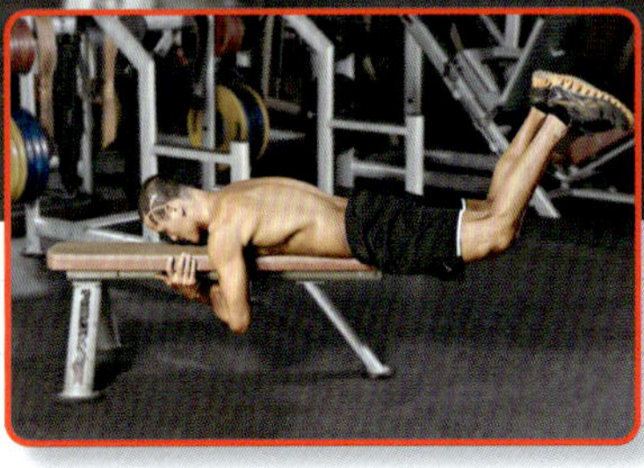

NG 동작
다리를 구부리면 척추 기립근에 긴장을 주기 어렵다.

허리 운동 Best 3

슈퍼맨 Superman

플랫 벤치에서 강도 있게 실시하는 척추 기립근 운동입니다. 균형을 유지하는 과정에서 척추 기립근을 더욱 긴장시킬 수 있습니다. 반동은 최소화하고 절제된 동작으로 진행합니다.

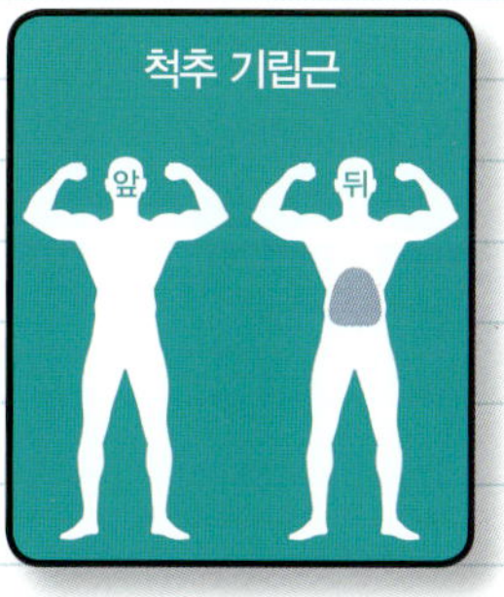

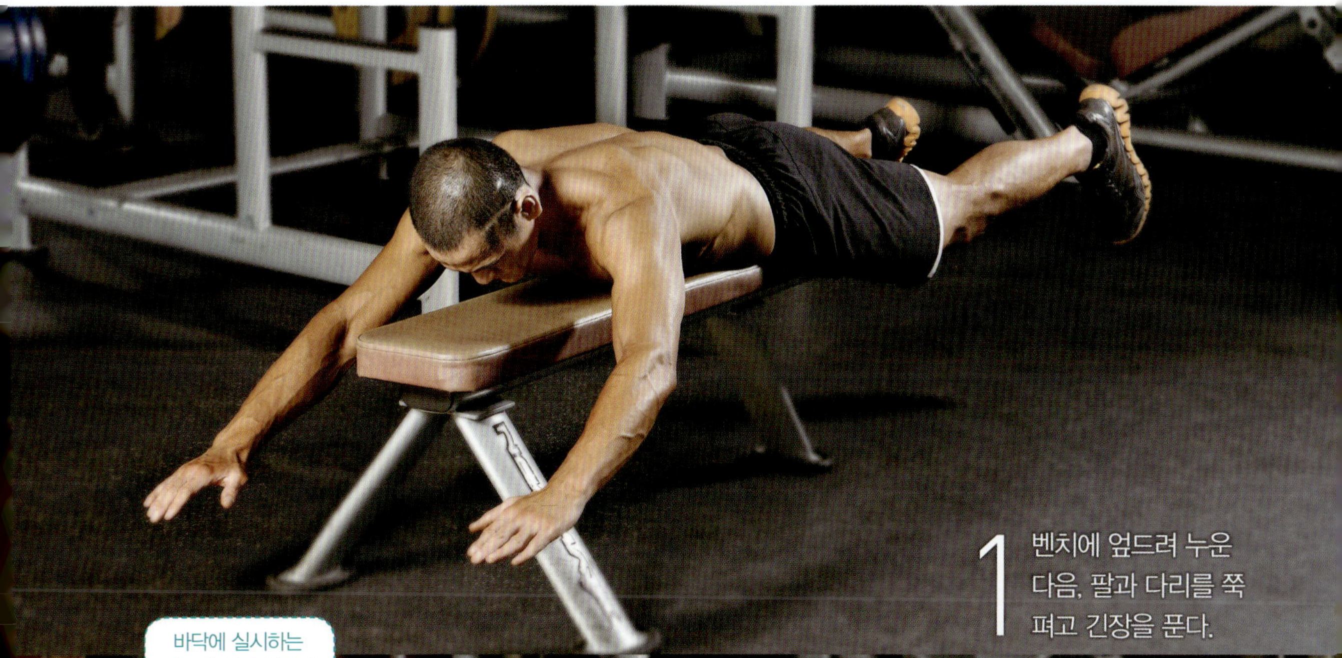

척추 기립근

1. 벤치에 엎드려 누운 다음, 팔과 다리를 쭉 펴고 긴장을 푼다.

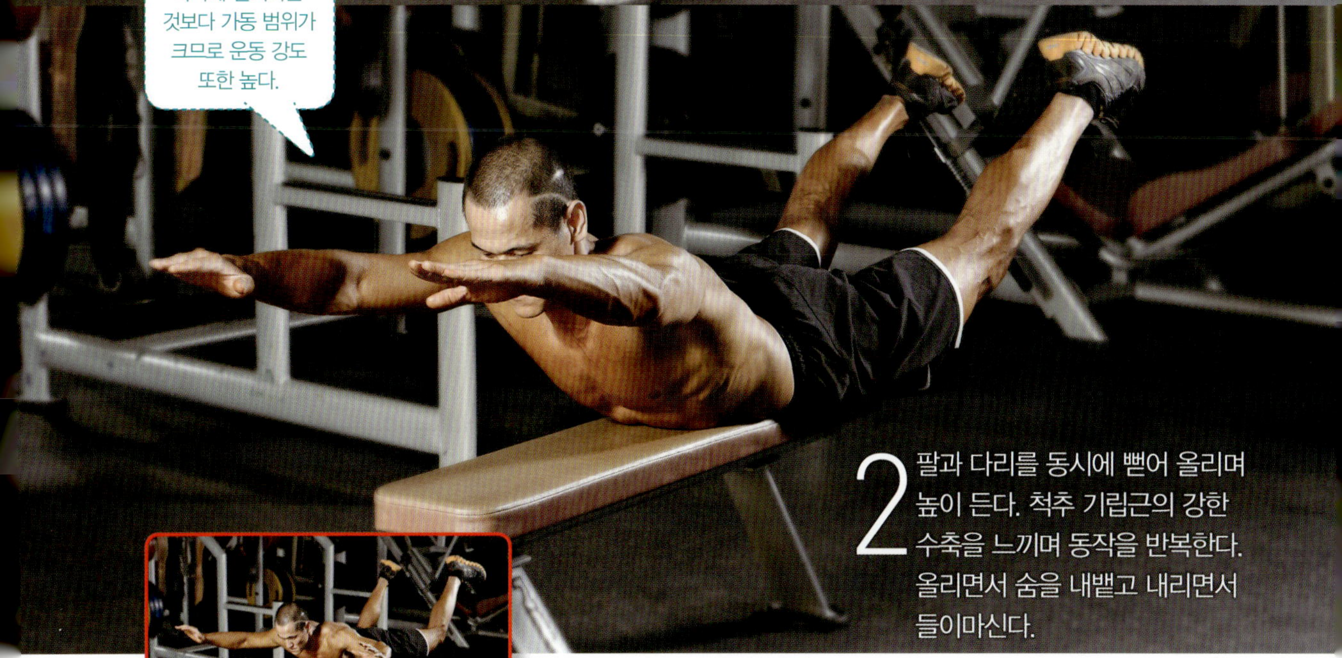

> 바닥에 실시하는 것보다 가동 범위가 크므로 운동 강도 또한 높다.

2. 팔과 다리를 동시에 뻗어 올리며 높이 든다. 척추 기립근의 강한 수축을 느끼며 동작을 반복한다. 올리면서 숨을 내뱉고 내리면서 들이마신다.

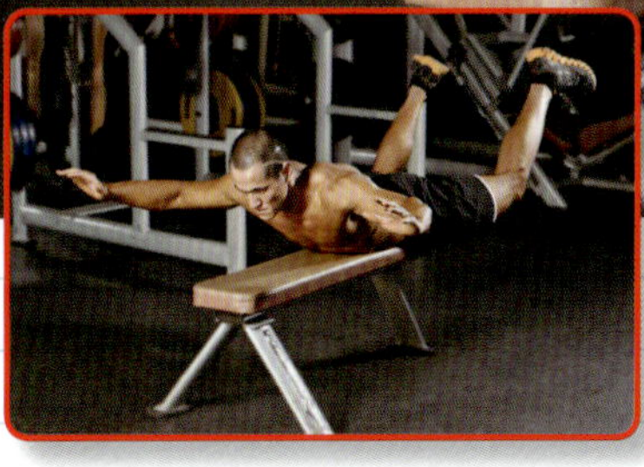

NG 동작
팔과 다리는 되도록 바깥쪽으로 벌어지지 않고 몸 쪽에 붙여 올려야 강도를 효과적으로 유지할 수 있다.

코어 운동 Best 3

1

플랭크 Plank

짐볼 위에서 코어 운동을 실시하면 불안정성이 증가되어 몸의 흔들림을 잡아주는 과정에서 코어에 더욱 강한 자극을 줄 수 있습니다. 균형을 잡지 못하면 흔들림이 커지고 다소 위험할 수 있으므로 주의해야 합니다.

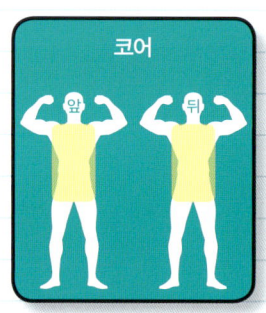
코어

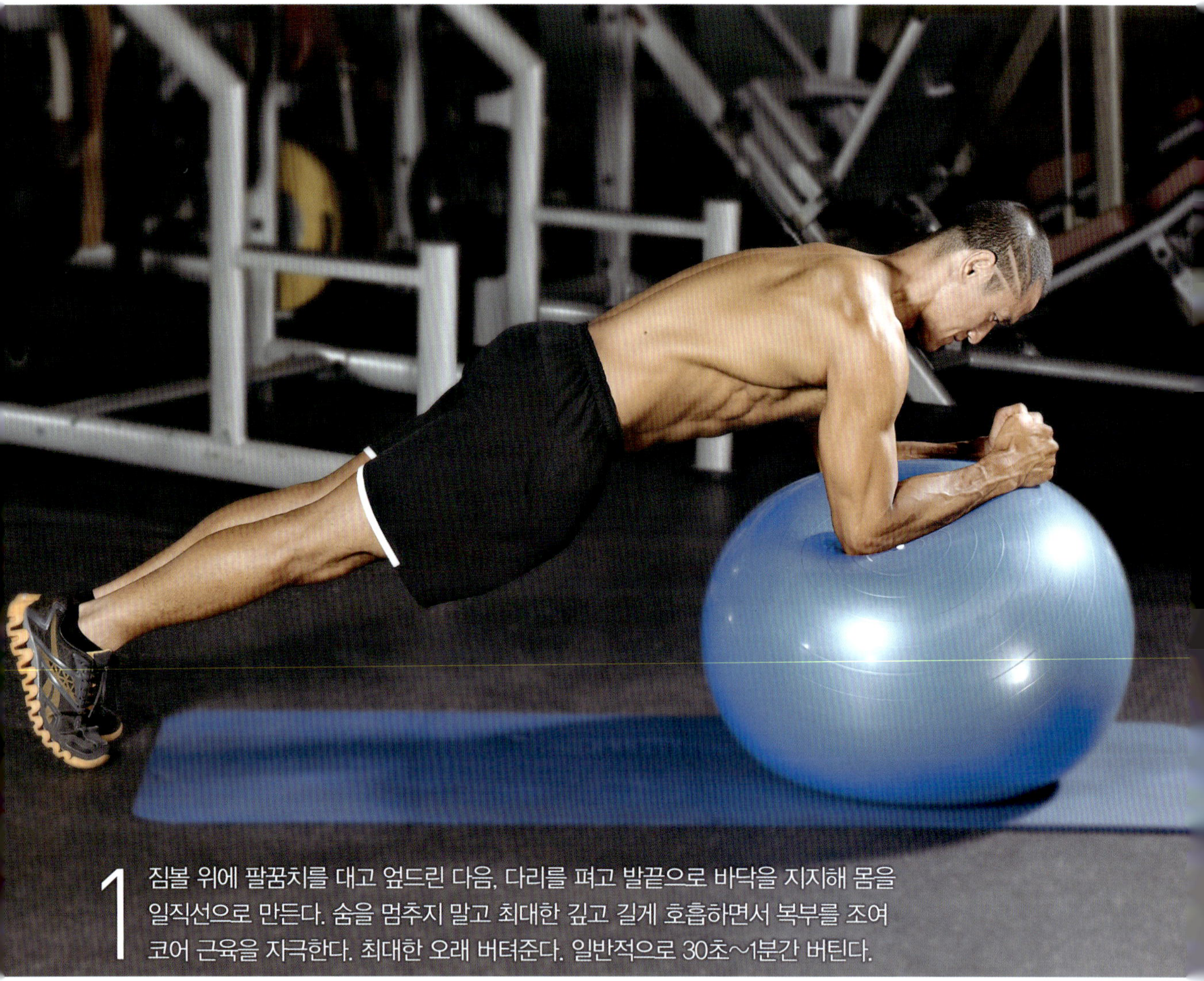

1 짐볼 위에 팔꿈치를 대고 엎드린 다음, 다리를 펴고 발끝으로 바닥을 지지해 몸을 일직선으로 만든다. 숨을 멈추지 말고 최대한 깊고 길게 호흡하면서 복부를 조여 코어 근육을 자극한다. 최대한 오래 버텨준다. 일반적으로 30초~1분간 버틴다.

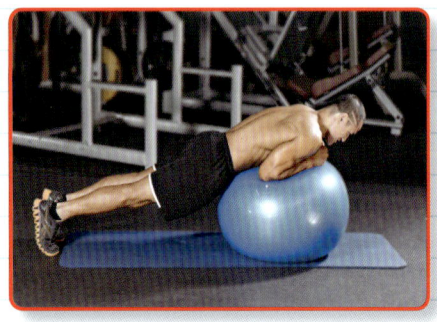
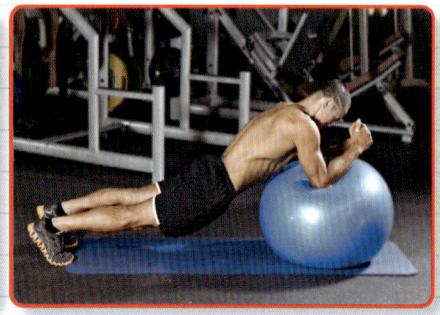

NG 동작
팔꿈치를 완전히 구부려 볼에 기대면 코어를 자극하기 어렵다. 또한 허리가 아래로 쳐지면 척추에 무리가 갈 수 있으므로 주의해야 한다.

코어 운동 Best 3

2. 사이드 플랭크 Side Plank

기본 플랭크보다 난이도가 다소 높습니다. 최대한 흔들림 없이 안전에 주의하며 동작하고, 몸을 항상 일직선으로 유지함으로써 코어에 집중합니다. 몸이 많이 흔들릴 경우 다리 간격을 더 넓힙니다.

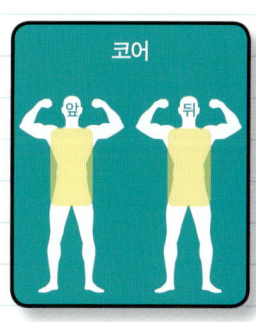
코어

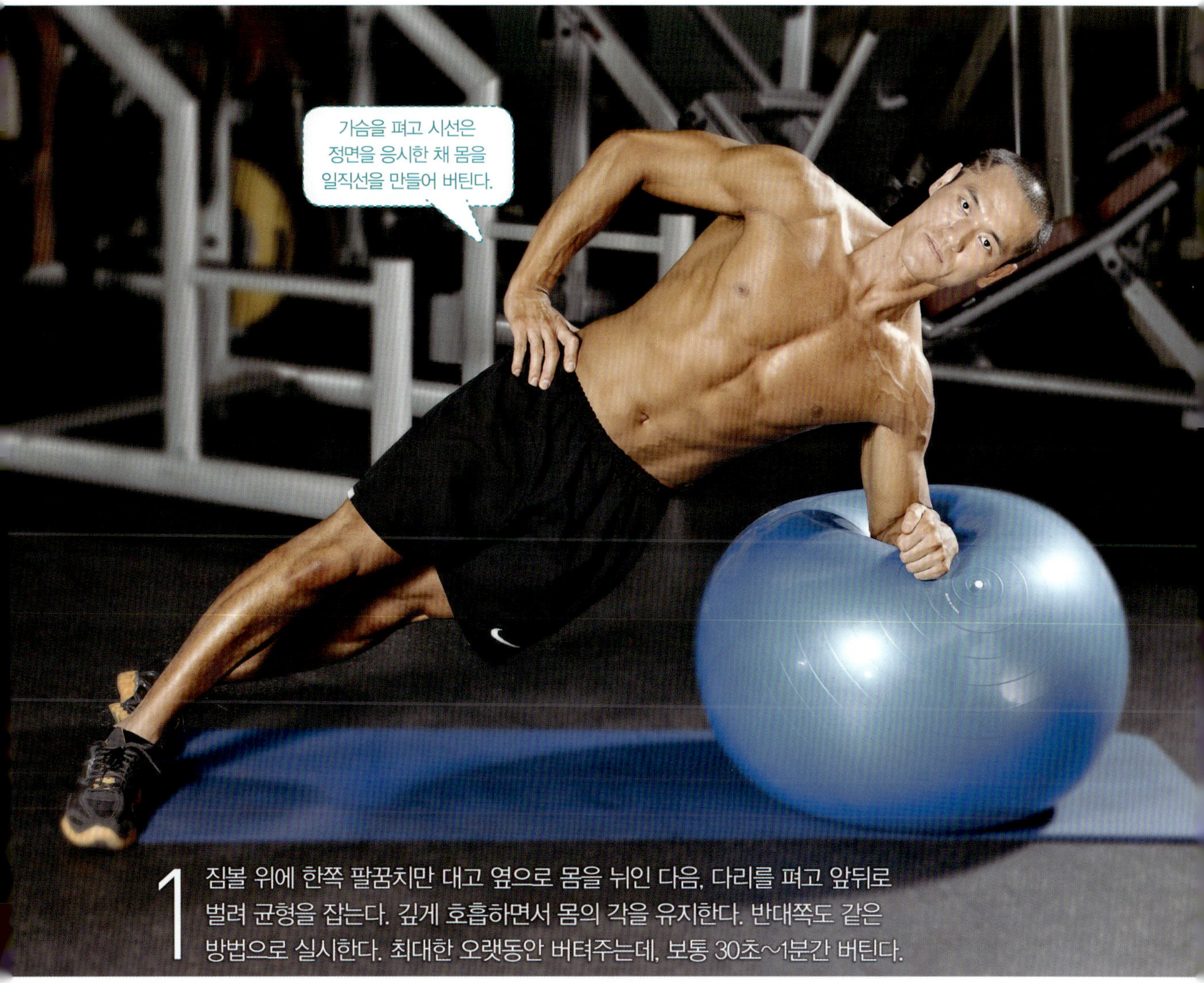

> 가슴을 펴고 시선은 정면을 응시한 채 몸을 일직선을 만들어 버틴다.

1 짐볼 위에 한쪽 팔꿈치만 대고 옆으로 몸을 뉘인 다음, 다리를 펴고 앞뒤로 벌려 균형을 잡는다. 깊게 호흡하면서 몸의 각을 유지한다. 반대쪽도 같은 방법으로 실시한다. 최대한 오랫동안 버텨주는데, 보통 30초~1분간 버틴다.

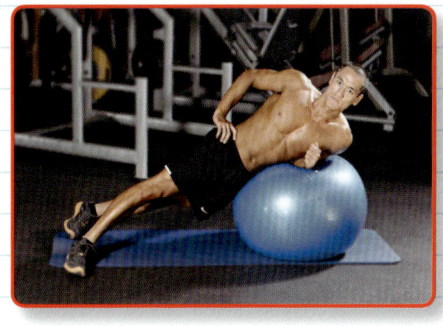
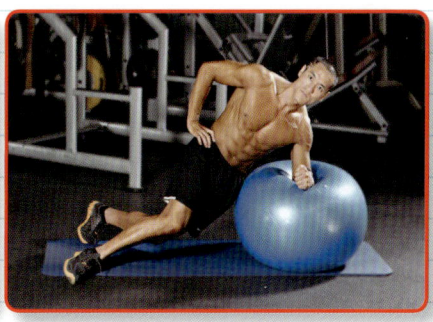

NG 동작
볼에 완전히 기대거나 허리와 무릎을 구부리면 안된다.

197

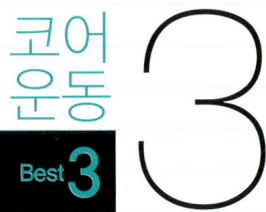

코어 운동 Best 3

수파인 힙업 Supine Hip-up

척추 기립근과 코어를 동시에 자극하는 운동입니다.
길게 호흡하면서 코어에 전해지는 자극에 집중합니다.
흔들림이 심하면 발을 약간 벌려 볼을 밟아줍니다.

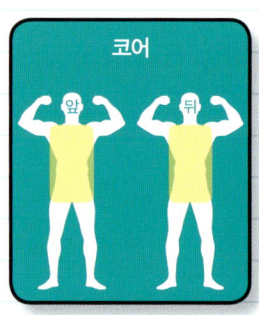
코어

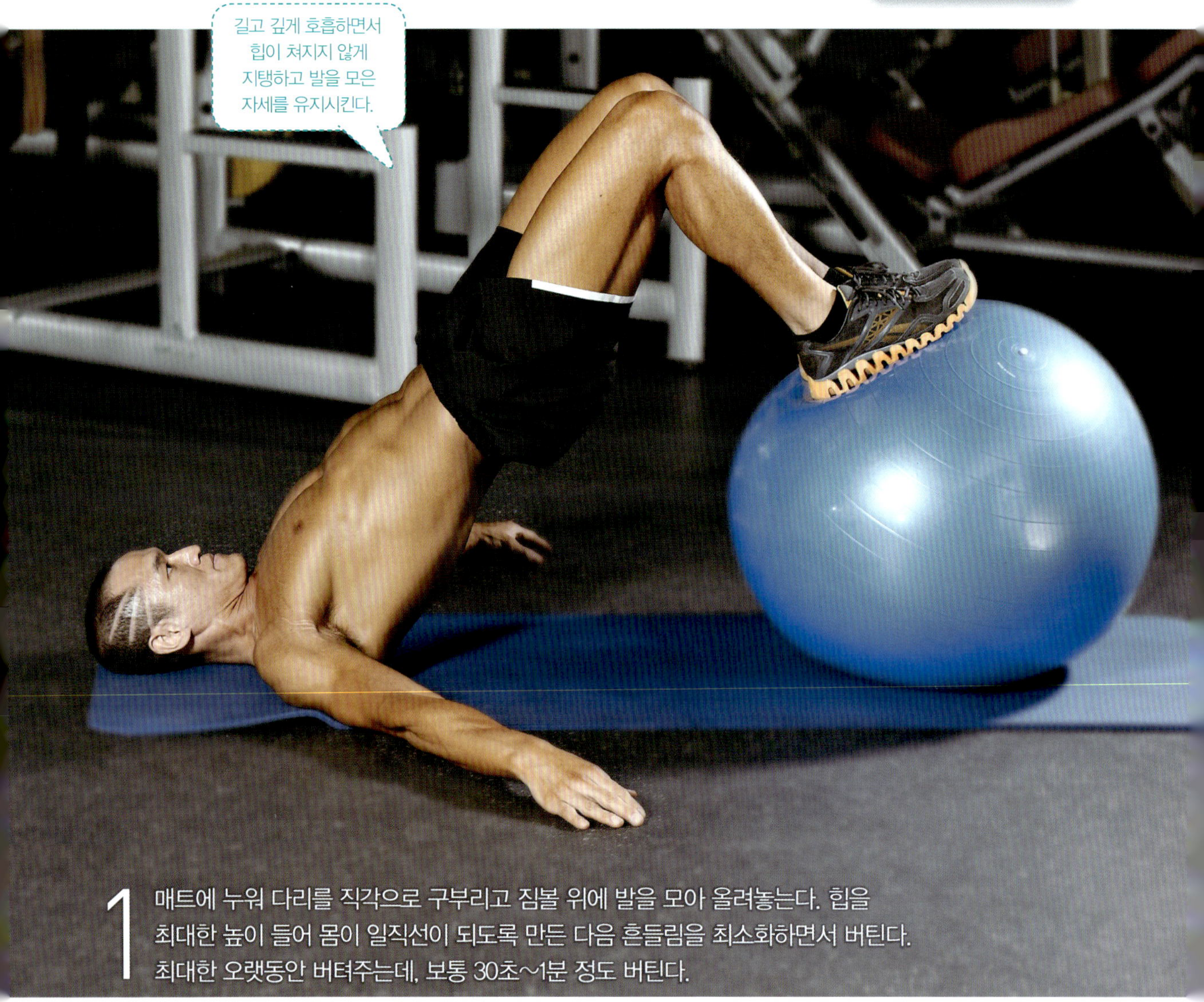

> 길고 깊게 호흡하면서 힙이 쳐지지 않게 지탱하고 발을 모은 자세를 유지시킨다.

1 매트에 누워 다리를 직각으로 구부리고 짐볼 위에 발을 모아 올려놓는다. 힙을 최대한 높이 들어 몸이 일직선이 되도록 만든 다음 흔들림을 최소화하면서 버틴다. 최대한 오랫동안 버텨주는데, 보통 30초~1분 정도 버틴다.

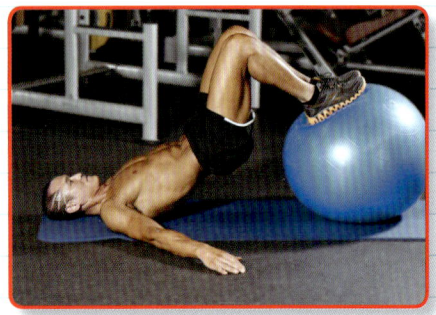

NG 동작
힙이 쳐지지 않아야 한다.

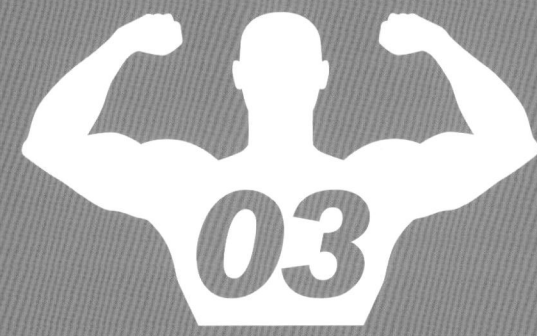

체형 교정과 탄력 향상
스페셜 스트레칭

스트레칭은 관절의 적절한 가동 범위 내에서 근육을 신장시킴으로써 건(힘줄)과 인대를 유연하고 탄력 있게 만들어주는 운동입니다. 뭉친 근육을 풀어주고 바른 자세를 유지할 수 있도록 도와주며, 피로에 대한 저항성을 높여줄 뿐만 아니라 운동 시 발생할 수 있는 부상을 예방하는 효과도 있습니다. 이번 파트에서는 자세 교정과 유연성 향상에 큰 효과를 얻을 수 있는 아침·저녁 시간대별 스트레칭 프로그램과, 사무실이나 학교에서 틈틈이 근육과 관절을 풀어줄 수 있는 스트레칭 프로그램을 소개합니다. 웨이트 트레이닝과 함께 꾸준히 실시해주면 매끈하고 유연한 바디라인을 만들고 잘못된 자세를 교정할 수 있습니다.

정적 스트레칭과 동적 스트레칭

스트레칭은 정적 스트레칭과 동적 스트레칭으로 나눌 수 있습니다. 정적 스트레칭은 근육을 최대한 신전시킨 자세를 일정 시간 동안 유지함으로써 신장력을 향상시키는 방법입니다. 흔히 말하는 '스트레칭'의 상당수가 정적 스트레칭이라고 할 수 있습니다.

이러한 정적 스트레칭은 동적 스트레칭과 병행하면 보다 좋은 효과를 낼 수 있습니다. '다이나믹 스트레칭'이라고도 일컫는 동적 스트레칭은 체온을 높여 혈액의 흐름을 좋게 할 뿐만 아니라 근육과 건을 이완시켜 관절의 가동 범위를 더 넓게 만들어주고, 근육의 피로와 경직을 풀어주는 효과를 발휘합니다. 오른쪽에 나오는 정적 스트레칭과 동적 스트레칭의 예시를 보면 둘의 차이를 잘 이해할 수 있습니다.

여기서 한 가지 명심해야 할 점은, 정적 스트레칭의 경우 근력 운동 전 너무 과도하게 근육을 신장시키면 오히려 근력을 떨어뜨릴 수 있다는 사실입니다. 지나치게 과도한 정적 스트레칭은 근육 신경 억제 반응을 일으켜 근력을 30%가량 떨어뜨릴 수 있으며, 스트레칭 직후 몇 분간은 평소보다 약해진 근력 상태를 유지한다는 사실이 미국 일간지 〈뉴욕타임스〉에서 발표된 바 있습니다.

스트레칭, 이것만은 지키기

몸이 경직된 상태에서 과도한 스트레칭은 금물!
겨울과 같이 날씨가 추운 경우에는 체온이 떨어지고 근육이 경직되기 쉬우므로 간단한 제자리 뛰기나 팔벌려 뛰기 동작으로 체온과 심박수를 어느 정도 올린 상태에서 스트레칭을 해주어야 합니다. 그래야 근육에 과도한 부담을 주지 않고 안전하게 동작을 실시할 수 있습니다.

스트레칭 시 호흡은 최대한 깊고 길게!
근육에 과도한 긴장이 가해지는 것을 막고 근육을 부드럽게 이완시키려면, 호흡을 멈추지 말고 천천히 길게 유지해야 합니다.

약간 당기는 느낌이 들도록!
과도한 힘으로 근육을 신전시켜 부상을 입거나 통증을 느끼면 안 되겠지만, 너무 약하게 스트레칭하여 근육을 충분히 이완시키지 못하는 것도 문제입니다. 근육이 약간 당기는 느낌이 들 정도로 스트레칭해주어야 효과를 볼 수 있습니다. 이때 격한 동작은 피하고 천천히 진행하는 것이 좋습니다.

유지시간은 보통 15~20초 정도가 적정!
정적 스트레칭에서는 자세를 잡고 근육을 신전시킨 상태에서 보통 15~20초 정도 정지한 상태로 있는 것이 좋습니다. 그래야 근육의 유연성을 향상시키고 가동 범위(ROM, Range Of Motion) 확보에 도움을 줄 수 있습니다. 동적 스트레칭인 경우는 20회 정도 동작을 반복하는 것이 적당합니다.

정적 스트레칭

하체 운동을 할 때 매우 유용한 스트레칭으로 평소 자세가 구부정하거나 허리의 피로감을 느끼는 분들에게 좋습니다. 하체 부종이 심한 분들, 하이힐 자주 신는 여성분들에게도 적극 추천합니다. 발목을 발등 쪽으로 당기면 훨씬 더 강하게 슬와근을 스트레칭할 수 있습니다.

NG 동작
발끝을 정강이 쪽으로 당기고 무릎을 굽히지 않아야 슬와근을 확실히 스트레칭할 수 있다. 턱을 들면 목에 과도한 힘이 들어가므로 주의한다.

1. 다리를 펴고 바닥에 편안하게 눕는다.

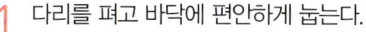

편안하게 호흡하되, 멈추지 않고 최대한 길게 호흡해야 근육 이완에 도움이 된다.

2. 한쪽 다리를 최대한 높이 들어 올려 두 손으로 종아리나 발끝을 잡은 다음, 슬와근의 이완을 느끼며 천천히 몸 쪽으로 당긴다.

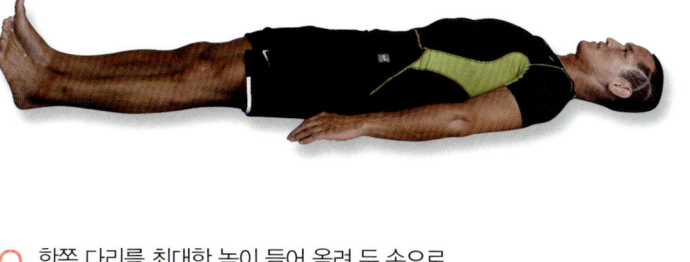

동적 스트레칭

마찬가지로 허벅지 뒤쪽 슬와근을 이완시키는 동작입니다. 약간 차올리듯이 동작하며, 양쪽을 서로 같은 높이로 차올립니다.

NG 동작
너무 급하게 움직이면 근육에 무리가 갈 수 있으며, 반동을 이용해 다리를 지나치게 들어 올리면 허리에 부담을 줄 수 있다.

1. 다리를 펴고 바닥에 편안하게 눕는다.

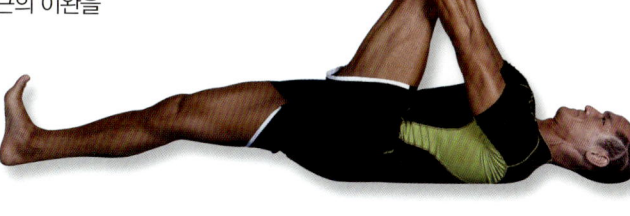

2. 다리를 한쪽씩 번갈아 들어 올린다. 1초에 한 번씩 리듬을 타면서 부드러운 동작으로 움직인다. 20회 정도 실시한다.

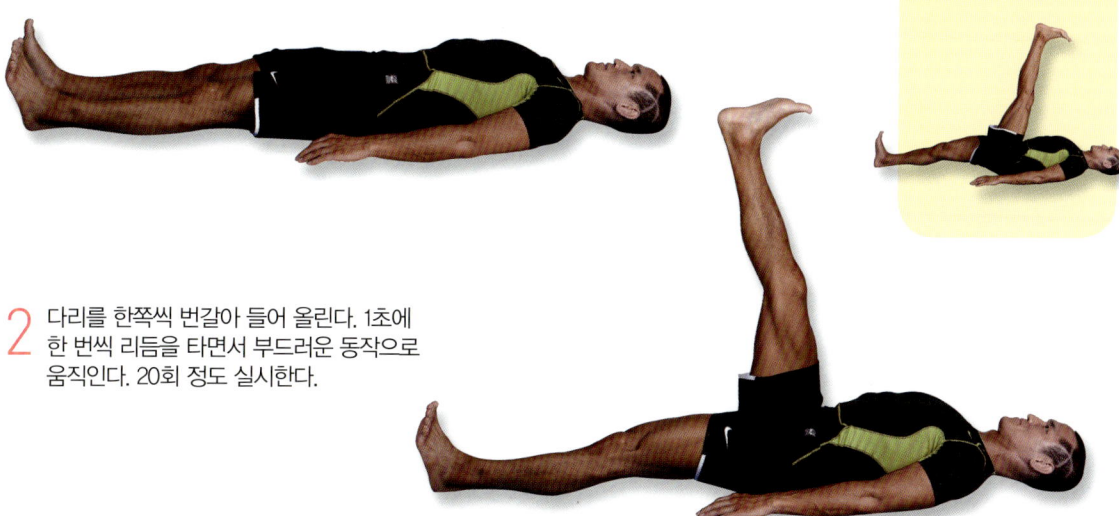

아침 스트레칭 프로그램

각각 다섯 가지의 정적 스트레칭과 동적 스트레칭으로 구성된 아침 스트레칭 프로그램입니다. 기상 직후에는 척추 기립근의 긴장이 풀려 있기 때문에 허리를 풀어주는 스트레칭이 좋은 효과를 발휘합니다.

일어나자마자 바로 실행하는 스트레칭은 하루를 가뿐히 시작하게 해주고 활동하는 내내 바른 자세를 지속적으로 유지하도록 도와줍니다. 주로 척주부 관절의 전후좌우 움직임에 관여하는 동작과 등 전체를 펴는 동작으로 구성되었습니다.

바르지 못한 취침 습관을 가진 분들 또한 아침에 일어나서 실시하면 많은 효과를 보실 수 있습니다.

- 정적 스트레칭
  15~20초 정도 실시
- 동적 스트레칭
  20회 정도 실시

아침 스트레칭 정적 1

다리 펴고 골반 옆으로 돌리기

주요 스트레칭 부위 척추 기립근, 복사근

기상 후 본격적인 활동 전에 허리 근육을 풀어주고 허리와 골반의 유연성을 향상시켜주는 스트레칭입니다.

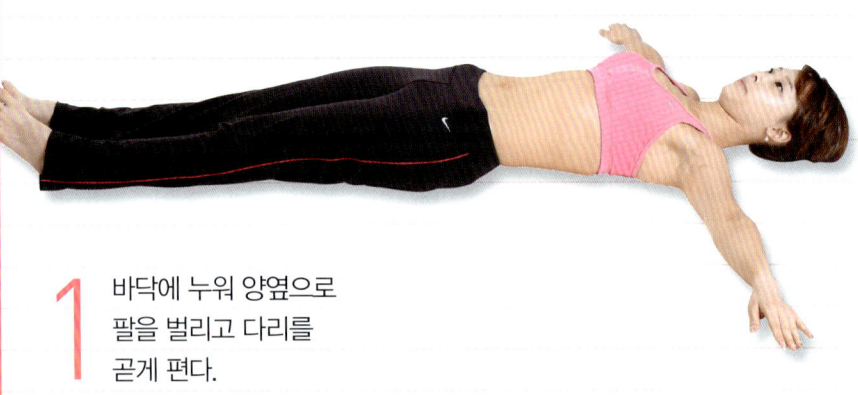

1 바닥에 누워 양옆으로 팔을 벌리고 다리를 곧게 편다.

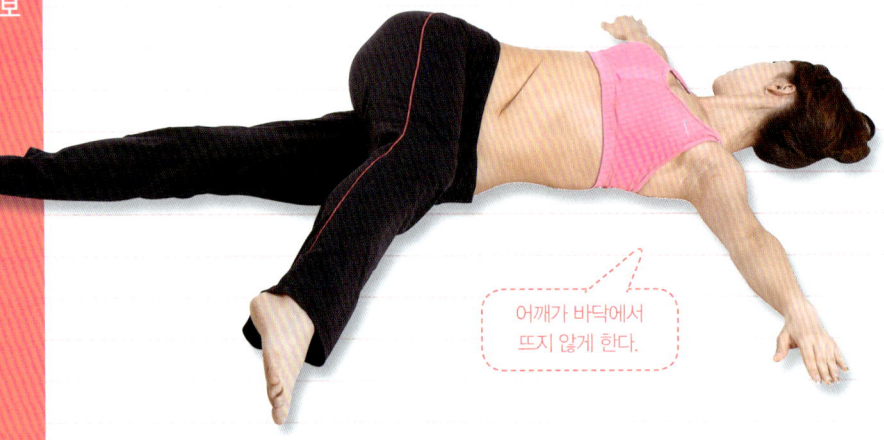

몸통과 같은 방향으로 머리와 시선을 돌리면 몸의 꼬임이 더 커진다.

어깨가 바닥에서 뜨지 않게 한다.

2 한쪽 다리를 들어 반대편 다리 위로 넘기고, 몸통은 반대로 틀어 자세를 꼬아준다. 반대쪽도 같은 방법으로 실시한다.

아침 스트레칭 정적 2

무릎 굽혀 골반 옆으로 돌리기

주요 스트레칭 부위 척추 기립근, 둔근

허리와 힙을 집중적으로 이완시키는 스트레칭입니다. 장시간 서서 근무하는 분들에게 좋습니다.

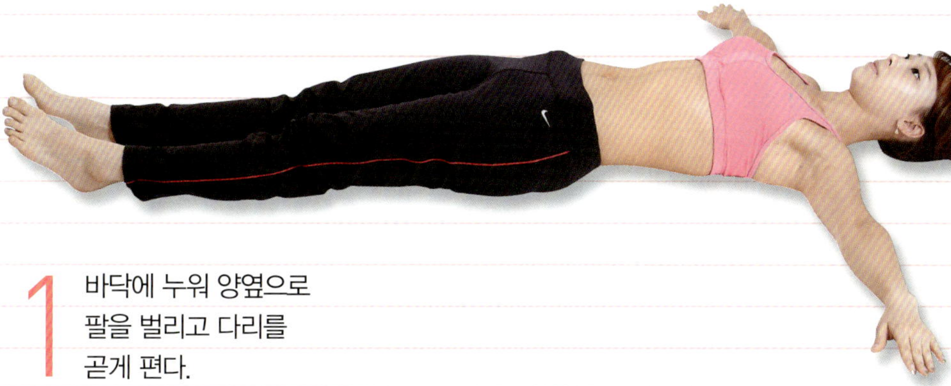

1. 바닥에 누워 양옆으로 팔을 벌리고 다리를 곧게 편다.

> 골반이 살짝 옆으로 틀어지도록 눌러주면 둔근과 허리 쪽이 강하게 스트레칭되는 느낌을 받을 수 있다.

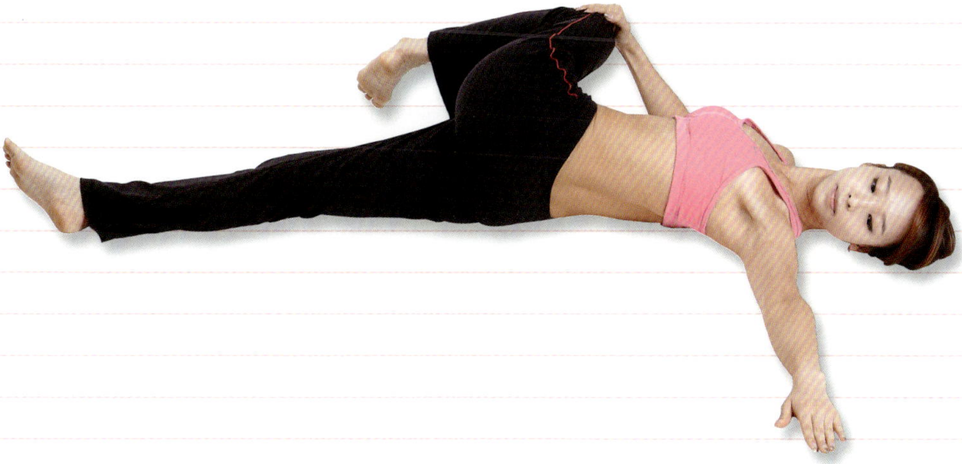

2. 한쪽 무릎을 구부려 반대편 손으로 잡아 대각선 위쪽으로 당기면서 지그시 눌러준다. 몸통은 당기는 무릎의 반대편으로 틀어준다. 반대쪽도 같은 방법으로 실시한다.

아침 스트레칭
정적
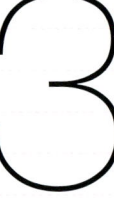

무릎 당겨 가슴에 붙이기

주요 스트레칭 부위 척추 기립근, 둔근

허리 아래 요추부를 집중적으로 풀어주는 스트레칭으로 요통이 있는 분들에게 적극 권장합니다. 하이힐을 자주 신는 여성에게도 좋습니다.

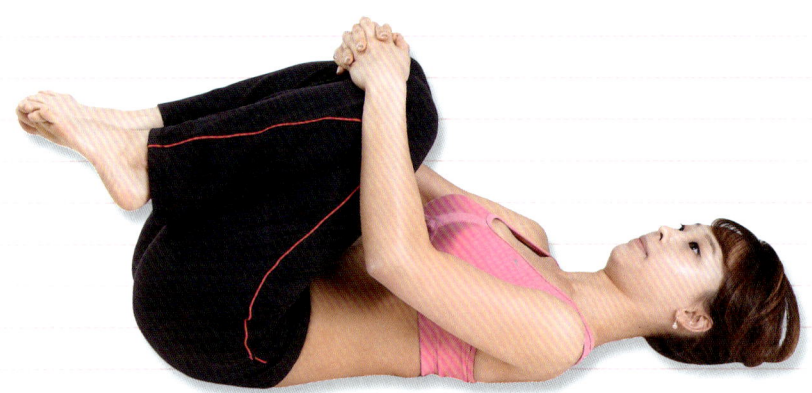

1 누운 자세에서 양 무릎을 구부려 모은 다음 깍지를 껴서 무릎을 감싼다.

> 고개를 들어 머리를 무릎 쪽에 붙이면 더욱 강하게 스트레칭할 수 있다.

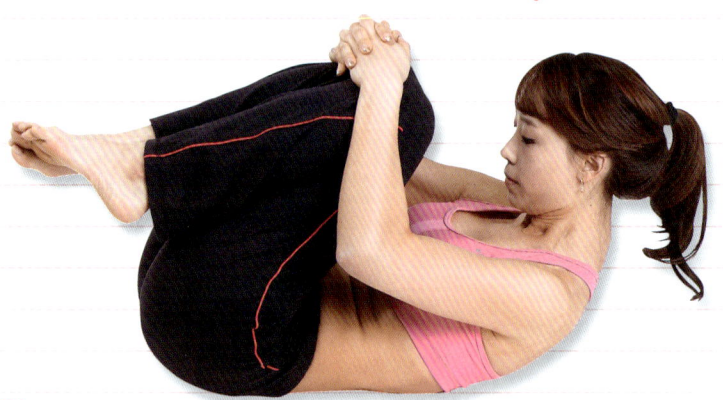

> 허리 아래쪽이 많이 굳어 있는 경우에는 골반이 잘 올려지지 않을 수 있다. 무리하게 당기지 말고 자신의 유연성에 맞춰 조금씩 천천히 동작을 실시한다.

2 감싸 잡은 무릎을 가슴 쪽으로 당기는 동시에 골반을 몸 쪽으로 말아 올린다. 몸을 둥글게 마는 느낌으로 실시한다.

무릎 접어 골반 당기기

아침 스트레칭 정적 4

주요 스트레칭 부위 골반 바깥쪽, 이상근

골반과 힙에 좋은 스트레칭입니다. 특히 요통이나 좌골신경통이 있는 분, 팔자걸음이 심한 분들의 증상 완화에 효과적입니다.

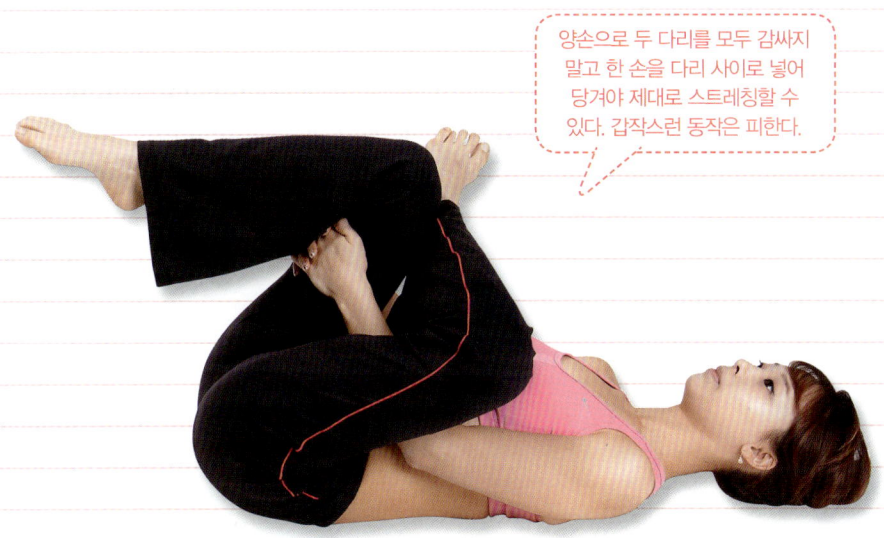

양손으로 두 다리를 모두 감싸지 말고 한 손을 다리 사이로 넣어 당겨야 제대로 스트레칭할 수 있다. 갑작스런 동작은 피한다.

1 누운 자세에서 다리를 들어 올려 한쪽 무릎을 구부리고, 그 무릎 위에 반대쪽 발을 올린다. 아래에 놓인 허벅지를 양손으로 잡고 몸 쪽으로 당긴다. 반대편도 같은 동작으로 실시한다.

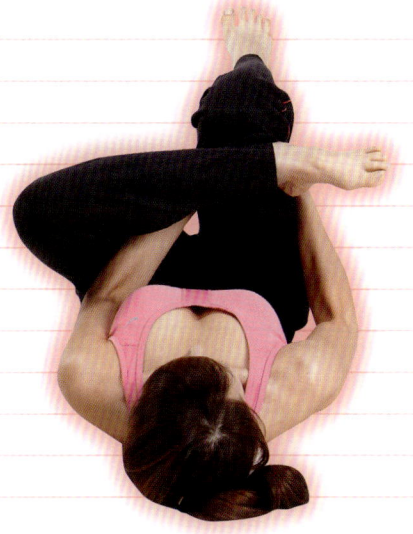

아침 스트레칭 정적 5 코브라 자세로 팔 펴기

주요 스트레칭 부위 복직근

복부를 스트레칭하고 허리를 강화하는 동작입니다. 평소 장시간 앉아서 업무를 보는 분들과 책상 앞에서 오랫동안 공부하는 학생, 자세가 구부정한 분들의 자세 교정에 좋은 운동입니다.

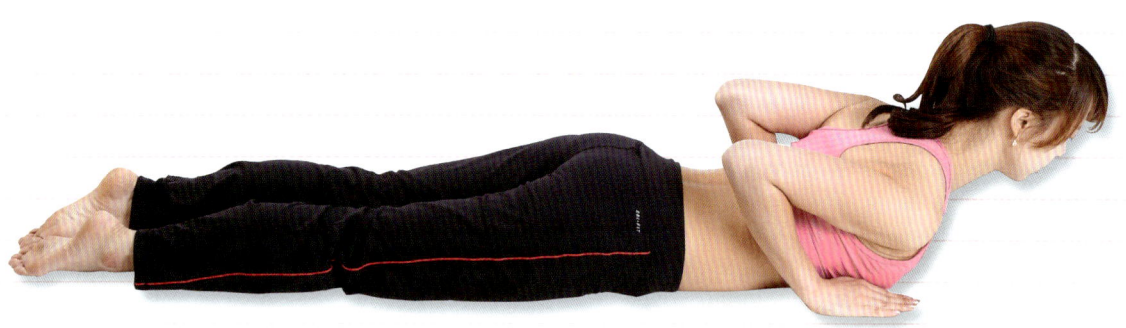

1 다리를 쭉 펴고 엎드린 상태에서 가슴 옆쪽 바닥을 손으로 짚는다.

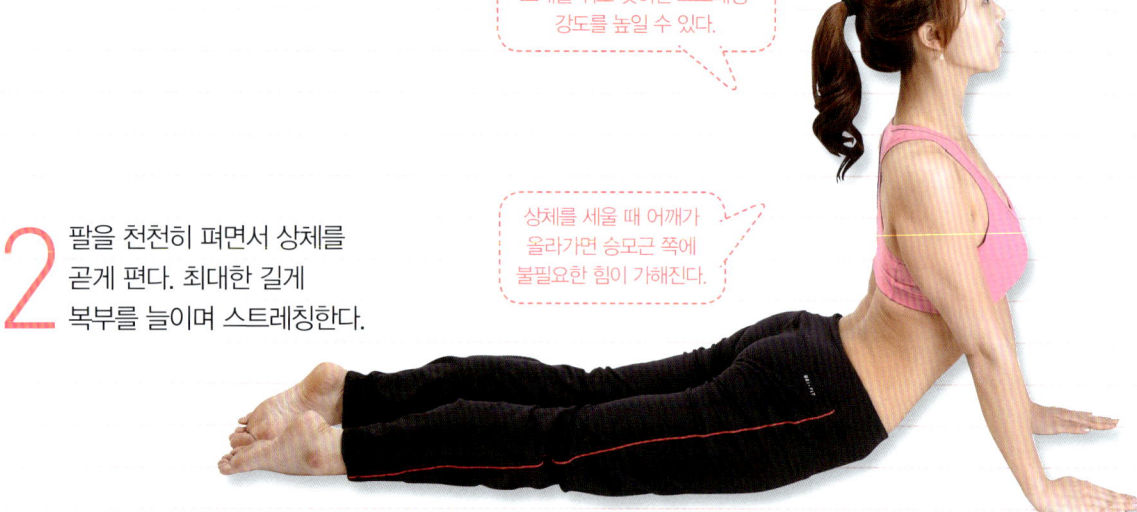

고개를 뒤로 젖히면 스트레칭 강도를 높일 수 있다.

상체를 세울 때 어깨가 올라가면 승모근 쪽에 불필요한 힘이 가해진다.

2 팔을 천천히 펴면서 상체를 곧게 편다. 최대한 길게 복부를 늘이며 스트레칭한다.

응용 동작
허리의 유연성이 부족한 경우 가슴 위쪽으로 손을 짚고 실시하거나 팔꿈치를 바닥에 대고 실시하면 허리에 가해지는 부담을 줄일 수 있다.

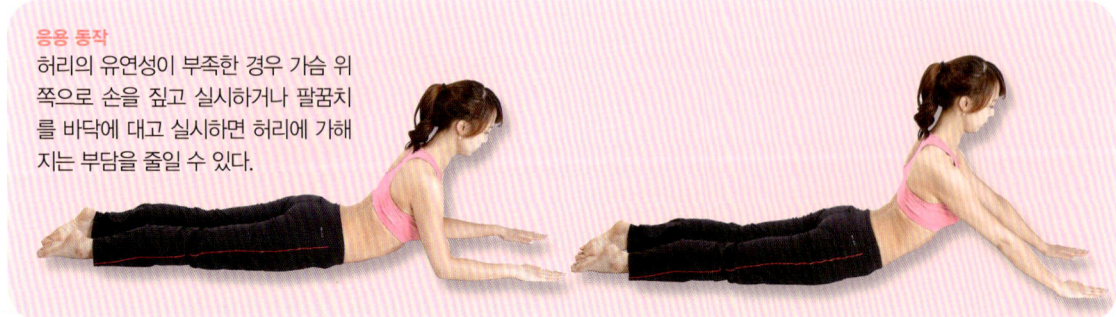

아침 스트레칭 1 동적

무릎 모아 골반 돌리기

주요 스트레칭 부위 척추 기립근, 복사근

필수적인 아침 스트레칭으로 허리 쪽의 근육을 이완시킵니다. 허리가 뻐근하거나 뱃살이 많은 분의 허리를 시원하게 풀어주는 데 특히 효과적입니다.

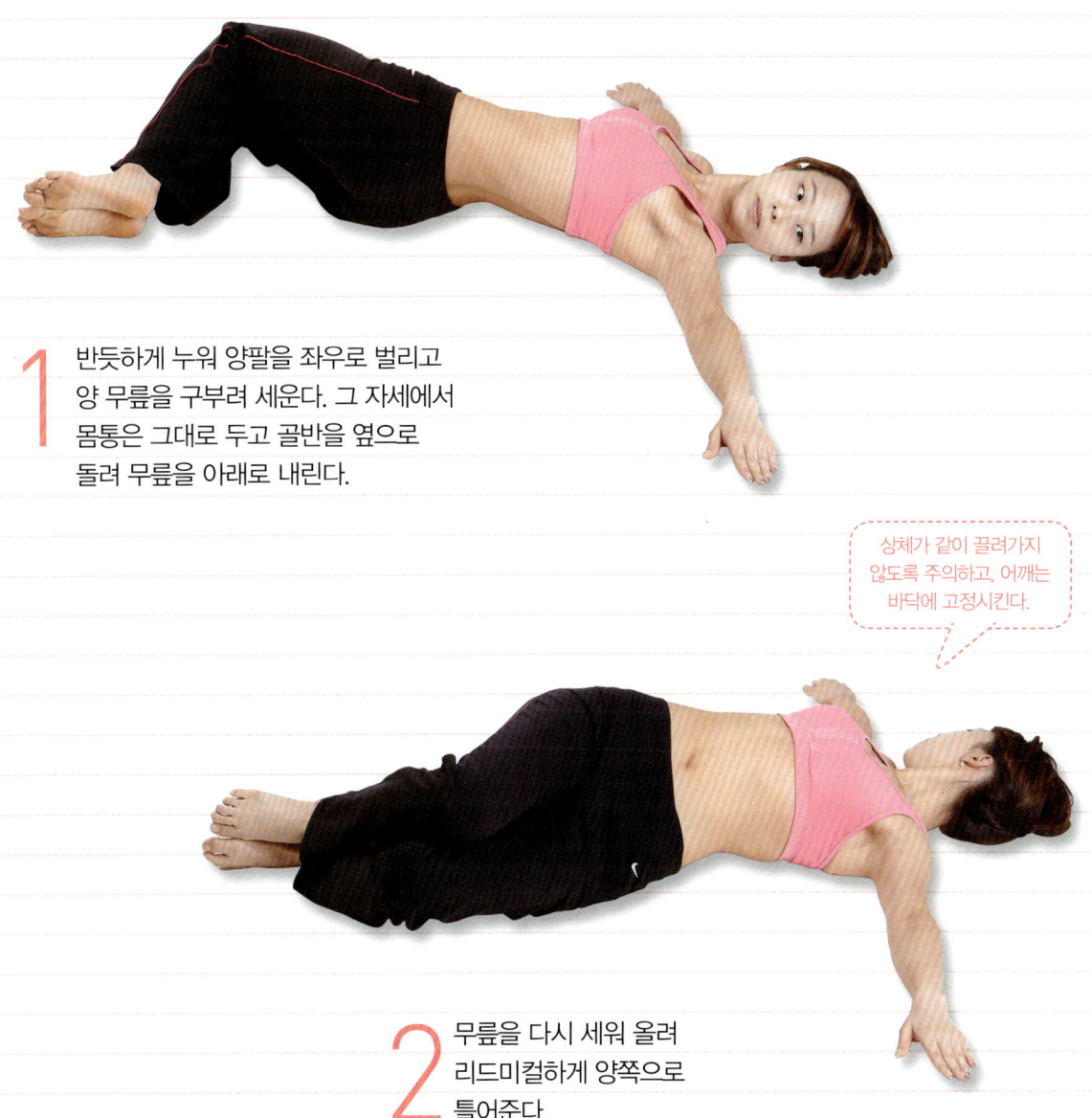

1 반듯하게 누워 양팔을 좌우로 벌리고 양 무릎을 구부려 세운다. 그 자세에서 몸통은 그대로 두고 골반을 옆으로 돌려 무릎을 아래로 내린다.

> 상체가 같이 끌려가지 않도록 주의하고, 어깨는 바닥에 고정시킨다.

2 무릎을 다시 세워 올려 리드미컬하게 양쪽으로 틀어준다.

아침 스트레칭 동적 2

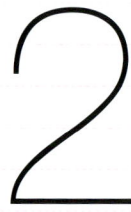

발 모아 골반 털기

주요 스트레칭 부위 내전근

허벅지 안쪽 근육을 풀어주는 동작입니다. 특히 평소 안짱걸음이거나 다리를 자주 꼬고 앉는 분들에게 필수적인 스트레칭입니다.

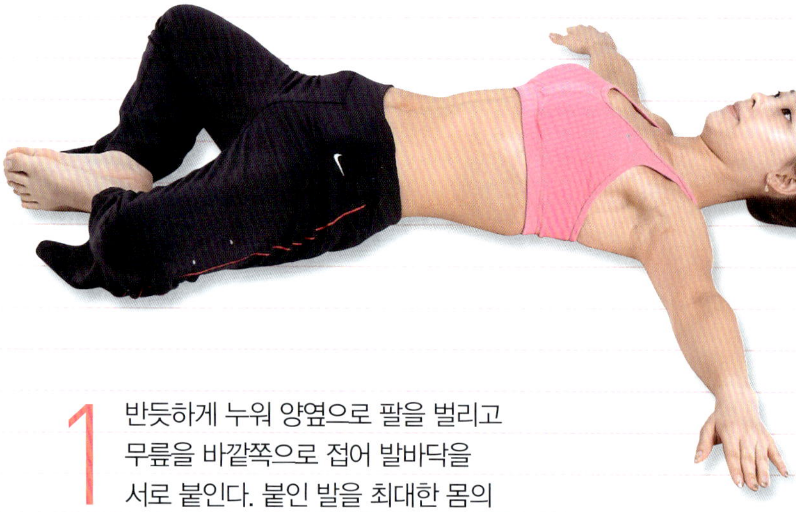

1 반듯하게 누워 양옆으로 팔을 벌리고 무릎을 바깥쪽으로 접어 발바닥을 서로 붙인다. 붙인 발을 최대한 몸의 중심부로 끌어당긴다.

너무 강한 동작은 내전근을 무리하게 자극할 수 있으므로 주의한다.

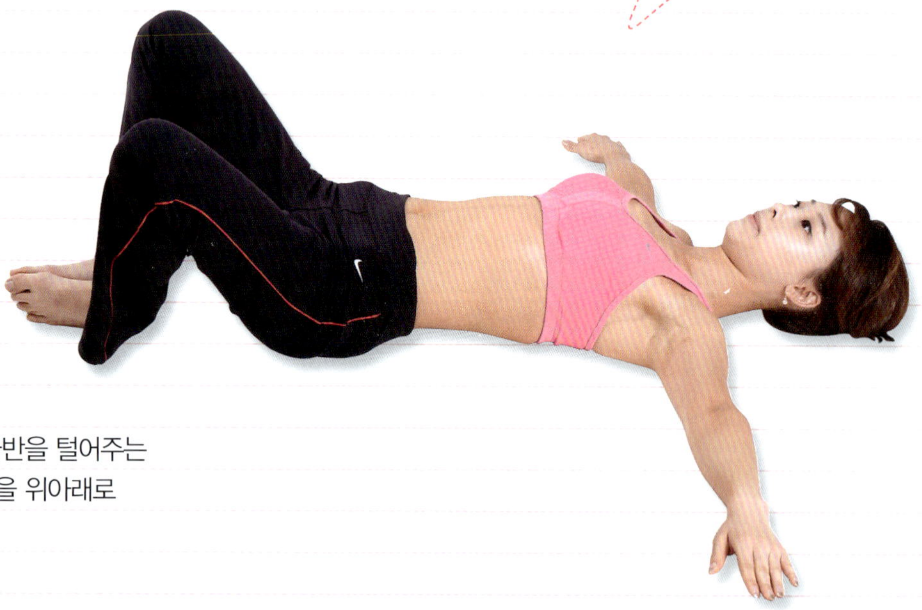

2 그 상태에서 골반을 털어주는 느낌으로 무릎을 위아래로 움직인다.

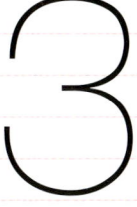

무릎 당겨 몸 굴리기

주요 스트레칭 부위 척추 기립근

척주부와 등 전체를 마사지해주는 스트레칭입니다. 평소 등이 뻐근하거나 잘못된 수면 자세로 근육이 경직되는 분들에게 효과적입니다. 너무 푹신한 침대보다는 약간 단단한 마룻바닥이나 매트 위에서 실시하는 것이 좋습니다.

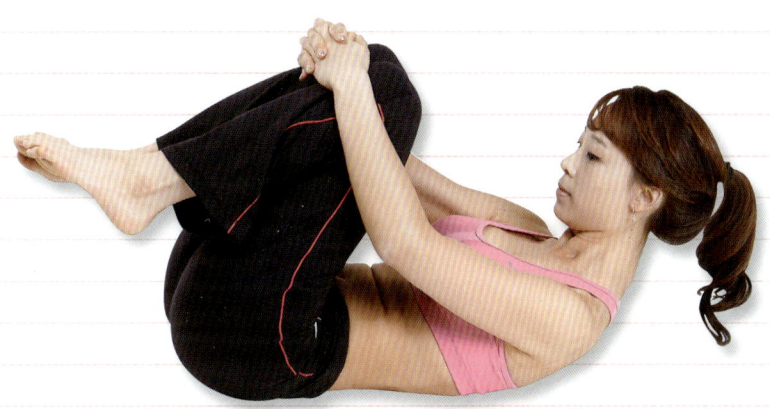

1 반듯하게 누운 자세에서 양 무릎을 구부려 가슴 쪽으로 당긴다. 양손으로 무릎을 감싸 잡고 고개를 들어 무릎 쪽을 향한다.

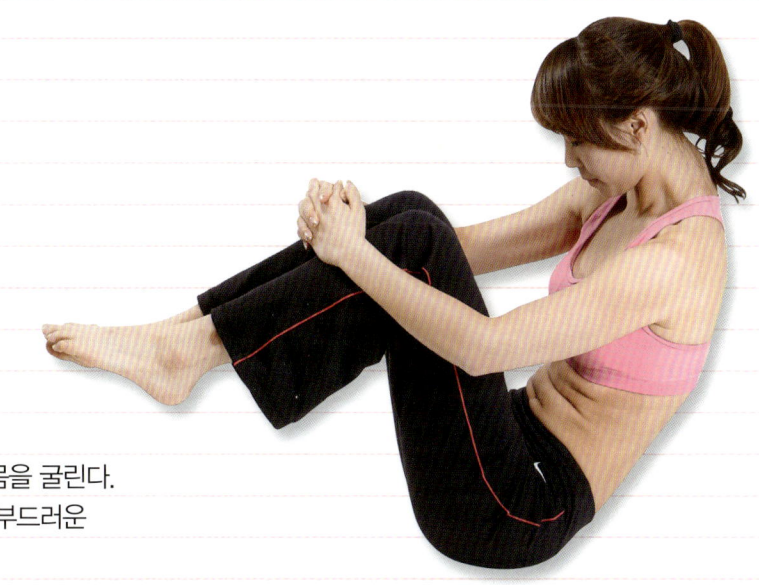

2 오뚝이처럼 위아래로 몸을 굴린다. 약간의 반동을 이용해 부드러운 템포로 움직여준다.

아침 스트레칭

동적

4 코브라 자세로 상체 비틀기

주요 스트레칭 부위 복직근, 복사근

허리를 강화하는 동시에 복부 근육 전체의 이완을 돕는 스트레칭입니다. 평소 허리가 약한 분이나 자세가 좋지 않은 분들에게 도움이 됩니다.

1 다리를 쭉 펴고 엎드려서 가슴 옆 바닥을 손으로 짚는다.

2 팔을 펴 상체를 세운다.

> 상체를 들어줄 때 팔을 구부리지 않아야 스트레칭 효과를 강하게 느낄 수 있다.

3 리듬감을 살려 상체를 좌우로 번갈아 비튼다.

> 몸을 틀어주면서 시선도 같이 보내주고 너무 빠른 동작은 피한다.

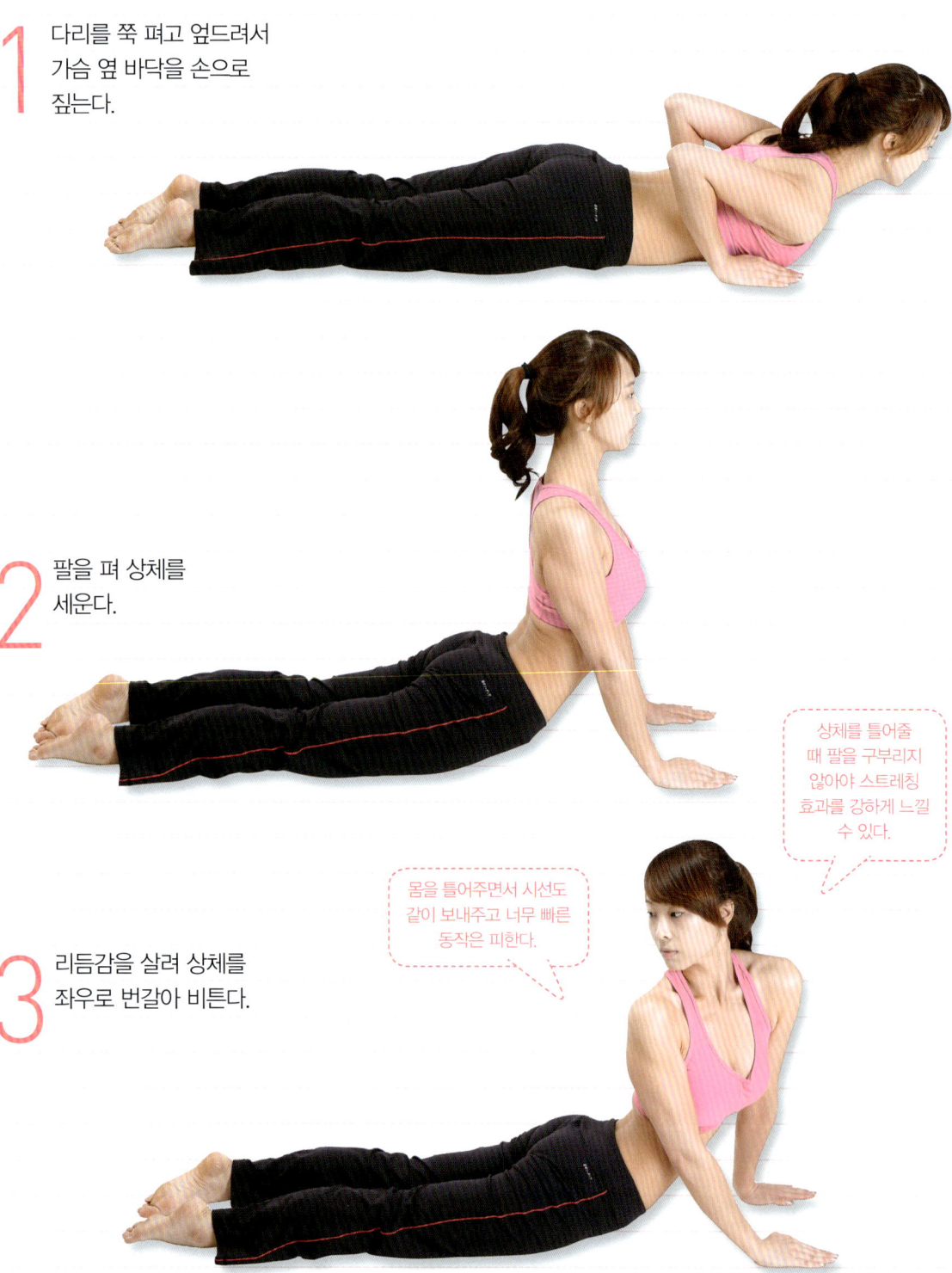

아침 스트레칭 동적 5 — 팔 펴고 엎드려 어깨 누르기

주요 스트레칭 부위 척추 기립근, 광배근, 승모근

어깨부터 등과 허리로 이어지는 라인을 한번에 이완시켜 피로감을 해소해주는 스트레칭입니다. 평소 등이 굽은 자세이거나 등 쪽에 담이 잘 걸리는 분들에게 좋습니다.

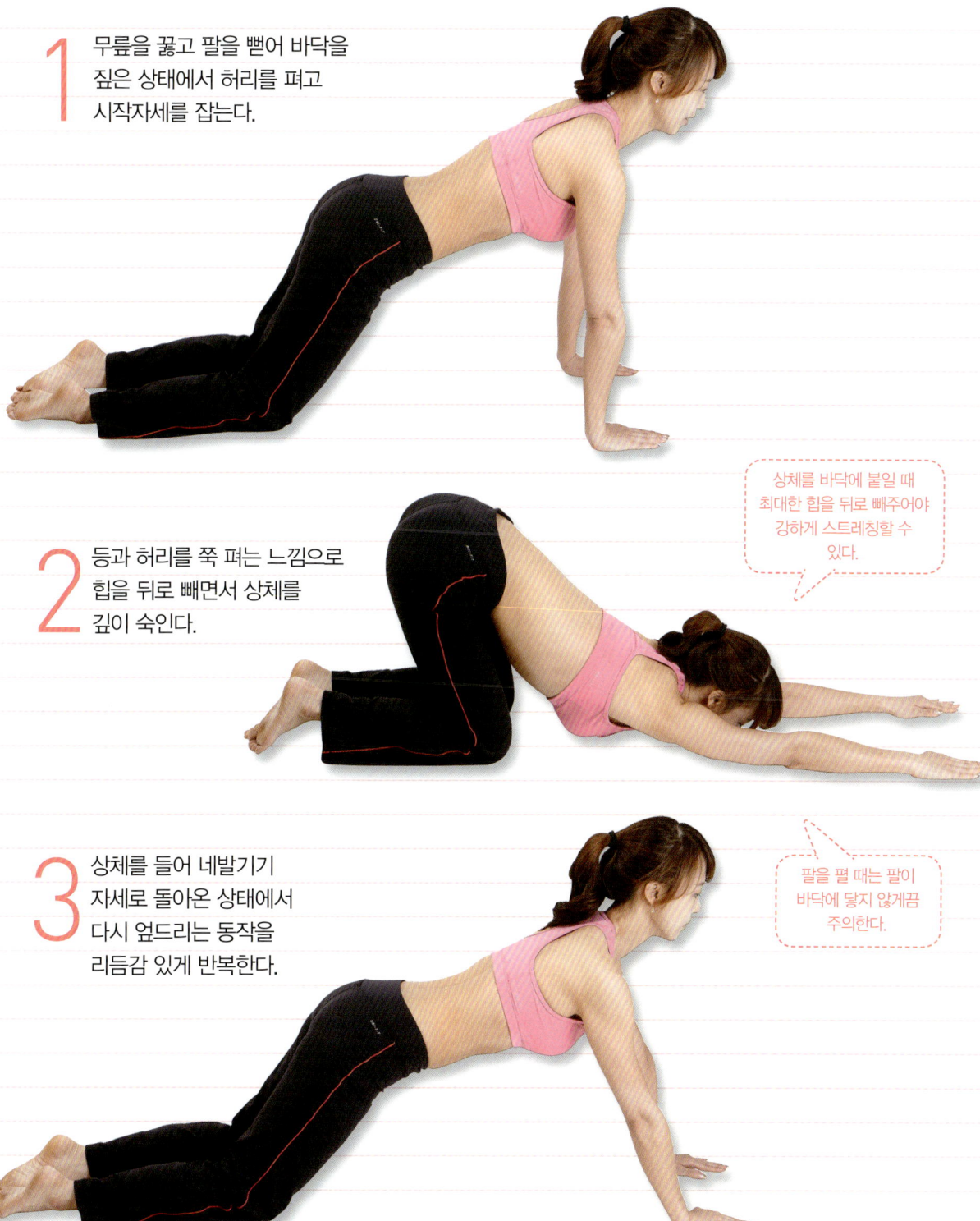

1. 무릎을 꿇고 팔을 뻗어 바닥을 짚은 상태에서 허리를 펴고 시작자세를 잡는다.

2. 등과 허리를 쭉 펴는 느낌으로 힙을 뒤로 빼면서 상체를 깊이 숙인다.

> 상체를 바닥에 붙일 때 최대한 힙을 뒤로 빼주어야 강하게 스트레칭할 수 있다.

3. 상체를 들어 네발기기 자세로 돌아온 상태에서 다시 엎드리는 동작을 리듬감 있게 반복한다.

> 팔을 펼 때는 팔이 바닥에 닿지 않게끔 주의한다.

저녁 스트레칭 프로그램

저녁 스트레칭 프로그램은 하루종일 시달린 어깨, 팔, 하체 등의 근육 피로감을 해소할 수 있는 사지 스트레칭과 가슴과 등을 풀어주는 몸통 스트레칭으로 구성되었습니다.

오랫동안 서 있거나 앉아 있는 생활 패턴으로 하체의 혈액 순환이 제대로 이루어지지 않아 발생하는 하체 부종을 완화시켜주며, 장시간 컴퓨터 업무에 시달리는 직장인들의 어깨와 등 근육 피로를 덜어주는 데에도 탁월한 효과가 있습니다.

저녁 스트레칭을 꾸준히 실시함으로써 좀 더 편안한 저녁시간을 보내실 수 있기를 바랍니다.

- 정적 스트레칭
  15~20초 정도 실시
- 동적 스트레칭
  20회 정도 실시

저녁 스트레칭 / 정적

1. 팔 들어 안쪽으로 어깨 당기기

주요 스트레칭 부위 후면 삼각근

어깨 뒷면 근육을 집중적으로 스트레칭하는 동작으로, 활동 중에 생기는 어깨의 긴장을 해소하는 효과가 뛰어납니다.

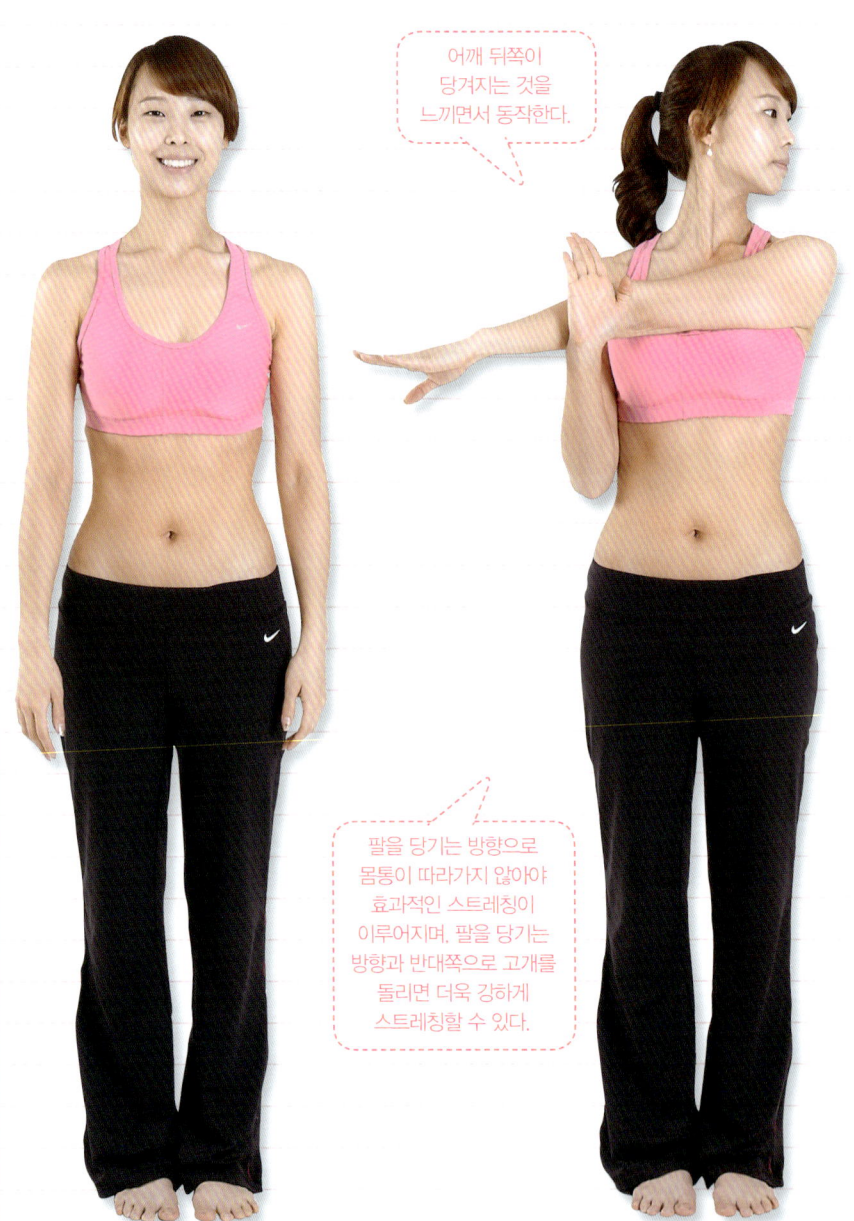

어깨 뒤쪽이 당겨지는 것을 느끼면서 동작한다.

팔을 당기는 방향으로 몸통이 따라가지 않아야 효과적인 스트레칭이 이루어지며, 팔을 당기는 방향과 반대쪽으로 고개를 돌리면 더욱 강하게 스트레칭할 수 있다.

1 허리를 곧게 펴고 바로 선다.

2 왼팔을 몸 앞에서 어깨 높이로 올려 펴고, 오른팔을 접어 왼팔 팔꿈치에 손등을 건 다음 안쪽으로 당긴다. 반대편도 같은 방법으로 실시한다.

저녁 스트레칭 정적 2 — 깍지 끼고 팔 뻗어 등 둥글리기

주요 스트레칭 부위 척추 기립근, 광배근

등과 허리를 풀어주는 스트레칭입니다. 장시간 의자에 앉아 있는 습관으로 등이 결린 분들의 뭉친 근육을 풀어주는 효과가 있습니다.

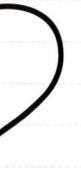

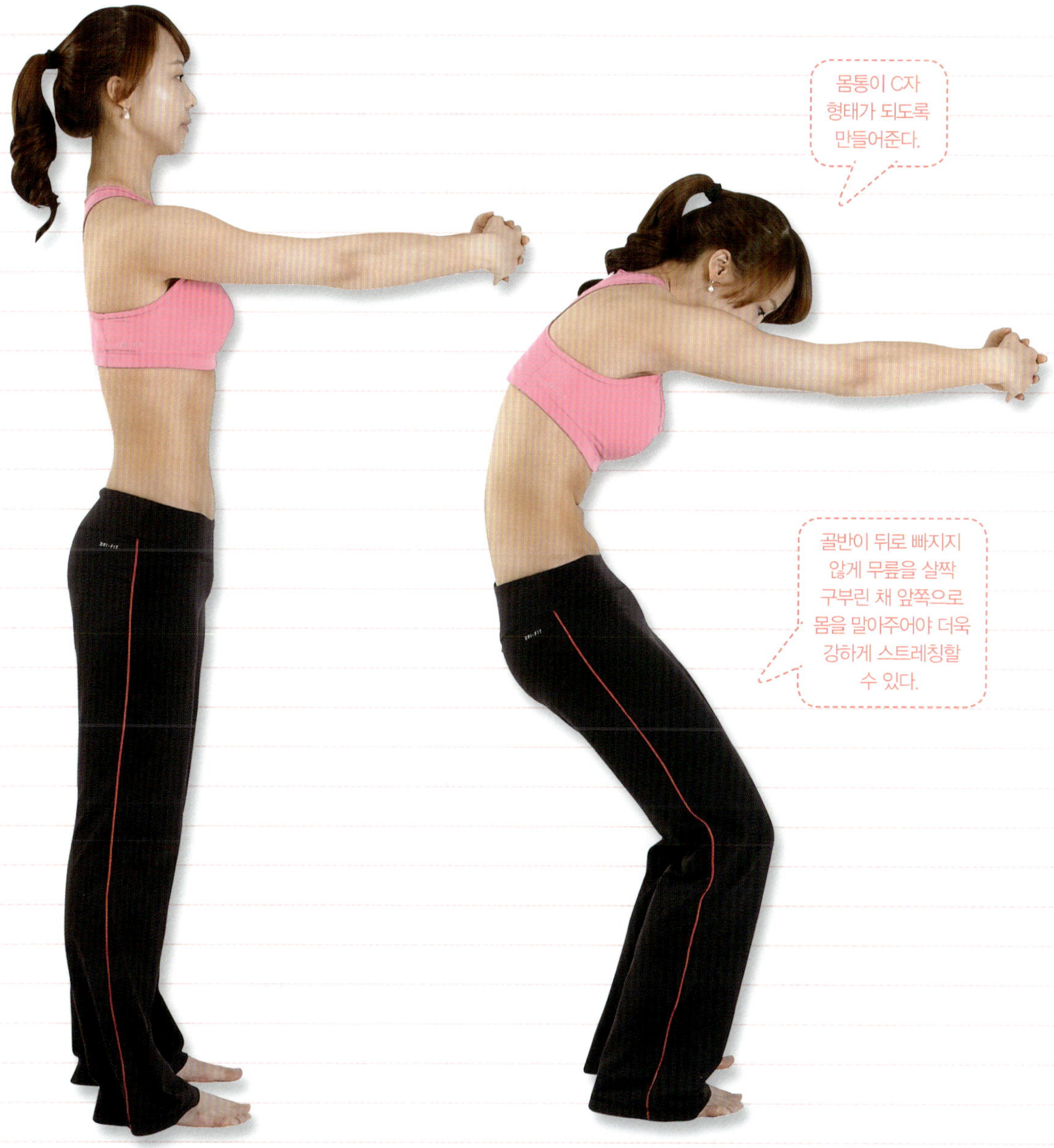

> 몸통이 C자 형태가 되도록 만들어준다.

> 골반이 뒤로 빠지지 않게 무릎을 살짝 구부린 채 앞쪽으로 몸을 말아주어야 더욱 강하게 스트레칭할 수 있다.

1 바르게 선 자세에서 손바닥이 몸을 향하도록 깍지를 끼고 팔을 어깨 높이로 들어 올린다.

2 팔을 앞으로 쭉 뻗으면서 가슴을 집어넣고 등을 둥글게 말아준다.

저녁 스트레칭 / 정적

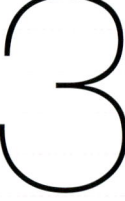

뒤로 깍지 끼고 가슴 펴기

주요 스트레칭 부위 대흉근

가슴을 스트레칭하는 동작으로, 평소에 등이 굽은 자세가 몸에 밴 분들의 자세 교정에 효과적입니다.

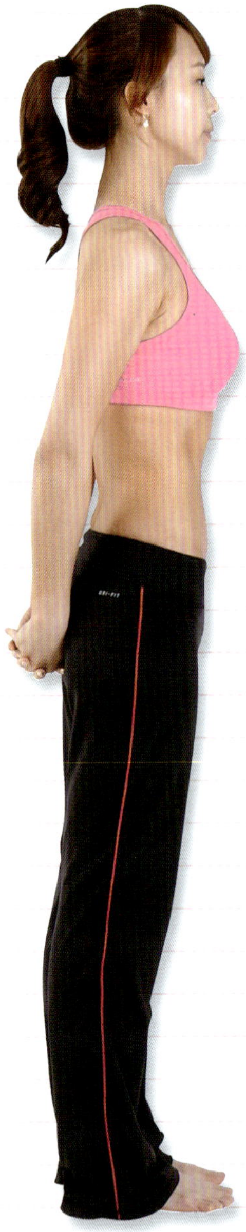

> 견갑골을 모은다는 느낌으로 등을 완전히 수축시켜야 길항근인 가슴 부위를 제대로 스트레칭할 수 있다.

> 어깨나 등이 경직되어 동작이 잘 되지 않을 경우 기둥을 잡고 실시하거나 벽을 짚고 한 팔씩 실시해본다.

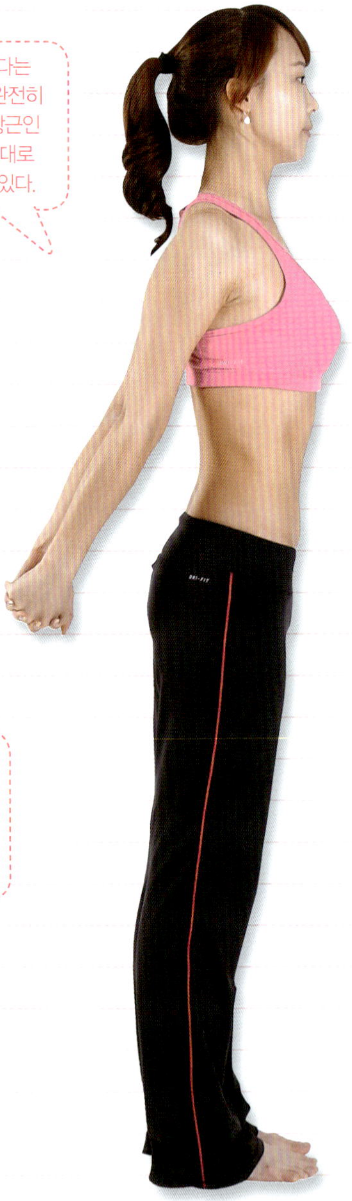

1 바르게 선 자세에서 손을 뒤로 돌려 깍지를 낀다. 손바닥이 등을 향하게 하고 시선은 정면을 응시한다.

2 가슴을 최대한 앞으로 펴면서 어깨를 뒤로 젖힌다.

저녁 스트레칭 정적 4

앞뒤로 다리 벌려 무릎 구부리기

주요 스트레칭 부위 대퇴사두근, 장요근

대퇴부와 장요근을 이완시키는 스트레칭으로 하체의 피로감을 해소해줍니다.
오랫동안 앉아서 업무를 보는 분들에게 도움이 되는 스트레칭입니다.

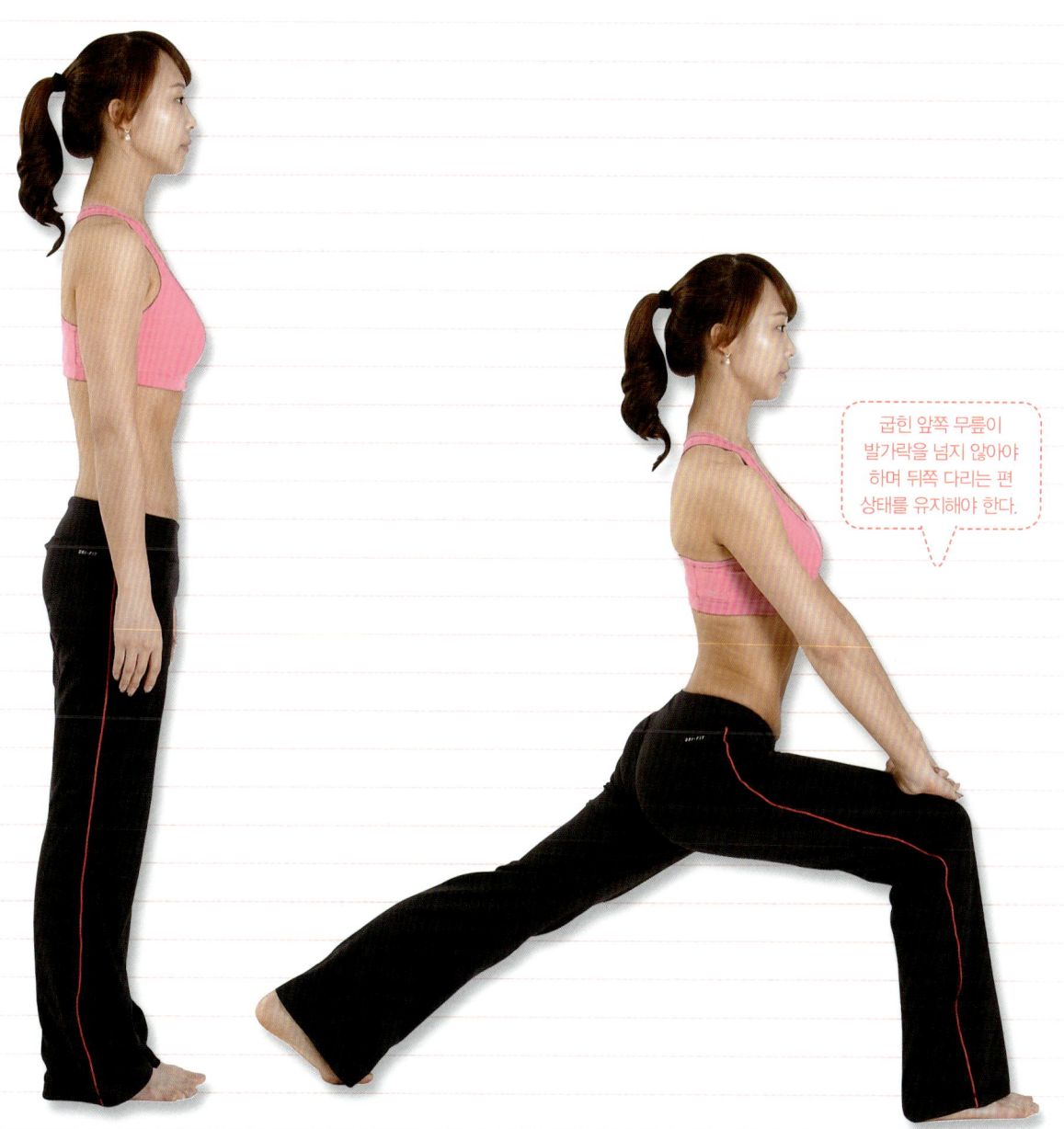

굽힌 앞쪽 무릎이 발가락을 넘지 않아야 하며 뒤쪽 다리는 편 상태를 유지해야 한다.

1 허리를 곧게 펴고 바로 선다.

2 허리를 쭉 편 채 다리를 앞뒤로 넓게 벌리고 앞쪽 무릎을 구부린다. 양손으로 무릎을 짚어 허리가 앞으로 숙여지지 않도록 지탱한다. 다리를 바꾸어 같은 방법으로 스트레칭한다.

저녁 스트레칭 5 정적 — 다리 펴고 앞으로 몸 구부리기

주요 스트레칭 부위 슬와근, 요추부

평소 오랫동안 서 있거나 허리 피로감을 자주 느끼는 분들의 증상 완화에 효과적이며, 하이힐을 자주 신는 여성에게도 좋은 스트레칭입니다. 처음부터 무리하게 내리지 말고 본인의 유연성에 맞추어 실시하다가 차츰 유연성이 길러지면 더 깊이 낮춥니다.

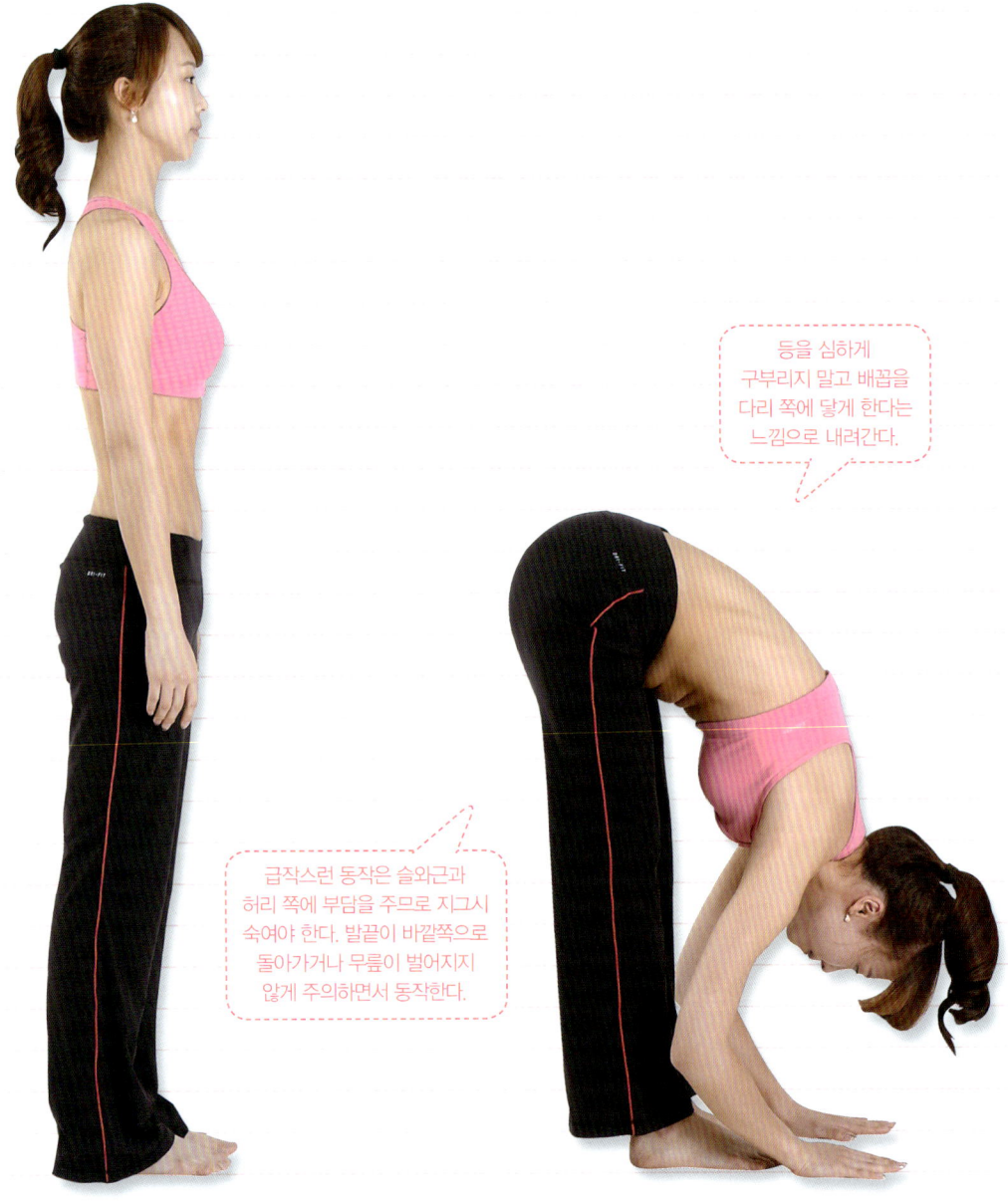

등을 심하게 구부리지 말고 배꼽을 다리 쪽에 닿게 한다는 느낌으로 내려간다.

급작스런 동작은 슬와근과 허리 쪽에 부담을 주므로 지그시 숙여야 한다. 발끝이 바깥쪽으로 돌아가거나 무릎이 벌어지지 않게 주의하면서 동작한다.

1 허리를 곧게 펴고 시선은 정면을 응시한 채 다리를 모아 선다.

2 상체의 무게감을 그대로 실어주면서 앞으로 숙인다.

저녁 스트레칭 | 동적

1 다리 벌려 구부리고 몸통 돌리기

주요 스트레칭 부위 척추 기립근, 삼각근, 내전근

허리와 다리 안쪽을 풀어주는 스트레칭으로 좌우 번갈아 리듬감 있게 실시합니다. 평소 허리 피로감이 큰 분들에게 효과적이며 운동 전후 허리를 풀어주는 기본 동작으로 활용해도 좋습니다.

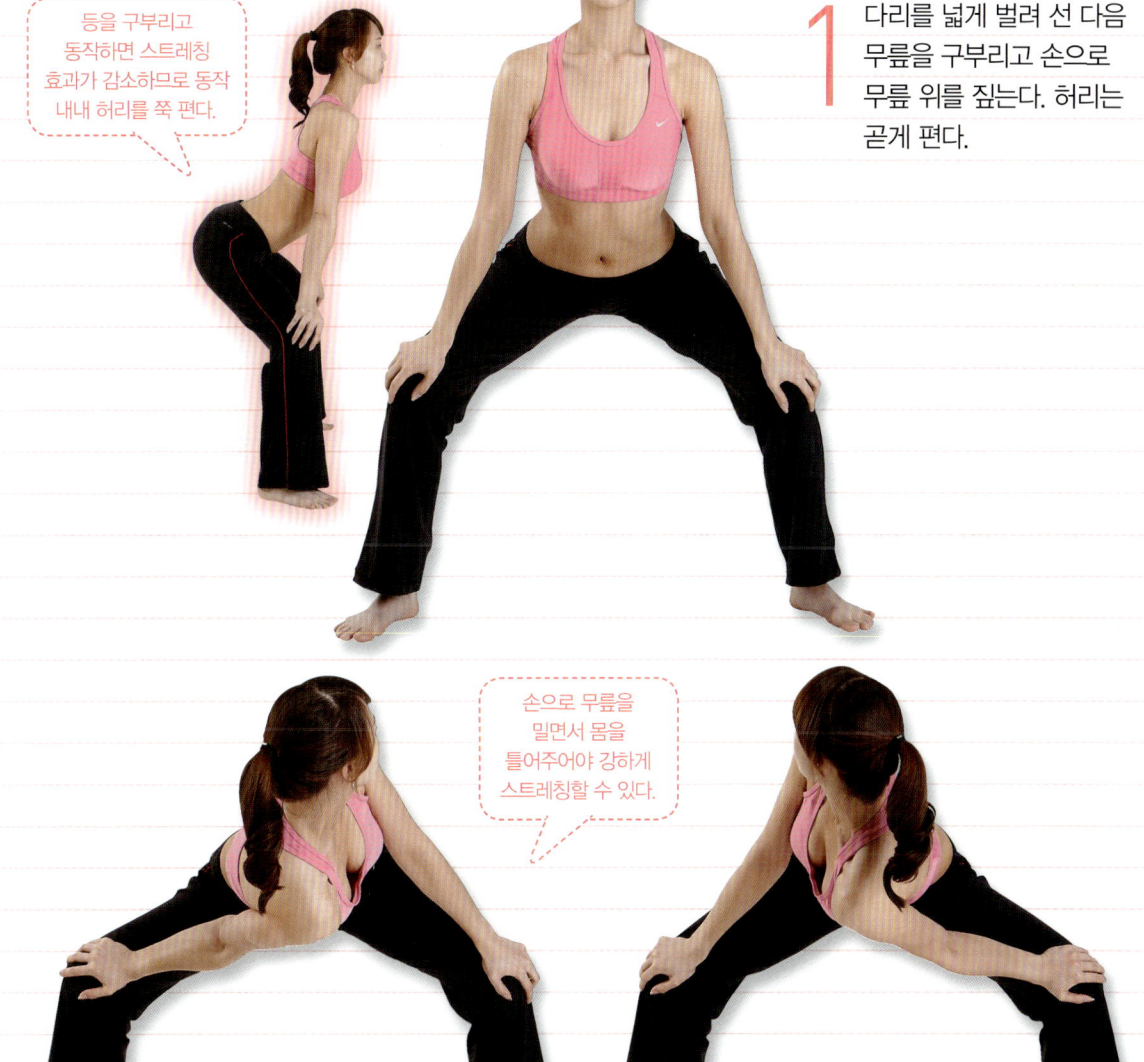

> 등을 구부리고 동작하면 스트레칭 효과가 감소하므로 동작 내내 허리를 쭉 편다.

1 다리를 넓게 벌려 선 다음 무릎을 구부리고 손으로 무릎 위를 짚는다. 허리는 곧게 편다.

> 손으로 무릎을 밀면서 몸을 틀어주어야 강하게 스트레칭할 수 있다.

2 몸통을 옆으로 틀어준다. 무릎을 구부린 각도는 거의 90도를 유지해야 하며, 시선도 몸통의 방향을 따라가야 한다.

3 반대쪽도 같은 방법으로 스트레칭한다. 몸통을 좌우로 리드미컬하게 틀어주면서 허리를 스트레칭한다.

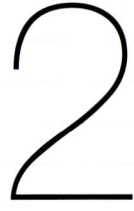

저녁 스트레칭 동적 2

팔 벌려 가슴 폈다 오므리기

주요 스트레칭 부위 대흉근, 삼각근, 광배근

몸통의 앞뒤를 한번에 스트레칭할 수 있는 방법입니다. 평소 어깨가 잘 뭉치고 뻐근한 분이나 바르지 못한 자세로 등 쪽의 피로감을 많이 느끼는 분에게 효과적인 운동입니다.

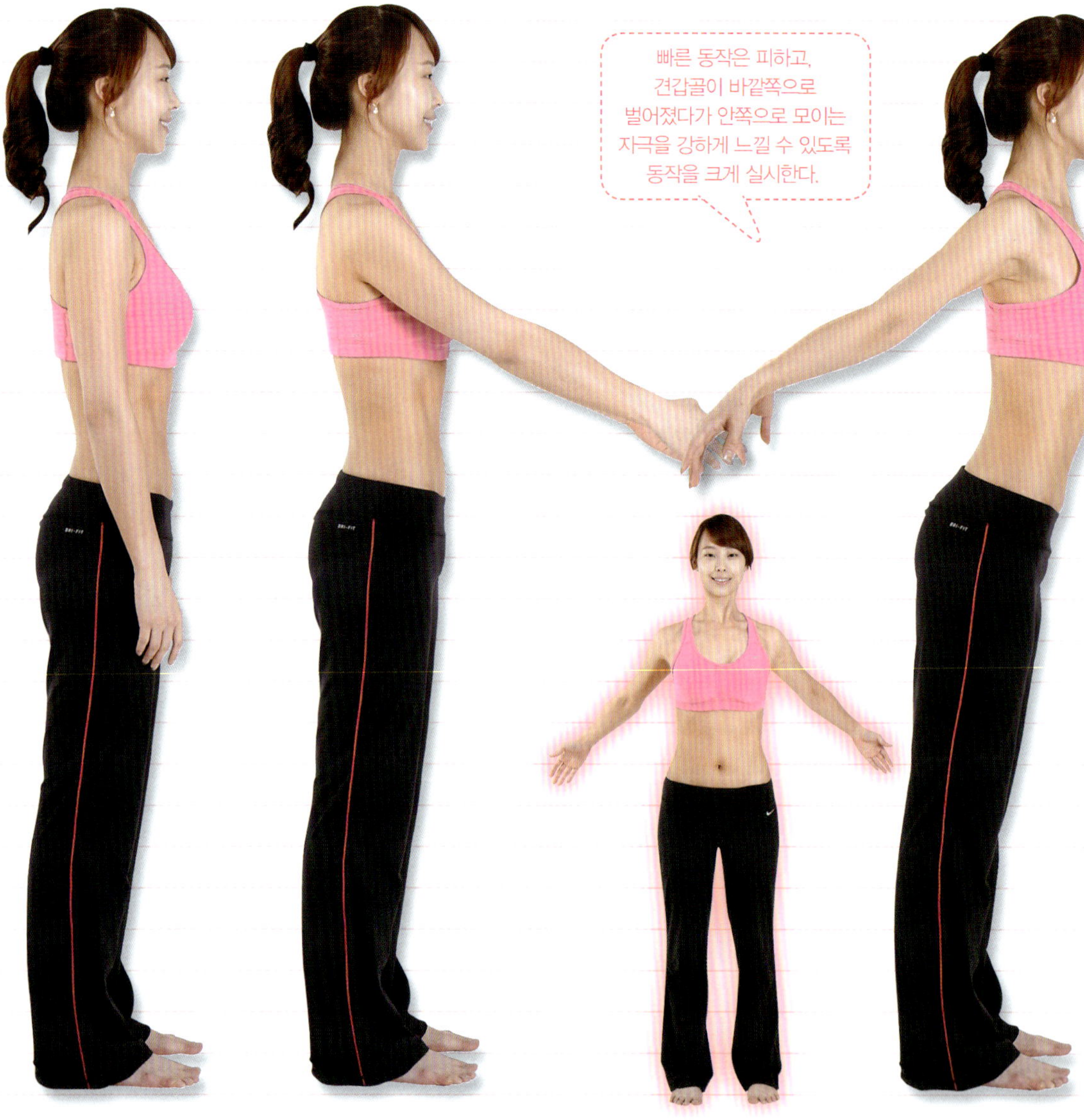

> 빠른 동작은 피하고, 견갑골이 바깥쪽으로 벌어졌다가 안쪽으로 모이는 자극을 강하게 느낄 수 있도록 동작을 크게 실시한다.

1 허리를 곧게 펴고 선다.

2 팔을 양옆으로 45도 정도 벌리고 팔을 앞으로 보내 견갑골을 바깥쪽으로 벌리면서 등 상부를 살짝 구부린다.

3 바로 팔을 뒤로 보내면서 견갑골을 안쪽으로 모으고 가슴을 쭉 편다. 이 두 동작을 리드미컬하게 반복한다.

저녁 스트레칭 동적 3 — 몸 구부려 좌우 발 터치하기

주요 스트레칭 부위 척추 기립근, 슬와근

다리 뒤쪽과 허리를 스트레칭하는 동작입니다. 좌우로 골반을 움직여 근육을 고르게 이완시키고, 허리와 다리의 피로감을 완화시켜 줍니다.

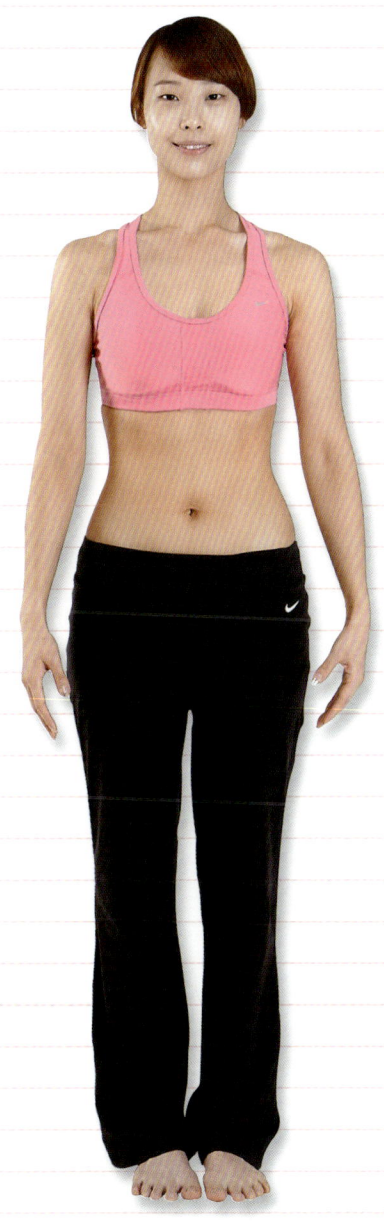

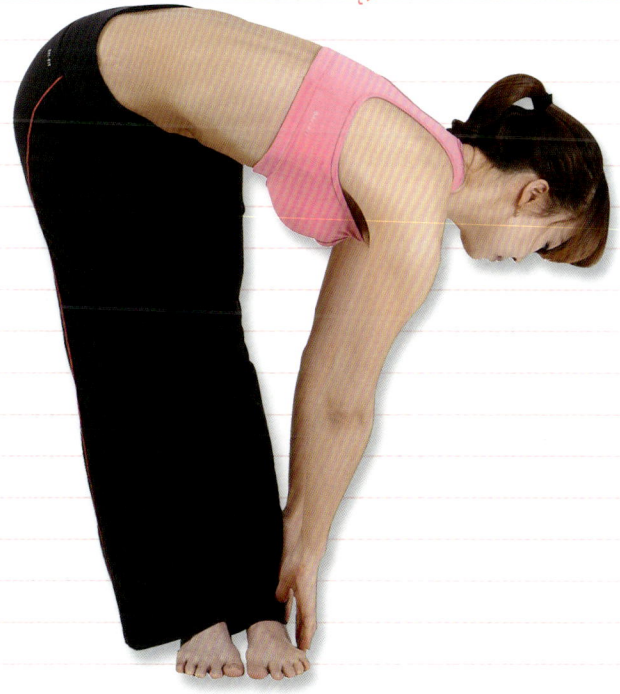

> 급작스럽고 빠른 동작은 허리에 부담을 주므로 피하고, 지나친 반동도 삼가야 한다.

> 좌우를 리듬감 있게 번갈아 가며 반복한다.

1 다리를 모으고 서서 준비자세를 취한다.

2 허리를 숙여 팔을 아래로 뻗는 동시에 몸통을 틀어 왼발 바깥면을 살짝 터치한다. 다시 몸을 세워 준비자세로 돌아갔다가 반대쪽도 같은 방법으로 터치한다.

저녁 스트레칭 동적 4

앞뒤로 다리 벌려 발목 구부렸다 펴기

주요 스트레칭 부위 비복근

종아리를 스트레칭하는 방법으로 조깅 전에 실시하면 좋습니다. 하이힐을 자주 신는 여성분들의 하체 피로감을 풀어주고 발목을 강화하는 데도 효과적입니다.

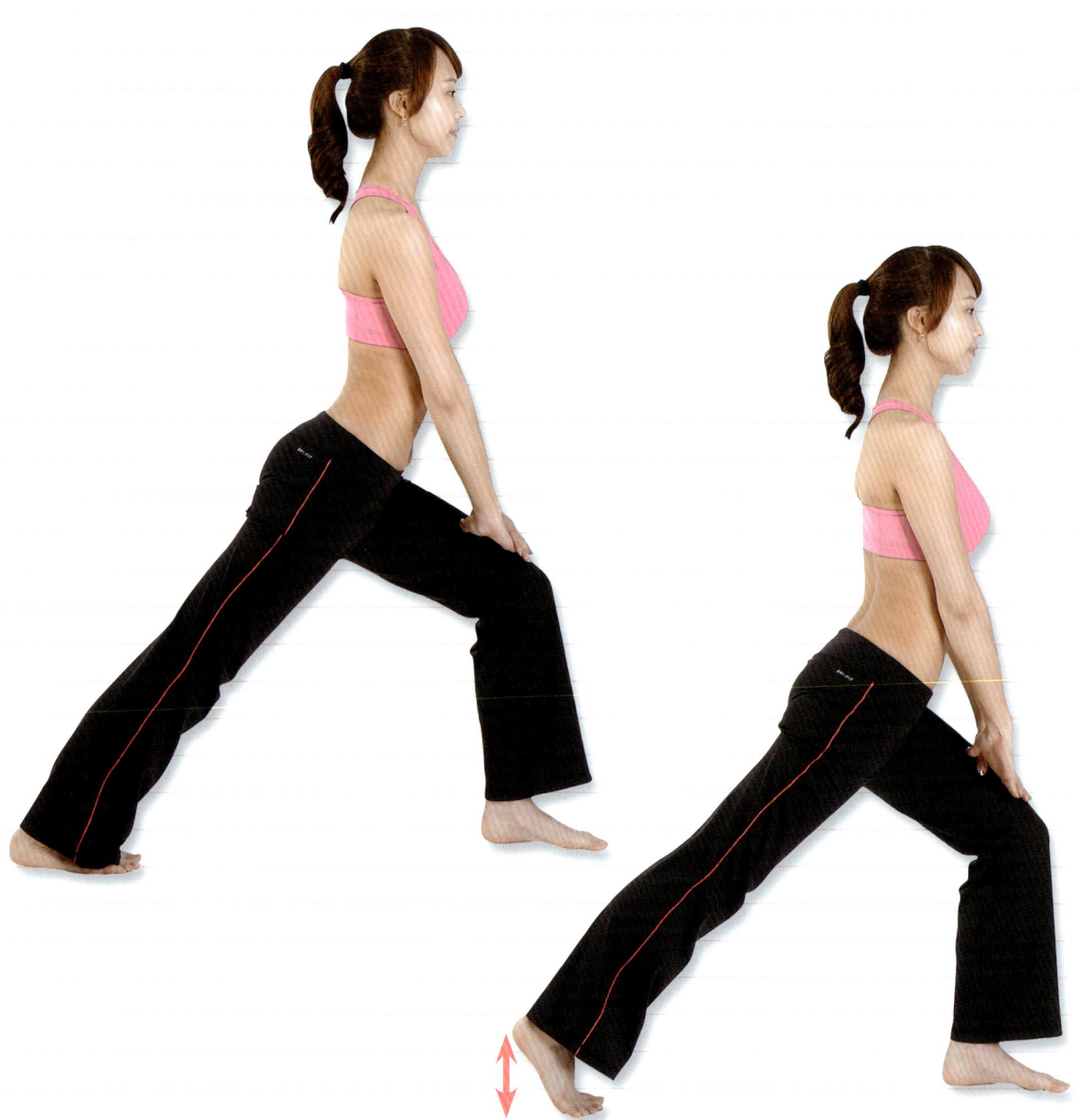

1 허리를 펴고 다리를 앞뒤로 벌려 선 다음, 앞에 놓인 무릎 위에 손을 올리고 무릎을 구부린다. 뒤에 놓인 다리는 무릎을 펴고 발뒤꿈치를 바닥에 밀착시킨다.

2 다른 신체 부위는 고정시키고, 뒤쪽 발목을 들었다 놓았다를 반복함으로써 리듬감 있게 비복근을 스트레칭한다.

양손 벌려 손발 돌리기

저녁 스트레칭 동적 5

주요 스트레칭 부위 척추 기립근, 슬와근, 복사근

허리와 옆구리, 다리 뒤쪽을 스트레칭하는 방법입니다. 리듬감 있게 동작해야 스트레칭 효과를 제대로 볼 수 있습니다. 평소 활동량이 너무 적거나 허리 유연성이 떨어지는 분들에게 좋습니다.

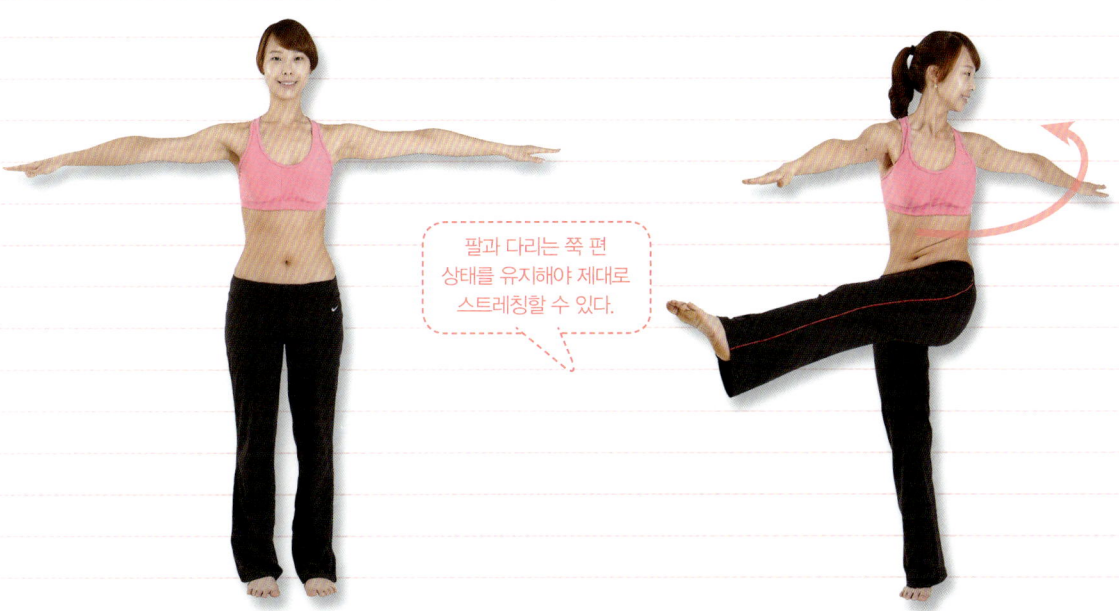

1 허리를 곧게 펴고 다리를 자연스럽게 벌려 선 다음, 양팔을 옆으로 쭉 뻗는다.

팔과 다리는 쭉 편 상태를 유지해야 제대로 스트레칭할 수 있다.

2 몸통과 팔을 왼쪽으로 회전시키는 동시에 왼쪽 다리를 들어 올려 오른손과 닿게 한다는 느낌으로 동작한다.

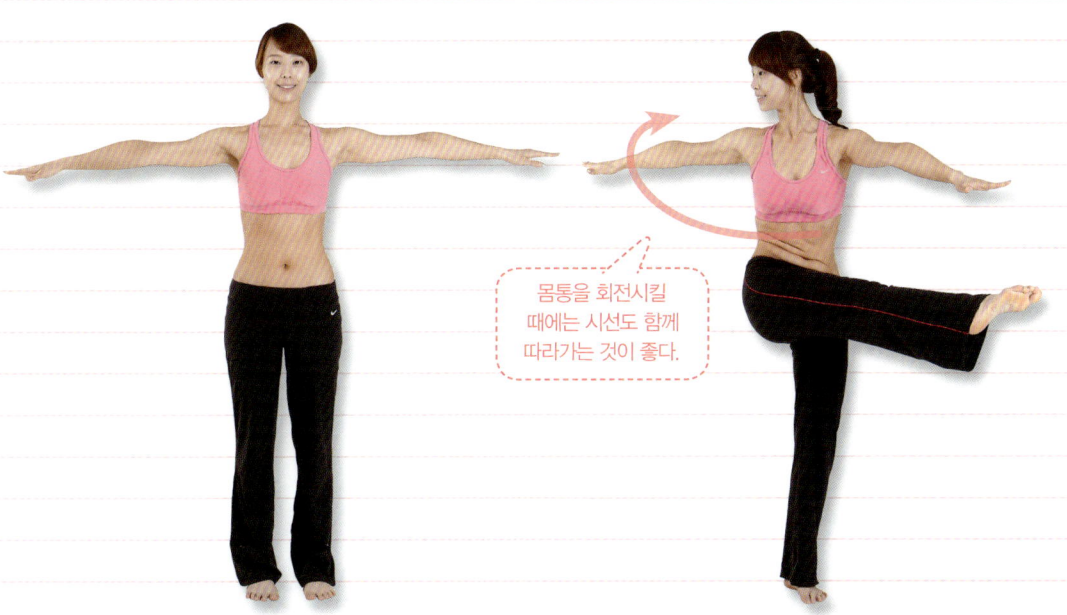

3 다시 원위치로 돌아간다.

몸통을 회전시킬 때에는 시선도 함께 따라가는 것이 좋다.

4 반대로 동작을 실시하며 리듬감 있게 움직인다. 너무 빠른 동작은 균형감을 깨뜨리므로 균형을 잡고 리듬감 있게 좌우로 동작한다.

사무실 스트레칭

사무실에서는 의자에 앉아 많은 시간을 보내기 때문에 허리에 쌓이는 피로가 상당합니다. 또한 컴퓨터 및 책상에서 하는 업무는 목과 어깨의 피로를 가중시켜 척추부 전체에 부담을 주고 척추부 밸런스를 깨뜨리는 결과를 불러옵니다.

그렇기 때문에 근무 중 잠깐이라도 짬을 내어 쉽게 피로해지는 목과 어깨, 허리를 스트레칭해주는 것이 좋습니다.

틈틈이 근육과 관절을 풀어줌으로써 한결 산뜻한 기분으로 업무에 임하고, 건강한 신체를 유지해봅시다.

사무실 스트레칭 / 정적 1

팔 접어 안으로 당기기

주요 스트레칭 부위 능형근

견갑골 안쪽 능형근을 스트레칭하는 방법으로 등이 결릴 때 해주면 좋습니다.

> 몸통은 동작 내내 정면을 향해야 하므로 옆으로 돌아가지 않도록 주의한다.

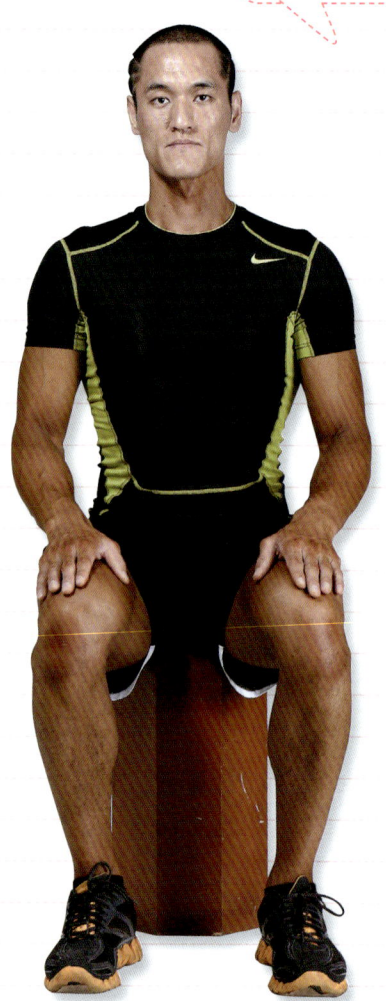

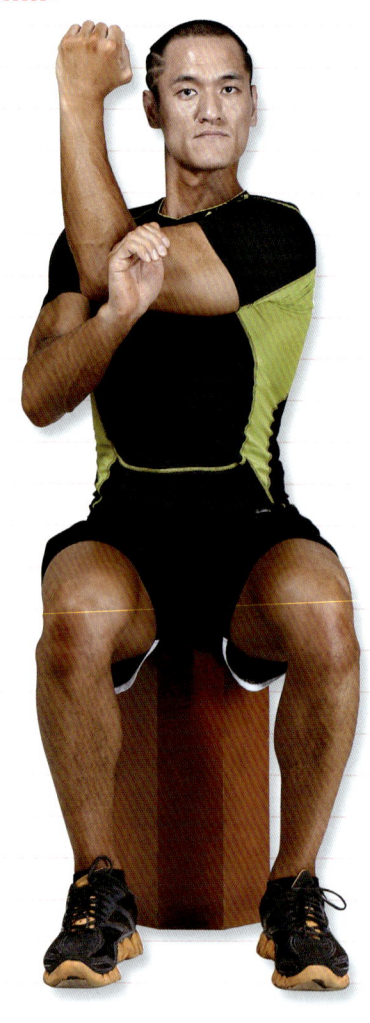

1 허리를 곧게 펴고 의자에 앉는다.

2 팔을 어깨 높이로 들어 올린 다음, 손이 위로 가도록 팔꿈치를 직각으로 구부린다. 그리고 다른 손을 구부린 팔꿈치에 대고 안쪽으로 강하게 당긴다. 반대편도 같은 방법으로 실시한다.

사무실 스트레칭 정적 2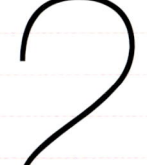

전후 좌우로 목 당기기

주요 스트레칭 부위 승모근, 두판상근, 경판상근, 흉쇄유돌근, 사각근

목 주변 근육을 스트레칭하는 방법입니다. 피로감이 쌓일 때 1~2분 정도 잠깐씩 해주는 것만으로 장시간 책상 업무에서 오는 후두부의 피로감을 해소할 수 있습니다.

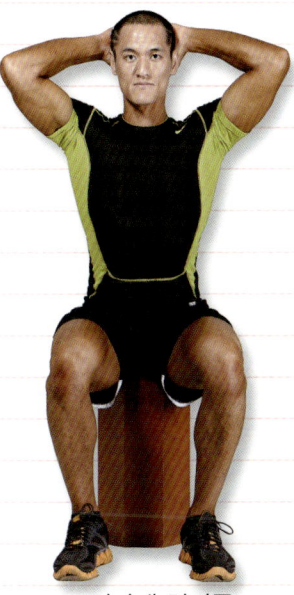

> 목 근육이 잘 이완될 수 있도록 허리를 곧게 펴고 있어야 한다.

1 의자에 허리를 곧게 펴고 앉아, 두 손을 머리 뒤로 깍지 낀다.

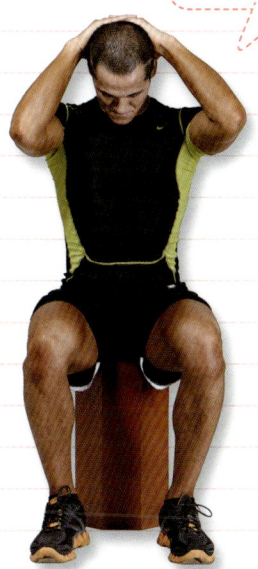

2 허리를 편 자세를 유지하면서 머리를 아래로 지그시 눌러준다.

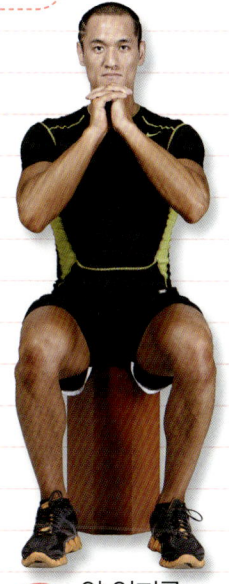

3 양 엄지를 모아 턱 밑에 위치시킨다.

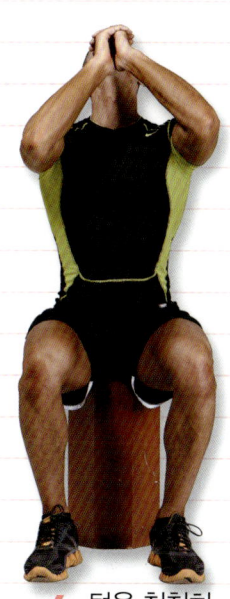

4 턱을 천천히 위로 밀어 올린다.

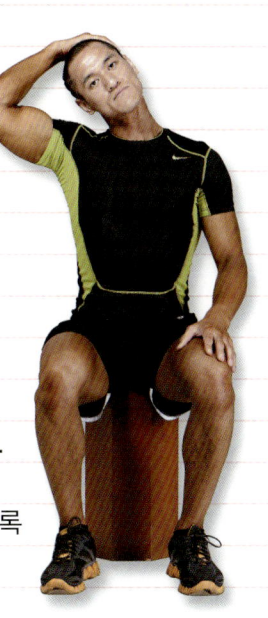

5 오른손으로 머리 왼편을 살짝 잡아 지그시 당겨 내린다. 이때 왼쪽 어깨가 끌려 올라가지 않도록 주의한다.

> 너무 강하게 누르면 근육 부상을 초래할 수 있으므로 지그시 눌러주는 정도로 스트레칭한다.

6 손을 바꾸어 같은 방법으로 지그시 당겨 내린다.

사무실 스트레칭
정적

3 머리 뒤로 깍지 끼고 팔꿈치 벌리기

주요 스트레칭 부위 삼각근, 대흉근

가슴 부위를 이완시키면서 등을 펴주는 스트레칭으로, 장시간 앉은 자세로 뻐근해질 수 있는 척주부의 근육들을 곧게 펴주는 효과가 있습니다.

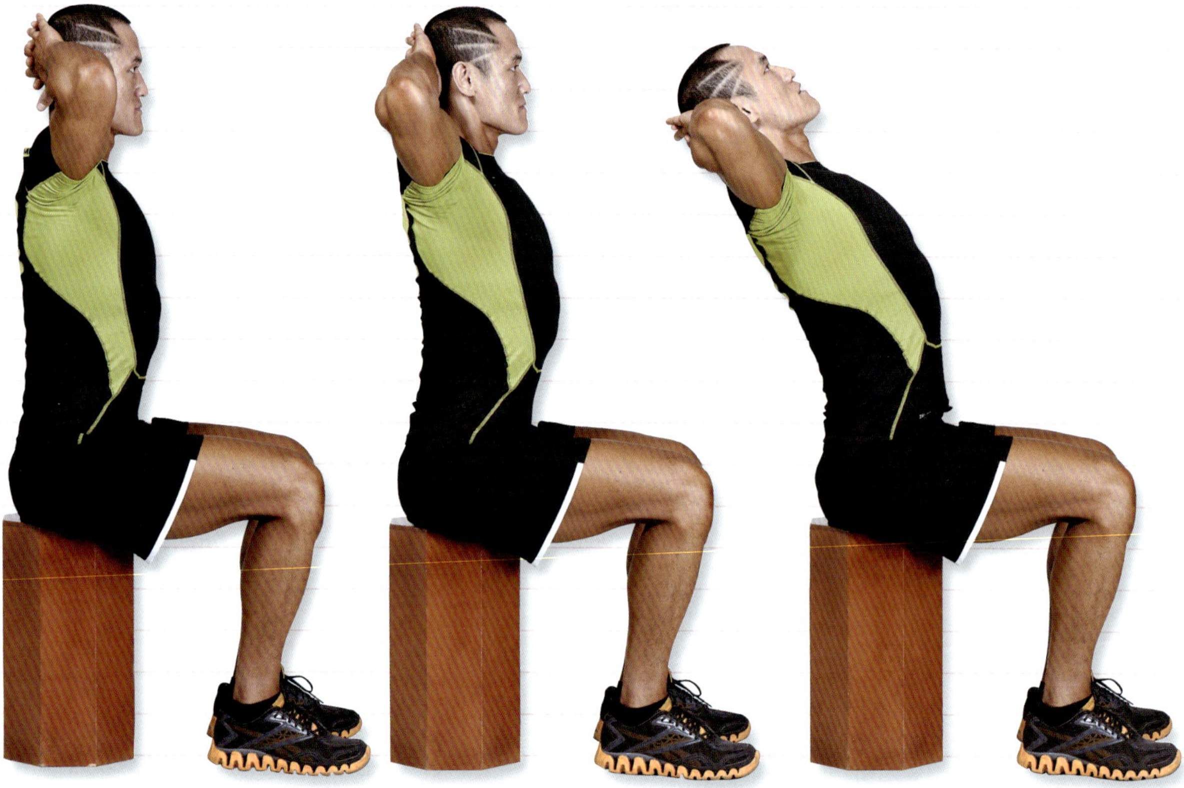

1 의자에 앉아 허리를 곧게 편 다음, 두 손을 머리 뒤로 깍지 낀다. 양 팔꿈치는 바깥쪽으로 벌린다.

2 가슴을 쭉 펴면서 들어 올려 허리를 아치 형태로 만든다.

3 고개를 뒤로 살짝 넘기면서 가슴을 펴주면 더욱 강하게 스트레칭할 수 있다.

사무실 스트레칭 — 정적 4

깍지 끼고 머리 위로 손 뻗기

주요 스트레칭 부위 삼각근, 광배근, 척추 기립근

허리와 등을 이완시켜 장시간 근무로 인한 피로감을 줄여주는 동작입니다. 책상에 오래 앉아 있다가 본인도 모르게 굽어지는 자세를 바로잡아 줍니다.

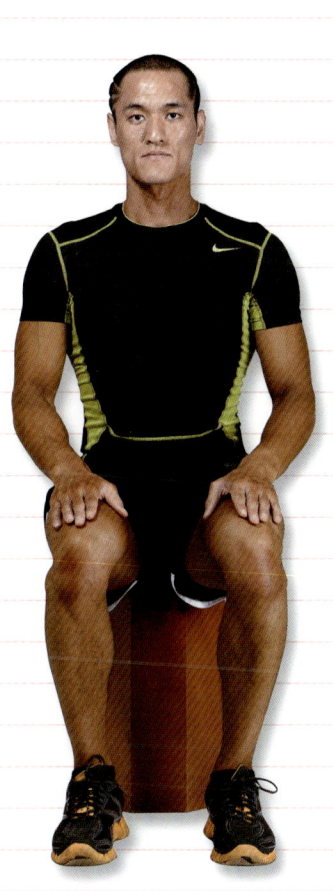

팔을 다 펴주어야 하고, 어깨를 지나치게 위로 올리지 않아야 승모근의 긴장을 막을 수 있다.

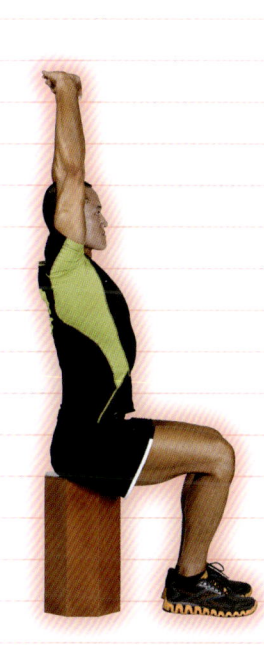

팔을 뒤로 살짝 넘겨주면 더욱 강하게 스트레칭할 수 있다.

1 허리를 곧게 펴고 의자에 앉는다.

2 깍지 낀 손을 위로 쭉 뻗어 허리가 펴지는 느낌이 들도록 스트레칭한다.

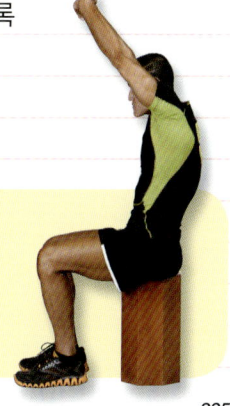

NG 동작
등을 구부린 상태로 실시하면 스트레칭이 되지 않는다. 어깨나 등의 유연성이 부족해 동작이 잘 되지 않을 경우에는 바로 앞에 나온 '머리 뒤로 깍지 끼고 팔꿈치 벌리기' 동작으로 충분히 스트레칭한 후 다시 실시해본다.

사무실 스트레칭 5 정적

다리 꼬고 몸통 비틀기

주요 스트레칭 부위 척추 기립근, 둔근

장시간 앉은 자세로 업무나 학업에 열중하다 보면 상체의 무게 때문에 요추부에 많은 부담이 가해지므로 허리 스트레칭으로 틈틈이 근육을 풀어주어야 합니다. 자칫 쉽게 퍼질 수 있는 힙에 긴장감을 주는 데에도 효과적입니다.

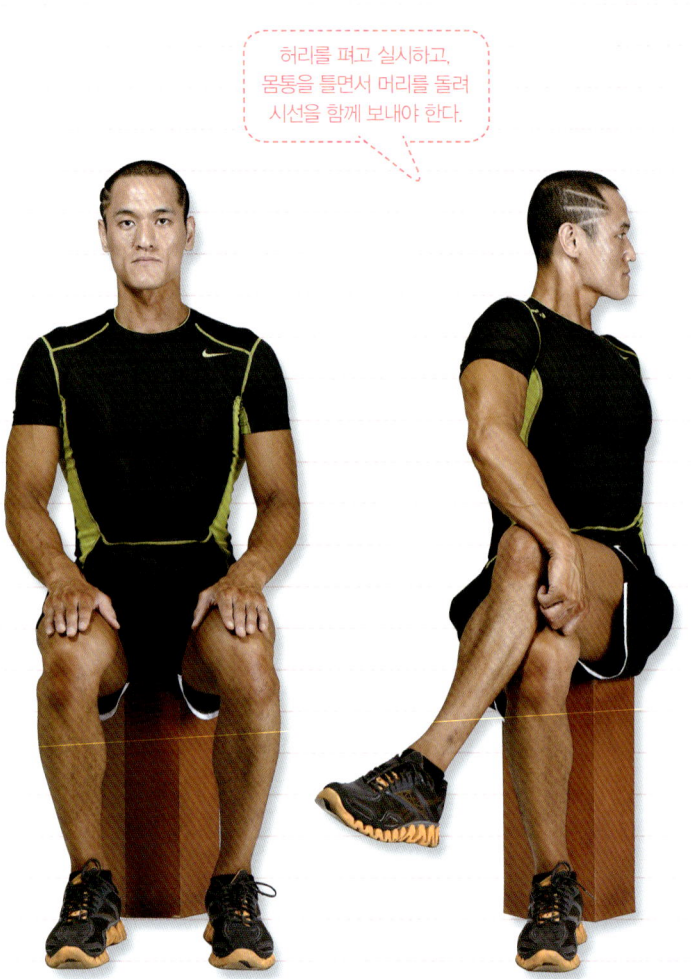
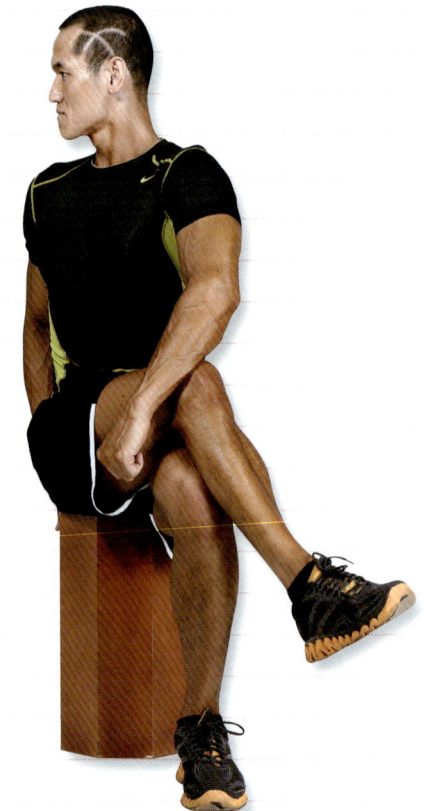

> 허리를 펴고 실시하고, 몸통을 틀면서 머리를 돌려 시선을 함께 보내야 한다.

> 팔꿈치로 무릎을 밀면서 틀어주면 더 강하게 스트레칭할 수 있다.

1 허리를 곧게 펴고 의자에 앉는다.

2 그 상태로 다리를 꼬면서 들어 올린 다리 방향으로 몸통을 틀어준다.

3 다리를 바꾸어 같은 방법으로 실시한다.

사무실 스트레칭
동적

1 어깨 돌리기

주요 스트레칭 부위 승모근, 회전근개, 삼각근

어깨 관절을 돌려 주변 근육을 풀어주고 관절의 유연성을 향상시키는 스트레칭입니다. 목의 피로감을 해소하는 데에도 효과적입니다.

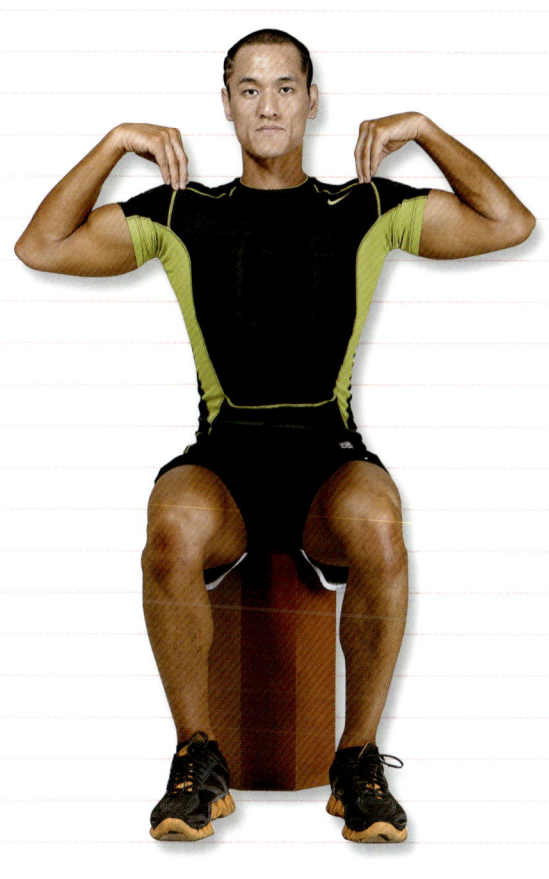
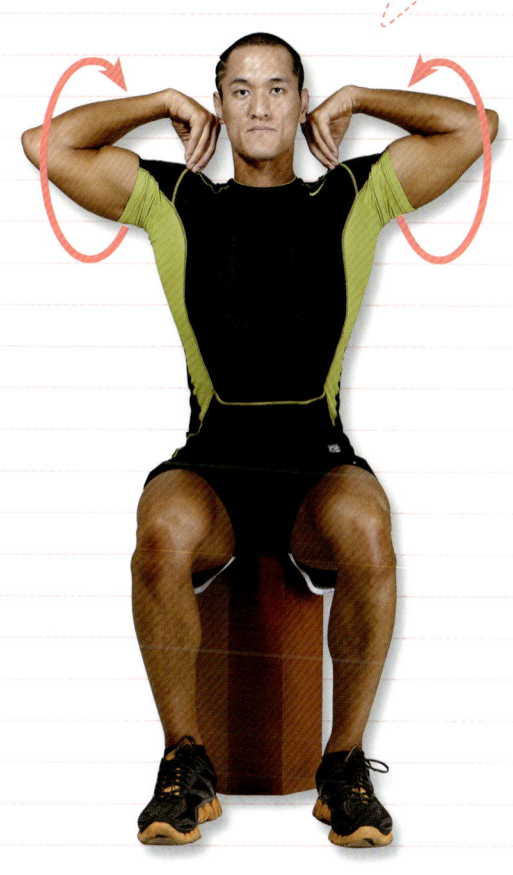

회전 시 어깨 관절에서 부자연스러운 마찰감이 느껴질 경우 회전 범위를 줄여서 동작하는 것이 좋다.

1 허리를 펴고 의자에 앉아 어깨 위에 살포시 손을 올려놓는다.

2 원을 그린다는 느낌으로 어깨를 뒤로 돌린다. 빠르지 않으면서도 리듬감 있게 움직인다. 회전 방향을 앞뒤로 바꾸며 실시한다.

사무실 스트레칭

동적 2

직각으로 팔 굽혀 어깨 돌리기

주요 스트레칭 부위 회전근개

평소 어깨가 약하거나 자주 아픈 분, 어깨 관절의 가동 범위가 떨어지는 분들에게 좋은 스트레칭입니다. 꾸준히 해주면 어깨 주변 근육을 강화할 수 있고 바른 상체 자세를 만들 수 있습니다.

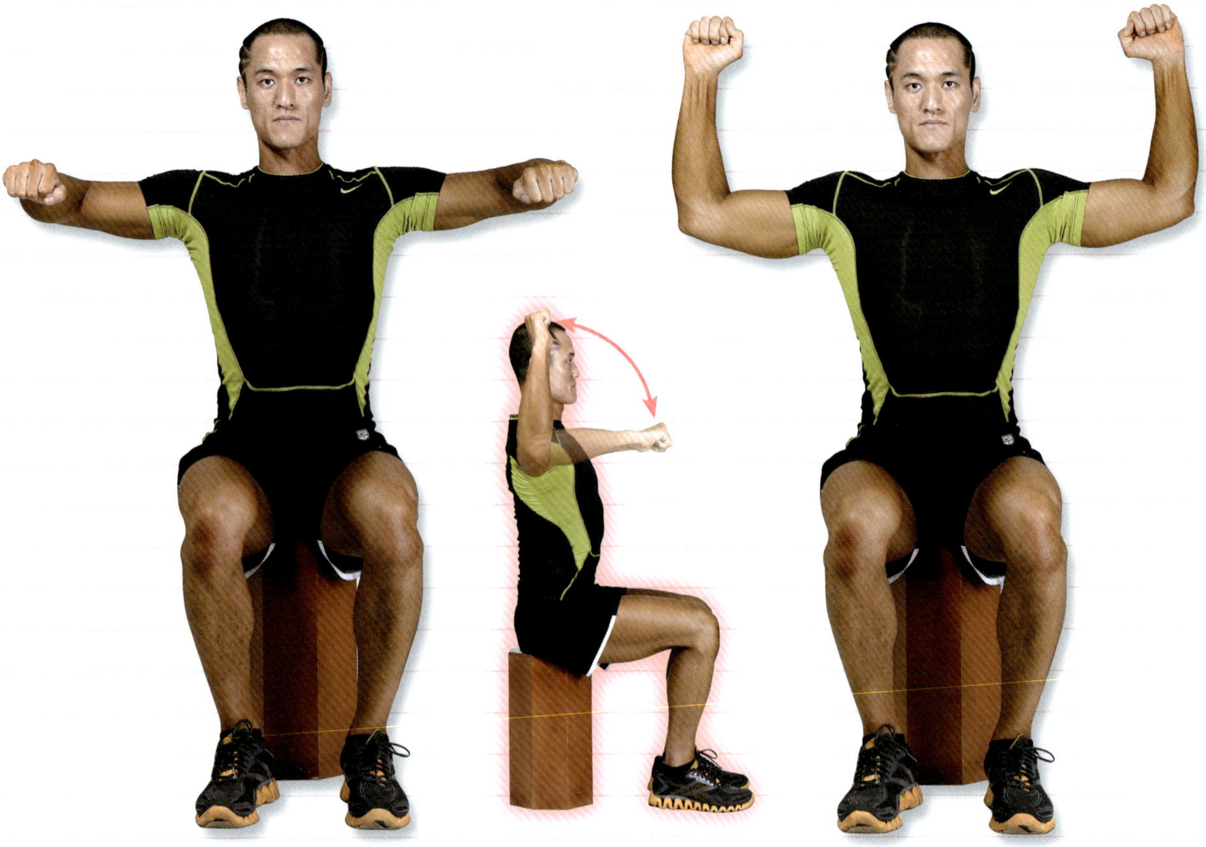

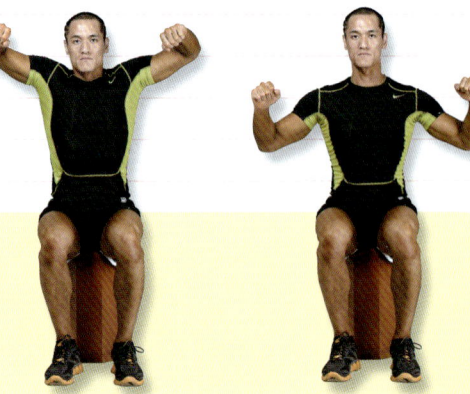

1 허리를 펴고 의자에 바르게 앉는다. 주먹을 가볍게 쥐고 상완을 어깨 높이로 들어 올린 다음, 팔꿈치를 90도로 구부린다.

2 팔꿈치는 고정하고 전완부만 뒤로 움직이면서 어깨를 회전시킨다. 시작자세로 돌아와 다시 리듬감 있게 움직인다.

NG 동작
팔꿈치를 과도하게 올리거나 너무 쳐지지 않게 주의한다. 평상시 팔을 올릴 때 어깨에 통증을 느끼는 경우에는 무리하게 실시하지 않는다.

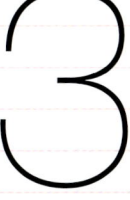

사무실 스트레칭 동적 3

무릎 들어 올리기

주요 스트레칭 부위 척추 기립근, 둔근

허리와 힙을 스트레칭하는 방법으로 복부의 근력 강화에도 도움이 됩니다. 장시간 앉아 있을 경우 요통을 느끼시는 분들에게도 효과적입니다.

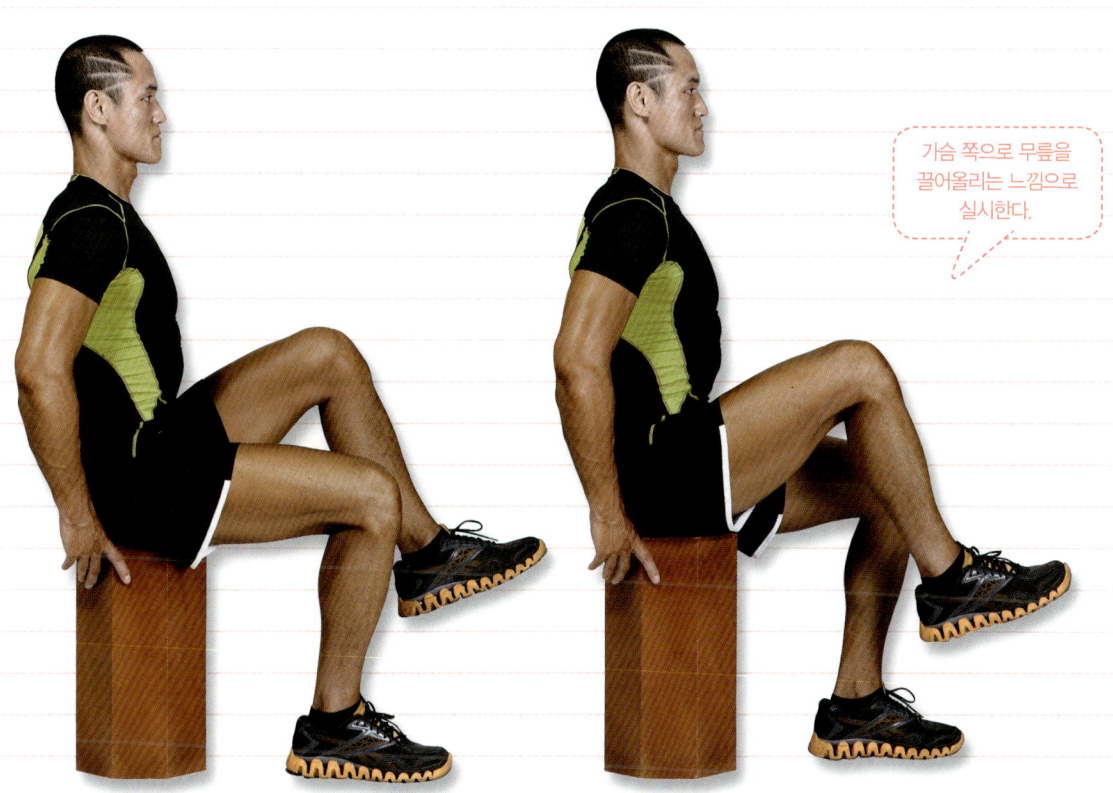

가슴 쪽으로 무릎을 끌어올리는 느낌으로 실시한다.

1 허리를 펴고 의자에 앉아 제자리를 걷듯이 무릎을 한쪽씩 올린다.

2 양쪽 다리를 리듬감 있게 움직이면서 허리와 엉덩이 근육의 당김을 느낀다.

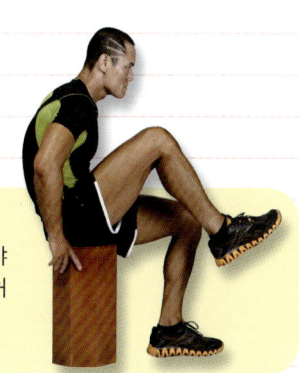

NG 동작
동작 내내 허리를 펴고 있어야 한다. 무릎이 올라가면서 등과 허리를 구부리지 않도록 주의한다.

사무실 스트레칭
동적 4
다리 펴고 발목 움직이기

주요 스트레칭 부위 비복근

종아리 부위를 스트레칭하는 방법으로 종아리가 잘 붓거나 쉽게 피로해지는 분, 평소 활동량이 적은 분들에게 좋습니다.

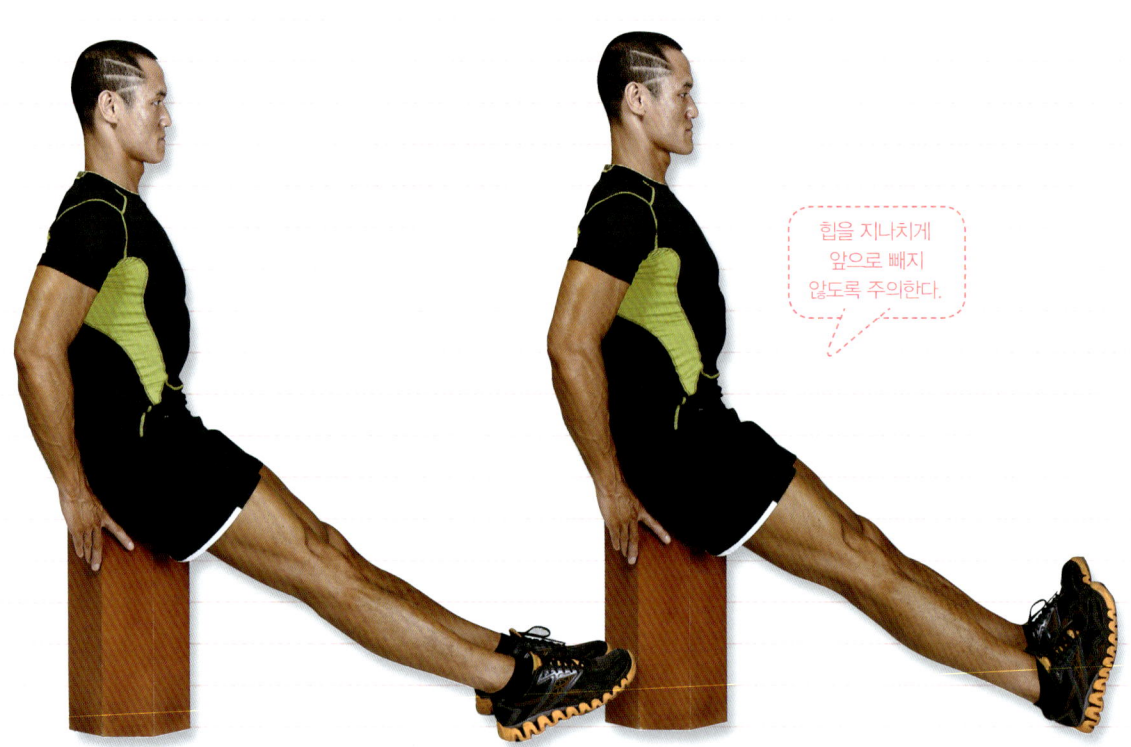

힙을 지나치게 앞으로 빼지 않도록 주의한다.

1 허리를 곧게 펴고 의자에 앉되, 힙을 앞으로 살짝 뺀다. 다리와 발목을 앞으로 쭉 펴면서 종아리를 수축시킨다.

2 다리를 쭉 편 상태를 유지하면서 발끝을 몸 쪽으로 당긴다. 리듬감 있게 동작을 반복한다.

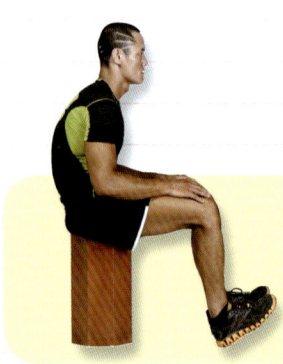

NG 동작
허리와 다리가 구부러진 상태에서는 제대로 된 스트레칭이 이루어지지 않는다.

사무실 스트레칭 5 - 동적

목 돌리기

주요 스트레칭 부위 승모근, 두판상근, 경판상근, 흉쇄유돌근, 사각근

목과 어깨의 피로감을 줄여주는 스트레칭으로 업무 중 수시로 실시해주면 컨디션 유지에 한결 도움이 됩니다. 빠른 움직임은 피하고 천천히 동작합니다.

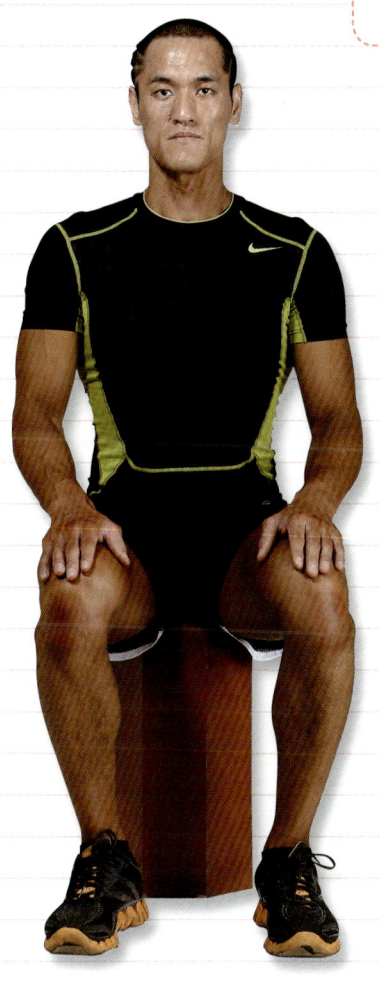

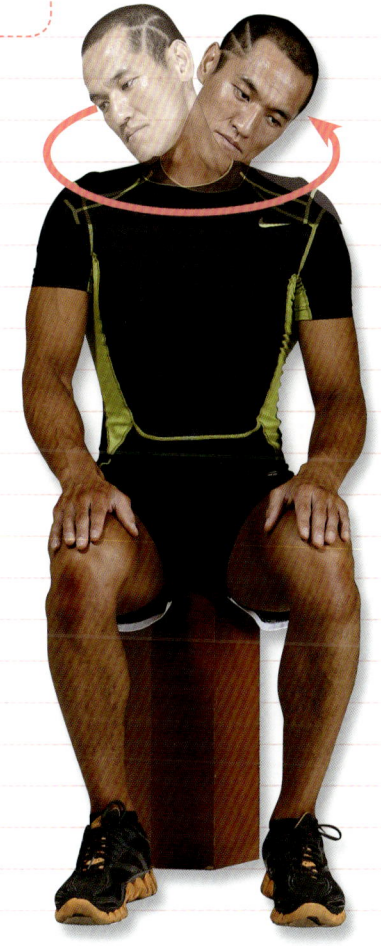

> 머리의 무게를 가볍게 실어 목 주변 근육에 부드러운 자극을 줄 수 있도록 리듬감 있게 움직인다.

1 허리를 곧게 펴고 의자에 앉아 준비자세를 취한다.

2 어깨의 긴장을 풀고 머리를 천천히 회전시킨다. 회전 방향을 바꿔가며 되도록 큰 회전 동작이 나오게끔 실시한다.

몸만들기를 방해하는 말말말!

"장소나 기구가 마땅치 않아요"

많은 분들이 깔끔한 시설을 갖춘 피트니스 클럽이 아니면 운동할 여건이 안 된다고 여기시거나, 큰 공간에서 운동하는 것이 더 효과적이라고 생각하십니다. 그러나 운동 방법만 제대로 알고 있다면, 팔다리 쭉 뻗고 누울 만한 공간 하나만으로도 모든 전신 운동이 가능합니다. 휴식시간을 길게 잡지 않고 일정한 운동 패턴을 유지하기 위해서도 적당한 크기의 공간이 더 유리합니다. 그에 반해 좋은 시설과 큰 공간은 오히려 시선을 분산시켜 집중도를 떨어뜨릴 수 있습니다.

"시간이 안 나요"

운동을 하기 어렵게 만드는 가장 대표적인 말이 아닐까 합니다. 우리에게는 누구에게나 똑같이 24시간이 주어지지만, 누구는 그 시간을 활용해 운동을 하고 누구는 시간이 없어 운동을 하지 못합니다. 간혹 하루 중 운동하기 좋은 시간대는 언제냐고 물어보시는데요. 본인이 편한 시간대를 정해서 매일 동일한 시간에 하는 것이 가장 좋습니다.

중요한 건 남는 시간에 운동하는 것이 아니라 하루 계획에 운동 시간을 미리 잡아놓고 하는 것입니다. 대부분의 사람들이 하루 중 쓰고 남는 시간에 운동을 해야겠다고 마음을 먹고는 시간이 없다고들 말합니다. 아침에 일어나자마자 오늘 운동은 몇 시에 할 것인지 미리 정하는 것은 어떨는지요? 그렇지 않으면 여러분에게 남는 운동 시간은 평생 없을지도 모릅니다.

"혼자라 운동하기 심심하고 외로워요"

좋은 파트너와 함께 운동하는 즐거움은 운동을 오래도록 지속시켜주고 운동에 흥미를 느끼게 하는 동기가 되지요. 하지만 시간 가는 줄 모를 정도로 서로 이야기하느라 오히려 운동하는 시간을 빼앗겨 버리는 경우를 많이 보았습니다. 또한 서로 운동 목적이 다르거나, 남녀가 함께 하는 경우, 체력 차이가 많이 나는 경우에는 운동 프로그램이나 강도의 차이가 발생하여 시너지 효과를 내지 못하기도 합니다.

누군가와 함께 함으로써 운동을 더욱 즐길 수 있고 효과도 배가 된다면 좋겠지만, 실상 파트너가 운동에 방해가 된다면 차라리 홀로 음악을 들으며 운동하거나 그룹 운동을 통해 운동에 흥미를 느껴보시기를 권합니다.

가장 좋은 것은 홀로 운동하면서 시행착오를 겪는 과정에서 진정한 운동의 맛을 느끼고 운동에 흥미를 붙이는 것입니다. 본인이 운동 자체에 흥미를 느낀다면, 주변의 파트너가 사라진다고 해도 당신의 운동 의욕은 여전히 충만할 테니까요.

"음식 조절이 너무 안 되요"

보통 음식 조절이 잘 안 된다고 하는 분들은 단기간에 너무 무리한 목표를 세우고 의욕적으로 조절하다가 제풀에 지쳐 포기해버리는 경우가 많습니다. 음식 조절이 마음처럼만 된다면 좋겠지만 인간의 본능인 식욕을 조절하는 것은 그리 쉽지 않을뿐더러 주변에 방해공작도 만만치가 않지요.

너무 강하면 부러집니다. 무리한 조절보다는 좀 더 유연한 마음으로 접근해보세요. 대신 예전의 식습관에서 한 가지씩 변화를 주셔야 합니다. 처음엔 폭식을 좀 줄였다가 적응이 되면 그 다음에는 야식을 줄이고, 그 다음에는 탄수화물을 줄여보고 그 다음에는 짠 것을 줄이는 식으로 말이지요. 그러다 보면 어느새 조금씩 달라지고 있는 자신의 식단을 볼 수 있을 겁니다.

"근력이 약해서요"

근력이 약해서 운동을 못하는 걸까요, 운동을 하지 않아서 근력이 약한 걸까요? 우리 몸은 25세가 지나면 성장을 멈추고 점점 퇴화합니다. 하지만 나이가 들어도 젊은 시절과 같은 건강함을 되찾을 수 있게 하는 것이 바로 운동입니다. 근력이 약하다고 느낀다면, 그렇기 때문에 더욱 열심히 해야 합니다. 자신이 가진 힘의 한계를 조금씩 높여서 운동을 해보시기 바랍니다. 그럼 하루가 다르게 근력이 강해져 가는 자신이 보일 겁니다.

"나이가 많아서요"

미국의 유명한 토크쇼 오프라 윈프리 쇼에 할머니 한 분이 소개된 적이 있습니다. 86세의 고령에도 불구하고 20대 못지않은 탄력적인 몸매를 가지신 데다, 스쿼트도 60kg의 중량으로 하실 정도의 운동량을 자랑하셨는데요. 나이에 비해 실로 엄청난 근력을 가진 분이었습니다. 더욱 놀라운 것은 그분이 본격적으로 운동을 시작하게 된 나이가 72세였다는 사실입니다. 운동을 시작하게 된 계기도 흥미롭습니다. 애완동물용품을 사러 갔다가 무거운 짐에 힘겨워 하는데 아무도 도와주지 않아서 그때부터 스스로 힘을 키우기 위해 노력하셨다고 합니다. 덕분에 아주 건강한 몸을 얻게 되신 거죠. 나이는 정말 숫자에 불과합니다.

"뭘 어떻게 해야 할지 모르겠어요"

운동하러 피트니스 클럽에 가면 방황하고 계신 분들을 종종 보게 됩니다. 머신을 이것저것 한번씩 해보고 텔레비전을 보면서 쉬다가 런닝머신에 올라가서 걷습니다. 그리고 나중에는 그나마 하던 근력 운동도 거르고 런닝머신만 합니다.

이러한 분들은 일단 제대로 알고 있는 근력 운동이라도 꼭 하실 것을 권합니다. 근력 운동 없는 유산소 운동은 반쪽짜리 운동입니다. 안 하는 것보다 하는 게 백배 더 효과적입니다. 정확한 자세로 해야만 효과가 있지 않냐고 생각하는 분들도 있을 겁니다. 물론 정확한 자세로 운동하는 것은 중요한 일이지만 근력 운동을 아예 포기하면, 운동의 효과가 감소될 뿐만 아니라 몸의 탄력이 떨어지고 체중이 빠지다가 정체기가 올 수 있습니다. 주변에 도움을 청할 사람이 있다면 지체 없이 도움을 받고 배우세요. 상황이 안 된다면 다른 사람이 운동하는 모습을 그대로 따라 하셔도 좋습니다. 몸은 쓰지 않으면 퇴보한다는 사실을 명심하기 바랍니다.

"근육이 커질까 걱정이에요"

보통 여자분들이 이런 생각으로 근력 운동을 회피하거나 아예 운동 자체를 포기하게 됩니다. 단적으로 말씀드리자면 여성은 근육을 만드는 호르몬인 테스토스테론의 분비가 남성에 비해 적습니다. 아무리 운동을 열심히 해도 남성들과 같은 우람한 근육은 가질 수 없다는 뜻입니다. 그럼 간혹 외국의 여성 보디빌더들이 남성만큼의 근육 크기를 가지고 있는 이유가 궁금하실 수 있습니다. 그런 분들은 테스토스테론 전구체인 스테로이드를 몸에 사용하기 때문에 그런 것입니다.

기본적으로 몸매를 다듬고 탄력 있는 몸을 만들기 위해선 근육 운동이 필수입니다. 근육을 만들면 신체 사이즈가 커진다는 오해도 많이 하는데요. 근육과 지방이 같은 무게라면 근육은 지방에 비해 부피가 거의 6분의 1 정도로 작습니다. 즉, 같은 체중을 가진 두 사람을 비교했을 때 근육량이 많은 사람이 더 슬림해 보인다는 겁니다. 근육과 지방은 제로섬 게임과 같습니다. 여러분은 지방을 늘리실 건가요? 근육을 늘리실 건가요?

"재미가 없어서요"

제가 운동을 소개할 때 언제나 하는 말이 '재미 없다'라는 말입니다. 매일 무거운 걸 들었다 놓아야 하고, 평소 잘 쓰지 않는 근육을 운동하는 날에는 하루 종일 몸이 땅기고 아파서 고생할 것입니다.

그 대신 몸을 조각하는 매력이 있는 것이 운동입니다. 마치 조각가가 작품을 깎아내듯이 내가 원하는 신체 부위에서 지방을 깎아내고 근육을 붙여, 내 몸 구석구석을 만들어내는 데 근력 운동만큼 효과적인 방법은 없다고 생각합니다. 그리고 마침내 조각품이 완성되는 날 자신의 노력을 주변 사람들에게 인정받고 기쁨의 미소를 지을 수 있을 뿐 아니라, 건강이라는 선물까지 받게 됩니다.

하지만 이러한 모든 영광을 이루어내기 전까지 매일이 아프고 힘든 건 사실입니다. 웨이트 트레이닝을 즐겨하는 사람들이 모토로 하는 말이 있습니다. 'no pain! no gain!' 고통 없인 얻는 것도 없습니다. 전 이 말이 근력 운동을 정말 잘 대변하는 말이라고 생각합니다. 피할 수 없다면 즐겨야 합니다. 재미가 없다고 포기하기에 운동은 너무나 많은 장점을 가지고 있습니다.

"쉽게 포기하게 돼요"

누군가는 운동을 빗대어 마치 끝이 보이지 않는 긴 터널을 홀로 걷는 기분이라고 표현합니다. 그만큼 힘들고 외롭다는 것을 표현한 것이지요. 하지만 앞서 말했듯이 포기해버리기엔 너무 많은 장점을 가진 것이 운동입니다. 포기하고 싶을 때마다 처음 운동을 시작할 때 세웠던 목표를 상기해보세요. 최종 목표는 너무 멀리 있을 수도 있으니 목표를 쪼개어 하나씩 달성해 나가는 것도 좋은 방법입니다.

주변에 운동한다는 것을 알리는 것도 중요합니다. 주변 사람들은 중간 감독자가 되어줄 겁니다. 자주 거울을 보면서 자신의 몸을 관찰하고 자신과의 대화를 시도하세요. 여러분은 그렇게 나약하지 않다고요. 나중에 다시 해야겠다는 생각은 자신을 속이는 것입니다. 운동을 했다가 쉬게 되면 디트레이닝이 발생해 운동 전의 상태로 조금씩 돌아가는 현상이 생깁니다. 운동한 기간이 짧을수록 더 빨리 돌아갑니다. 절대 포기하지 말아야 하는 이유를 적어 눈에 잘 보이는 곳에 붙여 놓으세요. 모두들 파이팅!

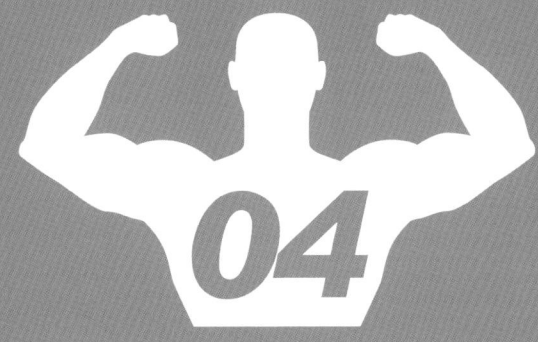

일상 속 시간 활용
플러스 짬짬 운동법

이번 파트에서는 시간과 장소에 구애받지 않고 일상 속에서 틈틈이 실행할 수 있는 운동법을 소개합니다.

〈유산소 운동법〉은 특별한 장소나 기구 없이, 전신의 큰 근육을 사용하여 빠른 시간 내에 목표 심박수에 도달하고 체온을 올릴 수 있는 운동법입니다. 한 가지를 일정 시간 동안 계속 실시할 수도 있고 로테이션으로 동작을 돌아가며 실시할 수도 있습니다. 20~30분 정도 실시하면서 약간 숨이 차고 땀이 날 정도의 기본 심박수를 만들어줍니다.

〈둘이 하는 운동법〉은 애인, 친구, 선후배, 가족끼리 짝을 지어 보다 즐겁게 몸을 단련할 수 있는 운동법입니다. 목적이 동일하고 마음이 맞는 파트너와 함께하는 운동은 효과를 높여주고 지속성을 유지시켜줍니다.

집에서 하는 유산소 운동

1 점핑 잭

보통 '팔 벌려 뛰기'라고 알고 있는 동작이다. 빠른 템포로 실시해야 효과적이다.

1 허리를 펴고 차려 자세로 선다.

2 점프하면서 다리를 어깨너비로 벌리는 동시에 양팔을 어깨 높이까지 옆으로 들어 올린다.

3 다시 점프하면서 팔을 내리고 발을 모아 원위치로 돌아온다.

4 다시 점프하며 다리를 어깨너비로 벌리는 동시에 팔을 머리 위로 쭉 뻗는다. 다리를 벌리면서 숨을 내뱉고 내리면서 들이마신다.

1~4의 동작을 반복하면서 심박수를 올린다.

집에서 하는 유산소 운동 2 — 제자리 뛰기

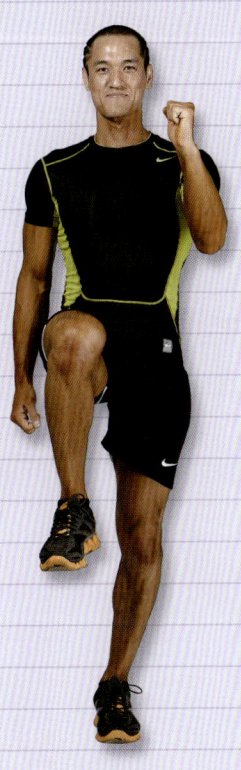

> 팔을 앞뒤로 속도감 있게 움직여야 스피드를 높일 수 있고, 다리의 움직임도 커진다.

허리를 펴고 선 다음, 팔은 직각으로 구부리고 무릎은 가슴까지 높이 끌어올려 제자리에서 달린다. 호흡을 짧게 휙! 휙! 하고 내뱉으며 최대한 빠르게 실시한다.

집에서 하는 유산소 운동 3 — 맨손 줄넘기

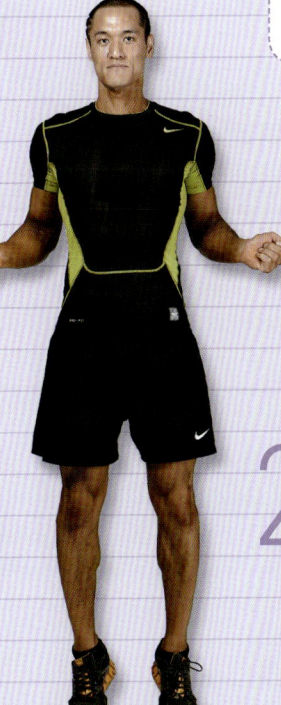

> 가끔 높이 점프하여 2단 뛰기도 실시한다.

1 줄넘기를 하듯이 옆구리 부근에서 손목을 회전시키며 발을 모아 가볍게 뛴다.

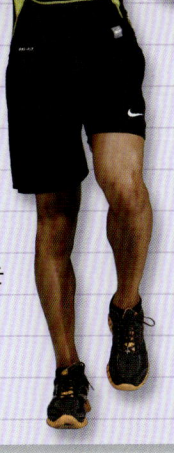

2 한 발씩 번갈아 뛸 수도 있다. 무릎이 좋지 않은 사람은 발을 모아 뛰는 것보다 한 발씩 가볍게 뛰는 편이 좋다. 호흡을 짧게 휙! 휙! 내뱉으며 동작한다.

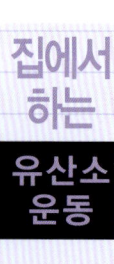

집에서 하는 유산소 운동 4 — 스케이팅

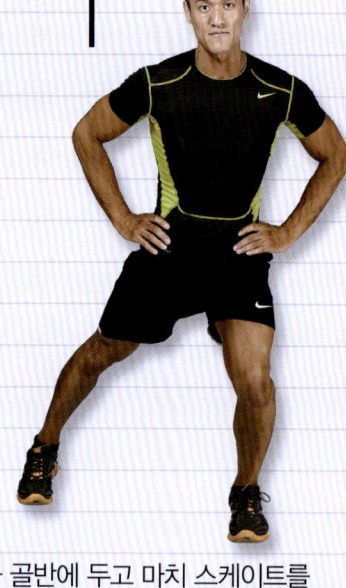

> 리드미컬하게 동작하다가 익숙해지면 속도감을 높인다.

> 사뿐히 뛰는 느낌으로 발끝으로 바닥을 살짝 터치한다.

1 손을 골반에 두고 마치 스케이트를 타듯이 다리를 대각선 바깥쪽 뒤로 펴준다.

2 다리를 끌어당기고 반대편 발을 같은 방식으로 편다. 발을 펴면서 숨을 내뱉고 끌어당기며 들이마신다.

집에서 하는 유산소 운동 5 — 스탠딩 파워 워킹

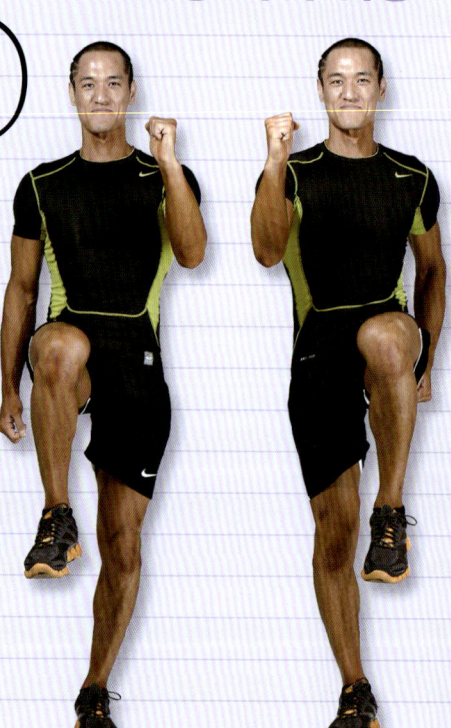

> 제자리 뛰기와 자세가 동일하나, 뛰는 것이 아니라 걷는 동작이다. 힘차게 움직여야 심박수를 더 끌어올릴 수 있다.

허리를 곧게 펴고 가슴 쪽으로 무릎을 당겨 올리면서, 걷듯이 제자리에서 움직인다. 팔은 직각으로 구부려 앞뒤로 편안하게 흔들고 호흡은 자연스럽게 들이마시고 내뱉는다. 팔의 움직임에 따라 다리의 움직임도 커진다.

집에서 하는 유산소 운동 6 — 플로어 클라임

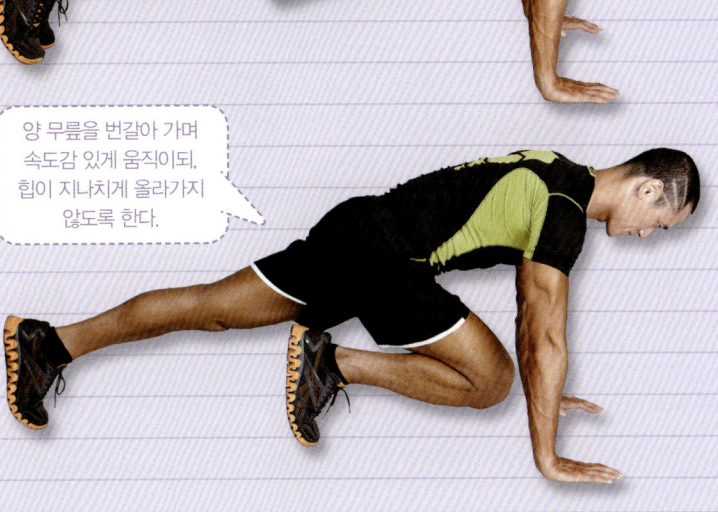

1. 팔을 펴고 엎드린 다음 발끝으로 지탱하면서 몸이 일직선이 되게 만든다.

2. 한쪽 무릎을 가슴쪽으로 끌어당기며 접었다가 편다. 반대쪽도 같은 방법으로 실시한다. 무릎을 당기면서 숨을 내뱉고 펴면서 들이마신다.

> 양 무릎을 번갈아 가며 속도감 있게 움직이되, 힙이 지나치게 올라가지 않도록 한다.

집에서 하는 유산소 운동 7 — 파워 스프린트

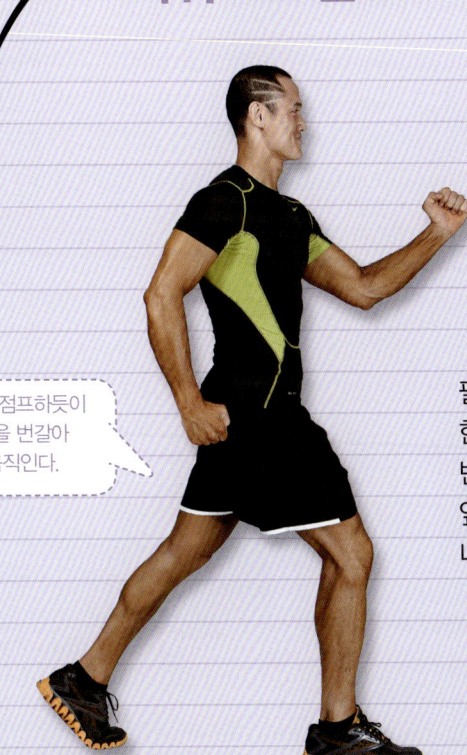

팔은 직각으로 구부리고 다리를 앞뒤로 한 보 정도 벌려 선다. 발을 앞뒤로 번갈아 움직이면서 팔도 자연스럽게 앞뒤로 흔든다. 호흡은 짧게 휙! 휙! 하며 내뱉는다.

> 살짝 점프하듯이 발을 번갈아 움직인다.

밖에서 하는 유산소 운동 1

투 스텝

두 발에 균형감 있게 체중을 싣고 한쪽 발로 두 계단 위를 딛는다. 발을 모으지 않고 바로 반대편 발로 다시 두 계단 위를 밟고 올라간다. 계단을 다 오르면 다시 한 계단씩 빠르게 내려온다. 자연스럽게 호흡하면서 20~30분 정도 실시한다. 힙의 탄력을 만드는 데에도 효과적인 운동이다.

> 무릎에 손을 대거나 허리를 구부리지 않도록 주의한다.

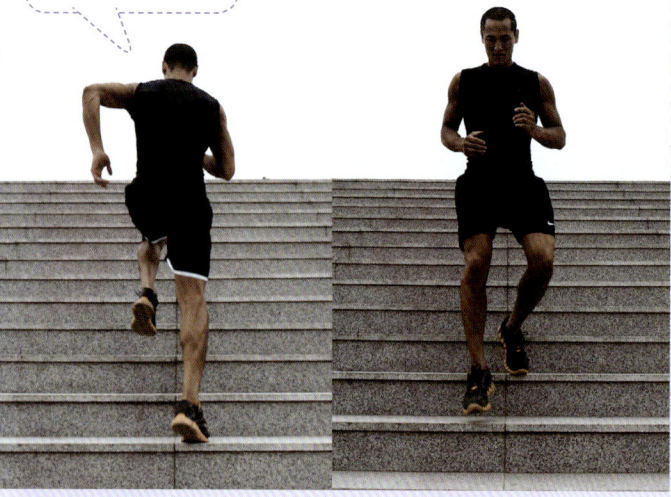

응용 동작

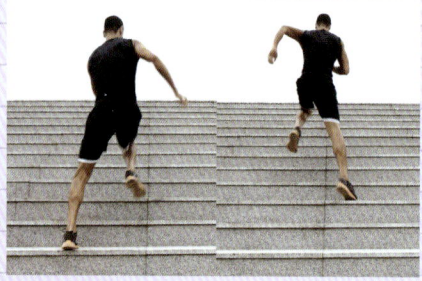

사이드 투 스텝

좌우로 번갈아 뛰어 오르는 방법이다. 오른발로 오른쪽 측면 계단을 밟고 올라간 다음, 바로 이어서 왼발로 왼쪽 측면 계단을 밟고 올라간다. 이렇게 좌우로 옮겨가며 투 스텝씩 올라간다. 동작을 멈추지 않고 발목의 반동을 이용하여 점프하듯 뛰어오른다.

밖에서 하는 유산소 운동 2

파워 워킹

일반적인 걸음보다 보폭을 크게 하고 팔을 앞뒤로 크게 흔들면서 걷는다. 배꼽을 안쪽으로 당기며 가슴을 펴고, 어깨를 뒤로 살짝 젖혀 견갑골을 조인 상태를 유지한다. 허리를 곧게 펴고 머리가 앞으로 숙여지지 않도록 정면을 응시한 채, 지면을 뒤로 밀어 보내는 느낌으로 걷는다. 편안하게 호흡하면서 20~30분 정도 실시한다.

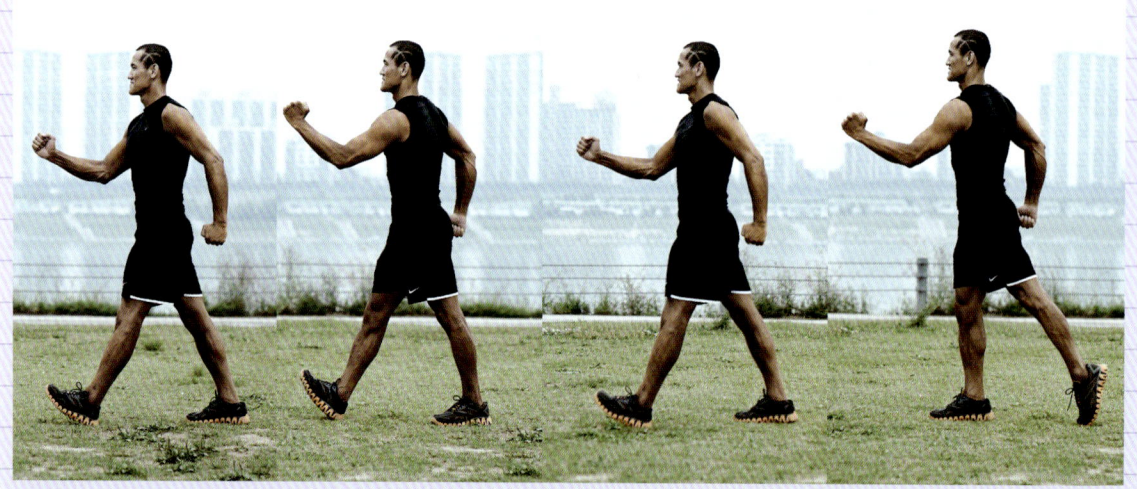

밖에서 하는 유산소 운동 3 — 백 워킹

턱을 당기고 정면을 응시한다. 허리와 가슴을 펴고 견갑골을 살짝 조인 상태로 뒤로 걷는다. 보폭은 파워 워킹보다 작게 한다. 뒤로 발을 뻗어 앞꿈치부터 뒤꿈치로 옮겨가며 지면을 앞쪽으로 보내듯이 걷는다. 익숙해지면 속도를 올리고, 20~30분 정도 실시한다.

> 시선은 절대 아래를 향하지 않으며 슬와근과 힙에 힘을 실어주면서 한 발 한 발 차분히 걷는다.

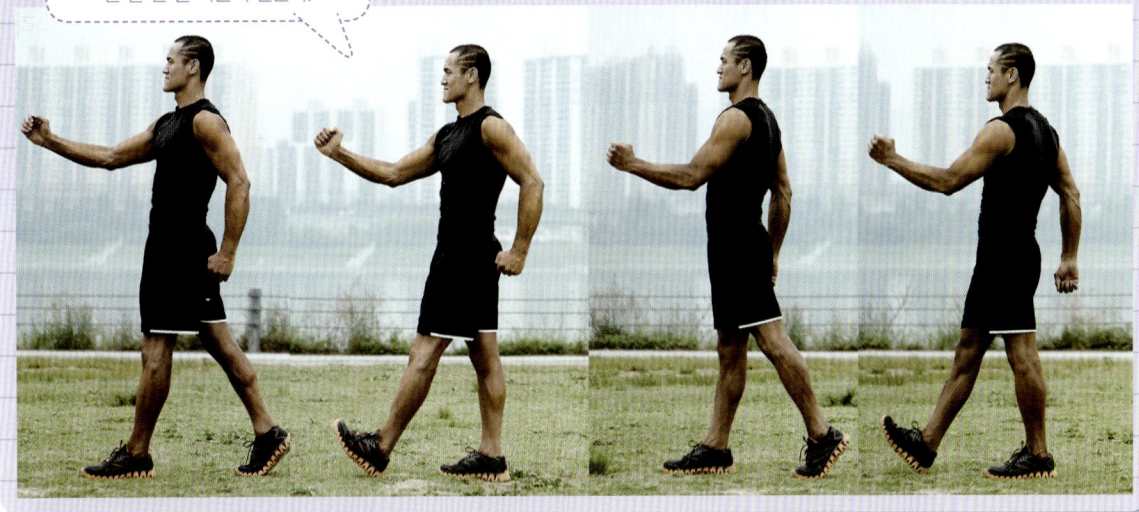

밖에서 하는 유산소 운동 4 — 밴드 니 워킹

무릎을 살짝 구부린 다음 힘을 빼고 편안하게 선다. 허리와 가슴을 펴고 어깨를 뒤로 살짝 젖힌다. 자연스럽게 팔을 흔들면서 일정한 보폭으로 걷는다. 무릎을 펴면 하체의 긴장감이 떨어질 수 있으므로 대퇴부의 긴장감을 유지한 상태로 사뿐사뿐 걷는다. 20~30분 정도 실시한다.

> 일반 파워 워킹보다 무릎을 구부려서 약간 주저앉은 듯한 상태로 긴장감을 계속 유지하는 것이 포인트다.

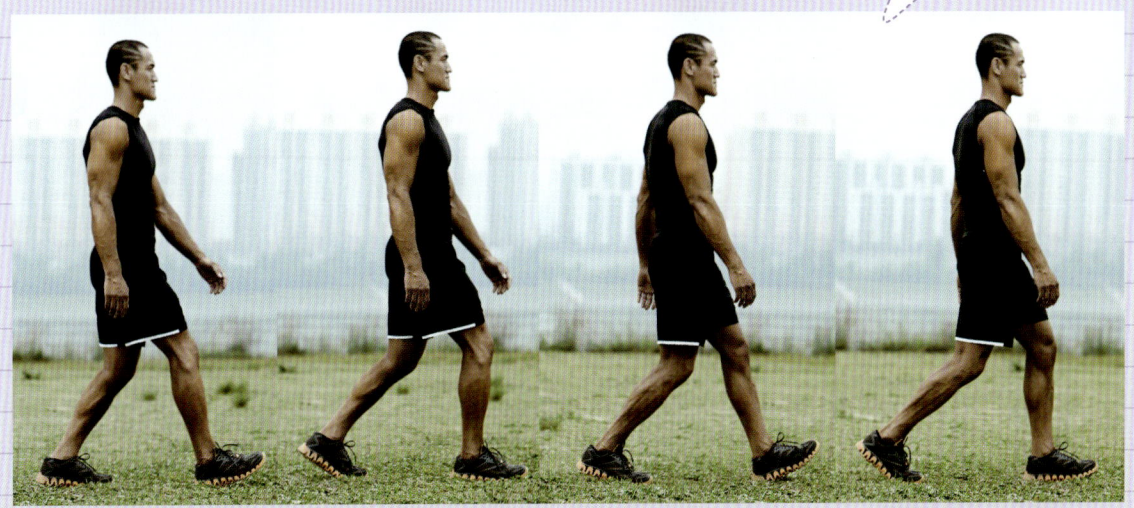

둘이 하는 스트레칭

1 옆구리 스트레칭

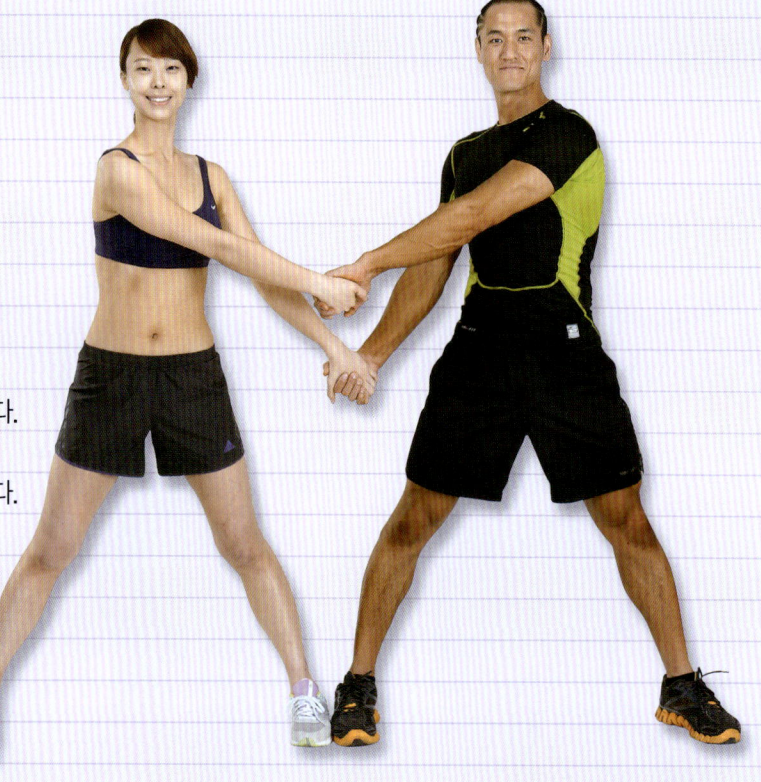

1 양발을 어깨너비보다 넓게 벌리고 한쪽 발이 서로 맞닿도록 옆으로 나란히 선다. 그 상태로 양손을 맞잡고 옆으로 잡아당길 준비를 한다.

2 서로 바깥쪽으로 당기면서 허리와 가슴을 편다. 이때 바깥쪽에 위치한 무릎을 구부려 더욱 강하게 스트레칭한다.

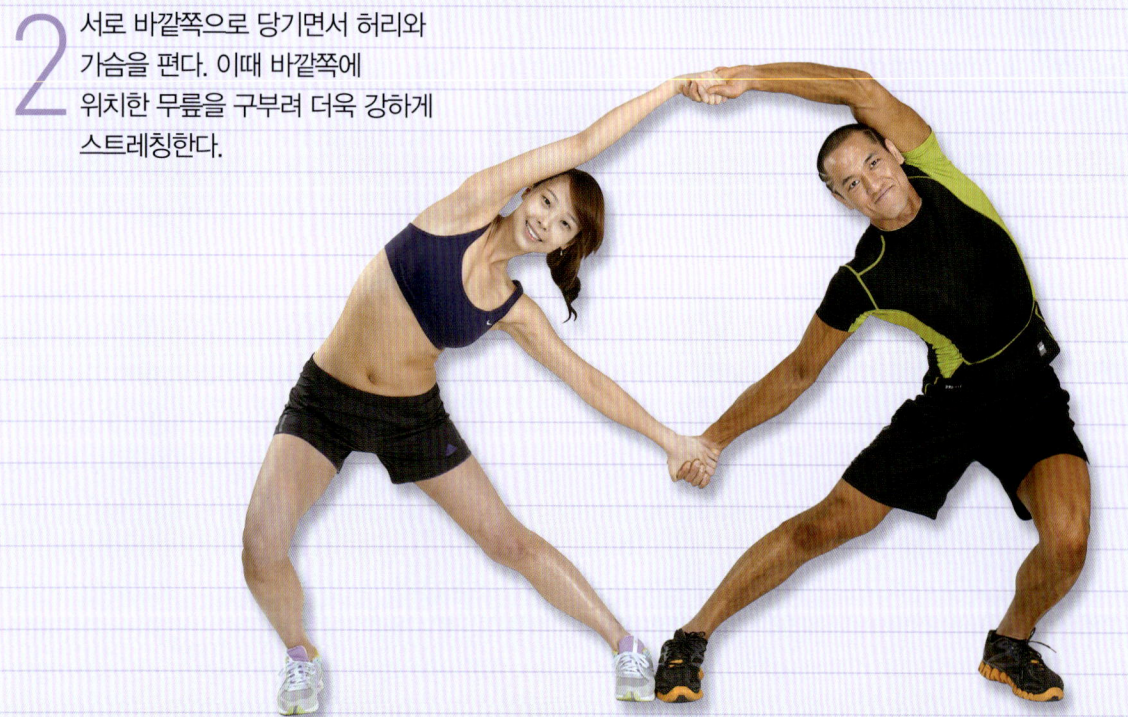

둘이 하는 스트레칭 2 가슴 스트레칭

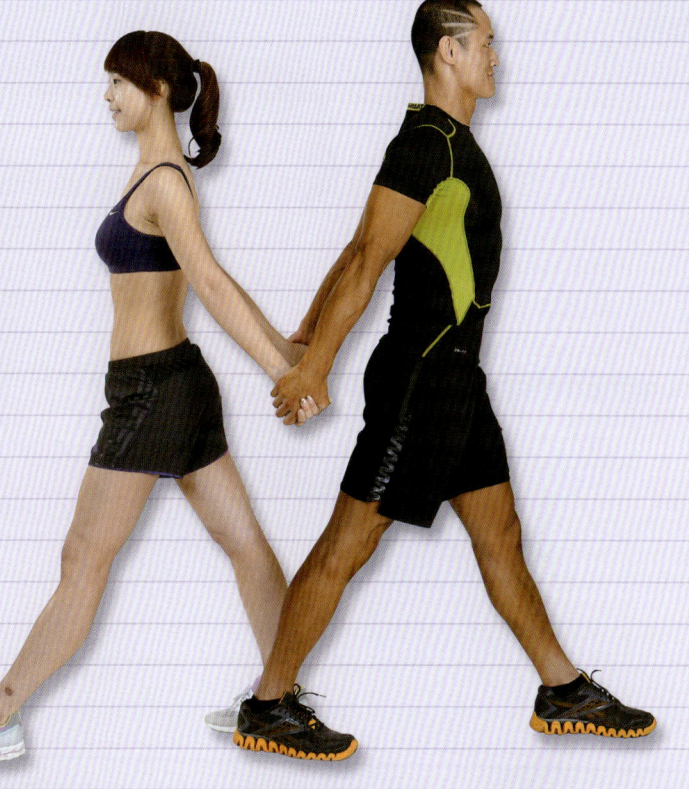

1. 서로 돌아선 채 등 뒤로 손을 맞잡고 준비자세를 취한다. 다리는 적당한 간격으로 앞뒤로 벌린다.

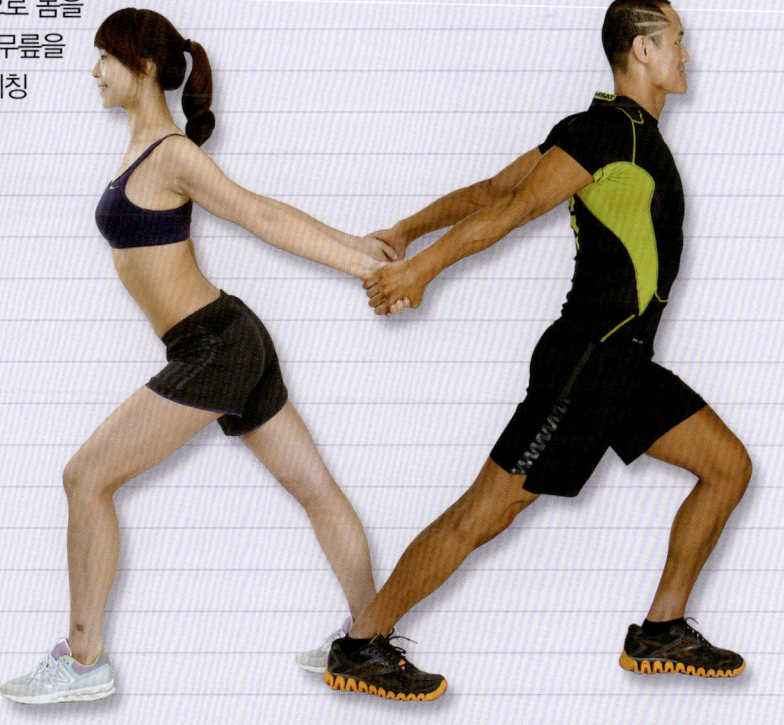

2. 가슴을 펴면서 앞으로 몸을 당긴다. 앞에 놓인 무릎을 구부려 강한 스트레칭 느낌을 전달한다.

둘이 하는 스트레칭 3 — 등·어깨 스트레칭

1. 서로 마주한 상태에서 어깨너비로 발을 벌려 선 다음, 서로의 어깨 위에 양손을 올린다.

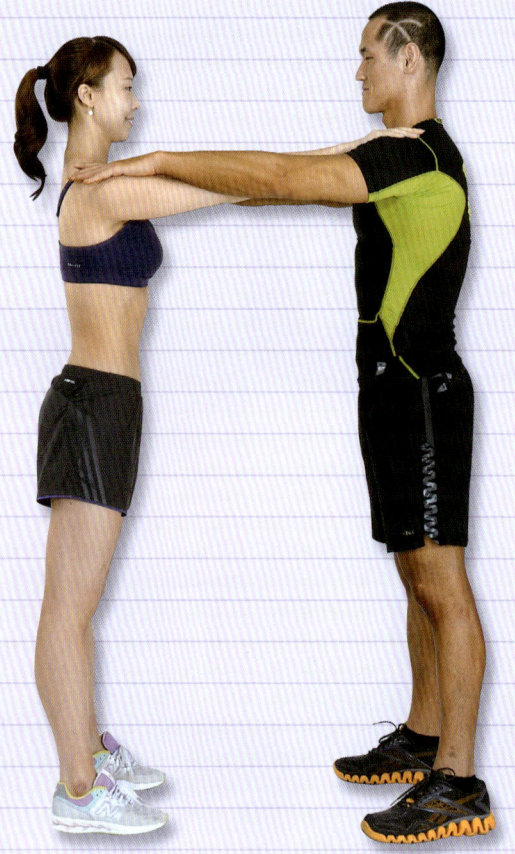

2. 힙을 뒤로 빼면서 허리를 펴고 양손으로 상대방의 어깨를 지그시 눌러준다.

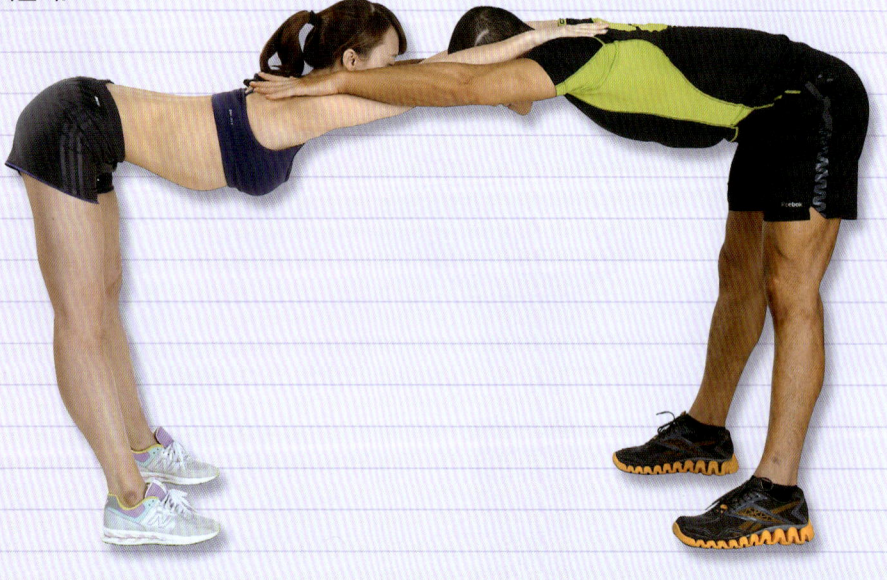

둘이 하는 스트레칭 4 — 허벅지 뒤쪽 · 가슴 스트레칭

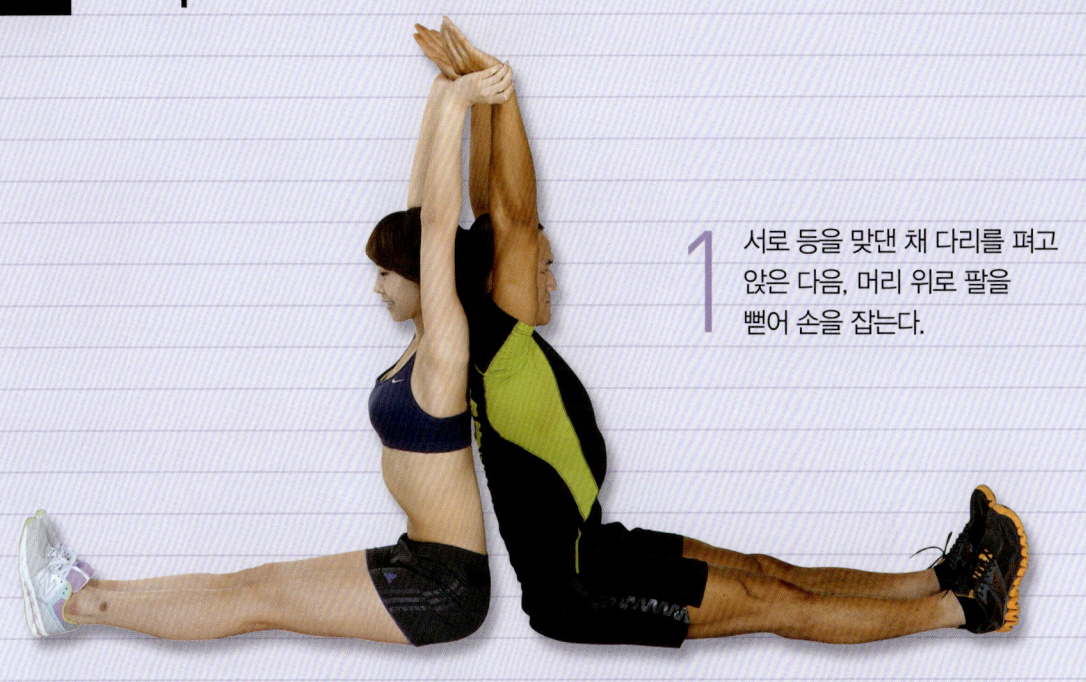

1. 서로 등을 맞댄 채 다리를 펴고 앉은 다음, 머리 위로 팔을 뻗어 손을 잡는다.

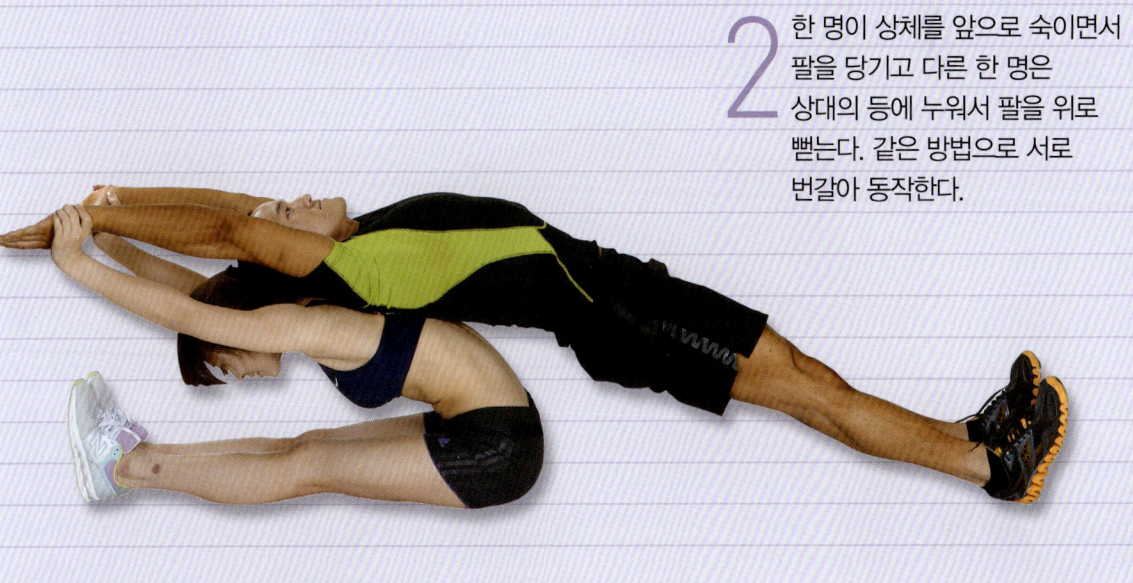

2. 한 명이 상체를 앞으로 숙이면서 팔을 당기고 다른 한 명은 상대의 등에 누워서 팔을 위로 뻗는다. 같은 방법으로 서로 번갈아 동작한다.

둘이 하는 스트레칭 5 복부 스트레칭

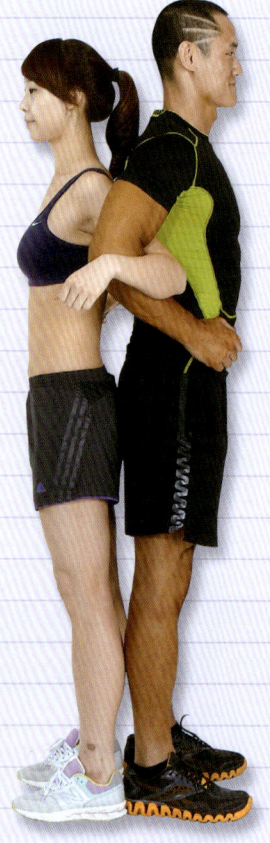

1. 서로 등을 맞대고 서서 팔짱을 낀다.

2. 한 명이 상체를 숙이며 상대방을 등에 업는다. 자세를 바꾸어 번갈아 실시한다.

둘이 하는 근력 운동

1 토소 로테이션

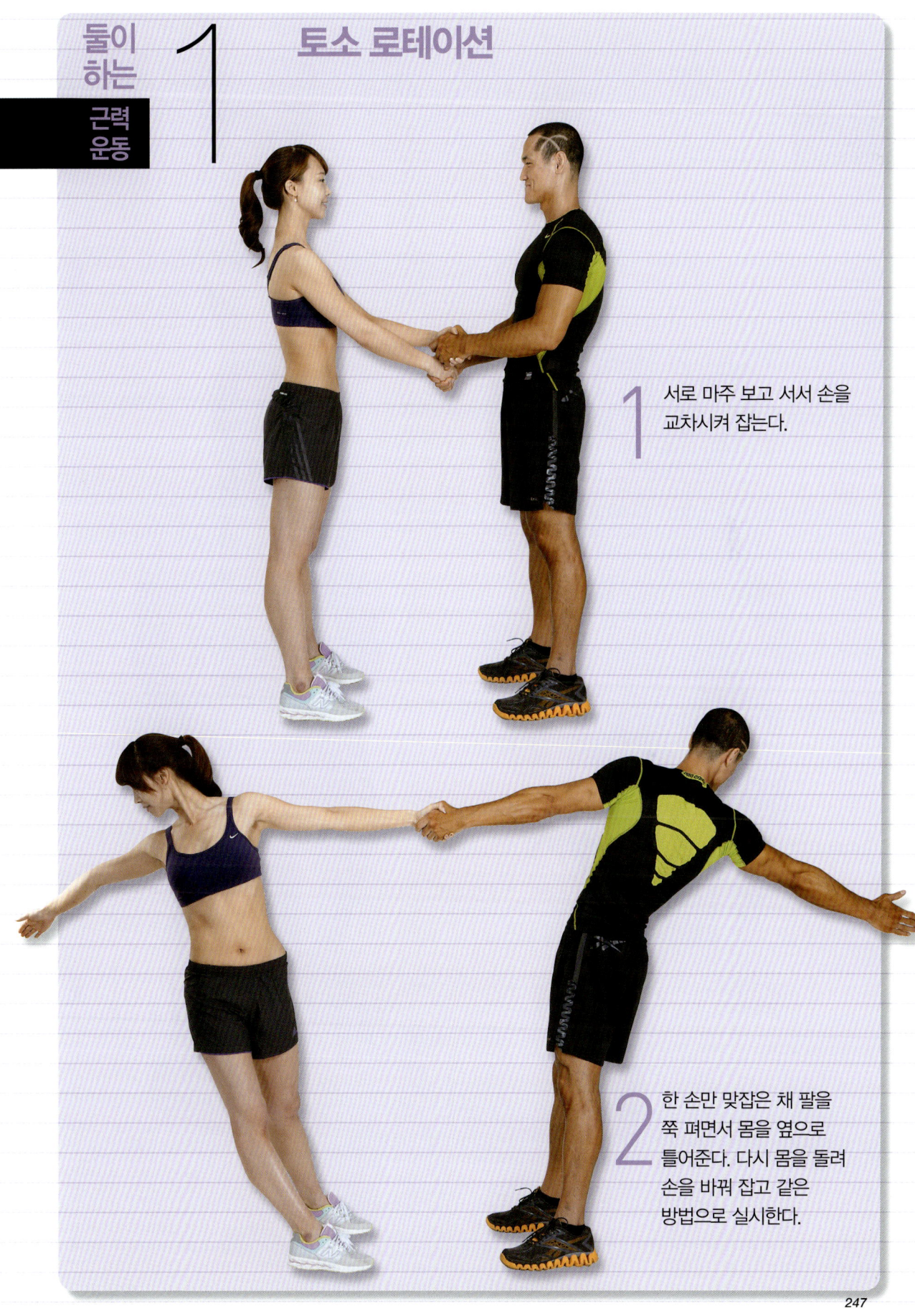

1 서로 마주 보고 서서 손을 교차시켜 잡는다.

2 한 손만 맞잡은 채 팔을 쭉 펴면서 몸을 옆으로 틀어준다. 다시 몸을 돌려 손을 바꿔 잡고 같은 방법으로 실시한다.

둘이 하는 근력 운동 2 스쿼트

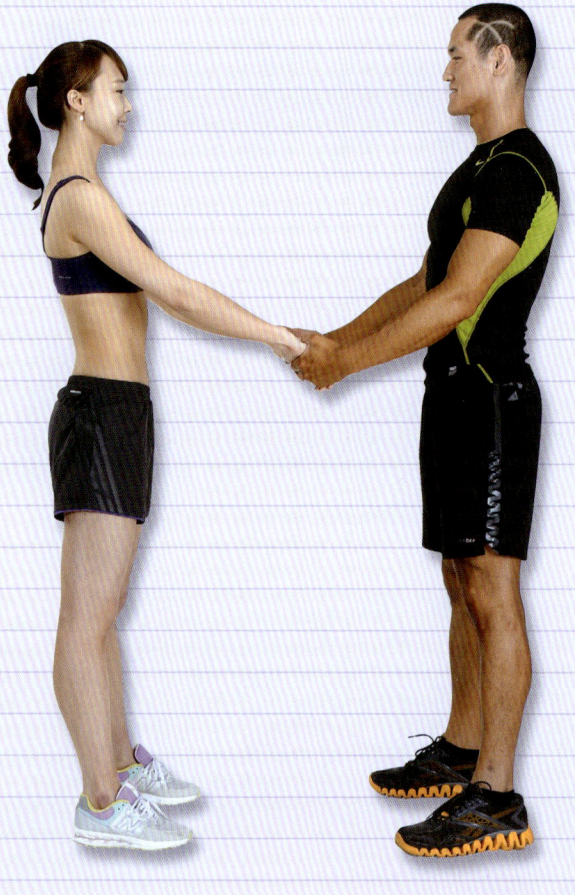

1 서로 마주 보고 서서 손을 맞잡는다.

2 허리를 펴면서 힙을 뒤로 빼고 앉는다. 이때 팔을 펴주고, 하체에 더욱 힘을 실어준다. 그대로 손을 잡은 채 하체 힘을 이용해 다시 일어선다.

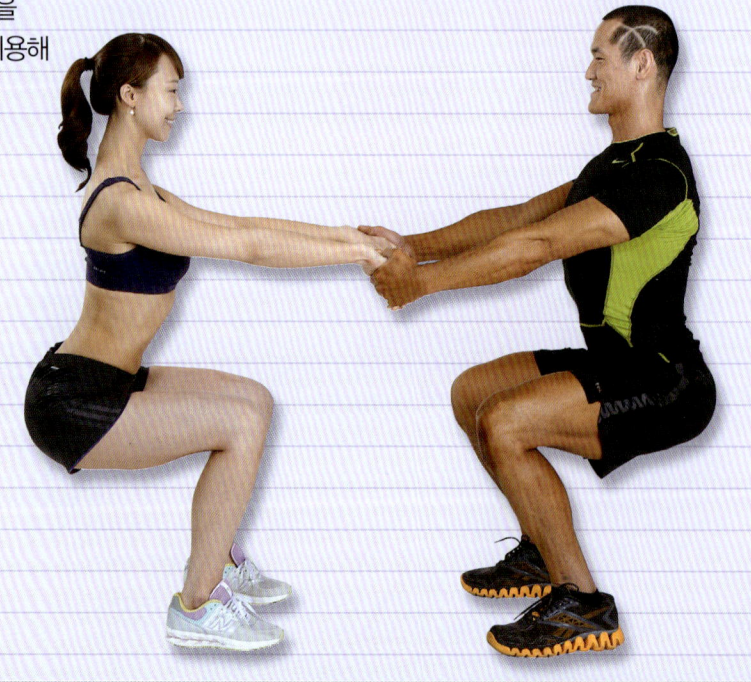

3 로우

둘이 하는 근력 운동

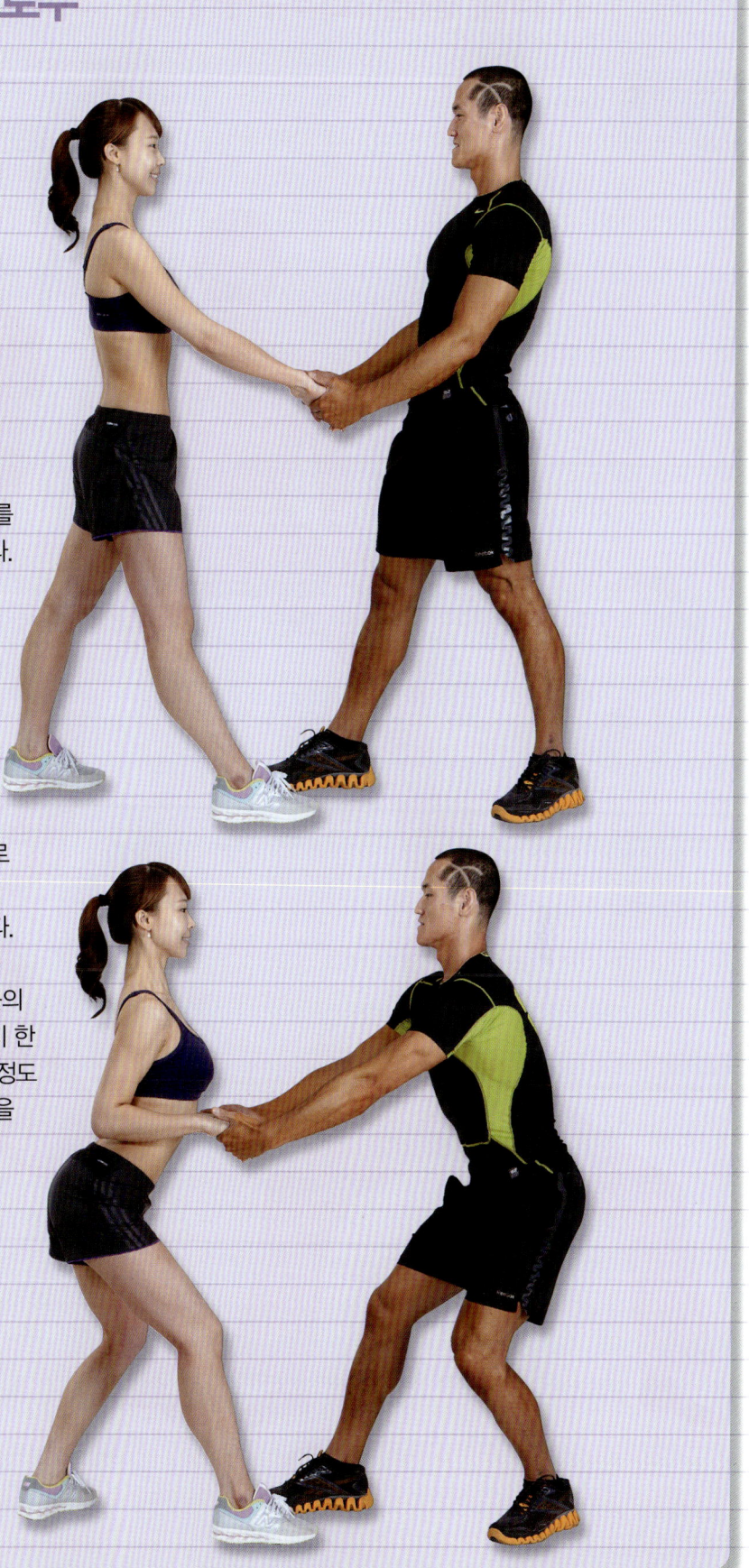

1. 서로 마주 보고 서서 손을 맞잡은 다음, 다리를 앞뒤로 반보 정도 벌린다.

2. 뒤로 살짝 앉는 느낌으로 중심을 뒤쪽에 실은 채 허리를 펴고 손을 당긴다. 이때 가슴을 펴면서 견갑골을 모으고 광배근의 수축에 집중한다. 나머지 한 명은 당기는 힘에 어느 정도 저항을 준다. 서로 역할을 바꾸어서 반복한다.

둘이 하는 근력 운동 4 — 컬 & 익스텐션

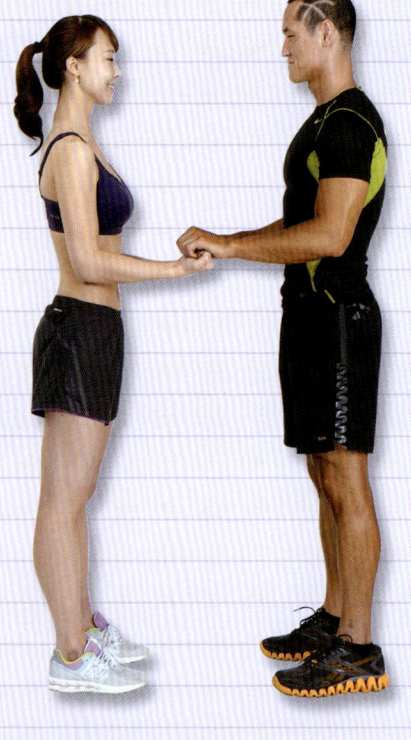

1. 서로 마주 보고 선 다음, 한 명은 손바닥이 위를 향하게 하고 한 명은 아래를 향하게 하여 손을 맞잡는다. 이때 팔꿈치는 옆구리 쪽에 붙여 고정한다.

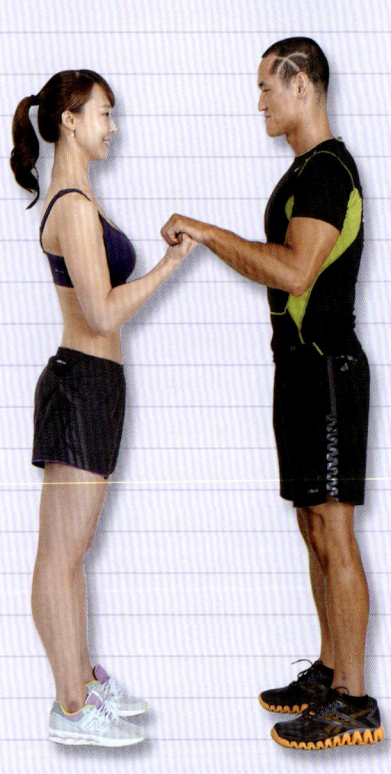

2. 손바닥이 위를 향한 사람이 팔을 접으면서 이두근에 힘을 주면, 손바닥이 아래를 향하고 있는 사람이 저항을 준다.

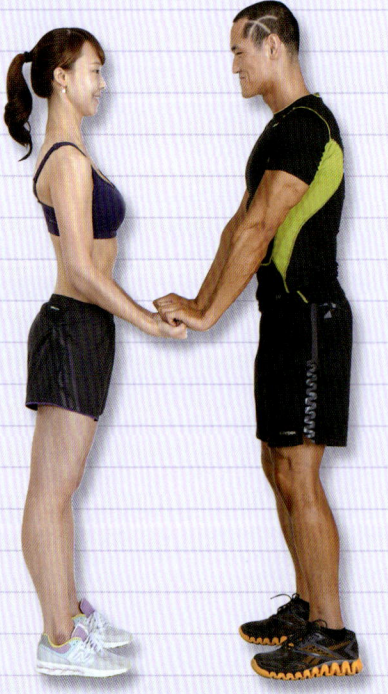

3. 이번엔 반대로 손바닥이 아래를 향한 사람이 팔을 펴면서 삼두근에 힘을 주면, 손바닥이 위를 향하고 있는 사람이 저항을 준다. 손의 위치를 바꾸어 같은 방법으로 실시한다.

둘이 하는 근력 운동 5 — 익스텐션 & 업라이트 로우

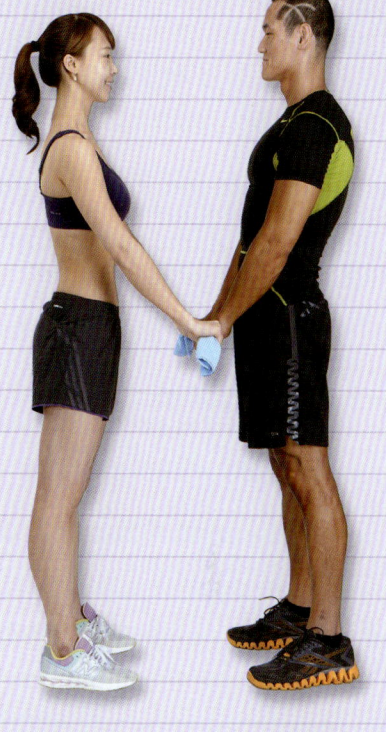

1. 수건을 이용한 운동법이다. 서로 마주 보고 선 상태에서 한 사람은 수건의 양 끝을, 다른 사람은 손을 모아 수건 안쪽을 잡는다. 둘 다 손바닥이 아래를 향하도록 잡는다.

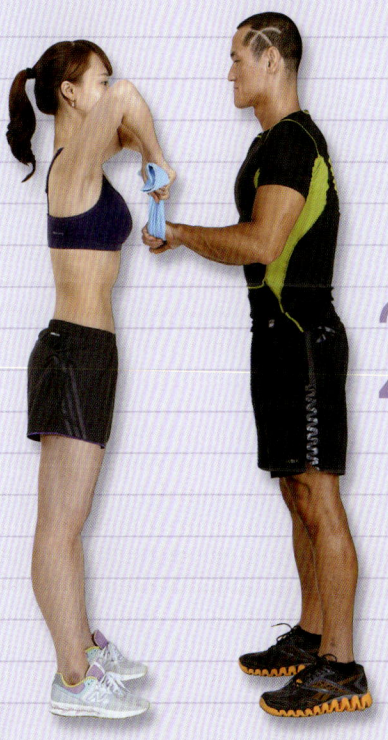

2. 바깥쪽을 잡은 사람이 팔꿈치를 끌어올리며 삼각근에 힘을 준다. 이때 안쪽을 잡은 사람은 저항을 준다.

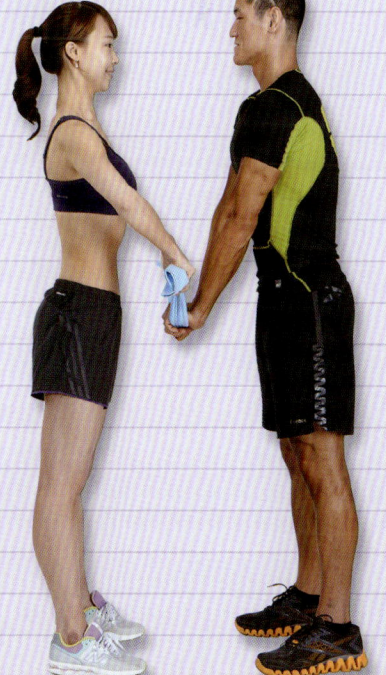

3. 이어서 수건 안쪽을 잡은 사람이 팔을 아래로 펴는 동시에 삼두근에 힘을 주면, 바깥쪽을 잡고 있는 사람이 저항을 준다. 서로 위치를 바꿔 잡고 같은 방식으로 다른 근육을 자극한다.

몸만들기 식단에 대한 필수 지식

이제 건강한 몸만들기에서 가장 어려운 숙제라고 할 수 있는 식단에 대해서 이야기하고자 합니다. 일반적으로 '건강 식단'이라고 하면 보통 떠올리는 것이 닭가슴살, 계란, 고구마, 야채, 견과류 등입니다. 생각만 해도 식욕은 달아나버리지만, 다이어트와 건강을 위해 꼭 섭취해야 하는 음식이지요.

처음부터 자신이 좋아하는 음식을 아예 멀리하게 되면 극심한 스트레스를 유발해 운동이고 식단이고 모두 질려버릴 수 있습니다. 운동이 스트레스로 느껴지면 지속성이 떨어지고 동기부여도 이루어지지 않는 것처럼 식단도 그렇습니다. 쉽게 생각하고 즐길 수 있어야 합니다. 물론 식단도 습관인지라 바꾸는 데 시간이 걸립니다. 다만 역으로 생각해보면 식단도 습관처럼 일단 한번 바꾸기만 하면 그만큼 몸에 익숙해지기 때문에 잘 지켜나갈 수 있습니다.

권상우나 이효리 같은 몸짱 몸매가 아니라, 주변에서 '살 좀 빠졌다'라는 소리를 들을 만한 평균적인 바디라인을 원하신다면 음식에 대한 관리는 한층 더 쉬워질 수 있습니다. 본인이 좋아하는 음식을 먹으면서 생활하는 대신 운동을 즐기는 건 필수적으로 수반되어야 할 요소입니다. 그리고 여기에 덧붙여 생각해야 할 것이 바로 섭취 열량의 조절입니다. 쉽게 말해 먹는 양을 조절해야 한다는 것이지요. 우리가 운동을 통해 소비하는 에너지양을 따져 보면 생각보다 많지 않습니다. 평균 신장과 체중을 가진 사람이 30분간 운동했을 경우 운동별로 소모되는 에너지양을 살펴 보면, 계단 오르기가 90kcal, 사이클 150kcal, 골프 170kcal, 수영 250kcal, 근력 운동 270kcal, 조깅 350kcal, 줄넘기가 400kcal 정도 됩니다.

그렇다면 우리가 즐겨 먹는 음식의 칼로리를 따져 볼까요? 라면 500kcal, 밥 한 공기 300kcal, 빵 한개 300kcal, 과자 한 봉지 500kcal, 콜라 한 캔 100kcal입니다. 운동을 마치고 나오는 길에 목이 말라 콜라 한 캔을 마시고 집에 와서 라면에 공깃밥을 말아 먹었다면 배보다 배꼽이 더 커지는 꼴이 되겠지요. 그래서 섭취 열량 조절이 절실히 필요하다는 이야기입니다.

● 체중이 조절되는 원리

섭취 열량 > 소비 열량 → 체중 증가
섭취 열량 = 소비 열량 → 체중 유지
섭취 열량 < 소비 열량 → 체중 감소

인풋과 아웃풋의 균형

예전에 영국 BBC 방송의 한 건강 프로그램에서 여성 두 명을 상대로 음식에 대한 실험을 한 적이 있습니다. 한 여성은 과체중이었고, 다른 여성은 체중 미달이었습니다. 과체중인 여성은 자신은 얼마 먹지 않는 것에 비해 체중이 는다고 생각했고 저체중인 여성은 많이 먹는다고 생각하는데 살이 찌지 않는다고 인식하고 있었습니다. 그래서 두 여성 모르게 그들의 생활을 엿보며 섭취량과 소비량을 조사해 봤더니 둘 다 운동을 통한 소비 열량은 비슷한데 과체중인 여성이 저체중인 여성에 비해 평균 50%의 칼로리를 더 섭취하고 있었던 것으로 드러났습니다. 하지만 과체중인 여성은 그것을 스스로 인식하지 못하고 있었습니다.

몸은 정직합니다. 소비하지 않은 만큼 지방이 늘어나고 소비한 만큼 지방은 빠지게 되어 있습니다. 인풋과 아웃풋의 균형이 중요하다는 말이지요. 인풋만 있고 아웃풋이 없다면 순환이 되질 않습니다. 먹기만 하고 몸 밖으로 배설되지 않는다면 생각만해도 끔찍합니다. 내적이고 가시적인 배설(인체의 자연적인 생리현상을 통한 배설)은 자연스럽게 되는 것이고, 외적이고 비가시적인 배설(저는 운동을 이렇게 표현하곤 합니다)은 스스로 몸을 움직여서 만들어내야 합니다. 이러한 배설이 제대로 이루어지지 않으면 그 잉여분이 몸에 쌓이게 되어 병을 부르는 것입니다.

앞서 말했듯이 운동으로 소비되는 에너지의 양은 생각보다 적습니다. 운동 시간을 늘리면 소비 에너지를 높일 수 있지만 무한정 늘릴 수도 없을뿐더러 장시간의 운동은 '카타볼릭(catabolic, 운동 시 체내 축적된 에너지 중 탄수화물, 지방 등을 사용한 후 체내 단백질을 에너지원으로 뽑아 쓰는 것)'을 조장하게 되므로 오히려 역효과입니다. 그러므로 음식 조절과 함께 운동을 병행하는 것이 몸을 만드는 가장 바람직한 방법이라고 할 수 있습니다.

예를 들어 10주 동안 지방 9kg을 뺀다고 가정해봅시다. 칼로리 소비 측면에서 계산해보면 약 70,000kcal를 소비해야 한다는 계산이 나옵니다(지방 1kg을 소비하려면 대략 7,700kcal의 소비량이 필요). 그럼 매일 운동한다는 가정 하에 일주일에 7,000kcal, 하루에 1,000kcal를 소비해야만 합니다. 이걸 모두 운동으로만 소비한다면 63빌딩 계단을 쉴 틈 없이 오르락내리락 해야겠지만, 그 전에 지쳐버릴 것입니다. 그리고 음식 섭취를 줄이는 방법만으로 소비한다면 영양 부족과 동시에 근육 감소가 발생할 것이 분명합니다. 하지만 운동으로 500kcal를 소비하고, 음식 조절로 500kcal를 줄이면 심리적, 신체적 부담은 줄어들게 됩니다. 또한 운동과 음식 조절을 병행하는 것이 음식 조절만 하는 것보다 식욕을 더 긍정적으로 조절할 수 있다고 합니다.

그렐린과 렙틴의 균형

음식 조절은 호르몬의 영향을 받습니다. 음식 조절이 잘 안된다고 하는 분들은 이 호르몬 조절의 문제 때문일 수도 있습니다.

우리 몸은 에너지가 고갈되어 혈당 수치가 떨어지고 배고픔을 느끼면 위에서 그렐린(ghrelin)이라는 호르몬이 분비되고, 이것이 다시 뇌 시상하부의 섭식중추를 자극해 NPY라고 하는 물질을 분비하여 식욕을 유발합니다. 그리고 음식물을 어느 정도 섭취하면 지방세포에서 렙틴(leptin)이라는 호르몬이 분비되고, 이것이 뇌 시상하부의 포만중추를 자극하여 CART라는 물질을 분비함으로써 식욕을 억제하게 됩니다.

그런데 과식을 자주 하면 이런 호르몬 시스템에 문제가 생겨 식욕 억제 호르몬인 렙틴이 분비되어도 몸에서는 반응을 일으키지 못하는 '렙틴 저항성'이 발생합니다. 그래서 음식 조절에 어려움이 생길 수 있는 것입니다.

한편, 인체는 평균적인 성인 남성의 체형을 기준으로 볼 때, 약 7kg의 지방과 300억여 개의 지방세포를 가지고 있습니다. 이 지방세포 중 내장지방세포에서는 아디포넥틴(adiponectin)이라는 호르몬이 분비되는데, 이 호르몬은 콜레스테롤의 혈관 침착을 막아주고 혈당을 조절하는 기능을 합니다. 아디포넥틴은 내장지방이 적을수록 더 많이 분비되고 내장지방이 많아지면 분비량이 줄어드는 경향을 보입니다. 지방의 부익부 빈익빈 현상을 만드는 호르몬이라 할 수 있습니다.

이렇게 식욕을 조절하고 지방이 쌓이는 것을 막는 호르몬들도 지속적인 운동과 식이조절을 통해 그 기능이 한층 더 활발해지고 좋아진다고 합니다.

운동과 식이요법의 비율은 5 : 5

몸만들기에서 식이요법과 운동의 비율을 따질 때 일반적으로 7 : 3 정도로 보는 의견이 많습니다. 그 때문인지 운동보다 식이요법을 더 중요하게 생각하는 사람들이 많은 것 같습니다.

그러나 저는 식이요법과 운동의 비율을 5 : 5로 봅니다. 운동을 통해 호르몬이 제 기능을 발휘하도록 도와야 식이를 더 잘 조절할 수 있으며, 매일 꾸준한 운동을 통해 소비 열량을 늘려주어야 먹는 것에 대한 부담감이 줄어들고 기초대사량을 지속적으로 유지해 지방의 연소를 촉진시킬 수 있기 때문입니다.

음식을 먹는 것과 조화를 이루기 위해 운동한다고 생각하세요. 내가 먹은 음식이 몸에서 찌꺼기로 쌓이는 것을 막기 위해 운동으로 배설한다고 말입니다. 결혼식장의 뷔페를 갔다거나 친구 생일날 한번 거하게 먹었다고 해서 절대 스트레스 받지 마시길 바랍니다. 먹는 것으로 스트레스를 받으면 우리 몸에서는 스트레스 호르몬인 코티졸(cortisol)이 분비되어 더욱 좋지 않은 영향을 불러옵니다. 다만 과식하는 일이 너무 자주 있어서는 안 되겠지요.

우리에겐 신이 주신 강력한 무기인 근육과 운동이란 것이 있습니다. 지속적으로 운동을 즐기면서 자신의 몸을 사랑하는 방법들을 찾아나가세요!

체질량 지수

자, 이제 이쯤에서 간단히 몸만들기 식단의 기준을 살펴볼까 합니다. 일반적으로 우리 신체 상태는 저체중, 정상체중, 과체중으로 나눌 수 있습니다. 그리고 이것을 나누는 기준으로 BMI라는 지수를 사용하는데요. BMI에 대해 잠깐 알아보기로 해요.

● BMI (Body Mass Index)

> 체질량 지수, 비만 진단 지수라고도 한다. 키에 대한 체중의 적정지수를 말하며 자신의 키에 비해 적당한 체중을 가지고 있는지를 대략적으로 알아보는 수치이다. 보편적으로 비만도를 측정하는 수치이지만, 근육량을 배제한 체중만으로 비만도를 설명하기에는 다소 무리가 있으므로 이 수치만을 가지고 비만 여부를 판단하기에는 한계가 있다.

● BMI 산출 공식

$$BMI = 체중_{kg} \div (신장_m \times 신장_m)$$

BMI < 18.5 → **저체중**
25 > BMI > 18.5 → **정상체중**
BMI > 25 → **과체중**

체질량 지수별 식단의 구성

BMI에 따른 식단을 분류해보자면,

저체중의 경우에는 당연히 섭취 열량을 늘려 근육뿐 아니라 지방의 증가를 꾀함으로써 전체적인 체중을 증가시켜야 합니다. 일일 섭취 권장량은 나이, 신장, 체중 및 활동량에 따라 차이가 나지만 저체중의 경우 보통 2,500~3,000kcal 이상의 섭취량을 권장합니다. 특히 저체중인 경우 대사량이 높거나 활동량이 보통 이상인 경향이 있으므로 식단에 반드시 양질의 단백질과 탄수화물, 지방을 포함해야 합니다. 일반적인 식단 구성 비율은 탄수화물 60%, 지방 25%, 단백질 15% 정도로 구성되는데 저체중의 경우 탄수화물과 지방을 비중 있게 구성해야 합니다.

정상체중의 경우는 일반적인 활동량과 운동량을 유지한다고 판단했을 때 보통 2,000~2,500kcal정도를 일일 섭취권장량으로 설정하는 것이 좋습니다. 식단의 구성 비율은 평균적인 구성비인 탄수화물 60%, 지방 25%, 단백질 15% 정도로 맞추되, 체성분 구성의 긍정적인 변화를 주기 위하여 탄수화물 중 복합 탄수화물의 비중을 높여서 섭취하고 지방 중에서는 불포화 지방산의 섭취량을 늘리고 포화지방산의 섭취를 줄여야 합니다.

과체중의 경우는 비중 있는 활동량에 근거한 저열량 섭취 기준을 적용하여 1,500kcal 전·후반대로 부적 칼로리 균형(negative energy balance, 섭취칼로리와 소비칼로리의 균형이 깨짐)을 만듭니다. 3대 영양소 중에서 지방 섭취를 최소화하고 탄수화물과 단백질의 비중을 비슷하게 유지한 상태에서 탄수화물의 대부분을 복합 탄수화물로만 섭취해줍니다.

이 구성 조건은 어디까지나 예시적인 기준에 불과하므로 본인의 기호나 영양 섭취 상황의 필요에 맞추어 재구성하여 드시면 됩니다. 더불어 그날의 활동량과 컨디션을 감안하여 섭취량을 적절히 조절하시기 바랍니다.

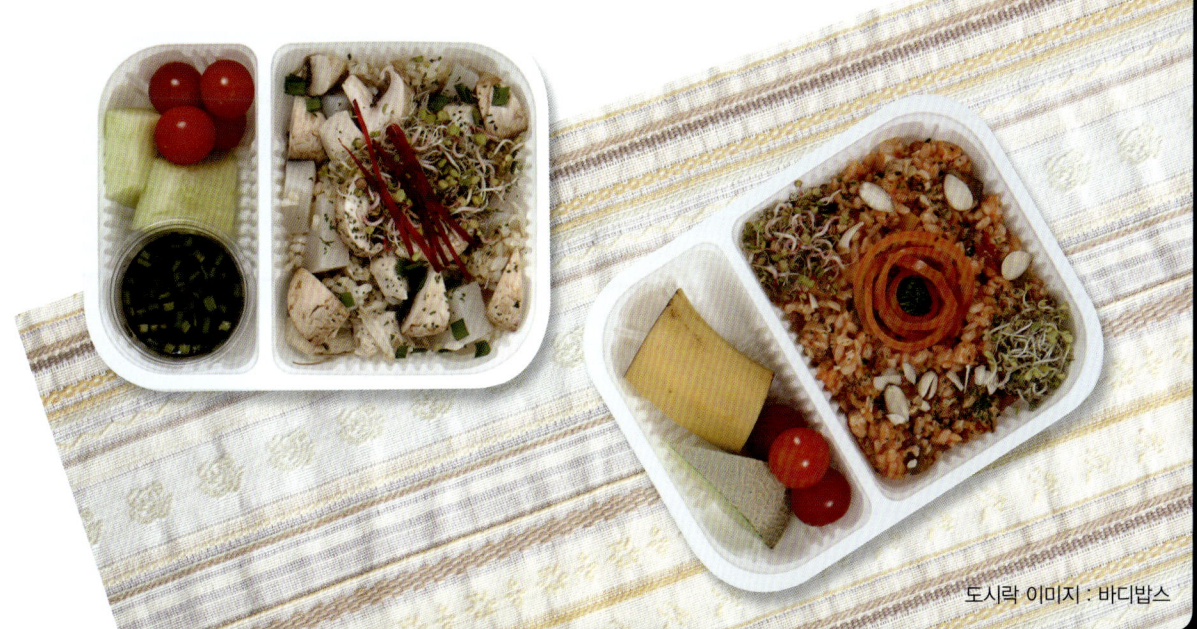

도시락 이미지 : 바디밥스

체질별 식단의 구성 : 육식, 채식

자신에게 적합한 식단으로 진행하되, 어느 정도 본인의 기호를 반영해야 효과를 보고 지속시켜 나갈 수 있습니다. 저의 경우를 보면, 지금은 음식을 가리지 않고 잘 먹는 편이지만 예전에는 육류의 섭취를 즐기지 않았습니다. 이처럼 육류 섭취를 하지 않는다거나 반대로 육류 위주의 섭취만 하시는 분들이 있을 겁니다.

아래의 상세 식단 예시는 기호에 따라 분류한 것입니다. 채식 위주로 섭취하는 분들의 경우 부족할 수 있는 단백질 섭취를 동물성 단백질보다는 식물성 단백질 위주로 구성했고, 식물성 단백질 위주의 섭취로 부족해질 수 있는 철분과 인 등의 미네랄 섭취를 보완하였습니다. 또한 육류 섭취를 선호하는 경우는 칼로리의 균형 및 비타민, 미네랄의 균형을 위해 야채 및 과일 섭취를 추가하였습니다.

● 육식 식단의 예

아침	쌀밥, 불고기 떡볶이, 쇠고기 장조림, 김치
점심	쌀밥, 오삼불고기, 미나리무침, 마늘초절임
저녁	잡곡밥, 탕수육, 오징어버섯볶음, 김무침
간식	야채샐러드 (또는 견과류나 과일샐러드)

● 채식 식단의 예

아침	잡곡밥, 시금치, 치즈계란말이, 김치
점심	현미밥, 두부부침, 굴순두부찌개, 호박찜
저녁	쌀밥, 참치김치찌개, 마른 다시마, 꼬막찜
간식	두부버거, 우유(또는 자두나 야채샐러드)

운동 목적별 식단의 구성 : 벌크업, 다이어트

운동 목적에 따라서도 식단을 나누어 구성하였습니다. 보통 벌크업과 다이어트로 나누어지는데, 두 식단의 가장 큰 차이는 섭취 칼로리의 차이라고 보시면 됩니다. 음식 구성에 있어서도 탄수화물과 단백질의 구성비가 확연히 차이 납니다. 벌크업은 탄수화물 섭취에, 다이어트는 단백질 섭취에 좀 더 초점을 맞춘 식단입니다.

● 벌크업 식단의 예

아침	굴밥, 갈비탕, 쇠고기장조림, 김치
점심	영양돌솥밥, 대하구이, 장어조림, 김치부침개
저녁	쌀밥, 소갈비구이, 계란프라이, 건오징어채볶음
간식	우동(또는 라면, 고구마, 피자 중 택 1)

● 다이어트 식단의 예

아침	식빵, 계란프라이, 우유
점심	잡곡밥, 선짓국, 계란장조림, 두부찜
저녁	고구마, 닭가슴살, 과일샐러드
간식	두부(또는 계란이나 견과류)

식단에 대한 말말말!

야식은 뱃살의 주범이다

"낮에는 안 먹는데 밤엔 왜 그렇게 먹을 게 당기는지 모르겠어요", "밤에 뭘 안 먹으면 잠이 안 와요~!"

우리나라처럼 야식이 발달한 나라도 드뭅니다. 그만큼 우리나라 사람들은 야식을 좋아하지요. 그렐린(식욕 호르몬)의 분비가 증가하면 섭식중추가 자극이 되고 NPY의 분비가 많아져 음식을 먹게 되는데, 이 그렐린이 주로 분비되는 시간대가 아침, 점심, 저녁식사 때와 한밤중이라고 합니다.

또한 밤에는 췌장에서 인슐린 분비가 많아지기 때문에 음식물을 섭취할 경우 복부 쪽의 내장지방으로 쌓일 인체 환경적 요인이 높아지게 됩니다. 게다가 밤에는 활동량도 많지 않으므로 같은 음식물을 섭취해도 낮과 달리 우리 몸속에 지방으로 저장되는 비율이 높아지지요. 음식을 먹고 별다른 활동 없이 바로 잠자리에 들기 때문에 지방이 더 많이 축척될 수밖에 없습니다.

야식도 습관입니다. 자신의 몸을 사랑한다면 야식을 줄이세요. 끊는 것이 도저히 어렵다면 음식 종류를 야채로 바꾸어보세요. 그것도 힘들다면 그렐린이 분비되어 야식의 유혹이 느껴지기 전에 일찍 잠자리에 드는 것은 어떨는지요?

아침식사는 폭식을 예방한다

오전 7~8시 사이에 아침식사를 하면 기초대사량이 높아지고 비만이 될 확률이 낮아진다고 합니다. 점심과 저녁에 과식하는 것을 방지해주기도 하지요. 한마디로 아침, 점심 저녁을 정해진 시간에 규칙적으로 먹는 간단한 습관이 몸을 건강하게 만드는 식습관의 기본이라는 것입니다. 정해진 양만큼의 음식이 규칙적으로 몸속에 들어오기 때문에 신체도 위기의식을 느끼지 않고 바로 흡수하여 에너지로 쓸 수 있도록 생체시스템화합니다.

사람이 공복감을 느낄 때 200kcal 정도만 섭취해도 공복감이 줄어든다고 합니다. 이렇게 적은 칼로리만으로도 폭식해버릴 수 있는 상황을 줄일 수 있다는 것은 그만큼 규칙적인 음식물 섭취가 중요하다는 뜻이죠. 때문에 공복감이 오기 전 생과일 주스나 우유 한 잔 등을 마시는 것도 폭식을 줄이는 하나의 방법일 수 있습니다.

그렇지만 많은 현대인들은 여전히 아침을 거르고 불규칙적으로 식사를 하며 야식을 찾습니다. 그러면 우리 몸은 음식물이 규칙적으로 들어오지 않는 것을 인식하고 다음 공복을 대비해 음식을 지방으로 저장하려는 현상이 벌어집니다. 또한 호르몬 작용을 교란시키고 스트레스를 가중시켜 식욕을 더욱 자극하게 됩니다. 반대로 식사를 규칙적으로 하면 그것만으로도 과식의 악순환적인 고리를 끊어버릴 수 있으며 우리 몸 스스로가 좋은 생체시스템을 유지하게끔 도와줄 수 있습니다.

빨리 먹는 만큼 과식한다

우리 뇌의 시상하부에는 체온과 혈당에 반응하여 공복감을 느끼게 하는 섭식중추와 포만감을 느끼게 하는 포만중추가 있습니다. 혈당이 떨어진 상태에서는 섭식중추가 자극되어 배고픔을 느낍니다. 그리고 음식을 먹음으로써 열이 발생해 체온이 올라가면 포만중추가 자극을 받아 배부름을 느끼게 됩니다.

그런데 음식을 급히 먹게 되면 포만중추가 자극되기도 전에 이미 음식물을 지나치게 많이 섭취하게 됩니다. 그리고 과잉 섭취된 음식들은 당연히 복부 내 지방으로 저장되어 비만의 원인이 됩니다. 반대로 음식을 천천히 먹으면 먹는 동안 포만중추가 자극될 충분한 시간적 여유가 생겨 필요한 양만큼 섭취하게 됩니다. 그러므로 식사시간은 20~30분 정도 여유 있게 하시는 것이 좋겠습니다.

여기서 잠깐 음식에 대한 팁을 드리자면, 단백질은 다른 영양소에 비해 음식 섭취 후 대사 시에 체온을 오래 유지시켜 포만중추를 길게 자극하기 때문에 다이어트에 도움이 됩니다. 또한 단백질의 경우 음식을 먹은 후 대사되는 과정에서 발생하는 에너지 발생량 즉 식이성 열대사량이 20% 정도에 달하기 때문에 다른 영양소와 비교해 인체에 잘 축적되지 않습니다. 그러므로 단백질이 풍부한 식단을 천천히 음미하며 먹는다면 몸과 건강을 모두 챙기실 수 있을 것입니다.

회식과 외식 시에는 요령이 필요하다

회식자리는 대부분 자신의 의지와는 달리 음식 메뉴가 미리 정해진 상황이 많습니다. 보통 고칼로리에 지방이 풍부한 음식들이죠. 이러한 상황에서 중요한 건 양 조절입니다. 안 먹을 순 없는 분위기이니 음식을 한번 넣고 오래오래 씹어서 드세요. 그리고 가능한 한 이야기를 많이 하세요. 그러면 섭취량 조절이 어느 정도 가능하실 겁니다.

가장 큰 복병은 술입니다. 술은 영양소는 없지만 칼로리가 무려 1g당 7kcal나 되는 엠티 칼로리(empty calorie)입니다. 보통 소주 1잔은 70kcal, 맥주 1잔은 96kcal, 위스키 1잔은 90kcal, 탁주 1잔은 105kcal정도입니다. 그리고 술로 인한 포만감의 둔화로 안주를 과도하게 먹게 되면서 섭취 칼로리가 엄청나게 늘어날 수 있습니다. 되도록 안 마시는 것이 좋겠지만 먹어야 하는 자리라면 음주 전 수분을 충분히 섭취하고 술을 마시는 중간중간에도 지속적으로 물을 마셔 알코올을 희석시키고 소변으로 주독이 빠져나가도록 하는 것이 좋습니다. 그리고 술안주로는 고칼로리 지방식보다는 신선한 야채와 과일을 섭취해 음주 때문에 부족해질 수 있는 비타민과 미네랄을 보충해주어야 합니다.

외식의 경우는 본인이 스스로 메뉴를 선택할 수 있는 여지가 많으므로 되도록이면 저칼로리, 저지방, 고단백, 저탄수화물 위주의 메뉴를 선택하는 게 좋습니다. 만약 여건이 되지 않으면 마찬가지로 양을 조절합니다. 식당에서 일반적인 1인분의 양은 좀 과하게 나오는 경향이 있으므로 작은 접시를 달라고 하여 양을 조절해서 먹습니다.

맵고 짠 자극적인 음식은 가급적 피하시길 바랍니다. 매운 음식의 경우, 고추에 들어 있는 캡사이신 성분이 신체 열량을 소비시키는 데 도움은 되지만 위나 장을 많이 자극하고 매운맛이 식욕을 돋우어 과식을 부를 수 있기 때문입니다. 짠 음식의 경우도 식욕을 자극하는 것은 물론이고, 수분 섭취를 증가시켜 몸을 붓게 만들고 몸에 유용한 성분인 칼슘과 칼륨을 배출시킵니다. 그로 인해 신체 내의 수분과 골밀도의 균형은 깨지고 지방은 늘어나게 되지요. 외식 메뉴는 중식이나 양식보다는 한식을 권해드리고 싶네요. 일반적으로 한식이

고른 영양 섭취를 할 수 있는 데다, 다른 음식에 비해 칼로리가 적기 때문입니다.

효과만점 도시락은 위생이 생명이다

만약 도시락을 싸서 다닐 여력이 된다면 도시락을 적극 추천합니다. 대신 도시락의 경우 음식의 변질이나 위생을 항상 주의해야 합니다. 한 번 먹을 만큼의 양만 싸야 변질을 막을 수 있으며 두 번 이상의 먹을 양을 쌀 경우엔 따로 담는 게 좋습니다.

도시락 메뉴에는 반드시 야채와 과일을 포함시켜야 결핍되는 섬유질을 보충할 수 있습니다. 그리고 어느 정도 시간이 지나도 씹기 편하고 부드러운 단호박, 계란, 두부, 곤약, 도토리묵, 버섯, 생선 등의 음식을 영양 균형과 본인의 기호에 맞추어 구성하도록 합니다. 야채의 경우는 그냥 드시는 것보다는 약간의 드레싱을 하거나 미리 식초로 초절임을 해놓았다가 먹을 만큼만 가져가면 맛있게 드실 수 있습니다.

혼자서도 길은 많으니 포기하지 않는다

요즘 1인 가구가 많이 늘고 있다고 합니다. 일 때문에 일찍부터 독립하시는 분들도 많고요. 이렇게 혼자 사시는 분들은 계획된 식단대로 식사를 유지하는 것이 꽤 부담이 되실 겁니다. 물론 요리가 취미라서 여러 음식을 만들어 먹겠다는 분들은 해당이 없지만 태어나서 요리라는 것을 해보지도 않았고 너무 귀찮은 분들은 이렇게라도 하시면 어떨지 생각해봅니다.

먼저 식단 배달업체를 권해 드립니다. 웰빙 열풍과 함께 온라인 식단배달업체가 많이 생겨났습니다. 매일 아침 배달되어 신선도도 유지되고 메뉴도 일반식에서부터 다이어트식까지 다양화되어 있어 본인의 기호와 목적에 맞게 골라 드실 수 있습니다. 대신 가격이 좀 비싼 편이죠. 이것이 부담되면 전자레인지용 음식들을 추천합니다. 훈제 닭가슴살이나 현미밥, 미니고구마 등 전자레인지로 간편하게 조리해 바로 먹을 수 있기 때문에 부담 없이 드실 수 있습니다.

만약 이것도 여의치 않으시면 보충제를 권해 드립니다. 운동하면서 음식을 챙겨 먹기 부담되거나 시간적 여유나 공간적 제약이 있는 분들은 식사대용 보충제인 MRP나 단백질 보충제인 프로틴을 섭취하시면 도움이 됩니다. 혼자서 생활한다고 식사를 소홀히 여기면 그만큼 운동 효과가 저하되는 것은 물론 건강까지 해칠 수 있으니 이렇게라도 식사는 꼭 챙겨 드셔야 한다는 점 명심하시길 바랍니다.

야채, 반드시 먹어야 한다

야채가 몸에 좋은 건 다 알고 있지만 식단에서 외면받는 경우가 많습니다. 본인이 좋아하는 요리에 약간의 야채를 넣어서 먹는 습관을 들이는 것은 어떨까요? 일반적으로 야채를 그냥 먹으면 많은 양을 섭취할 수 없지만 데치거나 삶는 등의 조리로 만든 야채는 부피가 줄어들기 때문에 많은 양을 드실 수 있습니다.

야채는 색깔이 각양각색입니다. 그리고 이 색에 따라 영양분과 효능이 다르므로 고르게 먹는 것이 중요합니다. 초록색을 내는 시금치, 브로콜리,

오이, 상추 등은 마그네슘이 풍부하여 신진대사를 원활히 해주고 피로를 풀어주는 효과가 있습니다. 특히 마그네슘은 근수축에 없어서는 안될 미네랄로 결핍되면 피로, 경련, 근육 약화가 초래됩니다. 붉은색의 토마토에는 식욕을 돋우는 리코펜이 들어 있어 몸속의 활성산소를 상쇄시키는 항산화 작용 및 고혈압과 동맥경화를 예방하는 효과가 뛰어납니다. 노란색을 띠는 단호박, 고구마, 호박 등은 베타카로틴이 풍부하여 면역반응, 식욕 등 생리 기능 활성화에 도움을 주며 피부를 매끄럽게 하여 피부 저항력을 높이는 효과가 있습니다. 보라색을 띠는 양배추, 가지 등은 비타민 C와 섬유질이 풍부하고, 안토시아닌 성분이 들어 있어 혈압 안정화 및 시력 저하, 노화 방지에 좋습니다. 흰색의 양파, 마늘 등은 항균, 항암, 항알러지, 항염증 기능이 있어 체내 산화 작용을 억제해줍니다.

그리고 각종 야채에 많이 들어 있는 섬유소는 위장의 기능을 강화하고 장벽의 자극을 줄여줍니다. 또한 해로운 화학물질과 화합물들의 기능을 정지시키고 배설까지의 장내 운송 시간을 줄여서 발암 물질이 장에 머무는 시간을 최소화합니다. 탄수화물의 흡수율을 늦추고 혈당 조절에도 도움을 주며, 쉽게 포만감을 느끼게 하면서도 칼로리가 낮기 때문에 다이어트에 최적인 음식이라 할 수 있습니다. 여러분 야채를 사랑합시다.

단백질이라고 다 같은 단백질이 아니다

근육은 단백질을 필요로 합니다. 운동 후 양질의 단백질 섭취가 이루어지지 않으면 몸은 회복되지 못하고 근육은 영양분을 공급받지 못한 채 손실되어 버릴 것입니다.

그렇다면 단백질 음식은 무엇이든 다 좋을까요? 단백질은 우리 몸속에서 아미노산으로 분해되어 근육을 만드는 데 사용됩니다. 아미노산은 필수 아미노산과 불필수 아미노산으로 나누어지는데, 필수 아미노산은 체내에서 합성이 불가능한 화합물로 반드시 음식으로 섭취해야 하고 불필수 아미노산은 다른 화합물로부터 체내 합성이 가능합니다. 때문에 두 아미노산의 조화로운 섭취가 이루어져야 효율적인 단백질 합성이 가능합니다. 때문에 단백질의 영양가나 효율을 나타내는 PER(단백질 효율)이 높은 음식을 섭취하는 것이 좋습니다. 이 PER이 높은 음식으로는 계란이나 우유가 있습니다. 육류나 생선도 PER이 높은 음식들입니다. 대신 육류나 생선의 섭취 시에는 고려해야 할 것이 있습니다. 바로 지방과 단백질의 함량 차이입니다. 육류의 경우 등심 부위보다 안심이 지방의 함량이 적습니다. 생선의 경우엔 연어나 정어리, 다랑어보다는 참치, 광어, 대구 등이 지방 함량이 적습니다. 물론 어느 정도의 지방 섭취도 중요하지만 단백질 섭취 시에 과도한 지방의 섭취는 제한하는 것이 유리합니다.

그러나 아무리 좋은 단백질이라고 해도 본인의 체질에 맞지 않으면 무용지물입니다. 락토스 분해 효소가 몸에 부족한 사람의 경우에는 우유가 좋은 단백질 식품이 아니며 계란 알러지를 가지고 있는 사람에게는 계란을 먹는다는 일이 곤욕이니까요. 체질에 맞는 양질의 단백질을 섭취하시는 것이 가장 이상적입니다.

탄수화물도 다이어트에 필요하다

체중을 감량하고자 할 때의 음식 조절은 지방 섭취를 줄이는 것이 첫 번째이고 그 다음은 탄수화물을 줄여야 합니다. 한국인의 식단에서 탄수화물이 많은 것은 사실이고 탄수화물이 다이어트에 방해 요인으로 작용하는 것도 맞지만 탄수화물은 동전의 양면과도 같은 특징이 있습니다. 과다 섭취하면 지방으로 쌓이지만 과소 섭취하면 지방이 빠지지 않는다는 사실입니다.

지방은 탄수화물의 불꽃으로 연소된다는 말이 있습니다. 탄수화물이 몸에서 대사되는 과정에서 나온 부산물이 지방대사에 필요한 물질로 작용해 지방을 연소시킵니다. 만약 탄수화물의 섭취가 다소 부족하게 되면 지방이 불완전하게 연소되어 몸에 케톤이라는 물질이 쌓이면서 신체에 악영향을 미치고 신체의 pH 수치를 낮춰 몸을 피로하게 만듭니다.

그러므로 신체활동이 많고 운동량이 많은 사람이라면 반드시 탄수화물을 섭취해야 하는데, 탄수화물도 여러 종류가 있습니다. 탄수화물을 섭취하면 우리 몸에 흡수되면서 혈당치가 올라갑니다. 이 혈당 수치가 올라가는 속도에 따라 GI(Glycemic Index) 지수(혈당 지수)가 달라지는데, GI 지수가 높은 탄수화물의 경우 혈당치를 빨리 올려 인슐린 분비가 많아지고 그로 인해 섭취한 탄수화물이 지방으로 빠르게 전환됩니다. 이렇게 혈당치가 빠르게 올라간 만큼 다시 빠르게 떨어지는 게 GI 지수가 높은 탄수화물의 특징입니다. 에너지원으로는 별로죠.

GI 지수가 낮은 탄수화물의 경우는 느리게 혈당치가 올리면서 과도한 인슐린 분비를 막아 지방 전환율이 떨어지면서 혈당치를 오랫동안 일정 수준으로 유지시켜 줍니다. 따라서 GI 지수가 낮은 음식 위주로 드시는 게 좋겠죠?

● GI 지수에 따른 음식의 예

높은 GI 지수	당근, 꿀, 백미, 콘후레이크, 밀, 감자, 건포도, 바나나, 떡, 우동, 라면 등
중간 GI 지수	옥수수, 완두콩, 파스타, 오트밀, 고구마, 호밀빵, 보리, 오렌지 등
낮은 GI 지수	복숭아, 토마토, 사과, 양배추, 땅콩, 아몬드, 오이, 시금치, 콩나물, 강낭콩

먹고 싶은 대로 먹으며 체중을 유지한다

앞서 말한 바와 같이 다이어트 식단은 대부분 입에 쓴 약이 몸에 좋다는 말처럼, 맛은 없지만 몸은 건강하게 만들어주는 식단입니다. 식욕을 자극하는 그런 음식이 아니다보니 이걸 언제까지 이렇게 먹어야 하나라고 생각하실 수 있습니다. 평생 그렇게 드시라고 한다면 예전에 어떤 보디빌더가 했던 '고기 먹는 수도승'이라는 말처럼 인내의 삶을 살아야 할지도 모릅니다.

하지만 먹는 재미가 없는 인생은 또 무미건조하죠? 어느 정도 건강을 되찾고 몸이 만들어지기까지는 운동 효과를 위해 음식 조절을 병행하는 것이 좋긴 합니다. 그러면 그 과정에서 차츰 식습관도 변하기도 하지요. 본인의 건강을 위해서 바람직하지 않은 식습관에 변화를 주는 것은 당연하다고 봅니다. 하지만 운동과 음식 조절을 통해 어느 정도 몸을 만들고 건강을 찾았다면 일정한 운동 빈도만 유지한 상태에서 먹고 싶은 것을 먹어도 체중에는 큰 영향이 없습니다. 그 이유는 체중 조절점이라는 것 때문입니다.

일단 체중을 감량했을지라도, 우리 몸은 이전의 몸 상태로 돌아가려는 성질이 있습니다. 그래서 요요가 쉽게 오는 것입니다. 체중을 줄였어도 신체는 예전의 상태를 기억하고 여전히 체중 조절점을 그쪽에 두고 있습니다. 특히 음식 조절만으로 감량한 경우 그 증상은 더 심하게 나타납니다. 그러나 운동과 음식 조절을 병행하여 체중을 감량한 다음 운동을 통해 그 상태를 어느 정도 유지해 주면, 우리 몸은 감량된 몸 상태에 체중 조절점을 맞추게 됩니다. 그때부터는 좀 느슨하게 음식 조절을 하더라도 체중이 몸에 적응된 상태라 쉽게 늘지 않습니다. 먹고 싶은 음식 드시면서 운동을 즐기시면 됩니다.

보충제는 말 그대로 보충해주는 것일 뿐이다

과유불급, 넘치는 것은 모자라는 것과 같다는 말인데 보충제에 대한 가장 적합한 표현인 듯싶습니다. 다이어트와 몸만들기 열풍에 힘입어 보충제 산업도 상승 가도를 달리며 보충제의 종류와 양도 눈에 띄게 늘어나고 있습니다. 중요한 사실은 이런 보충제들이 상업성과 마케팅에 과대 포장되어 필요 이상으로 과용되고 있다는 점입니다. 보충제가 근육을 만들기 위해 반드시 필요한 존재로 인식되고 그것을 통해서 근육을 더 빨리 얻는다는 착각 속에 빠져들게 하고 있습니다.

물론 보충제가 필요할 때도 있습니다. 일반적인 음식으로 먹기에는 부담이 된다거나 시간이 부족해 챙겨먹지 못하는 경우, 특정 종류의 음식을 못 먹는 경우(야채일수도 있고 고기일 수도 있음), 보충제를 섭취하지 않으면 영양상의 불균형이 올 수 있는 경우 등에서는 도움이 될 수 있습니다.

그러나 보충제를 그 이상으로 생각하여 충분한 음식의 섭취가 유지되고 있음에도 불구하고 더욱 극대화된 근육 증가를 목적으로 보충제를 과용하면 보충제는 몸에서 제대로 대사되지 못하고 지방으로 축적되거나 몸 밖으로 배출되어 버립니다. 또한 단백질 대사 시 생성되는 부산물인 요소가 과다하게 생성되어 신장과 간에 부담을 줄 수 있습니다. 흔히 많이 먹고 있는 유청단백질도 락토스 소화에 문제가 있는 유당불내증인 사람에게는 적합하지 않은 보충제입니다.

보충제는 단지 음식으로 부족한 것을 보충해주는 것일 뿐 그 이상도 그 이하도 아닙니다. 주객이 전도되는 상황이 벌어지지 않도록 유의하시길 바랍니다. 우리 몸의 소화와 흡수에 가장 적합하고 좋은 것은 가공되지 않은 자연에서 그대로 얻는 먹거리임을 잊지 마시길 바랍니다.

마치는 글

　우리는 경제적으로 불안한 미래를 위해 은행에 적금을 들고 보장성 보험에 가입하거나 부동산에 투자를 하는 등 여러 가지 방법으로 재테크를 합니다. 과감한 투자로 원금 손실을 보면서 안타까울 때도 있지만 수익을 내는 상품이나 투자는 재테크의 즐거움입니다. 그렇기에 재테크에 더 관심을 가지고 즐길 수 있지 않나 생각됩니다. 그런데 만약 원금 보장도 확실하고 높은 수익률을 자랑하는 훌륭한 투자 상품이 있다면 어떨까요? 너 나 할 것 없이 누구나 좋아할 것임은 당연지사겠지요.

　제가 그런 상품을 하나 소개하면서 글을 마칠까 합니다. 바로 운동입니다. 경제 재테크도 물론 좋지만, '체(體)테크'야말로 우리 인생을 위해서 정말 필요한 것이라고 생각합니다. 운동을 통한 체테크를 잘하면 건강한 신체라는 원금 보장은 물론 운동신경 활성화, 식스팩, 병원비 절감, 장수, 매력적인 애인, 업무 능률 향상, 피로감 및 스트레스 감소, 자신감 상승 등 헤아릴 수 없이 높은 수익률을 지닌 파급 효과들이 삶을 더욱 풍요롭게 만들어줄 것임을 확신하기 때문입니다. 이보다 더 좋은 투자 상품이 있을까요?

　여러분에게 가장 소중한 건강이라는 가치에 투자하십시오. 그것이 삶을 진정으로 즐기면서 행복하게 살아가는 방법이라고 감히 말씀드리고 싶습니다. 여러분이 건강해지면 여러분뿐만 아니라 여러분의 가족과 주변 친구들까지도 서로 행복해지리라 생각합니다. 이미 늦은 것 같다고요? 여러분이 아직 살아 숨쉬고 있는 한 우리 신체의 발전 가능성은 무한합니다!

　즐기십시오. 파이팅!

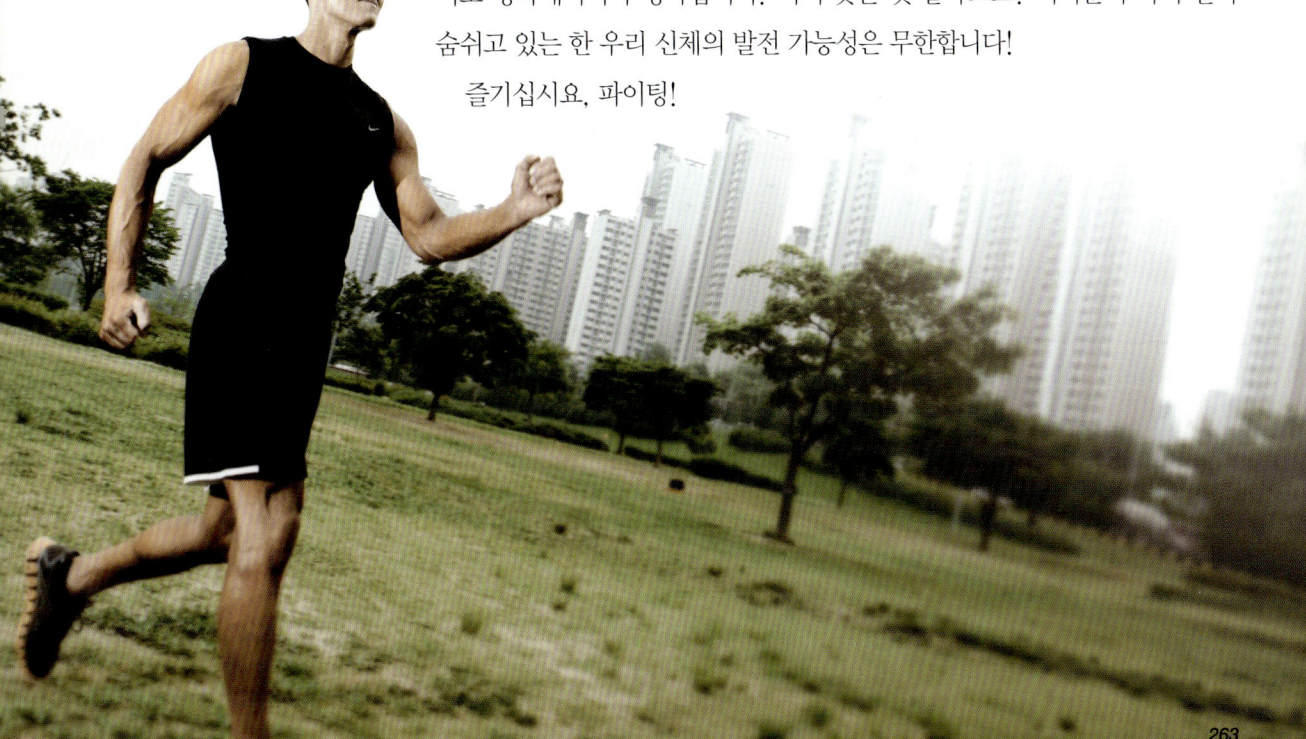

촬　　영　김 경 채 vajrastudio@gmail.com

남자 모델　싸 이 먼

여자 모델　강 진 주
　　　　　성신여자대학 체육학과를 졸업하였으며, 생활체육지도사 2, 3급(헬스), DNG 필라테스 국제지도자,
　　　　　윈드서핑지도자, 스킨스쿠버지도자 외 다수의 자격증을 보유하고 있는 전문 퍼스널 트레이너.

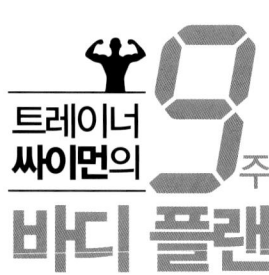

트레이너 싸이먼의 9주 바디 플랜

1판 2쇄 | 2015년 10월 5일
지 은 이 | 싸이먼
발 행 인 | 김인태
발 행 처 | 삼호미디어
등　　록 | 1993년 10월 12일 제21-494호
주　　소 | 서울특별시 서초구 바우뫼로41길 18 원원센터 4층
　　　　　www.samhomedia.com
전　　화 | (02)544-9456(영업부) / (02)544-9457(편집기획부)
팩　　스 | (02)512-3593

ISBN 978-89-7849-467-0 (13510)

Copyright 2012 by SAMHO MEDIA PUBLISHING CO.

이 도서의 국립중앙도서관 출판예정도서목록(CIP)은
서지정보유통지원시스템 홈페이지(http://seoji.nl.go.kr)와
국가자료공동목록시스템(http://www.nl.go.kr/kolisnet)에서 이용하실 수 있습니다.
(CIP제어번호: CIP2012003687)

출판사의 허락 없이 무단 복제와 무단 전재를 금합니다.

잘못된 책은 구입처에서 교환해 드립니다.